U0278064

中医药在载人航天中的应用
理论研究与实践探索

李勇枝 ◎ 主编

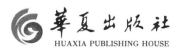

华夏出版社
HUAXIA PUBLISHING HOUSE

图书在版编目（CIP）数据

中医药在载人航天中的应用：理论研究与实践探索 / 李勇枝主编. -- 北京：华夏出版社有限公司，2024.8

ISBN 978-7-5080-9986-6

Ⅰ. ①中… Ⅱ. ①李… Ⅲ. ①中国医药学—应用—航空航天医学 Ⅳ. ①R85

中国版本图书馆 CIP 数据核字（2020）第 171300 号

中医药在载人航天中的应用：理论研究与实践探索

作　　者	李勇枝	
责任编辑	张晓瑜	
责任印制	顾瑞清	

出版发行　华夏出版社有限公司
经　　销　新华书店
印　　刷　三河市万龙印装有限公司
装　　订　三河市万龙印装有限公司
版　　次　2024 年 8 月北京第 1 版　　2024 年 8 月北京第 1 次印刷
开　　本　787×1092　　1/16 开
印　　张　28
字　　数　562 千字
定　　价　129.00 元

华夏出版社有限公司　地址：北京市东直门外香河园北里 4 号　邮编：100028
网址：www.hxph.com.cn　电话：（010）64663331（转）
若发现本版图书有印装质量问题，请与我社营销中心联系调换。

编委会名单

主　编：李勇枝

编　委：（按姓氏笔画排序）

王佳平　石宏志　刘　宇　刘军莲

米　涛　许　东　武晓瑞　范全春

赵　爽　徐　冲　高建义

嫦娥奔月，敦煌飞天，自古以来，遨游天际就是中华民族的浪漫梦想。2003 年，航天英雄杨利伟乘坐神舟五号载人飞船带着亿万炎黄儿女的期盼飞上太空，圆梦九天。今天，中国空间站环绕着美丽的地球飞行，突破了长期太空驻留技术。中国航天员在天宫里演绎龙飞凤舞，"巡天遥看一千河"，令人激情澎湃。

航天梦的实现，是一代代航天人艰苦奋斗、创新开拓的结果。为了航天员的健康，航天员医学监督和保障团队在航天员选拔、训练、飞行、恢复的过程中进行全方位研究和保障，确保了多批航天员的健康和历次飞行任务的成功。

从 20 世纪 90 年代开始，李勇枝研究员就带领团队在航天员医学监督和保障实践中逐步建立并完善中国特色航天实施医学体系，这个特色就是将传统医学与现代医学融合应用于航天员健康保障。在航天员日常训练和飞行任务的前、中、后，运用中医药进行调理，颇受航天员的欢迎，取得了非常好的效果。团队开展了大量的科学实验研究，获得了很多学术成果。作为长期从事航天医学工程研究和航天员系统研制的同事，我一直倡导将祖国传统医学发扬光大并推动航天应用，经常与李勇枝研究员及其团队研讨交流，切身感受到李勇枝团队的家国情怀、一丝不苟的作风和拼搏奉献的精神，见证了他们一次次健康保障任务的成功，并深深体会到其中的艰辛与付出。中医药为实现航天梦、强国梦作出了突出贡献，他们是中医界的荣耀。

在我国空间站关键技术验证阶段任务收官之际，团队将这些年来关于中医药在载人航天中应用的经验和成果结集成书，即将付梓。我想，这部著作的出版不仅是航天医学领域的一项重大成果，也是中医学界一件盛事，可喜可贺！

载人登月、登火星等未来载人深空探测计划正在擘画之中，航天员健康保障将面临更多更为棘手的挑战。这些挑战也是中医药应用和发展的新机遇。相信中医药将在未来载人航天事业中发挥独特优势，大显身手，不断创新突破，为航天事业和人类健康事业贡献更多的中国智慧！

中国载人航天工程副总设计师
国际宇航科学院院士

中医药学包含着中华民族几千年的防病治病理念及实践经验，是中华民族的伟大创造和中国古代科学的瑰宝，也是打开中华文明宝库的钥匙。我们欣喜地看到，近年来中医药在载人航天、疫情防控等重要领域和重大事件中显示出独特优势，发挥着不可替代的作用，多次成为中国方案的亮点。

航天失重、辐射等特异环境引发诸多航天医学问题。其诱因多、病机复杂、干预难度大，中医药整体观、辨证观及多靶点整合调理效应，对解决航天医学问题具有优势。李勇枝教授带领团队，多年来一直致力于中医药在载人航天中应用的理论研究和实践探索，取得了喜人的成果，走出了一条具有中国特色的航天医学之路。

从 2003 年神舟五号航天英雄杨利伟实现中华民族千年飞天的愿望，到现在我国航天员们在自己的空间站里长期工作生活，在航天员的健康保障中，中医药发挥着独有的作用，体现着中华民族的深邃智慧。

作为航天员医学支持专家团队的一员，我欣喜地看到航天员们对中医药的肯定和信赖，看到航天领域的领导、专家对中医药研究和应用给予的信任和支持，看到李勇枝教授团队在航天员健康保障中取得的丰硕成果，例如，研制出第一个航天中药新药"太空养心丸"，将中医诊断技术应用到我国空间站，在多年的航天医学实践中带领团队建立了具有中国特色的航天员医学监督和保障体系，多次保障了航天员飞行任务顺利完成。传统医学和现代航天完美结合，守正创新，交叉融合，为科技强国书写了一份满意的答卷。作为中医人，我为中医药在载人航天中的贡献点赞，为祖国的航天成就喝彩。

李勇枝教授主持编撰的本领域第一册《中医药在载人航天中的应用》专著，总结了近二十年的研究成果和实践经验，系统论述了中医药在载人航天应用中的理论研究与实践探索。该书从四个层次进行具体讲解和论述，包括太空气候与生命健康保障，中西医结合的优势，航天环境和特因病证的中医认知和诊治技术，常见航天特因病证的防治干预研究等，内容丰富，逻辑严谨，富有创新性和科技性。本书是值得认真阅读的科技专著，适合广大航天医学研究者、中医药工作者及航天爱好者阅读。开卷有益，读者必有收获和启迪。

未来航天员走向更远的深空，在空间站工作生活更长的时间，将有更多的医学问题需要被解决，医学保障面临更大的挑战，这也为中医药创新发展提供了难得的机遇和重大挑战。把握机遇，迎接挑战，进一步吸纳中国传统医学理论和技术的精华，将中医药与现代科技紧密交汇融合，拓宽开发领域，丰富研究内容，开拓进展，期待医学同仁一起为航天事业添砖加瓦，也期待中医药学作出更多贡献，为航天医学发展和进步提供更优的中国方案。

　　书将付梓，先睹为快。写以上浅识为感，权当为序。

中 国 工 程 院　院　　士

天津中医药大学　名誉校长　张伯礼

中国中医科学院　名誉院长

2022 年 5 月于天津滨海

　　1961 年，苏联宇航员尤里·加加林乘东方一号飞船进入太空，开创了载人航天的新纪元。2003 年，航天英雄杨利伟搭乘神舟五号遨游太空，实现了中华民族的千年飞天梦想。未来，从近地轨道到建基月球、登陆火星，人类探索深空的景象令人憧憬。但是，人在太空长期飞行时，面临诸多的环境因素，如失重 / 低重力、空间辐射、振动噪声、昼夜节律改变、密闭狭小空间等，对人的健康和工作能力有着重大影响。人从地球 1G 重力环境进入太空环境，所产生的失重生理效应和空间辐射生物效应影响航天员心血管、骨骼、肌肉、神经认知、血液免疫等人体结构和多系统生理功能；航天昼夜周期变化对航天员生物节律产生影响；长期狭小、孤独、紧张寂寞等造成心理与生理应激反应等。这些问题对航天员的身心健康和执行任务能力构成很大威胁。能否解决这些问题是关系到航天事业发展和成败的关键因素之一。

　　随着生命科学的飞速发展，人们逐渐发现，人体在航天环境下所出现的一系列机体适应反应是多系统多层次的综合生理学问题。航天医学问题诱因多，病机复杂，仅着眼于局部或单一系统的干预难以解决航天生理适应性问题。整体调节对于解决航天医学问题的重要性越来越被航天医学领域专家认同。针对航天特殊环境造成的特殊航天医学问题，防治的主要途径是帮助机体进行整体的适应性调节。中医整体观念和辨证论治蕴含的整体动态调节理念，与航天飞行中多系统多时相的机体适应反应相吻合，中药多成分、多靶点整合效用，对解决航天医学问题具有独特优势。因此，把传统医学与航天医学结合起来，将中医学的思想与方法应用到载人航天的实践中，具有广阔的前景。

　　笔者长期从事航天医学研究，致力于中医药在载人航天应用的理论探讨与航天实践研究。我们认为，航天医学学术思想和科学方法在中国本土化过程中，应具有显著的"中国特色"，进而有助于探讨中国传统医学独特学术资源的当代价值。本书第一章介绍航天特因环境与航天医学问题，阐释航天医学领域存在的瓶颈。第二章至第四章探讨中医学理论体系对于航天医学具有很强的适用性，研究中医药应用于载人航天的优势与挑战。第五章至第七章用中医学理论阐释航天特因环境因素对人体气血、阴阳、脏腑的作用与影响，提出载人航天不同时相的中医病机假说，构建以中医理论为指导的航天医学问题的中医药防护理论体系，对载人航天中常见而多发的医学问题（航天特因病证），如眩晕（空间运动病）、心悸与怔忡（心律失常）、不寐（失眠）、痿证（肌肉萎缩）、痹证（骨质疏松）、郁证（抑郁症）、淋证（尿路感染）等，进行中医辨证施治，先从中医理论入手，将中医的理法方药有机结合，形成一定的理论框架，再在理论的指导下，借助中医药多系统整体调节的特点进行辨证论治。第八章介绍航天中医诊断技术研究，以航天医学实践为基础，参照国际量表研制的程序化方式，解决量表研制难点，研制了针对太空人体生理、心理特点，包含八个维度（肝郁脾虚、肝肾阴虚、肝郁化火、气虚血瘀、气滞血瘀、心肾不交、心脾两虚、脾肾阳虚）的航天专用中医问诊量表；研究航天中医四诊客观化标准和人体整体状态评价技术，将基于太空舌、面、脉信息采集新技术研发的中医诊断仪列装于我国空间站。第九章至第十二章是实验研究部分，笔者团队开展了系列性的试验技术研究项目，深入挖掘国内外航天员飞天各阶段的医学信息，提出载人航天不同时相的中医病机假说，通过大量动物实验和8000多人天的模拟航天环境人体实验，验证假说；针对航天环境特点，开展了航天防护措施的研究；采用人体实验与动物实验相结合、体内实验与体外实验相结合的方法，从多学科、多层次、多指标、多靶点等角度，在器官、组织、细胞、分子、基因、蛋白组学等不同层面上进行全面、系统、深入的实验研究，关注中药复方对心血管、骨代谢、神经认知的调节效用及其作用途径，为研制适于航天应用的中药新药奠定科学基础；通过观察方药对模拟航天不同生理适应期的人体模型和动物模型的调节效用，验证航天不同时相的中医病机假说及其防治理论的有效性和合理性。第十三章研究运用中医药防治航天员不同时期的身体异常，以航天员训练、飞行和返回地面不同阶段的身体各系统生理适应性反应有关资料为依据，在中医理论指导下，结合中医辨证论治方法，探查在航天特因环境条件下不同时相机体整体反应的中医病机、证候类型及其中医药干预原则，验证不同中医方药的调节效应，应用中药现代化新剂型、新技术研发一系列中药新药产品，保障航天员健康。

本书研究是笔者带领团队历经20余年探索所得，是集体智慧的结晶。在研究过程中，团队得到中国载人航天工程陈善广副总设计师的大力扶持，得到天津中医药大学张伯礼院士、上海中医药大学陈凯先院士的教导和帮助，笔者导师北京中医药大学王绵之教授生前给予鼎力支持与指导，尤其是在研制太空养心丸中作出了重要贡献。多年来得到诸多同行，如北京中医药大学谢鸣教授、上海中医药大学许家坨教授、中国中医科学院朱晓新研究员等的大力支持，在此一并表示衷心的感谢！

作为一种探索性、阶段性研究，本书不乏疏漏与谬误之处，希望得到学界专家的指教，并在今后的研究中日臻完善。

李勇枝

目　录

第一章

太空环境与航天医学

第一节　载人航天与医学问题

一、太空环境简介

从"嫦娥奔月"到"万户飞天"，遨游宇宙是人类在征服自然的过程中产生的美好愿望。20 世纪 40 年代初，大型液体火箭的成功发射奠定了现代航天技术的基础。约 20 年后，苏联航天员尤里·加加林乘东方一号飞船进入太空，人类实现了遨游太空的伟大理想。

航天环境，是指人类创造的飞行器环境和人类本身接触到的宇宙环境，是载人航天过程中作用于航天员并可能产生不良影响的环境因素的总和。航天环境与人类生活所在的地球环境存在明显不同。航天环境可归纳为两类：一类是人工环境，包括为航天员在太空生活和工作建立的居住环境和为保障航天员生命安全在航天服内建立的微小生命保护环境，如载人航天器乘员舱内的大气压力和温湿度环境等，人工环境也包括航天员生命活动和职业工作过程中所形成的环境，如有害气体环境、微生物污染环境、动力学环境等；另一类是空间自然环境和飞行环境，空间自然环境有空间微重力环境、真空环境、温度环境、电离辐射环境、光辐射环境等，飞行环境主要指飞行过程中遇到的环境，如射频辐射环境、加速度环境、超重环境、震动环境和噪声环境等。航天环境带来的挑战主要表现为以下几方面。

1. 极端温度环境　航天器在太空真空中飞行，由于没有空气传导散热，受阳光直接照射的一面，温度较高，在 100℃以上，而背阴的一面，温度较低，为 –100℃ ~ –200℃。航天器在重返大气层时，以极高的速度在稠密的大气层中穿行，并与空气中的分子产生剧烈摩擦，这会使航天器表面温度高达 1000℃。

2. 强辐射环境　太空中不仅有宇宙大爆炸时留下的辐射，也有各种天体向外辐射的电磁波，许多天体还向外辐射高能粒子，三者共同形成宇宙射线。太阳除了向太空辐射光和热外，还不断辐射着大量的其他波段的电磁波。人们把太阳发生耀斑（即低层太阳大气中的爆炸现象）时所发射出的高能带电粒子流称为太阳粒子辐射，将它辐射出的射电波、红外光、可见光、紫外光和 X 射线等称为电磁辐射。此外，还有与航天安全有关的天然电离辐射源，如银河宇宙线（GCR）、地磁捕获辐射（Van Allen 辐射，分为两个辐射带）和太阳质子事件（SPE），非电离辐射，以及航天器本身产生的辐射现象。由此可见，宇宙环境是强辐射环境。

3. 超重环境　航天器加速上升和减速返回时，正、负加速度会使航天器上的一切物体产生巨大的超重。超重以地球重力加速度（其符号为 g，$g=9.8m/s^2$）的倍数来表示。载人航天器上升时的最大超重达 8g，返回时达 10g，卫星返回时的超重更大些。

4. 失重与微重力环境　航天器为了不致坠地，都是以非常高的速度在太空运行的，如在距地面 6000km 高的圆形轨道上运行的航天器，其速度是音速的 22 倍。当航天器以第二宇宙速度冲破大气层，摆脱地心引力的束缚，在太空轨道上作惯性运动时，地球或其他天体对它的引力正好被它的离心力抵消，在它的质心处，重力为零，即零重力，为失重环境。所有航天器正常运行时都处于失重状态，长期载人会使人产生失重生理效应，并影响健康。而航天器上质心以外的环境则是微重力环境，重力非常低微。失重和微重力环境是航天器上最为宝贵的独特环境。在失重和微重力环境中，气体和液体中的对流现象消失，浮力消失，密度不同引起的组分分离和沉浮现象消失，流体的静压力消失，液体仅由表面张力约束，润湿和毛细现象加剧。

5. 强震动环境　在航天器起飞和返回时，运载火箭和反推火箭等点火和熄火，会造成剧烈的震动。上升段震动强度很大，与超重同时发生，主要是由火箭推进系统和气动力产生的，而发动机点火、关机、分离、解锁等又可引起冲击；轨道飞行段震动很小，主要来自环境控制与生命保障装置的动力系统，航天器与其他航天器、星体或空间垃圾偶然相撞亦会产生冲击；航天器在返回段返回大气层时受到减速冲击及开伞与着陆的震动与冲击。

6. 航天噪声环境　进行航天活动的航天员时时刻刻处于航天噪声环境中。多种多样的声音包括航天噪声、航天员交谈声、地面指令声、警报声、电视音响声等。航天噪声是航天过程中重要的环境因素，在发射段由火箭发动机噪声和空气动力噪声所形成，在轨道段由生保装置噪声、姿控装置噪声和电子仪器设备噪声所形成，在返回段则主要由空气动力噪声所形成。

7. 航天空气环境　载人航天器乘员舱是一个特殊的密闭环境，舱内空气的质量是决定航天员的安全、健康、生理心理舒适及工作效率的重要因素。舱内空气除了氧气、氮气和水蒸气等必要成分之外，还存在有害的化学污染物质，这些污染物来自舱内设备和用于装饰、密封、绝缘、隔热的非金属材料的脱气与事故性热解产物，也可能来自推进剂、热控系统流体和实验化学品的偶然泄漏。这将给航天员带来毒性污染物慢性暴露与急性暴露的潜在危险，这种危险性随着航天时间的延长而增加。

二、航天医学问题

航天飞行的特殊环境因素如失重、噪声、座舱压力、气体成分变化及温湿度异常等作用于人体，能够引起许多功能紊乱和疾病，其中一部分疾病由航天飞行环境引起的生理功能紊乱所导致，主要包括失重等特因环境适应性疾病、压力环境性变化损伤及人为或航天器异常所致伤病，另一部分与地面上发生的临床疾病和损伤相同。尽管航天员在地面经过严格选拔，并实施健康稳定计划等预防策略，以将在轨疾病风险降到最低，但在复杂的航天环境中，任何一种疾病发生的可能性均不能完全排除。航天医学问题的发生将影响航天员的工作能力，甚至妨碍飞行任务完成。

（一）航天飞行中的医学问题

航天员在航天飞行中发生疾病和损伤非常普遍，美国航天员在 1981—1998 年的 89 次航天飞机任务中出现过 1867 次医学事件，和平号空间站在 1987—1998 年的飞行期间出现过 304 次医学事件，国际空间站远征 1 ~ 40 号飞行任务中发生过医学事件 381 例。根据发生率和严重程度，航天飞行中的医学问题大体可分为一般疾病和损伤与较严重的应急疾病和损伤两类。

航天飞行中常见的一般疾病和损伤包括鼻充血、背痛、空间运动病、睡眠紊乱、头痛、便秘、皮肤损伤、眼部异物擦伤、耳 / 鼻窦气压性损伤、呼吸道感染、航天飞行相关神经 – 视觉综合征等，这些疾病和损伤发生率高，程度大多较轻，对工作能力影响较小，航天员一般使用航天药箱内药物进行在轨治疗。79 次美国航天飞行任务医学数据显示，94% 的短期乘组航天员在飞行中服用过药物，大多用来治疗空间运动病、睡眠紊乱、头痛、背痛、鼓膜充血等疾病。10 年间的 20 次中国空间站任务医学数据显示，长期飞行中，使用频率较高的药物主要被用于睡眠紊乱、疼痛、鼓膜充血和过敏的治疗。

航天史上也发生过较严重的应急疾病和损伤，如心律失常、肾绞痛、尿路感染、Ⅱ度烧伤等。1961—1999 年，全世界航天飞行期间发生严重医学事件 17 例。美国国家航空航天局（national aeronautics and space administration，NASA）以普通人每人每年会有 6% 的概率发生需要急救或住院治疗的医学事件为基础，并基于潜艇、南极探险、军事航空 Meta 分析，提出美国和俄罗斯航天飞行重大疾病发生率近于 0.06/（人·年）。

航天飞行中发生的严重的应急疾病若危及生命，会导致飞行中止、提前返回。NASA 以每人每年有 1% ~ 2% 的概率发生需要维持生命治疗的严重医学事件为基础，结合航天员纵向健康研究计划数据回顾分析，提出航天飞行中发生重大疾病并需要医疗后送的概率为 0.01 ~ 0.02/（人·年），预估国际空间站需要医学撤离的事件的发生率为

0.02/（人·年），利用在轨医学处置措施可以将该发生率降低至 0.01/（人·年）。苏联航天飞行曾发生过 3 次由医学问题导致的撤离事件。

迄今为止，国内外航天员在飞行中实际发生过的疾病和损伤约 60 种，详见表 1–1。

表 1–1　国内外航天飞行医学问题汇总表

分类	医学问题发生情况
失重特因环境适应性疾病	空间运动病（空间适应）
	定向错觉
	鼻充血
	鼻衄
	头痛
	背痛（空间适应）
	尿失禁
	尿潴留（空间适应—男、女）
	航天飞行相关神经—视觉综合征
压力环境性变化损伤	减压病
	气压性中耳炎、气压性损伤（鼻窦炎）
人为或航天器异常所致伤病	烟雾吸入
	化学性肺炎
	烧伤
	眼部化学烧伤
	眼部异物
	眼外伤：眼部异物、眼球擦伤
	皮肤损伤
	颈部损伤
	背部损伤
	出舱活动后疲劳和肌肉疼痛、肩部劳损
	手指挫伤
	甲下血肿、甲下出血、指甲分离
	感觉异常
	眼刺激、皮肤刺激、呼吸道刺激
循环系统疾病	血压升高
	主要是心律失常，包括窦性心动过缓；房室交界性心律、室上性游走节律、并行心律；房性期前收缩、室性期前收缩、单个心室融合波；短阵室速、室性心动过速；房室传导阻滞、房室分离；冠心病，但在轨未检出

续表

分类	医学问题发生情况
呼吸系统疾病	急性呼吸道感染、流行性感冒、上呼吸道感染、喉炎
	窒息 / 气道梗阻
消化系统疾病	恶心 / 呕吐
	胃不适、腹中积气、胃肠胀气
	消化不良
	便秘
	腹泻
	肠胃炎
	痔疮
肌肉骨骼系统疾病	踝部、肘部、膝部、肩部、腕部扭伤 / 挫伤
	手指脱白
泌尿生殖系统疾病	肾绞痛、尿路感染、尿道表皮脱落
	前列腺充血、前列腺炎
眼部疾病	结膜炎、角膜炎、结膜红斑（紫外线辐射引起）
	麦粒肿
耳部疾病	外耳炎
	中耳炎
鼻咽疾病	鼻炎
	鼻窦炎
	咽炎
口腔疾病	口腔溃疡、口腔炎
	牙龈炎
	龋齿
	牙髓炎
皮肤疾病	皮肤感染、脓肿
	接触性皮炎、脂溢性皮炎、手皮肤干燥
	皮疹、皮肤过敏
	甲沟炎
	臀蜂窝组织炎
	带状疱疹

分类	医学问题发生情况
免疫相关疾病	过敏反应（轻中度）
	肌炎
精神和行为障碍	睡眠紊乱
	神经衰弱综合征、衰弱疲劳
其他疾病	脱水
	疼痛（心脏、头、耳、腿部肌肉、背部）

（二）航天环境导致生理功能紊乱

随着我国载人航天事业的发展，航天员空间停留时间将大幅度延长，在大气层和外层空间飞行时，外界环境因素（低压、缺氧、宇宙辐射等）、内部环境因素（密闭狭小空间和孤独环境）及飞行因素（超重、失重等）对航天员健康状况和完成航天任务的能力有着重要影响。相关研究表明，从地面1G重力环境进入微重力环境所产生的失重生理效应和太空辐射产生的辐射生物效应会对航天员骨骼、肌肉等人体结构和各种生理功能造成影响；航天飞行产生的昼夜周期变化会对航天员生物节律产生影响；长期狭小、单调的生活空间和孤独、缺乏交流的环境会产生焦虑、忧郁等心理与生理应激反应，等等。其中，失重生理效应及其引起的相应病理改变，以及长期密闭环境造成的心理和精神效应，对航天员的健康和执行任务的能力构成很大威胁。因此，如何有效地对航天员健康状态进行跟踪、监测、诊断和评价至关重要。

1. 失重　人类是地球重力环境下进化的产物，其生理结构与功能适应于1G的重力环境，在太空的特殊失重环境下，机体必然会产生一系列的适应性变化。失重会导致骨丢失、肌肉萎缩和心血管系统功能紊乱。体液的头胸向转移引起维持机体内稳态相关的神经－内分泌－免疫应激反应，从整体水平对各器官系统的代谢进行协同调节。细胞及亚细胞作为重力响应单元，在失重条件下将发生结构和功能的自适应调节。此外，感受重力变化的分子信号和基因网络将通过多途径重建稳态，实现对失重环境下机体生理效应的精细调控。

失重条件下人体神经系统功能紊乱导致的认知功能降低，是长期航天飞行需要解决的科学问题之一。失重会对航天员的神经系统，尤其是认知功能产生一定的影响。前庭功能和感觉运动系统功能失调，会导致空间失定向、空间运动病等；血液重新分布、隔离和限制等应激源也可对认知和感觉运动造成损害。俄罗斯的相关报告显示，俄罗斯航天员曾在飞行进程的前半个月出现记忆力减退的现象，忘记5分钟前发生的事情，遗忘在地面上已掌握的知识。在对 STS-78 的 4 名航天员进行的短期飞行的 6 项认知能力测试中，其中 2 人的认知能力出现了明显的下降。Manzey 记录了 1 名航天员在 8 天飞行中前、中、后期的认知行为变化，发现其单项跟踪任务和双项跟踪任务明显受损。Schonen 对 3 名和平号航天员的测试结果表明，航天应激状态可以引起右脑的面孔识别功能缺陷。地面实验采用尾吊、隔离、孤养和昼夜节律改变等方法模拟航天复合特因环境，可致大鼠认知功能严重损伤，且随着造模时间的延长，大鼠认知功能损伤逐渐加重，28 天时，认知功能损伤模型较为稳定。有些研究发现，微重力是神经元损伤的重要原因之一，可以显著增加大脑皮质神经元羧基化蛋白的水平，增强氧化应激，降低 Na^+、K^+-ATP 酶活性，降低中脑导水管周围灰质（periaqueductal gray matter，PAG）神经元 Fos 样蛋白的表达，抑制海马齿状回与室管膜下区的神经和血管的生成。近年，关于失重所致神经功能损伤的防护措施的研究引起了各国的高度重视。药物、食品补充剂和营养干预等生物医学防护措施是当前国外采取的通行策略，中医在这方面的研究刚起步，中国航天员中心研制的保元解郁汤对失重导致的认知功能改变有一定的防护作用。

在失重条件下，机体心血管系统功能紊乱，航天员返地后心血管系统适应不良危害大。航天飞行实践证实，中长期载人航天飞行中的失重环境会对机体心血管系统产生不良影响，成为限制载人航天发展的重要因素之一。心脏作为心血管系统的核心和动力，其功能的变化直接影响整个心血管系统的稳定性。因此，失重导致的机体心脏功能和结构的改变是中长期载人航天飞行亟待解决的难题之一。航天失重导致机体心脏体积、重量和功能发生变化，表现为心功能下降和心肌萎缩。美国和苏联的航天员在航天飞行后的 X 线检查中均出现心影变小；天空实验室和联盟 6 号航天员在飞行后均出现明显的心肌收缩功能降低，表现为心脏射血周期缩短、等容收缩期延长、左心室舒张期缩短、射血前期/射血期比值增大等变化。Herault 等对在和平号空间站飞行了 6 个月的航天员进行检测时发现，长期飞行可降低心脏的左心室舒张末期容积和每搏量。几乎所有航天员在返回地面后均出现不同程度立位耐力下降，这严重影响航天员的在轨工作能力及返回地面后的健康安全。目前，航天飞行后心血管系统功能失调的发生机制得到了深入的研究，但仍有系列问题尚未得到解决。我国使用中医药对航天员飞行前、中、后进行整体预防及调节，取得了良好效果。中国航天员中心自主研发的新药"太空养心丸"被成功运用于多次载人航天任务，在航天员的心血管系统功能防护方面取得了突破性进展。

失重性骨丢失及肌肉萎缩是影响航天员作业能力的关键因素，是国际航天医学研究领域亟待攻关的难题。在长期的空间飞行中，骨丢失的发生是骨吸收增加和骨形成降低综合作用的结果。在微重力条件下，骨丢失的速率是地面上绝经后妇女的 10 倍以上，不同的个体之间存在很大的变异。骨强度的变化要比骨密度的变化大得多。在6个月的空间飞行中丢失的骨密度在返回地面后大约1000天基本上就能恢复。然而，结构的变化是不能恢复的，类似于老年性骨质疏松发生的变化。在空间实验室任务中，研究人员对航天员的骨量分析已发现骨骼钙质流失在太空飞行的初期就出现了（急性效应），并在之后的6个月持续出现（慢性效应）。

长期空间飞行会导致人体骨骼肌发生严重的萎缩，其特征性表现为肌肉重量或体积下降，肌纤维横截面积减少，更重要的是慢缩型肌纤维类型减少和快缩型肌纤维类型增加，即发生了慢缩型肌纤维类型向快缩型肌纤维类型转变。失重性肌萎缩的发生直接导致航天员肌力减退、肌肉易疲劳及运动耐力下降，不仅给航天员的身心健康造成了负面影响，也直接影响到航天员空间操作绩效和作业任务质量，严重时甚至可能导致空间飞行任务失败。

空间骨丢失研究是航天医学防护的重中之重，目前国际多采用增强锻炼和补充钙元素等方法，其效果并不理想；而目前尚无有效药物防治肌肉萎缩。中国航天员中心根据中医辨证的理论，研制了中药新药"强骨抗萎膏"，对失重性骨丢失和失重导致的肌肉萎缩具有一定的防护效果，但对这方面的研究还需进一步深入。

2. 空间辐射　在太空中，空间辐射对人体产生不良影响。因受地球磁场的天然保护，在地球附近运行的空间站等低轨道航天器遭受空间辐射的损害较小，而地球磁场之外的深空则充满了高能量的混合空间辐射场，其中的高能粒子等可能穿透航天器的防护层，给航天员等带来致命的危害。人若穿梭于此辐射场中，面临的辐射危险有两种：一种是长期的低剂量银河系宇宙射线，它主要包括质子和重离子；另一种是偶发的高剂量太阳质子事件。这两种辐射可能引起组织的物理损伤（如皮肤、肠、骨髓及其他组织的急性损伤或白内障等），杀死人体细胞或改变人的DNA，降低免疫能力，增加癌症的发病率。

航天员的出舱活动，太阳核子的异常活跃，都可能使航天员接受的辐射剂量大大增加，导致人体的免疫防御、修复及代偿等功能低下。空间辐射类似中医的热毒邪气，可损害人体的脏腑气阴，但其病机研究并未明确，治疗其导致的免疫功能下降的药物目前十分匮乏。有研究发现，核苷类物质对空间辐射导致的免疫功能下降有对抗作用，其机制尚不清楚，作用效果有待进一步研究。除核苷类生物活性物质以外，一直以来备受关注的人参、红景天、刺五加等中药的对抗免疫功能下降效果则比较有限。因此，中医药对抗空间辐射有待进行更深入的研究。

3. 昼夜节律紊乱　飞船在太空绕地球飞行，往复于地球阳面（相对于太阳）与阴面，每 90 分钟绕地球一圈，航天员经历一昼夜的变化，24 小时绕地球飞行 16 圈。按中医"天地人"和"昼夜阴阳消长"的观点，飞行进入太空后，人体在一天内要经历 16 个昼夜，如此大的昼夜节律紊乱对经脉运行、脏腑盛衰及阴阳变化产生非常大的影响。祖国医学认为"卫气者，昼日常行于阳，夜行于阴，故阳气尽则卧，阴气尽则寤"（《黄帝内经》，简称《内经》）。睡眠 – 觉醒异常与卫气有密切关系，昼夜节律的变化对航天员睡眠造成一定影响，且对营卫的影响最大。

太空飞行改变昼夜节律，机体原有的内环境稳态被打破，各系统先后出现不同程度的功能失调或组织结构的稳定状态改变，其中，睡眠问题是航天医学关注的问题之一。目前，国内外均是通过服用促睡眠药物及神经兴奋类药物进行睡眠 – 觉醒的调节，本质上不能很好地维持航天员在轨期间规律的生理作息，且精神类药物的副作用及后遗效应较大，影响航天员在轨作业效率。而中医药在整体调节和促进睡眠等方面具有较强的理论基础与辨证论治方法，在调节昼夜节律紊乱方面具有较大的发挥空间。

4. 噪声、震动、狭小环境、超负荷工作及心理压力等　航天员在轨飞行还需要面对太空中飞船的震动、噪声、低压、高浓氧、高低温等环境因素及与社会隔离、超负荷工作、心理压力等社会因素，这些对航天员的健康及工作效率造成一定的影响。针对这些多重复合因素对机体整体的影响，目前并没有较好的防护措施，而中医药整体调节和防护具有较强优势。但是，在轨诊断资源有限，望闻问切数据的获取及传输均受限制，导致中医药的应用具有一定的困难。

第二节　航天医学及其主要特点

一、航天医学

航天医学（space medicine）是针对在航天飞行中外界环境因素及飞行因素引发的危害航天员安全健康和降低航天员工作效率的医学问题，开展理论与应用研究的一门综合性应用学科，主要研究航天员从载人航天器发射到返回着陆可能出现的各种医学、心理学问题的发生机制及防护技术，包括航天员的身心健康监测与保障技术，航天环境对人的影响及其防护，人的作业能力研究等。航天医学与基础医学、临床医学、预防医学、生物学、生理学、心理学、工效学及医学工程等许多学科都有密切的联系，依据其性质和功能，可分为航天基础医学和航天实施医学两部分（如图 1–1）。

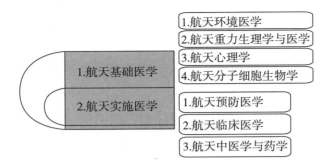

图 1-1　航天医学的研究内容

二、主要特点

　　航天医学属于特殊环境医学，在航天医学问题中，很多问题是与工程问题结合在一起的。航天中一些对人体有影响的物理因素是可以通过工程上的设计来避免的，或将其影响减少到最低范围，如真空、超重、温度、噪声、震动、辐射等；同时，工程设计上的很多问题与医学也有关。所以，航天医学与工程是密不可分的。

　　与一般的临床医学相比，航天医学有其特殊性，如表 1-2 所示。

表 1-2　航天医学与一般临床医学的不同点

项目	航天医学	一般临床医学
治疗对象	健康状态极佳的正常人	患者
发生原因	主要是环境或心理因素引起的生理功能失调	器质性病变、感染、遗传病等
治疗措施	采用防护、对抗方法，诱因去除后疾病即可消失	药物或手术
治疗目的	恢复健康并保证高效工作能力	恢复健康

第三节　航天医学的研究内容

一、航天基础医学

　　航天基础医学属于应用基础研究，偏重于对人体在航天环境下生理和心理系统反应变化的基本规律的探索，积累数据，找出规律，并提供解决的方法，为航天实施医学提供科学依据。其基本组成部分包括航天环境医学、航天重力生理学与医学、航天心理学、航天分子细胞生物学。

（一）航天环境医学

航天环境医学主要研究航天环境因素作用于人体所产生的生理学和病理学效应、作用机制及其防护措施，具有应用与基础研究、医学工程相结合及多学科专业相结合的特点。

（二）航天重力生理学

航天过程中的力学环境因素包括飞船发射、在轨飞行及进入大气层时的加速度变化所引起的超重与失重。重力生理学就是研究载人航天活动中失重和超重对人体影响的规律、变化机制及其防护措施的一门学科，内容包括微重力条件下体液头向分布时心血管系统功能改变、空间运动病、肌肉萎缩、骨质丢失、免疫功能下降、神经和内分泌功能紊乱等的机制及其防护研究等。重力生理学主要有 8 个分支方向：失重心血管生理学、失重肌肉生理学、失重骨骼生理学、失重免疫与内分泌生理学、超重生理学、重力影响防护技术、空间神经科学及空间生理学实验技术。

（三）航天心理学

航天心理学主要研究航天飞行对航天员心理活动的影响及其变化规律，将心理学的理论和方法应用于航天员心理选拔、心理训练、心理健康维护与支持及工程设计等方面，提出对航天员各类心理品质的要求、训练方法和保障航天员心理健康的方法，内容包括航天生理心理学、航天心理卫生学及航天员训练心理学。从现有研究看，航天心理学的研究主要集中在以下 3 个方面：一是航天飞行中航天员的生理心理状态及其可能引起的个体绩效改变；二是航天飞行中个体之间的交互作用，包括乘组人员之间、乘组与地面人员之间的人际互动；三是已有心理学研究成果在航天任务中的应用。

（四）航天分子细胞生物学

航天分子细胞生物学伴随着人类载人航天活动的深入而产生并发展，主要是以细胞和分子生物学手段研究航天环境对生物大分子、细胞、组织的影响，重点研究生物体在对重力等信号的感受、转导、传递和反应过程中出现的基本生物学问题及航天过程中多种环境因素对机体影响的机制。

二、航天实施医学

航天实施医学是一门研究和实施航天员保健的医学应用学科，以保障并促进航天员的健康、解决航天中的医学问题为目标，主要进行航天员健康维护、医学检查与健康监测、医学鉴定等相关的技术研究。

（一）航天预防医学

1.航天员医学检查与医学鉴定　医学检查与医学鉴定基本上属于预防医学，但也与临床医学有着交叉领域，可归属于职业卫生学范畴。航天员医学检查工作包括实施临床检查和生理功能检查两个方面，核心研究内容是生理功能检查技术与方法。医学鉴定是制订医学检查评定方法和医学鉴定标准，其核心研究内容是综合评定技术与方法。

2.航天员健康监测　具体任务有两方面：其一是制订与实施各类航天员训练的医学放行标准和训练安全中止标准，范围涵盖航空飞行训练、跳伞训练、失重训练、超重训练、低压缺氧训练、前庭功能训练、应急逃逸救生训练、野外生存训练等；其二是制订与实施各类医学检查与鉴定制度。

3.航天员健康维护与促进　为了保持或增强航天员体质，提高航天员对各种负荷应激的适应能力和耐受能力，增强机体的防病抗病能力，根据航天员医学鉴定情况，提出针对性耐力体育训练建议并监督落实；对航天员作息制度执行情况进行监督；在航天员参加特因训练前后，按负荷刺激强度的大小，制订并实施一系列健康维护与促进的方法和措施，改善航天员生理功能，增强抗病能力。

4.航天微生物学　航天微生物学是对航天员周围环境及自身体内微生物进行监测、控制的一门学科，监控一方面可以避免因交叉感染引起某些疾病而威胁航天员健康，另一方面可以减少和消除微生物对舱内仪器、绝缘材料等物体表面产生的生物降解，破坏仪器仪表工作稳定性。

（二）航天临床医学

如果说航天员健康监测、医学鉴定等内容侧重于预防的话，那航天临床医学的内容则主要侧重于疾病的诊断与处置。

1.航天员地面训练疾病诊断与处置　除了某些疾病外，普通人所患的疾病在航天员身上也有可能发生，只是发生的概率不同。一般疾病的诊治原则与临床医学相同，需要特别关注的是在各种航天环境适应性训练中容易发生的航天疾病，如减压病、运动病、运动损伤等。

2.航天员在轨疾病的诊断与处置　研究重点是在太空飞行中易发生的航天疾病，一是由航天环境失重造成的空间运动病、骨骼肌萎缩、骨质疏松等，是压力环境变化引起的损伤；二是由座舱环境因素失常导致的各种损伤；三是临床疾病。

（三）航天中医学与药学

1.航天中医学　作为中国航天实施医学的特色学科，航天中医学将中国传统医学与航天医学结合，运用中医药理论与方法探讨航天环境因素引起人体生理功能失调及相关病证的病因病机及其诊治规律。研究适合飞行任务、训练应用的中医药干预、针灸、按摩、气功、药膳等特色保健技术和方法。

2.航天药学　航天药代动力学、航天药剂学是其主要研究方向。航天药代动力学主要研究在失重条件下药物在机体内吸收、分布、代谢和消除过程的变化规律，根据变化规律制订个体化给药方案。航天药剂学研制适合航天员在太空应用的剂型，对空间飞行中的常用药进行剂型改造。二者共同奠定航天安全高效用药的技术基础。除此之外，航天药学还包括符合航天飞行应用需要的新药研发工作。

第四节　航天医学的发展及其趋势

一、航天医学的发展

航天医学是应用背景非常明确的一门学科，其未来的发展与载人深空探测这一世界航天发展的新趋势相契合。

（一）载人航天的发展趋势

载人航天的发展大体上可以分为三个阶段：从 20 世纪 60 年代初到 70 年代末是人类在太空的短期停留阶段，主要发射载人飞船；从 20 世纪 70 年代到 20 世纪末是人类在太空的中长期停留阶段，主要载人航天器是航天飞机和空间站；21 世纪是人类在太空的长期停留阶段，主要载人航天器为高轨道的载人空间站、月球基地和载人火星飞船。

21 世纪，载人航天在实现技术的突破之后将创造条件进行长期近地轨道飞行，航天员将在太空长期生存。长期近地轨道飞行有两个基本目的，一个是利用近地轨道的微重力和空间辐射环境条件，为生命科学、物理学、化学、地球物理、天文学和材料科学等学科研究领域的拓宽提供了宝贵的资源；另一个是为行星探测做技术准备。

鉴于月球的特殊资源和战略价值，目前各航天大国都在积极策划建立月球基地。如果在月球上的长期居住和大范围的探测活动能够实现，不仅能够使人类获得宝贵的月球资源和丰富的科学数据，还将为更远的太空探测奠定坚实的技术基础。

人类探求宇宙的欲望是无止境的，在对太阳系行星的探测中，人类将目标指向火星。因为火星无人探测器的数据表明，火星上可能存在着或曾经存在过生命。对火星的实地考察一定能获得比无人探测器更丰富的数据，这不仅能够揭开火星上是否存在生命这一千古之谜，而且可能使人类发现预想不到的稀有资源。因此，载人火星探险也成为未来载人航天的任务之一。

总之，本世纪载人航天有三个目标：建立地球同步轨道站，实现人类在太空长期生存；建立月球站、月球基地和月球居民区；完成火星载人着陆，建立载人火星站。为实现上述三个目标，载人航天对航天医学提出了更高的要求，这也是航天医学未来的研究方向。

（二）航天医学的发展趋势

航天医学是伴随着载人航天的需要而产生和发展起来的一门综合性学科，因此，航天医学的发展趋势完全取决于载人航天的发展方向。未来的载人航天有三个显著特点：一是航天员在太空停留的时间将越来越长；二是航天员在太空的工作和任务将越来越多；三是人类将远离地球，在其他星球上工作和生活。

这三个特点形成未来航天医学的三大任务：在长期航天中保证航天员的身体健康和生命安全；保证航天员在其他星球上的身体健康和生命安全；不断提高航天员在长期航天中和在其他星球上的工作能力和工效。未来航天医学的研究内容也将根据上述三项任务有不同的重点研究课题。

二、航天医学的研究重点

（一）航天基础医学的研究重点

1. 航天环境医学的研究重点　航天环境医学今后的主要研究任务有两方面：研究与空间站长期近地轨道飞行有关的环境医学问题及有害环境的防护问题；研究与建立月球基地和火星探测相关的环境医学问题及防护措施。不同航天任务环境医学研究的重点课题如表 1-3 所示。

表 1-3　不同航天任务环境医学研究的重点课题

长期太空飞行
长期居住太空环境（有害气体、噪声、辐射环境等）对人体的影响和防护
适用于长期载人航天任务的医学要求和医学评价标准
为工程系统设计提供相关的医学数据
评估意外事件对航天员健康的影响及人体对意外环境医学事件的耐受能力，制订意外事故的应急医学要求和应急预案
登月飞行任务
开展人体辐射效应及防护措施的研究，为制订空间辐射医学防护要求、安全评价方法及可行的防护措施提供科学依据
开展登月舱和登月服的压力制度、温湿度、有害气体等医学研究，为工程设计提供依据
提出登月舱及登月服工程设计医学要求的评价标准

火星探险任务
进行空间辐射生物学研究，估测空间辐射对人体的影响
进行空间辐射监测技术研究，为辐射医学评价提供条件
进行空间辐射防护技术的研究

2. 航天重力生理学的研究重点　航天重力生理学研究的主要目标是进一步了解长期失重、重力改变及失重与其他因素（辐射、心理）综合作用对航天员整体和各生理系统的影响，探讨其机制，并制订有效防护措施。不同航天任务重力生理学研究的重点课题如表 1-4 所示。

表 1-4　不同航天任务重力生理学研究的重点课题

长期太空飞行
长期失重时各生理系统动态变化规律的研究
初步确定载人航天中出现的生理系统不可逆变化和严重障碍，进行长期失重飞行健康风险的评估
从整体－细胞－分子水平深入探讨失重时各生理系统变化的机制
长期失重防护措施的研究，尤其是人工重力效应的研究
登月飞行任务
对失重飞行后的重力再适应问题的研究
长期居住在月球 1/6G 重力环境对生理系统的影响及其防护
火星探险任务
在火星探险过程中经历的长期失重－长期低重力－地球 1G 重力环境变化对人体生理系统的影响及对抗措施的研究
评价在火星探险过程中生理系统产生病理性改变的可能性
失重与其他因素（如辐射、心理因素等）复合作用对生理系统的影响及机制探讨

3. 航天心理学的研究重点　①系统观察不同航天任务对航天员心理活动的影响；②系统分析心理素质的组成成分，找出最基本的要素和最关键的要素；③研究不同航天任务对航天员心理素质的特殊要求，提出航天员心理选拔标准；④进行心理素质成因分析，确定遗传因素和后天因素在心理素质中的作用；⑤建立航天员心理状态变化的动态模型，用于航天员心理训练和在航天过程中的心理状态调整；⑥针对性地提出调整航天员心理状态的有效方法。

（二）航天实施医学的研究重点

与短期飞行不同，在长期飞行和地外星球探险时，航天员医学监督与保障（简称医监医保）的重要性更为突出。在长期飞行中，航天员发生疾病的可能性增加，在地外星球探险时，航天员可能出现重症疾病，无法被接回地球治疗，这些都给航天员医监医保提出了更大的难题。不同航天任务医监医保研究的重点课题如表 1-5 所示。

表 1-5　不同航天任务医监医保研究的重点课题

长期太空飞行
建立和实施航天员长期飞行医学鉴定与医学放行标准
建立和实施航天员在飞行中的生理参数动态监测
在飞行中预测航天员的健康状况，正确诊断航天员出现的意外伤病，提出相应的在轨医疗处置措施，并指导航天员实施
制订航天员对失重的防护措施，并指导航天员实施
在飞行中提供心理支持
实施人体微生物监测与医学控制，保证航天员的身心健康
实施恢复期医学监测和康复治疗，促进航天员尽早康复

登月飞行任务
提出登月航天员医学监测的要求
为登月航天员提供不间断的医学监测，定期进行全面体检，在线评价他们的健康状况
为月球基地配备必要的检查设备和治疗药物
开发在线、无创的航天员健康监测和评估技术
开发在线、快速的生物监测和预警技术
发展在线疾病诊断、医疗处置和其他医学支持
提供月球居住的心理支持

火星探险任务
建立自主的医疗体系，实现对火星飞行航天员健康状况的监测及对潜在疾病的预防和治疗
探索和建立针对航天员火星长期飞行的自主心理健康维护体系，以维持健康稳定的心理状态

总之，上述内容只是在现阶段对未来航天任务的一些展望，很多载人航天的医学问题现在还未被人们认识。随着今后载人航天实践的增加，必将有更多更复杂的航天生理学、心理学和医学问题被提出。因此，我们可以预测，未来航天医学还将有一个更大的发展，以适应载人航天不断发展的需要。

第二章

中医药应用于航天医学的独特优势

航天医学问题是人体受航天特因环境影响而出现的生理适应性改变。人们越来越意识到整体调节对于解决航天医学问题的重要性，即应进行整体的适应性调节，促进机体适应太空环境。而整体调节正是中国传统医学的优势。中国传统医学的优势还包括辨证论治、治未病思想、中药方剂的独特配伍与疗效等。这些优势在航天医学的研究与应用中发挥了独具特色的作用。

整体调节对于解决航天医学问题的重要性越来越被航天医学领域专家所认同，国外学者 Blomqvist 提出航天状态下的机体适应是一个从分子、细胞到器官、系统等多个层次的综合性生理学问题，提示仅着眼于局部或单一系统的干预难以解决航天生理适应性问题。对于解决航天特因环境的系统适应性问题，现代医学的精准调控和靶向治疗的思路至今尚未有理想的切入点。中医整体观和辨证论治蕴含的整体、动态调节理念与航天飞行中多系统多时相的机体适应性反应相吻合，中药方剂对机体发挥多系统、多环节整合效用，运用中医药提高航天员在航天特因环境下的整体调节能力具有独特优势。

中医整体观着眼于人及人与外界环境的整体性观察认识，注重对组成人体的各个部分之间和人与外界环境之间的相互制约、相互协调的分析研究。中医学整体观思想对探寻解决航天特因环境所致的航天医学问题的思路和方法具有指导意义。

中医辨证论治的优势在于以辨证论治为原则，注重调动人体自身的抗病能力，协调内在功能活动，从而扶正祛邪，恢复健康，同时又重视机体的个体差异，主张因人、因时、因地制宜，这一诊治体系很适合解决多因素多层次的慢性、综合性问题。

治未病是中医治则学说的基本法则，体现了《内经》的治病观，即以增强体质为核心的防病治病思想，对外适应自然环境的变化，对内促进机体抗病能力，顺应功能和整体的变化，把握生命，未病先防，已病防变，病后防复。在治未病理论的指导下，我们把以预防为主的思想推进航天员健康保障中，包括四个特点：防重于治，重视内因，着眼整体，技术手段综合多样。

中药方剂中大部分药物药性平和，副作用小，许多药物都是食物，历来有"药食同源"之说。方剂配伍理论使中药具有合群之妙用，方剂的协同作用大于单味药物，也大于单味药物相加之和。

中医学理论强调整体观和辨证论治，以多种化学成分共存为基础的中药方剂，具有多系统、多层次、多靶点等整合意义上的综合调节优势，提示中医药整体调节原理与航天条件下机体复杂的多系统适应机制相一致。

第一节　中医整体观的调节理论

整体是指具有联系性、统一性和完整性的事物。整体观认为事物是一个整体，事物内部的各个部分是互相联系不可分割的，事物之间也有着密切的联系。中医学的整体观既重视人体自身的统一性和完整性，又认为人与自然环境、社会环境是互相影响且不可分割的整体。整体观是古代唯物主义和辩证法思想在中医学中的体现，它贯穿于中医生理、病理、诊法、辨证、养生和防治等各个方面。

中医学认为，人体是一个以心为主宰、以五脏为中心的有机整体，由许多组织器官所构成，包括脏腑经络、五官九窍、四肢百骸等，彼此之间在结构、生理、病理等方面有着密切的联系，结构上不可分割，生理上相互联系，病理上相互影响。因此，在诊断与治疗疾病时，必须从整体出发，才能诊断明确，治疗得当。

一、人体的整体性

（一）生理上的整体性

1.五脏一体观　构成人体的五脏、六腑、五体、五官、九窍等具有各自不同的生理功能，通过经络系统"内属于脏腑，外络于肢节"的作用，组成了以心、肺、脾、肝、肾为中心的五大功能系统，五个系统又在心的主宰之下，构成一个表里相连、上下沟通、密切联系、协调共济、井然有序的统一整体，并且通过精、气、血、津液等的作用来完成机体统一的功能活动。脏腑之间，既有相辅相成的协同作用，又有相互制约的作用，从而维持五大系统间的动态平衡。这种五脏一体观、动态平衡观在中医生理学中具有重要的指导意义。

2.形神一体观　形，即形体，是指构成人体的脏腑、经络、组织及精、气、血、津液等生命物质。神，即精神，是指人的精神、意识、思维活动。形神一体观认为，形与神俱，不可分离。形是神的藏舍之处，神是形的生命体现，神不能离开形体而单独存在，有形才有生命，有生命才能产生精神活动，而神一旦产生，就对形体起着主宰作用。故谓"形乃神之宅，神乃形之主"，形神统一，是生命存在的保证。

（二）病理上的整体性

脏腑之间和精气血津液之间在生理上是相互依存、协调统一的，在病理上也必然是相互影响的。脏腑发生病变，可以通过经络反映于体表、组织或官窍；体表、组织、官窍发生病变，也可以通过经络影响脏腑；脏腑之间亦可以相互影响。如肝火上炎于目，可见目赤肿痛；肝热移胆，胆热循经上冲，则耳鸣耳聋；热灼肝经，筋脉失养，则可出现手足抽搐；肝火可传入心，而见心肝火旺，烦躁易怒；肝火传入肺，则为肝火犯肺，出现胁痛咯血；肝火传入胃，即肝火犯胃，可见脘痛泛酸，甚至呕血。由此可见，整个机体在病理状态下是密切联系着的。

（三）诊断上的整体性

中医在诊断疾病时，亦从整体出发，采用"察外知内"的方法，通过观察五官、形体、舌脉等外在变化，推测内在脏腑的病机变化，从而做出正确的诊断。《灵枢·本脏》曰："视其外应，以知其内脏，则知所病矣。"舌诊是中医望诊的重要内容，人体内脏腑的虚实、气血的盛衰、津液的盈亏，以及疾病的轻重顺逆，都可呈现于舌，故察舌可得知内脏的功能状态。另外，切脉、望面色、观毛发、望爪甲、听声音等也可推测脏腑的状况。这些都是整体观在中医诊断学中的具体运用。

（四）治疗上的整体性

在治疗疾病时，中医更强调整体观，既注意脏、腑、形、窍之间的联系，也注意五脏之间的影响，在探求局部病变与整体病变内在联系的基础上确立适当的治疗原则与方法。如对口舌生疮的治疗，因为心开窍于舌，心与小肠相表里，口舌生疮多由心与小肠火盛所致，故可用清心泻火、利尿导热的方法治疗，心火与小肠火得泻，口舌生疮自愈。又如《素问·阴阳应象大论》曰："从阴引阳，从阳引阴，以右治左，以左治右。"《灵枢·终始》有言："病在上者下取之，病在下者高取之。"针灸治病，常采用上病下取、下病上取、左病治右、右病治左的方法，这些都是在整体观指导下确定的治疗原则。

二、人体与外界环境的统一性

外界环境包括自然环境和社会环境，两者均是人类赖以生存的必要条件，环境的变化影响着人的功能活动。中医学认为人与自然环境和社会环境有着密切联系。

（一）人与自然环境的统一性

人类生活在自然界中，自然界的变化直接或间接地影响着人体，而机体则相应地产生反应，属于生理范围内的反应，即是生理性适应，超越了这个范围的反应，即是病理性反应，故《灵枢·邪客》提出"人与天地相应"，《灵枢·岁露》曰："人与天地相参也，与日月相应也。"

季节对人体的影响非常明显。在一年四季之中，有春温、夏热、秋凉、冬寒的气候变化，自然界的生物就会发生春生、夏长、秋收、冬藏等相应的适应性变化。人体也必须与之相适应，如《灵枢·五癃津液别》说："天暑衣厚则腠理开，故汗出……天寒则腠理闭，气湿不行，水下留于膀胱，则为溺与气。"人体四时的脉象也随着气候的变化而有相应的变化，"春弦夏洪，秋毛冬石"，春夏脉多浮大，秋冬脉多沉小。不同的季节，多发病及流行病也不同。此外，在气候剧变或季节交替时期，一些慢性疾病往往容易发作或加剧，如慢性咳嗽、哮喘、痹证等。不同季节，治病用药应有所不同，炎热的夏季，应少用热药，以清凉为宜；寒冷的冬天，应慎用寒凉之药，以温热为佳。所以，因时、因地、因人制宜成为中医治疗学上的重要原则。

（二）人与社会环境的统一性

人生活在社会环境之中，能影响社会环境；社会环境的变动对人也产生影响，如社会的安定与动乱、社会经济与文化的发展，以及人的社会地位变动，都可以引起人体身心功能的变化。

社会的治与乱，直接影响着人的身心健康。社会安定，天下太平，人们丰衣足食，生活有规律，抗病力强，患病较少，故寿命也较长。人类的寿命随着社会的进步而延长。但是，社会经济在发展的同时，也给人们的健康带来诸多负面影响，如激烈的社会竞争使人的精神过度紧张，噪声的强烈刺激使人心神不宁，水、土壤及大气的污染成了新的致病因素。

第二节　辨证论治方法

辨证论治是中医学诊断和治疗疾病的基本原则，是中医学独特的研究和处理疾病的方法，也是中医学的基本特点之一。

一、病、症、证

病，即疾病。疾病是与健康相对的概念，是指有特定病因、病机、发病形式、发展规律和转归的完整的病理过程，反映了某一疾病全过程的总体属性。

症，包括症状与体征，是疾病的临床表现。症状是患者主观的异常感觉或某些病态变化，而能被觉察到的客观表现则被称为体征。

证，即证候，是指对疾病某一阶段或某一类型的病理概括。证候一般由一组相对固定的、有内在联系的、能反映疾病某一阶段本质的症状和体征构成，它提示了疾病的病因、病位、病性和邪正盛衰变化，能反映出疾病某一阶段的病理变化的本质，是中医学确定治法、处方遣药的依据。

二、辨证论治

辨证论治是运用中医理论来观察、分析、诊断、治疗及处理疾病的原则和方法，又称辨证施治，包括辨证和论治两个互相关联的阶段。

中医辨证运用了概念、判断、推理等逻辑思维形式，从大量的具性材料中抽象出疾病的证候。中医学的"证"是对疾病某一阶段的病理概括，它反映着疾病的本质和规律。辨证是论治的前提，证候是论治的依据，只有辨证准确，才能制订出合乎病情的治法。辨证论治作为中医诊疗疾病的一大特色，无论是在理论上还是在临床上，都具有十分重要的意义。

1. 辨证　即辨别、确立证候，就是将四诊（望、闻、问、切）所收集的资料，运用中医学理论进行分析、综合，辨清疾病的原因、性质、部位和发展趋向，然后概括、判断为某种证候的过程。辨证的内容包括辨病因、辨病位、辨病性、辨病势四个方面。

（1）辨病因：即确定病证的致病原因。通过分析疾病的症状和体征，推断出疾病发生的原因和机制，为针对病因治疗提供依据。

（2）辨病位：即确定病证的所在部位。病证的部位，有在表在里之分，有在气在血之别，或在五脏，或在六腑，不同的辨证方法，采用不同的表达方式。病变部位不同，治疗方法也不同。

（3）辨病性：即确定病证寒热与虚实的性质。致病邪气有阴阳之分，人的体质有虚实之别，人体正气与邪气抗争，导致了寒热与虚实的病理变化。辨清寒热虚实的性质，是正确辨证与施治的关键。

（4）辨病势：即辨明疾病的发展变化及转归。疾病一般都有一定的传变规律，伤寒病多按六经传变，温病常为卫气营血传变或三焦传变，内伤杂病也常常出现脏腑之间的相互传变。

2. 论治　又称施治，就是根据辨证的结果确定相应的治疗原则和方法，也是研究和实施治疗的过程。论治过程一般分为因证立法、随法选方和处方遣药三个步骤。

（1）因证立法：证候是辨证的结果，也是论治的依据。论治的第一步是根据辨证的结果，确定相应的治疗方法。

（2）随法选方：因证立法之后，依据治法选择对应的治疗方剂，或选择适当的治疗手段与措施。

（3）处方遣药：选方之后，再根据患者的具体情况，对方剂进行加减变化，并确定每味药物的用量和炮制方法，以及服药时间等，同时根据病情的需要，调理饮食、起居等，以增强药物的治疗效果。

辨证与论治是在诊治疾病过程中相互联系、不可分割的两个方面。辨证是认识疾病，确定证候；论治是依据辨证的结果，确立治法和处方遣药。辨证是论治的前提和依据，论治是辨证的延续和目的，论治的效果可以检验辨证是否正确。因此，辨证论治是理论与实践相结合的体现，是理法方药理论体系在临床中的应用，是中医学认识疾病和处理疾病的基本原则。

三、辨证与辨病相结合

中医诊断疾病，既以辨证为重点，同时又十分重视辨病。辨证是对证候的辨析，以确定证候为目的；辨病是对疾病的辨析，以确定疾病为目的。辨证的重点是认识疾病现阶段的本质，辨病的重点是认识疾病全过程的本质。因此，辨证与辨病相结合，从不同的角度对疾病本质进行认识，使诊断更全面、准确，治疗更有针对性、全局性。临床一般以辨病为先，以病为纲。

四、同病异治和异病同治

个体化诊疗是辨证论治的特点和优势，符合现代临床医学的发展趋势。同一种疾病，因为发病的时间、地区及患者机体的反应性不同，或处于不同的发展阶段，所以表现的证候不同，治法也不一样，这叫作"同病异治"。不同的疾病，在其发展过程中，由于发生了相同的病理变化，出现了具有相同性质的证候，也可采用同一种方法治疗，这叫作"异病同治"。这种针对在疾病发展过程中出现的不同性质的矛盾而采用不同方法去解决的法则，就是辨证论治的精髓。

五、辨证论治方法

辨证方法主要包括八纲辨证、病因辨证、气血津液辨证、脏腑辨证、六经辨证、卫气营血辨证、三焦辨证、经络辨证等。

（一）八纲辨证

中医学在历史上形成的辨证分类方法有许多种，其中最基本的方法就是八纲辨证。八纲是辨证的总纲，包括阴、阳、表、里、寒、热、虚、实八类证候。运用八纲对四诊所收集的临床资料进行综合分析，以辨别疾病病位的浅深、病性的寒热、邪正斗争的盛衰和病证类别的阴阳的辨证方法，称为八纲辨证。

八纲辨证并不是把各种证候简单地截然划分为八个类型，它强调八纲证候之间是相互联系、不断变化的，既可以相兼、错杂、转化，又可以出现证候的真假，以此概括疾病复杂多变的证候。

1. 阴阳辨证　阴阳是辨别病证属性的两个纲领，八纲中表证、热证、实证都可归属于阳证范畴，而里证、寒证、虚证均可归属于阴证范畴。所以，八纲中的阴阳两纲可以概括其余六纲，是八纲辨证的总纲。

2. 表里辨证　表里是辨别疾病病位内外深浅和病势趋向的两个纲领。表与里是一个相对的概念，如皮肤与筋骨相对而言，皮肤为表，筋骨为里；体表与脏腑相对而言，体表为表，脏腑为里；脏与腑相对而言，腑属表，脏属里；经络与脏腑相对而言，经络属表，脏腑属里；经络中的三阳经与三阴经相对而言，三阳经属表，三阴经属里等。

在辨证学中，表里有其特定的含义，从病位来看，身体的皮毛、肌腠、经络为外，属表；脏腑、骨髓、血脉为内，属里。因此，临床上将外邪侵袭肌表者称为表证，病在内者称为里证。从病势而论，外感病邪由表入里，是病渐加重，为势进；若病邪由里出表，是病渐减轻，为势退，故前人有"病邪入里一层，病深一层；出表一层，病轻一层"之说。在临床上，辨别表里证候要以临床表现为依据，不能机械地将表里当作固定的解剖部位来理解。

辨别表里对于外感病的诊治尤为重要。内伤杂病的证候一般多属里证范畴，不必分辨病位的表里，主要区别里证所在的具体脏腑等病位。而外感病一般具有由表入里、由浅入深、由轻转重的传变过程。因此，表里辨证有利于分辨外感病病情的深浅轻重及病机变化的趋势，掌握疾病的演变规律，取得治疗上的主动权，为选择解表与攻里等治法提供基本依据。

3. 寒热辨证　寒热是辨别疾病性质的两个纲领。寒证与热证反映机体阴阳盛衰，阴盛或阳虚表现为寒证，阳盛或阴虚表现为热证。《素问·阴阳应象大论》曰："阳胜则热，阴胜则寒。"《素问·调经论》曰："阳虚则外寒，阴虚则内热。"所以，张景岳认为"寒热乃阴阳之化也"。寒证大多是人体的生理功能衰退或对有害因素的适应性反应能力低下的表现，比如畏寒喜暖、痰涎清稀；热证大多是对有害因素反应能力旺盛的表现，诸如发热、烦躁、痰涎黄稠。

4. 虚实辨证　虚实是辨别邪正盛衰的两个纲领，也是疾病最基本的病理性质之一。虚证与实证反映疾病发展过程中正气和邪气的盛衰变化及力量对比。《素问·通评虚实论》谓："邪气盛则实，精气夺则虚。"实指邪气盛实，虚指正气不足。实证是邪气有余，病证表现多急剧、显著，为机体与有害因素剧烈斗争的反应；虚证表现为正气（指一般物理功能和防御功能）不足，是全身功能或某种重要脏器功能衰弱的表现。

八纲辨证有以下几个特点：第一，六纲可分属于阴阳，八纲以阴阳为总纲；第二，八纲病证可互相兼见，如表寒里热，表实里虚，正虚邪实等；第三，八纲病证可在一定条件下，向对立面转化，一般有阴证转阳（表示病情好转）、阳证转阴（表示病情恶化）、由里出表（表示病势向愈）、由表入里（表示病势进展）、由虚转实（预后良好）、由实转虚（预后较差）、热证变寒（表示正虚）、寒证变热（多为邪实）。

（二）病因辨证

病因辨证是以中医病因病机理论为指导，根据各种病因致病特点，对患者的症状、体征、病史等病情资料进行综合分析，以推求疾病证候病因属性的辨证方法。病因辨证包括六淫（疫疠）辨证、七情辨证、劳伤辨证、食积辨证、虫积辨证、外伤辨证等。

1. 六淫辨证　六淫辨证是根据六淫（疫病）的性质和致病特点，对患者的症状、体征、病史等病情资料进行综合分析，进而判断疾病证候是否存在六淫（疫病）病因的辨证方法，包括风、寒、暑、湿、燥、火等病因。

2. 七情辨证　七情辨证是根据七情致病特点，对患者的症状、体征、病史等病情资料进行综合分析，进而判断疾病证候是否存在情志病因的辨证方法，包括喜、怒、忧、思、悲、恐、惊等情志病因。

3. 劳伤辨证　劳伤是劳逸失度而伤人致病。劳伤辨证，就是根据劳逸失度的致病特点，对患者症状、体征、病史等病情资料进行综合分析，进而判断疾病证候是否存在劳逸失度病因的辨证方法，包括劳力过度、劳神过度、房劳过度和过逸少动等病因。

4. 食积辨证　食积辨证是根据饮食失宜的致病特点，对患者当前症状、体征、病史等病情资料进行综合分析，进而判断疾病证候是否存在饮食不节病因的辨证方法。食积证是指因暴饮暴食、过食肥甘厚味或酗酒，致饮食停滞胃肠而出现的一类证候，临床表现为脘腹饱胀或脐腹疼痛拒按，嗳腐吞酸，恶闻食臭，甚者恶心呕吐，便秘，舌苔厚腻，脉滑。

5. 虫积辨证　虫积辨证是根据寄生虫的致病特点，对患者的症状、体征、病史等病情资料进行综合分析，判断疾病证候是否存在寄生虫病因的辨证方法。虫积证是指某些寄生虫侵入人体，发育繁殖，耗损营血，阻碍气机所表现的一类证候。其中，肠道寄生虫，特别是蛔虫引起的病证比较常见，临床表现为脐周疼痛，时作时止，腹部可触及条索状虫团，胃脘嘈杂，大便失调，或吐虫便虫，或嗜食异物，或睡中啮齿，或面目虫斑，或发"蛔厥"等，面色萎黄，形体消瘦，神疲乏力，头晕心悸，唇爪淡白无华，舌淡，脉细弱等。

6.外伤辨证　外伤辨证是根据外伤的致病特点，对患者的症状、体征、病史等病情资料进行综合分析，进而判断疾病证候是否存在外伤病因的辨证方法。外伤是对各种外力或外物直接作用于人的形体所造成的组织、器官、脏腑损伤的总称。外伤作为一类病因所含甚广，诸如跌打坠堕伤、撞击扭压伤、金刃枪弹伤、烧烫伤、冻伤、虫兽咬伤、雷电击伤、溺水等。

（三）气血津液辨证

气血津液辨证是根据气血津液的生理功能和病理特点，分析和判断疾病中有无气血津液的亏虚或运行、代谢障碍存在的一种辨证方法。

气血津液病变一般分为两个方面：一是气血津液亏虚，如气虚、血虚、津液亏虚；二是气血津液的运行或代谢发生障碍，表现为气滞、气逆、血瘀、津液内停等。另外，气、血、津液三者之间有着密切的关系，因此，在疾病过程中，气血津液的病变之间可形成因果、兼并等病理关系，如气虚血瘀、气滞血瘀、气虚津停、气滞津停、气血两虚等，从而增加了病情的复杂性。

1.气病辨证　气的病变常先于血和津液的病变。常见的气病证候有七类，以虚实为纲可分为气病虚证（气虚证、气陷证、气脱证、气虚不固证）和气病实证（气滞证、气逆证、气闭证），其中，气虚证、气滞证分别是气病虚证和实证的基础证候。

2.血病辨证　常见的血病证候有血虚证、血瘀证、血热证和血寒证四类，以虚实为纲分为血病虚证、血病实证，其中，血虚证、血瘀证分别是血病虚证和血病实证的基础证候。

3.气血兼病辨证　气属阳，血属阴，"气主煦之，血主濡之"，"气为血之帅，血为气之母"。气血两者在生理上具有相互依存、相互滋生、相互为用的密切关系，在病理上常可相互影响，或为同时发病，或为先后因果，形成多种兼病证候。临床气血同病常见的证候有气血两虚证、气虚血瘀证、气不摄血证、气随血脱证、气滞血瘀证。

4.津液病辨证　津液的病变，既可由各种病因的直接侵扰导致，亦可由脏腑的功能失常而间接形成。津液的生成不足或丢失过多，可出现伤津、脱液的津液亏虚证；其输布、排泄异常，可引起津液代谢障碍，导致津液内停，产生痰、饮、水、湿等病理产物。因此，津液病的证候可分为津液亏虚证和津液内停证。

（四）脏腑辨证

脏腑辨证是在认识脏腑的生理功能和病理变化的基础上，将四诊所收集到的临床资料进行综合、分析和归纳，进而推断疾病的脏腑部位及性质，确定脏腑证候的一种辨证方法，主要运用于内伤杂病的诊断。

脏腑辨证是中医诊察、识别疾病证候的基本方法，亦是临床各科进行疾病诊断的重要基础，在中医学辨证体系中占有突出地位。中医临床应用的辨证方法颇多，如八纲辨证、病因辨证、气血津液辨证及六经辨证等，它们各具特色，各有侧重，但无一不与脏腑辨证密切相关。脏腑辨证的内容较为系统完整，病位明确具体，便于中医辨证思维的应用与拓展，也有利于对其他辨证方法的阐明与发挥。因此，它是临床各科辨证的基础，是中医临床辨证论治的核心部分。

脏腑辨证可分为脏病辨证、腑病辨证及脏腑兼病辨证三个方面。其中，脏病辨证是脏腑辨证的主要内容。

（五）六经辨证

六经辨证源于《伤寒论》，是张仲景在《素问·热论》六经分证理论的基础上，创造性地把外感病错综复杂的证候及其演变规律加以总结而创立的一种外感病的辨证方法。它是以六经所系的脏腑、经络、气血津液的病理变化为基础，结合人体抗病能力、病因、病势等因素，对外感病发生、发展过程中的各种症状进行综合分析，判断证候类型的一种辨证方法。

六经，即太阳、阳明、少阳、太阴、少阴、厥阴。六经辨证中六经的含义与经络学说中的六经含义不尽相同，它是外感病过程中所出现的不同阶段和证候类型，是对疾病部位、性质、人体抗病能力等多种概念的高度综合，故又称"六经病证"。

六经辨证以阴阳来划分病性和病位。三阳经主表而病发于阳，其中又分为太阳主表，阳明主里，少阳主半表半里；三阴皆属里而病发于阴。三阳病证以六腑及阳经病变为基础，主实，主热；而三阴病以五脏及阴经病变为基础，多虚，多寒，呈现正气不足的诸多症状。因此，六经病证实质上仍是十二经脉、五脏六腑病理变化的反映。六经辨证的重点在于分析外感风寒引起的一系列病理变化及其传变规律。

（六）卫气营血辨证

卫气营血的概念首见于《内经》，清代温病学家叶天士将卫气营血的生理概念加以引申，结合自己的临床实践，将外感温热病进程中的病机、证候创造性地概括为卫分、气分、营分、血分四个层次和阶段，用以说明外感温热病的病位深浅、病势轻重及其传变规律，并有效地指导温热病的诊疗实践。

卫气营血辨证，是温热病（包括瘟疫）的一种特殊辨证方法，是在伤寒六经辨证的基础上发展起来的，弥补了六经辨证的某些未尽之处。卫气营血辨证的理论与临床实践，极大地丰富了外感热病（包括某些急性传染性疾病）的辨证治疗手段和内容，为中医药治疗热性病开拓了新的路径。

卫分主表，病位在肺与体表，病情轻浅；气分主里，病位在肺、胆、三焦、胃、肠等脏腑，病情较重；营分为热邪进入心营，病位在心与心包络，病情深重；血分为热邪深入心、肝、肾，已经动血耗血，病情危重。

温热病一般多起于卫分，渐次传入气分、营分、血分，形成病邪步步深入的传变规律，但由于季节不同、病邪差异及体质强弱等，临床上的具体传变并非全都如此，因此，必须根据临床实际，具体分析，灵活运用。

（七）三焦辨证

三焦辨证是清代吴鞠通在其《温病条辨》中所创立的一种温热病辨证方法。吴鞠通根据《内经》三焦部位划分的概念，在六经辨证和卫气营血辨证的基础上，结合温热病的传变规律，把温热病的证候分别纳入上、中、下三焦病证范围，用以阐述三焦所属脏腑在温病过程中的病机和证候特点，区分病位的深浅、病程的阶段，并说明证候之间的传变规律。

三焦所属脏腑的病理变化和临床表现也标志着温热病发展过程中的不同病理阶段。在三焦病证中，上焦病证包括手太阴肺经和手厥阴心包经的病变，其中，手太阴肺经的证候多为温病的初起阶段，病较轻浅。中焦病证主要包括手阳明大肠经、足阳明胃经和足太阴脾经的病变。脾胃同属中焦，阳明主燥，太阴主湿，邪入阳明而从燥化，则多呈现里热燥实证，邪入太阴从湿化，多为湿温病证，多见于温热病的中期或极期，病情较重。下焦病证主要包括足少阴肾经和足厥阴肝经的病变，多为肝肾阴虚之候，属温热病的末期，病情深重。

（八）经络辨证

经络辨证，是以经络理论为指导，根据经络的循行分布、功能特性、病理变化及其与脏腑的相互联系，对病情资料进行辨别、分析，以识别其病机和证候的一种辨证方法。

经络辨证的适用范围较广，在针灸、推拿等专科诊治中尤为常用。就疾病的传变途径而言，内脏病变可以通过经络反映于体表，反之，体表受邪又可以借助经络内传于脏腑，因此，经络既是气血流通的道路，又是病邪传变的途径。每当脏腑发生病变，患者会在相应的经络上，尤其是经气聚集的腧穴处，出现各种异常反应，如《素问·脏气法时论》说："肝病者，两胁下痛引少腹……肺病者，喘咳逆气，肩背痛……。"临床可通过这些症状，推断疾病发生在何经、何脏、何腑，从而进一步确定其病变性质及发展趋势。由此可见，经络辨证是对局部症状、体征进行辨析以确定病位的重要手段，是脏腑辨证的必要补充。

第三节　治未病思想

治未病就是预防，即采取一定的措施，防止疾病的发生与发展。中医学历来注重预防，早在《内经》就提出了治未病的预防思想。《素问·四气调神大论》指出："圣人不治已病治未病，不治已乱治未乱……夫病已成而后药之，乱已成而后治之，譬犹渴而穿井，斗而铸锥，不亦晚乎！"预防，对于健康人来说，可增强体质，预防疾病的发生；对于患者而言，可防止疾病的发展与传变。中医治未病包括未病先防和既病防变两个方面。

一、未病先防

未病先防是指在未病之前，采取各种措施，做好预防工作，以防止疾病的发生。疾病的发生，主要关系到邪正盛衰，正气不足是疾病发生的内在因素，邪气盛是发病的重要条件。因此，要做到未病先防，就必须从增强人体正气和防止病邪侵害两方面入手。

（一）养生以增强正气

养生，主要是未病时的一种自身预防保健活动，从预防的角度看，可增强自身的体质，提高人体的正气，从而增强机体的抗病能力。《素问·上古天真论》所说的"上古之人，其知道者，法于阴阳，和于术数，食饮有节，起居有常，不妄作劳，故能形与神俱，而尽终其天年，度百岁乃去"，即是对养生基本原则的精辟论述。

1.顺应自然　《灵枢·邪客》认为"人与天地相应"，即人体的生理活动与自然界的变化规律是相适应的。从养生的角度而言，人体自身虽具有适应能力，但人们要了解和掌握自然变化规律，主动地采取养生措施以适应自然变化，这样才能使各种生理活动与自然界的节律相应，协调有序，保持健康，增强正气，避免邪气的侵害，从而预防疾病的发生。正如《素问·四气调神大论》所说："春夏养阳，秋冬养阴，以从其根。"这里的"从其根"即是遵循四时变化规律。中医学倡导的顺应自然的衣着饮食调配，起居有常，动静合宜等，均是这方面的较好体现。

2. 养性调神　中医学非常重视人的情志活动与身体健康的关系，七情太过，不仅可直接伤及脏腑，引起气机紊乱而发病，也可损伤人体正气，使人体的自我调节能力减退。所以，调神，或曰养性，是养生的一个重要方面。《素问·上古天真论》曰："恬淡虚无，真气从之，精神内守，病安从来。"即言心喜宁静，心静则神安，神安则体内真气和顺，就不会生病。传统气功中的炼意调神内容，即含此原理。除此之外，养性调神还可改善气质，优化性格，增强自身的心理调摄能力，起到预防疾病、使人健康长寿的功用。要做好养性调神，一是要注意避免来自内外环境的不良刺激，二是要提高人体自身心理的调摄能力。

3. 护肾保精　中医历来强调肾精对人体生命活动的重要性，因精能化气，气能生神，神能御气、御形，故精是形、气、神的基础。护肾保精之法主要为房事有节，其他有运动保健、按摩固肾、食疗保肾、针灸药物调治等，使人体精充气足，形健神旺，达到预防疾病、健康长寿的目的。

4. 体魄锻炼　古人养生注重"形神合一""形动神静"。"形动"，即加强形体的锻炼。《吕氏春秋·尽数》以"流水不腐，户枢不蠹，动也"为例，阐释了"形气亦然，形不动则精不流，精不流则气郁"的道理。锻炼形体可以促进气血流畅，使人体肌肉筋骨强健，脏腑功能旺盛，并可借形动以济神静，从而使身体健康，益寿延年，同时也能预防疾病。传统的健身术，如太极拳、易筋经、八段锦及一些偏于健身的武术等，即具此特色。但要注意，运动量要适度，要因人而异，做到"形劳而不倦"；要循序渐进，运动量由小到大；要持之以恒，方能收效。

（二）防止病邪侵害

1. 避其邪气　邪气是疾病发生的重要条件。故未病先防除了养生以增强正气、提高抗病能力之外，还要注意病邪的侵害。《素问·上古天真论》曰："虚邪贼风，避之有时。"就是说要谨慎躲避外邪的侵害，其中包括顺应四时，防六淫之邪的侵害，如夏日防暑，秋日防燥，冬日防寒等；避疫毒，防疫气之染易；注意环境，防止外伤与虫兽咬伤；讲卫生，避免环境、水源和食物的污染等。

2. 药物预防　事先服食某些药物，可提高机体的免疫功能，能有效地防止病邪的侵袭，从而起到预防疾病的作用。这在预防疾病的流行方面尤有意义。对此，古代医家积累了很多成功的经验，如 16 世纪发明的人痘接种术预防天花，开人工免疫之先河，为后世预防接种免疫学的发展作出了极大的贡献；如用板蓝根、大青叶预防流行性感冒和腮腺炎，用茵陈、贯众预防肝炎等，都是行之有效且简便易行的方法。

二、既病防变

既病防变指的是在疾病发生的初始阶段，应力求做到早期诊治，以防止疾病的发展及传变，包括阻截疾病传变途径与先安未受邪之地两个方面。

1. 阻截疾病传变途径　疾病一般都存有一定的传变规律和途径，如伤寒病的六经传变。病初多在肌表的太阳经，病变发展则易往他经传变，因此，太阳病阶段就是伤寒病早期诊治的关键，在此阶段进行正确有效的治疗，是防止伤寒病病势发展的最好措施。早期诊治，阻截疾病传变途径，可以防止疾病的深化与恶化。

2. 先安未受邪之地　先安未受邪之地，可以五行的生克乘侮规律、五脏的整体规律、经络相传规律等为指导，如脏腑有病，可由病变性质差异而有及子、犯母、乘、侮等传变。因此，根据不同疾病的传变规律，实施预见性治疗，当可控制其病理传变。

第四节　中药方剂

中药在我国已有数千年的历史，通过合理的配伍能够起到增效减毒的作用，在临床治疗中具有显著的优势。在中医学理论指导下，根据辨证分析，确立治法，按照性味功效选择药物，并在配伍原则的指导下组成复杂的药物体系，这就是中药方剂。中药配伍不是药物的简单相加，而是以传统中医药理论为基础，辨证分析，并结合中药药性理论，遵守君臣佐使的配伍原则，使之成为"有制之师"，最终实现整体综合调节的目标。君、臣、佐、使具有明确的不同地位及其相互配伍关系，根据辨证酌定用量，制约不利因素，发挥其综合作用，使之达到用药适宜、配伍严谨、主次分明、恰和病情的治疗效果，这是辨证论治在中药方剂中最好的体现。现代研究表明，中药配伍能够将特定组分进行整合，起到多靶点、多途径发挥药效的作用。其多靶点、多途径的药效作用对于航天多元素和复杂环境条件下的航天员身体健康维护可以起到良好的作用。

中药方剂具有独特的配伍组合。中医理论认为，"药有个性之专长，方有合群之妙用"，配伍是中医学辨证用药的特色，具有目的性、动态性、环境适应性等特点。药物配伍可以减少药物毒副作用，增强药物疗效，也更适合作为复杂疾病的综合用药。

中医在用药上强调君臣佐使的不同，不同药物之间有拮抗或协同等作用。药物不同剂量配伍，也会有不同的药效变化；若配伍药味不同，药物疗效也会改变。中药药性理论可以指导配伍规律，四气五味、升降沉浮等理论都是中药方剂配伍的指导。

1. 君臣佐使是配伍的主要规则　中医认为："主病之谓君，佐君之谓臣，应臣之谓使。"这说明君臣佐使在组方中发挥的作用各不相同，组方中各味药的作用和复杂的配伍关系，有利于针对疾病科学精准地选方用药。

2. 七情配伍是中药配伍的基本形式　相须、相使可增强药效；相畏、相杀可减轻毒性；而相恶、相反则是药物配伍禁忌，不宜采用。中医理论中的"十八反""十九畏"均属配伍禁忌。

3. 四性五味是决定中药功效、指导中药配伍应用的重要依据　四性五味中，有"温热寒凉""辛甘酸苦咸"，温热相配，可用来祛寒，寒凉相伍，致力于清热，寒热并举，相辅相成。

第五节　中医理论体系对航天医学研究的适用性

1. 中医学合理的医学模式　环境－形神医学模式，注重人与外界环境的相互联系，即置人于自然、社会环境变化中，分析考察其生理、病理、心理状态，并结合环境变化因素，进行一系列的诊断、治疗、预防等医学实践活动。

2. 中医学的整体观优势　中医学着眼于人及人与外界环境的整体性观察认识，注重对组成人体的各部分之间和人与外界环境之间的相互关系的分析研究，这正是中医学的蓬勃生机之所在。

3. 辨证论治的经验优势　中医学以辨证论治为原则，扶正祛邪，以调整阴阳为核心，调动人体自身的抗病能力，协调内在功能活动，从而扶正祛邪，恢复健康。同时，中医学又重视机体的个体差异，主张因人、因时、因地制宜，发展形成了一整套的治则治法，这一诊治体系很适合解决多因素多层次的慢性、综合性问题。

4. 中医学方法论的优势　中医学在方法论上与如今的医学模式契合相通，中医药在很多方面可以和西方医学研究方法互补，起到相得益彰的效果。

5. 中药方剂的优势　大部分中药药性平和，副作用小，所以历来有"药食同源"之说，特别是方剂配伍理论使中药具有合群之妙用，方剂的协同作用不仅大于单味药物，而且大于单味药物相加之和。中药方剂有着巨大的挖掘潜力。

传统的中医学理论强调整体观念和辨证论治，以多种化学成分共存为基础的中药方剂具有多系统、多层次、多靶点等整合意义上的综合调节优势，提示中医药调节原理与航天条件下机体复杂的多系统适应机制相一致，因此，探讨中医药防治理论在航天医学中的应用并寻找有效防护方药是非常可行的。

航天医学问题是生理适应性反应，无药可用（虽然有药，但副作用极大，影响其使用），目前国际上主要是依靠营养、运动、物理防护手段来解决。而中医药在这方面具有独特的优势，并且我国短期载人飞行实践证明，中医药确实行之有效，目前已得到国际同行的认同。

第六节　中医药在载人航天领域中广阔的应用前景

我国的航天医学工作者针对航天医学的特点，为建立有中国特色的航天医学体系不懈努力，并取得了长足的进步。我们结合目前国外航天员身体各系统在飞行不同阶段的生理性反应的相关资料，对我国航天员在模拟航天不同时相的机体反应状态进行中医辨证分型；在中医理论指导下，结合中医辨证论治方法，应用现代科学技术手段，探索航天特殊环境条件下，不同阶段机体整体反应的中医病机、证候类型及其中医药防治原则；提出航天医学研究中整体功能态和中医系统调节的理论，从中医辨证论治出发，把各种特殊环境因素引起机体反应的共同特点归纳为"抑制综合征"；对航天不同时相的中医证型有了初步认识，飞行早期属气血上逆的实证，长期飞行属气血阴阳不足兼气滞血瘀的虚实夹杂证；观察到卧床不同时期分别为肾阴虚证、阴虚阳亢证、脾气虚证、血瘀证四类证候；并将有效中医药应用于模拟失重实验，取得了可喜成绩。针对心血管系统功能紊乱，选用丹黄合剂；针对肌肉萎缩，选用强肌1号和强肌2号；针对骨钙丢失，选用刺五加和中药加低频磁场；针对免疫功能紊乱，选用微达康及经穴电磁刺激、气功等防治。

加加林航天员训练中心广泛应用中药，并将中药制成口服液，作为个人物品带向空间站，对长期飞行的航天员进行医疗保健，并且规定航天员在长期飞行返回后的零昼夜口服镇静类中药，之后服用促进肠道蠕动中药以助消化，并用消除疲劳中药药浴，帮助身体放松，平时根据需要为航天员炮制药茶，调节机体功能。用中药人参提高前庭耐力，利用人参适应原样作用，通过整体调节，提高机体对外界不良刺激的抵抗力。

传统中医学具有众多的应用分支学科，如中医系统论、中医心身疾病医学、中医睡眠医学、中医养生学、中医康复学、中医药膳学、中医天文医学、中医时间学、中医体质学等，这些学科的内容涵盖航天医学的多个方面。此外，从航天员的选拔训练、日常生活饮食起居，到航天飞行及返回的整个过程，中医都将大有作为，有广阔的应用前景。

第三章

中医药应用于航天医学的主要挑战

第一节　特因环境

一、航天特因环境的挑战

航天特因环境非常复杂，主要包括失重、空间辐射、昼夜节律紊乱、狭小环境等。人体在地面上阴阳顺接，气血调和，升清降浊，阴平阳秘。航天员从地面进入太空，突然处于微重力条件下，血液头向分布，阳失潜藏，阳亢气逆，致使人体气血升逆，血脉不和，引起脏腑功能紊乱，出现心阳浮动，肝阳上亢，胃失和降。一天内经历 16 个昼夜，昼夜节律改变，对人体经脉运行、脏腑盛衰及阴阳变化产生重大影响，导致营卫运行失调。空间环境狭小，机体处于紧张应激、孤独寂寞状态，引起肝郁气滞。太空辐射属于中医的热毒邪气，损害脏腑气阴，引起脏腑阴虚阳亢。太空辐射等不良因素，损伤机体阳气，耗伤机体阴血，伤害人体正气，使人体的防御、组织修复、机体代偿及免疫等功能下降。这些复合环境因素共同对机体各系统产生影响，从而对中医药在轨辨证施治提出了重要挑战。

二、对策

航天医学与一般医学不同，主要在于：治疗对象是健康状态极佳的正常人，引起疾病原因是异常的环境或心理因素导致的生理功能失调；治疗措施是采用防护和对抗方法去除诱因，疾病即可消失；治疗目的是恢复健康并保证高效工作能力。

对于特殊环境引起的特殊航天医学问题，其对抗方法就是去除诱因，其防护手段的关键在于帮助机体整体快速适应环境。中医药整体调节对解决航天特因环境导致的机体全身性、系统性改变具有得天独厚的优势。

适应性整体调节应以提升航天适应力为核心。我们研究发现，人体航天适应力关键指标是心肺储备（体能）和心血管系统调节功能。因此，提高人体的心肺储备（体能），加强心血管系统调节功能，可以提升航天适应力，即提高了航天员对特殊环境的耐受和适应，促使航天员生命活动顺应太空环境，达到人与环境和谐。

依据中医理论，"心为君主之官"，是"五脏六腑之大主"，肾为人身的根本，主藏精，全身各部分消耗的能量皆由此出，精既有受之于父母，与生俱来的先天之精，又有后天水谷化生之精，不断补充人体所耗，得以保持。因此，中医从心脾肾入手，扶正固本，综合调整机体脏腑功能，创制第一个适于航天应用的中成药新药——太空养心丸，发挥整体调节作用，强化机体对航天环境的耐受和适应。

第二节　天地远程诊治

一、远程中医诊断的挑战

中医学具有深厚的理论基础和丰富的临床经验，在分析和治疗复杂疾病上有着明显的优势。中医诊断技术是中医特色诊疗的核心内容之一，在中医理论指导下，被用于保健、健康监测、评估与预警、疾病诊断、治疗方案指导、疗效评价等。深入挖掘中医诊断学相关理论，把握整体观和辨证论治的精髓与航天医学的特色，充分发挥中医诊断技术优势，将其应用于我国载人空间站，建立具有中国特色的中长期飞行医学监测、评估与保障体系，是航天实施医学的发展方向。

中医诊断技术现代化发展使其应用在航天领域中成为可能，但是，就目前水平而言，以中医诊断学原理为指导的健康状态诊断评价方法要实际应用于航天领域，还存在诸多挑战。挑战主要表现在：仿生技术与自动化程度低，技术稳定性还有待进一步提高；诊断信息主要是脉搏波、面色、舌象、问诊量表等内容，还不够全面，诸多其他信息诊断方法尚未被纳入，未能充分体现中医整体观和诸诊合参的原则；航天环境下人体个体表征信息数据研究基础较为薄弱，经验尚待积累，方法和技术有待验证和完善；还应充分注意到航天实际应用中可能面对的工程问题，例如，医监信息的天地通信、在轨信息的回传质量、微重力环境对人体医学信息提取的影响，以及空间站机载产品的低功耗、长寿命、小型化、轻量化等问题。

随着航天医学的不断发展，建立基于数字化中医软件产品的监测系统，获取较全面、富有中医特色的健康数据，并能对各类中医诊疗信息进行动态集合分析的中医数字化信息系统迫在眉睫。建立这一系统的目标是：将中医药理论方法与航天医学相结合，优化航天员生理功能检查方法，确定航天员个体中医生理参数，创立具有中国特色的航天员个体化诊疗方法，建立适合中国航天员的航天生理功能评价标准体系。

二、对策

将客观化中医诊断技术应用于未来的载人空间站，首先要实现航天员中医健康信息数字化采集，其次要在此基础上实现航天员中医健康信息实时自动分析评价。

1. 航天员中医健康信息数字化采集　采用基于中医望闻问切四诊原理的中医临床诊断信息采集技术，融合生理、生化等检查信息，丰富并完善现有舌诊、脉诊及经穴检测设备的功能，实现中医健康信息实时动态采集，为建立航天员中医健康信息数据库及完善中医医监决策支持系统提供客观依据。

2. 航天员中医健康信息实时自动分析评价　整理归纳古今中医文献，确立中医四诊信息量化要素。进行航天员中医病证表现及相关因素的流行病学调查，针对航天环境引起的生理变化及人体主观感受，进行临床证候调查，确定针对航天员的中医健康信息量化选项，建立以"症状－症素－证型"为研究主线的量化评价方法。

总之，以中医理论为指导，全面应用人体健康状态表征信息获取和分析技术，较客观地获取航天员在轨中医健康数据，以个体健康评价为基础，建立个性化数据综合分析诊断方法，以获取分析表征信息的仿生技术为支持，建立自动、便捷、全面、适合航天员应用的诊断信息分析评价系统，实现航天员中医健康信息实时自动分析评价，将为构建具有我国特色的空间站中长期飞行的中西医结合医学监测评估体系奠定基础。

第三节　从经验到科学

一、中医药应用于航天实践面临的挑战

研究表明，中医药对模拟失重生理效应有一定的改善作用，这提示在中医药理论指导下探究航天飞行中的有效防护措施是可行的，但中医药应用于载人航天仍存在以下值得思考的问题。

1. 中医药理论是对地球环境下人体疾病的防治经验的总结，但在太空中，特殊航天环境和多因素复合作用，特别是失重、辐射、昼夜节律改变与地球环境因素有根本区别，中医病因病机理论从未涉及。中医解决航天医学难题优势突出，但是缺乏系统理论指导。

2. 中医药作为经验科学拥有丰富的临床基础，但航天飞行任务样本少，尤其是飞行任务中的中医诊断信息来源受限，在航天飞行中对航天员实施中医辨证论治困难大。

二、对策

面对以上问题和挑战，我们在中医理论的指导下，基于医学循证、药效循证、实验循证，研究航天中的病因、病机、防治理论，探究航天飞行不同时相中医证候特点、病机演变规律和航天员健康防护中医理论。

我们跟踪苏联和平号空间站任务文献、国际空间站任务文献和我国执行载人飞行任务的航天员在航天飞行各阶段的医学信息，以国内外航天飞行不同阶段的航天员机体各系统生理性反应的相关资料为背景，对载人航天不同时相的机体的主要适应特点反应进行中医辨证分型，综合分析航天员航天飞行各阶段人体的整体功能状态，针对整体功能状态的特点，建立各阶段的中医防治原则，制订干预方药；并通过观察方药对航天不同生理适应期动物模型的调节效用，验证航天不同时相的中医证候及其防治理论的合理性。在此基础上，结合分析性模型，在整体、器官、细胞及分子等不同水平上探讨药物作用机制。

对失重、辐射、昼夜节律改变等航天环境因素对机体的影响进行循证医学辨证分析和深入数据挖掘，回归分析载人航天不同时相整体功能状态反应和变化规律，创新发现载人航天不同时相航天医学问题的病因、病机及其中医药干预原则，提出"载人航天不同时相中医病机演变规律和中医药防护理论"。

根据载人航天任务特点，结合地面多种单因素环境模拟实验，如模拟失重的人体卧床实验、模拟失重的尾吊动物实验、模拟航天环境的密闭舱实验、回转细胞实验等，我们得到模拟航天飞行中机体适应性证候群的系列数据，开展航天环境下机体适应反应的中医证候类型研究，使中医药在载人航天中的应用实现从经验到实验、从医学实验到科学实践的转变。

1.卧床实验　卧床实验是目前地面应用最广泛的人体模拟失重效应实验。卧床可以模拟失重所引起的体液头向分布和运动减少对人体的影响，故卧床引起的心血管系统功能紊乱、肌肉萎缩、骨质疏松、内分泌失调、体液平衡变化、免疫功能下降与失重的影响十分相似，因此，可以通过卧床实验进行失重对人体的影响、失重导致生理系统失调的机制及其防护措施等研究。此方法简单、易行，成为目前国际公认的、应用最为广泛的人体模拟失重方法。不同时期失重对各生理系统影响的特点不一样，对抗措施方案的针对性也不一样，所以在实际操作中必须结合每一次飞行的具体特点，选择综合对抗措施实施方案，并进行不同周期的地面验证试验，心血管系统功能的观察和调节周期一般在 30 ～ 45 天，肌肉萎缩的观察和防护周期一般在 60 天及更长，骨质丢失与防护效果观察周期一般在 90 ～ 120 天。

我们利用卧床实验验证中医药进行载人航天健康保障作用，将航天飞行分为急性适应期、亚急性适应期和后恢复期，提出了载人航天不同时相的中医病机假说，并通过动物实验、人体实验进行验证。此后，团队在中医理论指导下，陆续利用 21 天、45 天、60 天、90 天头低位卧床实验研究中长期失重期间中医证型分布及其变化规律。

2. 动物尾吊实验　在航天医学问题的研究中，实验动物作为研究材料最先进入太空。在地面模拟失重的研究中，实验动物得到了更为广泛的应用。大量研究结果表明，大鼠的心血管、骨骼、肌肉等的变化与太空环境下航天员的生理适应性反应有许多相似之处，并积累了大量的资料，因此，大鼠是地面模拟失重实验中最常用的动物。19 世纪80 年代，Morey-Holton 等率先建立了尾部悬吊的方法，1993 年，陈杰等的进一步完善使尾部悬吊法简单易行，操作性强，最重要的是可以将引起的大鼠应激反应损伤降到最低程度。该法是目前应用最为广泛的动物模拟失重效应方法。

我们进行了十余年的科学实验研究，开展了系列的中医药研究项目，实验结果表明，中医药可以对抗模拟失重效应，主要体现在以下几个方面。

① 心血管系统功能：中药方剂能显著提高模拟失重大鼠左心室舒张末期内径、每搏输出量、心输出量、舒张末期容积，左心室舒张末期后壁厚度也具有增大趋势，对模拟失重引起的大鼠心功能下降有改善作用。研究发现，中药组心肌 ATP 酶活性低，对应能荷值高，即 ATP 耗竭少，储存能荷值高。中药方剂可能使心肌处于低氧化代谢水平，减少能耗，保存了心肌能量的储备，从而发挥保护作用。实验研究为太空养心丸进一步在载人航天中的应用提供了一定的实验数据。

② 骨代谢：整体上，中药方剂对悬吊大鼠具有以下作用：提高骨生物力学性能；增加骨密度，增加骨组织中成骨细胞数量；增加骨钙素的含量，同时增强血清、小肠、骨三种组织中的碱性磷酸酶（alkaline phosphatase，ALP）活性。中药方剂对抗模拟失重骨丢失的机制可能涉及以下方面：提高小肠 ALP 活性，促进肠胃对钙的吸收；改善模拟失重条件下成骨细胞功能，缓解其分化抑制状态，提高成骨细胞 ALP 活性，有利于钙盐沉积；改善血液流变性，以促进骨组织局部血流，改善营养环境，从而间接促进骨代谢。实验研究为强骨抗萎方在载人航天中的应用提供实验基础。

③ 神经内分泌免疫功能：在模拟失重条件下，下丘脑 - 垂体 - 肾上腺轴兴奋性增强，免疫功能下降。中药方剂对下丘脑 - 垂体 - 肾上腺轴具有调节作用，同时能提高大鼠腹腔巨噬细胞功能，增强 T 淋巴细胞的增殖能力及白细胞介素 -1（interleukin-1，IL-1）、白细胞介素 -2（interleukin-2，IL-2）的分泌水平，实验表明中药方剂对下丘脑 - 垂体 - 肾上腺皮质与单核巨噬细胞环路的调节显示了一定的优势。实验研究为太空燮理方未来在载人航天中的应用奠定实验基础。

④ 神经精神改变：中药方剂能够纠正航天郁证动物模型产生的抑郁行为，改善航天

郁证动物模型海马组织神经元的缺血状态及排列；能够通过影响神经递质、神经因子等物质的分泌来改善航天郁证状态；能够减轻长期慢性航天应激导致的损伤；还能够改善氧化应激状态。

3. 长期密闭实验　在航天飞行中，空间狭小密闭、孤独、寂寞、紧张，容易引发心理应激，环境睡眠问题和生物节律的紊乱是导致航天员警觉状态的重要原因，主要表现为睡眠障碍、情绪改变、疲劳、胃肠症状和工作绩效下降等。在地面，人们利用长期密闭隔离实验模拟飞行任务，开展相关研究。近年来，我们参加了"火星–500"（MARS–500）试验、"绿航星际"4 人 180 天密闭舱试验、30 天模拟航天环境综合验证实验等多国参与的国际大型实验和国家载人航天系列大型人体实验项目，验证载人航天不同时相的中医病机假说和航天医学问题中医药防护理论的合理性与有效性。

4. 细胞实验　在空间生物学领域，多种地面失重或模拟失重的细胞学研究方法层出不穷，包括回转器、随机定位仪、旋转细胞培养系统、超导磁体、飞机抛物线飞行和落塔。其中，回转器作为经典的实验手段，能够较准确地模拟失重环境，所形成的等效重力加速度可以达到 10^{-3}g，已被大量应用于国内外实验室。针对机体在航天飞行中的显著变化，国内外实验室已经开展了人体和动物的淋巴细胞、心肌细胞、骨骼肌细胞及内皮细胞的研究，取得了较好的研究效果。

通过回转细胞离体实验观察，中药方剂对心肌的保护作用可能与以下的机制有关：通过提高心肌的钙调蛋白基因表达水平来调节心脏功能；通过抑制心肌细胞的琥珀酸脱氢酶活性来降低心肌的氧化代谢水平，使 ATP 酶活性降低，减少能耗；减轻心肌细胞凋亡程度。实验研究为太空养心丸进一步在载人航天中的应用提供了一定的实验数据。

强骨抗萎方对模拟失重条件下体外培养的成骨细胞的影响实验揭示该方对抗骨丢失的分子生物学作用。实验表明，中药复方不同剂量组对于不同回旋时间点细胞培养液中的碱性磷酸酶活性均有不同程度升高，碱性磷酸酶 mRNA 表达活性也较高，提示该方能改善模拟失重条件下成骨细胞的功能，缓解其分化抑制状态，促进骨基质的形成和成熟。

航天郁证的中药干预研究发现，中药方剂能影响促分裂原活化的蛋白激酶（mitogen-activated protein kinase，MAPK）、p53、ErbB、T 细胞受体、神经营养因子通路等信号通路，以 PI3K/AKT/mTOR 通路变化最为明显。中药方剂可能主要通过复方小分子活性成分与关键蛋白质作用（以氢键和疏水性相互作用）发挥抗抑郁作用。

5. 组学技术　随着系统生物学的兴起，蛋白质组学、基因组学、代谢组学等组学技术为中医药研究提供了新的思路和方法，组学研究的方法学与中医学的整体观、辨证观颇有相似之处，为中医药学研究与现代科学研究之间搭起了桥梁。此外，组学技术在研究中医证候的生物学实质及研究中药分子机制和作用靶点中正发挥重要作用。

我们利用基因芯片技术，检测模拟失重大鼠和正常对照大鼠心血管系统中枢组织基因芯片的变化情况，结果显示，模拟失重状态导致心血管系统中枢部位 ADP 核糖基化样因子 2（ADP ribosylation factor like protein 2，ARL2）、孕酮和 adipoQ 受体家族成员 Ⅳ（progestin and adipoQ receptor family member Ⅳ，PAQR4）、丙酮酸脱氢酶激酶同工酶 1（pyruvate dehydrogenase kinase isozyme 1，PDK1）、生长抑素（somatostatin，SST）、跨膜丝氨酸蛋白酶（transmembrane protease serine 5，TMPRSS5）发生了改变，提示失重状态下，心血管系统功能的变化可能与 ARL2、PAQR4、PDK1、SST、TMPRSS5 涉及的信号通路的改变有关。

我们将中医药理论与科学实验紧密结合，通过不同层面的实验研究，开展航天中医药现代化研究。但目前模拟航天环境的实验模型与实际航天飞行条件有较大差距，因此，在此基础上设计实验的合理性和有效性还需载人飞行实践验证，这是我们的研究面临的挑战。

第四章

中西医结合优势

一、中西医结合的现状

我国早在 1950 年 8 月第一届全国卫生工作会议制定的卫生工作三大方针中就提出了"团结中西医"的观点。1956 年，毛泽东提出"要把中医中药的知识与西医西药的知识结合起来，创造中国统一的新医学、新药学"，从此，作为"新生事物"的中西医结合在我国乃至世界医学界有了一席之地。

1965 年，于光远提出了四种中西医结合的方式：其一，西医诊断，中医治疗；其二，中西药并用；其三，西医运用中医的理法方药，中医使用现代医学知识考虑问题，使疗效大于单用中医或西医疗法；其四，在中西医结合的基础上创造新医药学派。半个多世纪以来，经过诸多医学工作者的不懈努力，除第四种方式尚在探索和发展中外，其余三种方式均在临床上得到了应用，而且在少数病种的研究中取得了举世瞩目的成绩。

中医学理论体系既包含文化社会的因素，又包含自然科学的因素；既反映了人体五脏之间不可分割的复杂关系，又反映了人体内"藏"与自然万物外"象"的对应关系。中医学体现了综合、全息的"象"思维特征，"藏象""脉象""证象"反映了生理功能、病理（病因、病性、病位、病势）等人体各种信息与自然生态各种信息的总和。因此，中医学可以说是顺应自然环境的大生态医药学。

中医学是强调自我调节、发掘人体正气潜能的功能医学，中医药治疗学可以被称为功能调节治疗学。中医学在治疗疾病方面不是单纯针对人的组织结构病变，不是采用以清除组织病灶、抑制致病菌毒素为基本特征的对抗性治疗，而是建立了一套针对人体无形的功能关系的自组织、自调节的治疗系统，建立了一套功能动态平衡调节模式，而这种调节又主要落实在五脏功能调节上。五脏的功能调节从不同的角度可分为外在调节、内在调节、自组织调节、即时调节、后时调节、前时调节、一元调节、二元调节、多元调节等几类。外在调节指采用药物、针灸、推拿、食疗、气功等外在手段，遵从五行相生相克原理，进行五脏功能调节，以治疗疾病，达到动态平衡的健康状态。内在调节是指人体内部五脏之间依据相生相克原理进行自我调节，五脏的生克调节说明人体本身存在维护健康的能力。自组织调节是外在调节和内在调节的总称，两者都是通过不断地吸收外在的负熵（即正气），由无序达到相对有序，通过五行生克达到稳态平衡的自组织行为。即时调节是指人体一旦出现五行生克失衡状态，随即就有一种本身的或外在的正气负熵对它进行调节，通过自组织达到和谐稳态。后时调节是在人体五脏生克严重失衡、即时调节无效、病程长、病情重的情况下，通过药物、针灸、气功等手段进行的功能调节。前时调节是人体在未病状态或亚健康状态下，五行生克制化尚没有失衡时采用的一种功能调节，中医学的养生、"不治已病治未病"实际上就是前时调节。一元调节是在五脏功能失调时，只对本脏的功能进行直接性调节。二元调节是在本脏失调时，通过对与之有关的另一脏的调节，使本脏达到稳态平衡。多元调节是通过对两个以上的脏的调节，而使受病之脏达到动态平衡。

由此可见，中医学在代谢性、免疫性、功能性疾病及多组织、多系统、多靶点性疾病或特定病程的治疗方面，在调整亚健康状态、养生摄生、防老抗衰及保护生态等方面有着优势。

中医学也有自己的劣势和短处，在量化、细化、形态化方面存在不足。如何在思维方式层面发扬中医学的大生态医药学、功能调节治疗学方面的优势，修补其量化、细化、形态化方面的不足，需要多学科、长时间的研究，但唯有如此，才能真正实现中医学的现代化发展。

二、中医学与西医学的差异

众所周知，一门学科的产生，必须要形成一套与该学科相适应的理论体系。理论体系是指一个学科的整体知识系统，其中包括与研究对象相关的基本概念、原则、定理及由论证这些理论所形成的方法学和知识基础。中医、西医这两门学科的理论体系的建立经历了一个漫长的过程。中医学基于中国古代社会背景，吸取古代文化养分，在历代医贤的积极探索与实践中，逐渐走向完善。同样，西医学在迥异于中国古代哲学、科学、文化、生活习性等的环境中发育成长，形成了不同于中医学的理论体系，在现代科学技术发展的帮助下，迅速崛起。

中医学与西医学是两种不同的学科体系，有不同的思维方式。西医学的研究是从局部出发，针对结构，采取单方面拮抗性治疗；中医学迥然不同，其研究是从整体着眼，针对功能，采取多方面的调节性治疗。以西医学研究结构的思维方式难以发掘与阐明中医学的特色与精华，必须遵循中医学在自身发展中的轨迹，力求以精确的定量检测手段，探寻与体现中医学理论与实践的客观规律和科学内涵。

中国传统的天人合一融汇于中医的基础理论，这种境界不是西方哲学（主客二分的思想）的那种抽象的概念世界，而是对现实事物各种关系的整体把握，所以，中医学始终贯穿着整体观，但是远离现代科学。西医学并未受西方传统哲学的影响，而是从属于科学的发展，致力于局部和微观的求证。

西医学沿着工业革命的轨迹发展至今，是基于对生物体的结构和疾病演变规律的认识的更新而迅速进步。从世界上第一次工业技术革命，第二次信息技术革命到第三次已经来临的基因技术革命，21 世纪是生命科学的世纪。1990 年，"人类基因组测序计划"启动，已经完成人类基因的 30 亿核苷酸测序，并提供人类基因组的生物学周期表，可帮助破译疾病中的变异基因，探寻有效的基因治疗。基因治疗有它的局限性。目前开展大规模的基因治疗并不现实，许多人类疾病不能归结于单基因的变异，而是多基因病，如心脑血管病，糖尿病、肥胖、骨质疏松等，皆是由多种功能基因调控失常所致。由于基因的复杂性，现代科学要花一个世纪才能弄清功能基因的结构与相关功能，且在基因表达方面缺乏整体性调节手段。因此，西医学还需要在宏观（整体观）与微观的两个层面同时努力。

三、中医学与西医学的优势和不足

中医学与西医学各自在理论和实践上有许多差异，都有自己的局限和不足。我们应比较二者各自的优势，取长补短，从而产生一种新理论体系下的医学。而全面认识中医学与西医学是研究中西医结合的前提。

（一）中医学的理论优势及缺点

中医学在生命观方面的优势体现在生命的精神层面、功能层面、整体层面和动态层面，也体现在对生命复杂现象及其规律做直觉观测、灵性感悟和整体把握上。在疾病观方面，中医学的优势体现在从整体上认识患病是邪气盛正气衰，也就是人体功能的失衡所造成的。在治疗观方面，中医学的优势体现在整体调节人体功能失衡状态、未病养生的预防思想、辨证求本的诊断方法、发掘正气潜能和自组织自调节的治疗原则。在医学观方面，中医学是一种天人合一的、大生态的综合医药学模式。西医学的优势则体现在生命的物质层面、个体层面、静态层面的具体分析及实质治疗上。

从本体论和方法论角度分析，中医学是以关系、功能、过程为本体，而不是以实体、形态、结构为本体，是以无形的元气为本体，而不是以有形的原子为本体；中医学采用模型方法、感应综合方法、类比方法，而不是原型方法、因果分析方法、还原方法。中医学的世界观和生命观是众所周知的整体恒动观。中医学一开始就将人视为天地人大环境中的一个子系统，将人体本身视为一个有机的整体，看成是与天地自然相感应的小环境、小宇宙，这是符合人体生命实质的。西方将人视为机器，18世纪法国唯物主义的开创者拉·梅特里明确提出，"人是机器"。但人毕竟不能像机器那样随意拆卸、组装，人除了自然属性、物质属性（包括器官、细胞、分子等组织结构）外，还有社会属性、文化属性和精神心理属性。

中医学在系统把握人的社会、文化、精神心理属性方面更有其优势。将中医学阴阳、五行、脏象、经络学说等采用的整体类比、感应综合的方法，与因果分析方法相比较，后者在解释自然和生命中的确定性、稳定性、线性、高同质性、简单性领域有其优势。而前者在解释自然和生命的不确定性、不稳定性、非线性、低同质性、复杂性领域有其优势。德国著名医学哲学家满晰驳博士认为，"物质的均一性在基本粒子中品位最高，从它们开始，沿着原子、分子、细胞、原始的和较高的有机体的组织、动物、人……这一方向行进下去，我们可以看到均一性的依次下降"，"物质的均一性与个体的复杂性成反比"，"功能的稳定性与相应物质的均一性成反比"，"由于物质均一性的不断减少，基于因果分析的表述最终失去了它的意义"。因此，以西医学为代表的因果分析方法的作用"在人类生理学的领域里明显地降低了，而当涉及心理或社会现象时，就蜕变成完全不确定的了"。而在这一方面，中医学的感应综合的方法则有它的优势。

（二）中医学的临床优势及缺点

从整体而论，中医学辨证论治方法的优势，主要是无创伤性获取病理信息，司外揣内的功能观察，整体动态的诊察内容及简便、经济的诊察方法。中医药治疗具有安全、有效、低毒等优势，其单味药具有多效性的药理作用，同时存在多个有效成分或部位，而通过辨证论治原则组成的复方的各个组成部分相互之间产生化学反应，又具有新物质及新功能，使得复方形成比单味药更优越的整体调节功能，从而更有力地纠正机体的各种不平衡状态，为有效地治疗复杂疾病奠定了基础。中医学使用器械或手法进行非药物治疗，发挥着综合调节整体功能和协助人体自然康复的作用，强调因人施用，辨证施用，注重医患双方的互动性和方法的实用性、有效性。

中医内科学的优势病种以心、脑、肺、肾疾病，糖尿病，肿瘤等为主；非药物疗法适应证及其优势病种除外科、骨伤科及可进行推拿治疗的形体疾病外，还有同属于内脏慢性病、内分泌疾病及病因复杂或原因不明的病种。结合文献研究，中医学长于诊治多系统、多器官、多组织的综合病变，如精神疾病、神经疾病、内分泌疾病、免疫系统疾病、病毒性疾病及功能性、原因不明的病证等，而在形体与器质性疾病、原因单纯而明确的疾病的诊治上，则与西医学不可同日而语。中医学在治疗心因性疾病、心身疾病、男性疾病及妇科疾病方面也有较大优势。但中医学优势病种也并非一切均有优势，而是有条件的，如治疗糖尿病，中药降糖并不占优势，但对其并发症有很好的疗效；中药治疗慢性肾功能衰竭，主要能明显延缓其病理进程；而治疗肿瘤则是从整体提高人体的综合抗病能力与功能入手，减少病痛，提高生活质量，延长存活期，减少放化疗的副作用，增强其疗效；对于中风，中医治疗在降血压和快速清除出血等急救方面不及西医学，但对于中风后遗症的康复，针灸有着较好的疗效，可提高患者的独立生活能力。

此外，对于一些西医判定的"不治之症"，一些经西医实验室检查无法诊断的疾病（如头晕目眩、疲倦无力、心悸、失眠、健忘、不明原因发热等），一些服用西药有过敏反应与副作用及长期服用西药产生抗药性的人，采用中医药治疗往往能有满意的疗效。中医学一些独特的治疗方法，如针刺麻醉，更为世界医药学作出了贡献。

（三）中医学与西医学的优缺点比较

任何一门学科都不是完美的，它们都在随着实践的深入和时间的流逝不断地向前发展，中医学与西医学也不例外。很早之前，郑观应在其《盛世危言·医道》中认为，"中医失于虚，西医泥于实"，颇有一定见地。

1. 中医学的优势和西医学的缺陷　中医学的优势在于宏观把握，西医学的缺陷是过于孤立和片面。中医学的整体观强调人体每一个部位都是相互联系的，机体与外界环境密不可分，环环相扣，如有一环出现问题，就会影响其他部位，有如多米诺效应，故中医治病强调追本溯源，从根本上解决问题。而西医学重视局部，常常忽略整体，问题呈现在哪，就从哪里解决，不免"头痛医头，脚痛医脚"。

中医学的整体观要求机体各个脏腑要调和，即"阴平阳秘"，人体与外界环境之间也要平衡，从而达到"万物负阴而抱阳，冲气以为和"。失和是中医发病的总病机，一切疾病的发生都可以认为源于体内外的平衡状态被打破。因此，调和成为中医学的主要治则。由于这种治疗选药方式对机体的损伤相对较小，所以我们常能听到中医治疗毒副作用小的观点。

需要指出的是，如果辨证失误，用药不准，反而加重了失和的状态，那么任何中药都可能成为毒药，故俗语云："是药三分毒。"西医学认为疾病的发生是受致病因子的影响，消除致病因子就能够达到治疗的目的。因此，寻找致病因子及确定发病部位是其诊断的主要任务。诊断明确后随即采取对抗性治疗，对于炎症，采取抗生素对抗，对于多余的组织或坏死的组织，则采取手术切除。但是，事实上，很多时候即使诊断明确也可能束手无策，所谓"诊之明明，断之凿凿，却难获疗效"，甚至有人谑称其为"明明白白地死"。此外，现代医学模式虽然有了进步，但从现代生物－社会－心理模式来看，还缺少自然环境对人体影响的认识。事实上，月经受潮汐等的影响，激素的分泌受时间、地域的影响等都是人体受环境影响的见证，"七日规律""昼夜规律"也是被广为承认的。而对于这些在中医学模式中十分关注的内容，西医学则不够重视。中医治疗以人为本，重视人本主义，使人能够得到更多的人文关怀；西医治疗以疾病为主，往往只针对疾病而容易忽视个人。中医学强调治未病，在普遍表现为亚健康状态的今天，中医学显示了强大的生命力；而西医学更倾向于在疾病进展到一定程度时才进行干预。有许多这样的情况：明明个体处于不舒服的状态，西医却不能进行诊断，不能进行治疗；而中医根据其独到的理论体系能够进行诊断、治疗，并且让人转为舒服的状态，所谓"诊之抽象，断之模糊，却有时效如桴鼓"，甚至有人戏称之为"糊里糊涂地生"。

2. 西医学的优势和中医学的缺陷　西医学借助现代科学技术手段对病因探究具体、深入，对致病因子的形态、性质、致病部位、作用途径、作用机制都有了较深层次的认识；中医学立足于从内外环境去研究疾病的发生，故而对致病因素的认识较为抽象、笼统。在生理、病理、诊疗等理论的建立上，西医理论以其"可视性"，极具说服力，而中医理论抽象，难于量化。在器质性疾病中，西医的手术常常表现得游刃有余，即便某些器官和组织发展到无法逆转的情况，中药无力回天，西医却可通过剔除坏死组织或更换器官的方法妙手回春。

3. 从研究对象来比较中医学与西医学的差异　从表面上看，两种医学好像都是在研究人，都在研究人体的正常状态和非正常状态，但是仔细深究，我们还是能发现他们有着广泛的不同。

（1）以研究对象的范围而论，中医广泛，西医单一。中医学不但着重于人，而且注重天、地及社会环境等，强调为医者要"上知天文，下知地理，中知人事"（《素问·气交变大论》）。中医学提倡整体观念，主张"天人合一"，认为人体是一个有机整体，人与外界自然环境、社会环境同样是一个整体。自然环境与人体的生理、病理、疾病防治等息息相关，《灵枢·五癃津液别》载有："天暑衣厚则腠理开，故汗出……。天寒则腠理闭，气湿不行……。"《素问·金匮真言论》认为"长夏善洞泄寒中，秋善病风疟"，故而"治不法天之纪，不用地之理，则灾害至矣"（《素问·阴阳应象大论》）。社会环境同样对人体的生理、病理有影响。正因为考虑到这些因素，李东垣才在那战乱饥荒之年编著了著名的《脾胃论》，创造了疗效卓著的补中益气汤。

而西医学注重探索人体本身的奥妙，不注重人体与外界的联系，较大程度上忽略了外界环境对人体的影响，其生物－医学模式的提出就是一个很好的佐证。直到1977年，恩格尔撰文提出以生物－心理－社会模式来取代生物－医学模式，才逐渐唤醒西医们认识到外界环境对人体的影响。所幸，这一思想现在已经成为了共识。而中医学一直沿袭着"人与天地相参也，与日月相应也"的生命观，福泽众生。

（2）以研究对象的层次而论，中医注重整体，西医注重局部。中医学不单独研究某脏某腑，脏象、精、气、血、津液、经络是一个统一的功能系统，相互联系，相互制约，忽略一项，其理论体系就不完善。

而西医学恰好相反，随着解剖学的发展深入，大部分器官的生理、病理、功能等被逐个破解；相应地，生理学、病理学等学科随之而生，这更加促进了西医对器官、组织的了解。因此，我们可以看出中医研究宏观层面，注重整体联系，西医倾向微观层面，探索每一部分的形态与功能。

（3）以研究致病因素而论，中医病因理论模糊，西医病因理论具体精确。中医学将病因分为外因、内因两种。外因包括风、寒、暑、湿、燥、火，内因包括七情、饮食、外伤、劳逸等。这些都是通过观察、揣摩所得出的抽象的致病因素。西医学在努力寻觅病灶的同时致力于致病因子或病理产物的寻找，在明明白白找到病灶及致病因子或病理产物时就能精确地诊断，其致病因素是实实在在可见的，在此基础上，"医学实在论"被提了出来。

4. 从知识基础的背景角度比较中医学与西医学的差异　中医学与西医学的产生、发展都基于当时各发源地的环境背景，包括哲学、科技、社会文化等。

（1）自然哲学的影响。受自然哲学的影响，中西方形成了不同的自然物质观。西方哲学之原子论，谓一切气皆由微小固体而成，中国哲学的元气论则谓一切固体皆是气之凝结。元气论与阴阳学说等哲学思想为中医学的发展提供了强大的指导武器。在这种思潮下，中医学形成了一套整体的理论体系，强调人体是一个有机的整体，人与宇宙息息相关，人体无时不受社会环境的影响，《庄子·齐物论》主张"天地与我并生，而万物与我为一"。元气论认为，气是构成万物的精微物质，人体中同样充满着气，气聚则形存，气散则形亡，气相得则和，不相得则病，气在体内时刻运动着，升、降、出、入、聚、散、离、合，时时存在。这些理论都认为人在生理上是一个整体，其病理同样也寓于一个整体之中。这就注定了中医的诊断和治疗需得从整体上去把握，研究发展中医学须采取整体系统的研究方法。可见，整体观念成为了中医学的一个主要的特点。

西医学在原子论的影响下，认为一切的东西都可以探求其本源，可以借助解剖、实验、工具等寻求人体生理、病理之所在，强调疾病是由生物、化学等有形致病因子所引起的，因此，通过各种仪器设备一定可以找到这些因素，甚至可以定位病灶。这种"追求形质"的指导思想造就了分析还原论的研究方法。可见，中医学在元气论的指导下，重视功能，轻于形质，重视整体，忽略局部。西医学在还原论的指导下，重视形质，略于神器，精于局部，弱于整体。元气论和原子论分别代表着东西方占主导地位的自然观，尽管二者均试图用唯物一元论来解释自然和人体现象，但在这种一致性背后却存在着重大差异，这种差异是中医学与西医学沿着各自道路演进的内在"基因"。

（2）科技水平的影响。科技的发展给两种医学带来了不同程度的影响。天文、地理、历法等对中医理论的形成起了一定的作用，但四大发明等各项领先于当时世界各国的科技成果却于中医学理论体系的形成影响有限。然而，科技对西医学的影响则是不可估量的，科技的发展给西医学带来了质的飞跃，不管是在理论体系的完善，还是在诊疗水平和治疗手段等方面。这种巨大差异的产生不是偶然的，西医学的还原分析方法迎合了近现代科技发展的方向，使其更容易搭乘这一"时代快车"，而中医学"仰观天文，俯察地理"，更注重观察外界环境和人体的联系，使其与现代科学几近"失之交臂"。中医学与西医学在科学技术内涵方面的现有差异，是两种医学吸收科学技术并演变到今天的结果。当然，我们不能说近现代科技就是西医学的专利，中医学同样可以吸收、采纳，现代中医人应该打破传统观念，在不失掉中医特色的基础上，努力接受新生事物，以此传承与发展中医，做到与时俱进。值得庆幸的是，许多中医人已经意识到这一点，但是他们所做的还远远不够。

（3）社会文化的影响。中医学的发展自始至终伴随着古代文化的发展，古代哲学、社会学、先秦诸子对中医学理论体系的形成与完善功不可没。精气学说、阴阳学说、五行学说等都是吸取古代文化中的精华而建立的，医易同源的说法就可以证明这一点。方剂配伍所采用的君臣佐使结构，五脏中的"相傅之官""君主之官""将军之官"等称谓，亦烙上了社会结构的烙印。有不少学者称中医学不但是一门科学，更是一门文化。相比之下，社会文化对西医学的影响远不如对中医学的影响。

5. 从方法论角度比较中医学与西医学的差异　中医学与西医学在自然观不同的基础上，产生了不同的方法论，形成两种迥异的医学理论。

（1）观察与解剖。西医学在原子论的影响下，从对人体组织器官的认识开始，他们亲自解剖尸体，分离出各个器官，记录解剖特点，研究解剖功能，在分析还原论思想指导下逐步深入组织、细胞、细胞器、大分子、小分子、原子等层次，甚至开始进入基本粒子的研究。

在此方面，我们虽不能说中医理论的形成完全没有解剖基础，如《灵枢·经水》就提及，"夫八尺之士，皮肉在此，外可度量切循而得之，其死可解剖而视之"，更有后世医家如王清任的《医林改错》对人体解剖的补遗，但这一切较之系统的西医解剖学来说可谓是九牛一毛。中医的解剖认识大多来自刑场或战场观察的零散记载，甚或有的只是凭空想象。这种不足有着历史的必然，因为元气论的"基因"早已注定中医学的理论发展不能从形质入手，加之受"身体发肤，受之父母，不敢毁伤，孝之始也"（《孝经》）和"父母全而生之，子全而归之，可谓孝矣。不亏其体，不辱全身，可谓全矣"（《礼记·祭义》）等儒家思想的影响，中医从事解剖变得更加不现实。

中医学理论体系的形成与完善是建立在宏观观察基础上的。古代先贤"仰观天文，俯察地理"，观察自然界的一切生命现象，在意象思维的影响下，采取取类比象等方法，把人体的脏腑功能和生命现象与大自然联系起来，重视整体系统中的功能联系，形成一套独特的生理、病理生命观。清楚这一点，我们就不难理解，何以西医逐渐趋向精细的专科发展，一个方向甚至还可以细化为很多方面，而中医就不能这样。中医如果东施效颦，势必割裂功能的整体性，疗效很可能因此而不及西医的专科。

（2）心悟与实验。《后汉书·郭玉传》有言："医之为言，意也。"中医学历来强调中医理论的传承与发展需要"悟性"。中医学的很多理论认识是医家在观察的基础上，反复揣摩，深入体悟而得来的，甚至有时是来自触类旁通，如运用水蛭能吸人血的特点，悟出其有活血化瘀的作用；从麦芽初生，象征生发之意，悟出其具有疏肝理气的作用。凡此种种，不胜枚举。"悟性"贯穿中医发展始终，成为必备素质，当然也与抽象的哲学自然观有关。

较之中医学，西医学建立在形态研究的基础上，更加关注的是客观存在的东西。因此，科学实验成为西医学发展的主要途径。西医通过实体认知，提出各种理论甚至假说，在各种仪器设备的辅助下，深入实验室验证，随着实验的深入和时间的推移，逐渐形成较为完善的理论学说。正因为这一点，西医学很少产生"各家学说"，即使有也是短暂的。因为科学技术的进步和进一步的实验终归会抉择出一个真理。中医学则不然，中医学强调"心悟"，每一个人结合自己的实践认知，都有自己的思维模式，势必会对同一个问题阐述出不同的学术观点。由于无法像西医学那样在实验室中验证这些学说的正确性，中医百家争鸣的局面就会自然而然发生。古人对命门、三焦等的不同认识就是一个很好的例证。

（3）辨证与辨病。中医学的另一特点是辨证论治，它是中医学诊病、治疗的灵魂。辨，得有前提，就是在通过望、闻、问、切准确搜集信息的基础上，运用中医学理论，来分析病因、病位、病性，甚至预测疾病。在准确辨证的基础上，确立治疗法则，选择合适方剂。正所谓"法随证立，方从法出"，这是一套严谨的思维模式，环环相扣，任何一环的差错都会影响疗效。西医学不存在辨证。他们在得知基本症状与体征的情况下，结合高科技设备的生化检查和辅助检查等，根据致病因子的特性和部位等因素对疾病进行诊断，整个过程只是为了辨清是何种疾病。

总之，中医学与西医学有着巨大的差异，且双方优势和缺陷并存。我们要尽可能地追求互补。诺贝尔奖获得者普里高津说："西方科学和中国文化对整体性、协同性理解的很好结合，将导致新的自然哲学和自然观。"最好是创立一个既不同于传统中医学，又不同于西医学的另一个全新的医学体系。而目前中西医结合医学欲担此重担，显然还面临许多棘手的挑战。

四、中西医结合的必然趋势

当今医学研究已深入细胞、分子、脱氧核糖核酸等微观水平，创新了大量的检测仪器，为疾病的准确诊断及治疗提供了依据。即便如此，人类疾病还有太多未知数等待人们去探索，太多的疾病还缺少安全有效的治疗手段，无法克服化学药品带来的各种副作用，以及纵深的微观研究割裂了自然、人文、人体组织、功能之间的相互联系，使得医学家们再一次把目光转向有着三千多年临床实践经验的中医学上来。随着西方"绿色环保""返璞归真"观念的盛行，中医药更得到了全世界的青睐。

（一）中西医结合优势互补

中医学有数千年与疾病作斗争的历史，在当今时代依然有其存在的基础和必要性。不可否认，现代中医的诊疗已经是在西医诊断基础上的中医治疗，二者联手对解释病情、避免误诊、防止延误治疗都有积极意义。

西医长于对疾病的诊断与鉴别，对疾病的病因、病位、病理变化研究较为具体，长于针对病因的治疗，西医辨病可以弥补中医无证可辨的局限性；同时，中医辨证也可以弥补西医的不足，对于西医诊断无病但患者有自我不适，如亚健康状态，西医诊断明确的疑难病，或西医诊断为"综合征"，而按照中医辨证论治有可能获得意想不到的疗效等。再如肿瘤治疗，化疗药或放射疗法常常在杀灭癌细胞的同时，对正常细胞也产生毒害作用，常常使患者不能完成疗程，进而不能很彻底地得到治疗，毒副作用也很大，中医使用扶正固本的药，可以帮助患者完成疗程，得到治疗；尤其在癌症晚期，西医常常没什么药可以用，中医药则具有很好的康复效果，这种治疗被外国人称为中国模式的肿瘤治疗。

五十多年来，中西医结合研究取得了举世瞩目的成果，诸如活血化瘀、针灸推拿原理的实质、中药药理、中医急症、补肾法治疗红斑狼疮、青蒿素抗疟、砷剂治疗白血病等，都卓有成效。这些研究成果在国际上为西医了解中医中药架起了桥梁，提升了中医的学术地位，提高了中医疗效。

在防治严重急性呼吸综合征（俗称非典）、新型冠状病毒感染上，中医学配合现代医学，不仅提高了效果，缩短了病程，而且减少和减轻了后遗症，得到世界卫生组织专家的充分肯定，显示了中医学重要的实用价值和很高的科学价值。所以，中西医结合优势互补，其疗效比单用中医或西医更优，这就是 1+1>2 的效应。

中西医结合是历史的必然，中医学与西医学的不同理论体系，在撞击过程中有可能产生新的火花、新的学科生长点乃至全新的医学体系。随着我国科技实力的增强，相信中西医结合这一具有中国特色的医学学科，必将在新世纪获得空前发展。

（二）中医学与西医学目的的同一性

无论中医学与西医学背景如何，二者的目的都是一样的，都是以人体作为客观研究对象去认识人体的生理病理规律，都是在继承和发展世界医学的基础上来为人类服务，不会因为各自医学体系的不同而有所改变，因此，二者注定具有相通之处。西医学的生物－医学模式向生理－心理－社会医学模式的转化与中医整体观理论吻合。如西医学研究发现，肾脏既可以生成尿液和维护内环境稳定，参与体内维生素 D_3 的活化，对骨的形成起重要作用，又可产生促红细胞生成素，从而促进骨髓生成红细胞，所以慢性肾功能不全者可出现贫血和骨质疏松，符合中医理论的肾主骨生髓。又如中医辨证与西医辨病相结合，可提高对疾病、机体的整体认识和对亚临床、亚健康状态的重视，又使临床诊断更细致、全面，有利于疾病的早期诊断和治疗。中医学与西医学虽然是不同历史阶段的医学科学，二者建立的理论和诊疗方法都有不完善之处，但二者应该互相理解，求同存异，共同发展，不要轻易否定。相信随着科技的进步和二者自身的发展，中医学与西医学将互相结合渗透，形成新的医学体系。

（三）中西医结合是医学发展的必然

中医学是一门经验医学，更是一门朴素的整体医学；西医学主要是实验医学。然而，从中医学与西医学发展来看，中医学是一种以整体观念、辨证论治为诊疗特点的理论体系，西医学是生物、心理、社会相统一的理论体系。医学模式的改变和医学发展趋势更要求我们的研究不仅要建立在生物学个体的基础上，还要重视心理和社会因素的影响，强调个体差异。这就要求我们建立一个在自然科学和社会科学之上的新型医学。而中西医结合将运用西医学提高中医学，重视中医理论临床诊疗对西医学的启发。中医学要运用现代先进的科学技术理解人体内外变化的必然联系，以提高临床诊断及治疗方法，这样才能把现代科学与中医学整体化的理念有机地统一起来。众所周知，一些有影响力的中西医结合重大成果进一步证实了中西医结合的必然性。在临床实践中，应该合理开展中西医结合的治疗，特别是中药与西药的合用，对于提高疗效，特别是一些难治性疾病的治疗效果，和保护人民健康发挥了重要作用。

五、中西医结合研究的理想切入点

经过近半个世纪的探索，我国的中西医结合研究和实践取得了丰硕成果，其实践模式逐渐形成"以病统证""以证带病""据病分证""以病论证""病证互补"等不同的方面，积累了丰富的中西医病证结合研究资料。病证结合研究已成为当今中西医结合临床的重要诊疗模式。

病与证分别是西医学和中医学在不同的思维模式下，使用不同的研究方法认知人类生命与健康状态的抽象概括。中医学和西医学在各自发展历程中，受哲学、人文、环境等因素的影响，逐渐形成了两种不同的医学理论和实践体系。但是，在对人类生命与健康的关注上，中医学与西医学存在共通之处，二者具备相互结合的可能性。病与证描述的抽象概括均源自人体，两种医学的研究核心均应包括对患者个体的生物学物质基础和功能变化的研究。因此，在核心层面进行病证结合研究是中西医结合研究的理想切入点。

（一）生物学物质基础是病、证研究的共同核心

生物学物质基础是人类认知各种疾病与证候发生、发展、转归的物质本质，围绕生物学物质基础及其变化规律开展研究，期望能以此诠释中医证候和西医疾病的相互关系。近几十年来，我国很多科学工作者对此进行了坚持不懈的努力和尝试，在中医证本质研究、证候分类与标准的研究、病－证－效相关研究等方面取得了较好的成绩。

20 世纪 50 年代末期，进行辨证论治之证本质研究时，研究者曾确立了证研究的近期目标是"寻找和确定中医证的客观指标，对证进行定量的表达"，远期目标是"用客观检测指标对疾病做定量的证诊断"。于是便出现了这一研究的最终目标，"以现代医学的客观指标为中介，实现中、西两种医学本质上的交汇与融合"，为证本质研究带来了开拓性的启示。

随着人们对于证本质研究可重复性的需求不断增强，以及人们对于证本质研究指导中医临床的认识不断提高，以解决临床问题为主，基于疾病（不同病种）探讨证候的分布规律，并确立疾病的主要证型或存在的证型，即强调病证结合规范、证候分类及其标准的研究，成为临床和实验研究的主要发展趋势。

当前，重视生命科学的整体性研究已成为医学发展的新趋势，信息技术和系统生物学技术的进步和发展为复杂生命现象的研究提供了可行条件。正如陈竺院士 2005 年曾提出，"中医强调整体论，西医则强调还原论，所以多年来许多学者认为两者格格不入，但事实证明，到了系统生物学时代，他们找到了共同语言"。长期以来，研究者们运用数学、生物信息学、系统生物学等现代科学技术探索中医证候诊断的科学基础、疗效评价的指标体系，揭示其生物学物质变化规律。通过对生物学物质变化特征的客观诠释，实现中医学与西医学两种医学体系间的对话，一直是证候研究的热点，并形成以中医学整体观念为理论指导，以系统生物学检测和分析技术为研究方法的独特的中医证候生物学探索模式。中医证候生物学基础的发现和阐明有可能是发展中医学理论、提高中医诊疗水平及实现中医药现代化与国际化的突破口之一。

（二）系统生物学是实现中西医结合的有力工具

西医学是建立在传统生物学基础上的医学体系，采用以大胆假设，小心求证为特征的实验分析还原论的研究方法。随着系统科学的出现，人类认知突破了传统生物学以解剖学、分子生物学为核心的思维方式，从而将人体视为复杂的巨系统，应用复杂科学研究方法围绕人体进行系统生物学研究。因此，系统生物学建立在传统生物学基础上，结合了系统科学的思维模式，采用以组学分析、整体构建、宏观与微观相结合为特征的系统论的研究方法。得益于现代检测分析技术日益发展完善，系统生物学通过检测机体的生物学物质基础，探索和阐明机体物质组学的整体变化。因此，系统生物学是西医学突破自身局限性、关联机体微观与宏观系统综合信息的质变。

从哲学观和方法论的角度看，人体系统生物学与中医学具有同质性，属于同一类科学体系。在思维方式上，系统生物学与中医学有共通之处，都是通过测定人体的涌现特性来实现对人体的研究；在实践应用中，系统生物学又可为中医学提供丰富的证候生物学物质基础解释。

中医学的理论体系和临床实践均体现出系统科学的涌现特性。中医学理论体系的核心是整体观念，包括"天人合一"的宇宙观和对待变化、动态平衡的恒动发展观（如阴阳和五行），与系统科学的涌现概念非常相近。中医学临床实践的具体方法是辨证论治，其理论核心是证候的病机理论，通过四诊合参获得人体的表观信息，结合自然界的事物变化规律，取象比类，审因查机，采用相应的治疗原则和方法。临床实践中，中医学对证的分析往往是对单一、孤立证候进行初步认知后，将获得的初级信息进行二次归纳概括而得到证候类象信息（即证候组合）。这种类象信息并不是各种单一、孤立证候信息的简单累积，也不等同于任何一个单一、孤立证候，而是机体的整体系统特性的反映。在这一点上，中医学与系统生物学的涌现特性极为相似。

中医学将人体作为整体观中的最小生命单位，采用发散思维与自然界进行类象比较，并从自然界事物的变化规律中寻找相应的解决办法。从根本意义上讲，这种思辨方式是思维分析功能的外求法。而系统生物学则通过思维的内求法，以大量的生物学物质基础为研究对象，阐释产生各种证候表征的内在因素。由此可见，系统生物学有助于中医学对证候生物学基础认知的进一步发展和完善。

《壬归》曰："阳见其象，情归于阴。"传统中医学重视表现于外的证候，忽视隐含于内的物质变化；传统西医学注重疾病的病理生理物质基础改变，对表现于外的疾病综合类象信息需要进一步总结和归纳（症状、体征仅仅是疾病综合类象信息的一部分）。而系统生物学则既可以通过对证候的类象信息进行具象的物质组学分析，又可以对疾病病理生理的具象物质进行类象信息转化。因此，系统生物学能够对病和证这两种人类思维的抽象概括进行相互诠释，从而建立起中医学和西医学相互沟通乃至相互结合的平台。

（三）系统生物学的发展为探索和发现生物学物质基础提供了可靠保障

系统生物学使用的是大通量的生物信息测定、生物信息学和生物统计学三者相结合的研究策略。随着人类科技文明的进步，以代谢组学、蛋白质组学、转录组学、基因组学、元基因组学等为代表的系统生物学的高速发展，已为生物学物质基础的筛查提供了可行条件。当前的信息分析技术已可以将各种信息组合起来，从整体层次研究复杂性问题。例如，20世纪90年代中期发展起来的代谢组学，借助高通量、高灵敏度和高精确度的现代分析技术，分析生物体血液、尿液、组织细胞中内源性代谢物整体组成，并通过研究其复杂的动态变化来辨识和解析研究对象的生理病理状态。

代谢组学对于疾病复杂环境的评估相对可行，它更能反映基因和（或）蛋白质改变所带来的系统水平的变化，且可发现疾病单基因变化或多系统蛋白质改变时的机体自身协调综合作用。近年来，代谢组学作为研究生物体体液和组织生理病理改变的有效方法，已被广泛应于各种研究领域。通过某些方法获得的代谢物组信息，在疾病诊断、生物学标志物识别领域具有巨大的应用潜力。

系统生物学的目的之一在于通过组学技术获取机体的系统综合信息，评价生物体与环境之间的整体性和系统性。理论上，系统生物学的研究范围应包括物质组学、功能组学和环境组学三个部分。目前应用广泛的代谢组学、蛋白质组学、转录组学、基因组学、元基因组学属于物质组学范畴。系统的物质组发生改变，必然引起功能组的变化。同样，系统的功能组发生了变化，必然存在相应的物质组改变。而人类作为同时具备自然属性和社会属性的生物体，在自然环境和社会环境发生变化时，必然产生相应的适应性改变。目前，物质组学的研究正在不断深入，功能组学和环境组学尚为理论设想。随着系统生物学的不断发展、完善，其对生物学物质基础研究、病证结合研究、中西医结合医学乃至生物 – 心理 – 社会医学模式的形成和发展，均已显示出可预期的发展前景。围绕生物学物质基础进行系统生物学研究，有可能成为病证结合，甚至中西医结合研究的理想模式。

六、中西医结合的方式

中医学与西医学的结合，并不是简单的中药加西药的治疗方法，而是医学研究领域不同方法论的融合。其内涵应该是通过比较中医学与西医学两种医学体系在医疗实践中所采取的思维方式、认识手段和应对措施的异同，吸收对方的长处，逐步做到在理论体系上融会贯通，在临床实践中优势互补。现代科学可以帮助阐明深奥复杂的中医理论，而中医学对人体生命现象的独特认识和对疾病的独到治疗手段又能丰富和充实现代生命科学的内涵。中医学和现代科学相结合是宏观与微观、群体与个体、整体与局部等诸多方面的结合，其对疾病本质的认识将更趋全面。

中医偏重于功能联系，整体综合；西医偏重于结构还原，解剖分析。西医微观化的研究，代表着当今医学发展的潮流，其现代医学检测手段（如影像学诊断、病理学诊断、基因诊断等）的运用对于揭示疾病的本质发挥了巨大的作用。而中医宏观化认为，人是一个有机的整体，人与自然界有着统一性。如肝脏疾病，西医研究范围只在肝脏本身，而中医防治的范围在肝、脾、肾、气血、情志、季节、天气等诸多方面。

中医是从整体上认识疾病，西医往往就病论病，其整体观不强，并缺乏中医"天人合一"的基本原则网。所以，在认知上，二者结合具有互补性。西医是群体化研究，它的正常值、诊断标准、诊疗方案等具有共性，所以同病基本同治，而没有注意到种族、地域、生活习俗、先天禀赋等诸多个体因素对疾病的影响。而中医研究重在千差万别的个体，即便是同一种病，也会有迥然不同、甚至相反的治疗，这就是中医辨证论治所产生的"同病异治"的结果。

辨病与辨证相结合，用现代医学明确诊断，再进行中医辨证施治，这一模式虽已被广大医务工作者及患者接受，但这并非完全意义上的辨病与辨证相结合。辨病是着重于疾病病理变化全过程的认识，它强调疾病内在的生理病理变化规律；辨证则是侧重于疾病某阶段病情状态的整体认识，它重点考虑的是每个患者机体的功能状态及其所处环境的差异。单一的辨证容易掩盖疾病内在的病理变化。有时疾病经治疗，症状虽可减轻或消失，但疾病却不一定真正被根除。辨病则是着眼于疾病病理变化基本规律，这就弥补了单纯辨证施治的缺陷，如一些疾病的潜伏期、初期或无症状期，中医无证可辨，施治也难，而理化检查可发现异常，通过辨病也可治疗。辨病施治与辨证施治，二者目的一致，方法相似，但辨病在辨证之先，辨病施治是辨证施治的基础，辨证施治是辨病施治的深化。辨病施治与辨证施治完美结合才能显现中医的优势。

七、中西医结合的整体性和层次性

中西医结合的最高形式和完整意义，是中医学与西医学科学体系优势互补，二者结合形成新的医学科学体系，是一个系统建构的过程。系统具有整体性和层次性，因此，作为新系统建构过程的中西医结合，也具有整体性和层次性。

（一）中西医结合的整体性

中医学的总体优势不仅仅是治疗，西医学的总体优势也不仅仅是诊断。但这也在一定程度上反映了中西医结合的总体优势。中医学的治疗，实质是自然疗法，是其医学哲学思路的具体化。所以，中医学最大的或总体的优势是其医学哲学思路。它以顺应自然为总则，把人体自然放到整个自然中整体地把握，顺应人体生命规律和自然规律，整体性地应用阴阳互补规律和自然性手段，力求无损伤或无副作用、标本兼治且以本为主地治疗疾病。西医学的诊断，实际上是科学技术的应用，比中医学的诊断更有优势。这种优势不仅表现在诊断上，而且表现在总体上。因此，西医学真正的或总体的优势在于其科学技术。可见，中医学与西医学优势互补且有机结合的整体性在总体上表现为中医学哲学思路与西医学科学技术互补，这种优势互补方式全方位立体式地贯穿于它的各个层面。

（二）中西医结合的层次性

中西医结合首先是哲学层面的优势互补。中医学哲学就是中国哲学。它的最大优势前面已经表述，主要是顺应自然、整体性、综合性、有机辩证统一性等。它的劣势在细微分析分解方面，对事物深层结构和机制的认识与把握过于模糊，难以自我发展出现代意义的科学技术，或跟不上现代科学技术的步伐，而且已有的理论也不易于被全世界普遍理解和接受。而西医学的哲学即西方哲学的优势和劣势恰好与中医学哲学相反，以改造自然和精于细微分析分解思维方式为优势，发展了现代科学技术，但却在顺应自然和整体辨证综合方面处于劣势，难以适应全面综合时代的要求。因而，中、西方哲学具有很好的对应互补性。

现在，细微分解发展到极致又走向全面整体综合。因此，西方文化向中国文化寻求出路成为世界性的潮流。处于这一潮流，中国哲学具有更大的比较优势和适应性。哲学层面上的中西医优势互补，必须以中医学哲学及其思路为主体和基础，又要吸收西医学哲学细微分析分解的优势方法作为补充，形成属于中医学但又高于传统中医学的医学哲学思路。

其次是基础理论即学术层面的优势互补。中医学理论的特点是医哲不分，不是现代意义上的科学，因此，才产生了"中医学现代化"问题。它的理论优势几近于哲学优势，即顺应自然地整体认识和把握疾病，把一切自然事物和现象都归结为阴阳，把一切疾病都归结为阴阳、虚实等的失调失衡，运用几乎无毒副作用的自然手段，顺应自然地辨证施治，扶正祛邪，务求治本，标本兼治。其劣势是认识、描述、把握过于虚化、笼统、模糊。西医学则相反，实现了哲学与科学的分离，发展成了包括几十个分支学科的庞大学科体系，对人体各个层面的系统、器官、组织等的结构、功能、机制及发病表现与机制等都进行了细致的分析和系统的论述。其劣势则是由于分支太细，容易犯"只见树木，不见森林"等片面性、形而上学性的错误，以及医源病、副作用如影随形。在这个层面上实现二者的优势互补，一是要扬双方之长而弃双方之短，形成同时优于双方的新医药学；二是要用现代医学的语言诠释中医学，使其走向世界，这也是中医学现代化的内涵。

第三是技术层面的优势互补。中医的技术基本上处于经验技能型的手工劳作阶段，但也有其独到的优势，如望闻问切诊断技术，针灸推拿等治疗技术，药物配伍及加工炮制技术等。而西医的技术则是现代技术的广泛应用，与中医技术相比，有更明显的优势。所以，中医与西医在技术层面的优势互补，除发扬中医技术的独到之处外，主要是引进西医技术，并改造和优化中医的独特技术，使之现代化。

第四是药物层面的优势互补。中药以生物性的自然药物为主体，一般作用比较全面且无毒副作用，有较为独到的优势；劣势是科技含量低。西药以化学性的人造药物为主体，作用比较迅速单一，但毒副作用也大，优势明显，劣势更加明显。因此，该层面的优势互补情况比较复杂，要注意具体分析和区别对待。药物层面的优势互补大体上有以下两种情况：一是纯中药，但用现代技术加工、提纯、增效和包装，提高科技含量，使之走向世界；二是将中药与西药配伍成一种新的药物剂型，扬长避短，提高效力。这两种方法不失为有效的治疗方法，但须注意做到有机地结合，如中药在抗病毒方面，在治疗艾滋病、乙型肝炎、严重急性呼吸综合征（俗称非典）、新型冠状病毒感染等疾病方面有着较好的疗效，早已为世人所公认，可重点开发，多做研究，并从疗效性、安全性及价效关系等方面来提供依据，让医学界及时了解，加深理解，自然而然地接受其优越性，使得中西医结合治疗成为共识。

（三）中西医结合的层面及优势互补

中医学与西医学的存在和发展都是为了人类健康，它们最本质的共同点也是其结合的基础。中西医结合如同任何新生事物的产生和发展一样，不可能一蹴而就，而是有一个由点到面、由简单到复杂、由中医学与西医学互相合作到中医学与西医学有机融合、由临床实践到理论创新的循序渐进、不断深入、逐步发展的过程。

大医学观念的发展将是西医剖视观和中医整体辨证观的统一。中医学与西医学从不同的视角对人体加以阐释，正所谓"中医长于气化，西医长于解剖"，中医学与西医学将互补互用，扬长避短，融会发展。西医学的发展主要归功于现代科技的进步，正是物理学、化学和计算机等多学科在西医学中的综合应用才促进了西医学的飞速发展，从这个角度来讲，中医学向西医学学习就等于与现代科技并轨。而中医学顺应自然、整体性、有机辩证的统一性和对疾病的认识正能克服西医学分支太细的缺点，二者结合将是历史发展的必然。开展中西医结合工作，其关键是应该掌握正确的思路与方法。必须在明确它们各自特点的基础上寻求差异和共同点。重视宏观与微观、综合与分析相结合，先开展临床层次的中西医结合，获得一定的临床实践基础后，再从整体、系统、器官、细胞、分子及基因水平进行多层次结合，深入开展理论高度的研究与创新，并注重引进生命科学前沿领域的理论与技术，运用多学科手段进行跨学科协作，来揭示人体生命活动的规律，在发掘中医学与西医学共同认可的理论体系的同时，逐渐实现中医学与西医学的真正融合，为人类健康事业贡献力量。

第五章

中医学对航天环境因素的认识

第一节　失重环境的中医认识

地球表面为 1G 的重力环境，而航天飞行器远离地球，地球的重力场对其的吸引力变得很小，被称为微重力。因其接近于失重状态，所以在相关研究中也多被称为失重。事实上，在宇宙空间，绝对的失重状态并不存在，航天飞行器仍然受到来自地球、月球、太阳等星球不同方向、不同大小的引力作用。微重力是航天飞行区别于地面的一个最重要的应激因素，其对机体的影响最大，常引起感觉神经系统、心血管系统、肌肉骨骼系统等的生理性或病理性变化。

祖国医学认为，"人与天地相参也，与日月相应也"，强调人的生命活动受自然环境影响，生理、心理状态与自然界众多变化相对应。人在航天过程中受航天特殊环境影响，产生了一系列医学问题，因此，航天员的生理功能和心理状态与航天环境密切相关。

一、航天初期失重环境下机体的功能变化

航天员在地面上阴阳顺接，气血调和，升清降浊，阴平阳秘，从地面进入太空，突然处于微重力条件下，气血升逆，血脉不和，引起脏腑功能紊乱，即心阳浮动，肝阳上亢，脾胃升降失常。

航天环境使人体失于重力镇潜，气机逆向升腾，充斥于上焦诸窍，气血瘀滞于上焦经脉，气机升降失常，清阳不升，脑髓失养，浊阴不降，蒙蔽清窍，则见肿首，头重，鼻塞，眩晕，甚则昏仆，胃气不降，逆冲而上为呕恶，即所谓"运动病"。

肝体阴而用阳，五行属木，为风木之脏，主升主动，其经脉由下而上贯膈注于肺，并上巅顶络脑。失重时，肝阳失潜，上亢化火，则见目赤头痛，心烦易怒，夜寐不安，多梦。肝气上冲，横逆犯胃，则脘胀连胁肋，嗳气。

心为阳脏位居膈上，五行属火，微重力下，水火不济，心肾不交。肾水不能上济心

火，导致心阳浮动，心主血脉，功能失常，心阳独亢，则见心悸，失眠，心烦。

脾胃共居中焦，在五行皆属土，胃为阳土，脾为阴土，脾胃阴阳相合，升降得宜，共同完成饮食物的消化、吸收。失重时，升降失常，脾不升清，胃不降浊，则见恶心呕吐，纳食减少或味觉改变。

二、长期失重环境下机体的功能变化

航天初期机体经气厥逆，气血紊乱，久之引起气血化生不足而亏虚。所以，长期失重的证候则由航天初期的实证逐渐转化为虚实夹杂，以虚证为主，即脾胃不足，肝肾两虚，经脉不利，肌损骨痿。

脾胃为后天之本，气血生化之源，脾主肌肉，长期失重，影响胃的受纳功能和脾的运化功能，气血生化乏源，不能充分濡养四肢肌肉，故见肌肉萎缩。肝肾同源，精血互生，肝主藏血，在体合筋，失重时肝阳失潜，上亢化火，肝气化火则伤阴血，肝血不足，血不荣筋，则筋力不健。肾藏精，主骨生髓，长期应激惊恐，累及于肾，精血亏虚，骨失所养，故见筋骨痿软，下肢无力。长期失重，损及正气，卫气受损，故而抵御外邪能力减弱。

（一）低动力对人体的作用

飞船的狭小环境限制了航天员的体能活动，再加上失重导致的运动量减少，机体可能处于过逸状态。过逸对气血的影响很大。首先，四肢缺少运动，少劳则气血运行缓慢，导致气滞血瘀。筋骨日久少用，会因废弃而衰弱，故久则筋骨痿软，肌肉松散或萎缩。少动则脾失健运，日久气血化源不足而亏虚，则心悸气短，动则汗出，难以作劳，严重时脏腑虚弱，经脉不利，气机不畅，从而出现气郁、瘀血、水湿痰饮留阻等病变。

（二）昼夜节律变化对人体的作用

1.阴阳变化　飞船在太空绕地球飞行，从地球阳面（相对于太阳）转到地球阴面，其运行一周约需 90min，每 90min 经历一昼一夜环境变化。飞船 24h 绕地球飞行 16 圈，外环境发生急剧变化，对人体阴阳改变产生巨大影响。祖国医学认为"天、地、人"为一大系统。昼夜阴阳消长节律直接影响着人体经脉运行节律、脏腑盛衰节律。航天员在近地轨道飞行，相当于每 90min 经历一个昼夜的阴阳变化，阴阳气血则可能每 90min 经历一个盛衰周期余弦波状起伏变动。人体内阴阳变化急剧，易造成阴阳不调，营卫失和。

2.营卫失调　卫气随营气运行，昼行于阳，夜行于阴，散行全身，周行于皮毛、肌肉和五脏六腑，具有护卫机体、不使外邪侵犯的作用。营气一为化生血液，二能营养全身，如《内经》曰："荣者，水谷之精气也，和调于五脏，洒陈于六腑，乃能入于脉也。"《景岳全书》曰："源源而来，生化于脾，总统于心，藏受于肝，宣布于肺，施泄于肾，灌溉一身。"这是对营气功能较为全面的概括，可见营卫与机体周身功能有着密切的联系。因此，航天员受太空阴阳节律急剧变化的影响，出现营卫失调，可引起体内多种功能紊乱。

《内经》认为月亮朔望运行周期和人体生理活动相应，"月始生，则血气始精，卫气始行；月郭满，则血气实，肌肉坚；月郭空，则肌肉减，经络虚"，航天员在近地轨道飞行期间，与月球的距离急剧变化，月球对航天员的引力也发生频繁变化，可能影响机体的气血运行和生理状态。同理，航天员在太空飞行时，"天地人"系统和大气场发生根本性变化，可能对机体的生理状态产生深远影响。

《内经》认为，"夫卫气者，昼日常行于阳，夜行于阴，故阳气尽则卧，阴气尽则寤"，认为睡眠 - 觉醒异常与卫气有密切关系，人的失眠是卫气不能入阴造成的，太空近地轨道的 90min 小周期，可能会给航天员卫气运行、睡眠时卫气入阴造成一定障碍，影响航天员的正常睡眠。可见，在长期飞行中，航天员发生心血管系统功能失调、骨质脱钙、肌肉萎缩、免疫功能低下，无不与太空昼夜节律的变化休戚相关。

第二节　宇宙辐射的中医认识

宇宙辐射是航天飞行中的一个特殊的环境因素，主要包括银河宇宙射线、太阳粒子事件和地磁捕获辐射。银河宇宙射线由约 87% 的质子（含氢核）辐射、12% 的 α 粒子（含氢核）辐射及高电荷高能量的重离子辐射组成。95% 的太阳粒子事件为质子辐射，这是一种高能粒子，另外还有少量 α 粒子。地磁捕获辐射主要是质子和电子。在空间站所在的近地轨道，地球磁场对太阳粒子事件提供了一定的防护，辐射主要来自地磁捕获辐射和银河宇宙射线，随轨道倾斜度变化而变化，地磁捕获辐射还随轨道高度增加而增加。

辐射作用于人体，能够使细胞产生电离效应，损害机体分子、细胞和组织结构，降低免疫力，损伤中枢神经系统，增加癌症和退行性疾病的发生风险，破坏基因，引起遗传效应等。但在空间站所在的近地轨道，由于地球磁场和大气层的保护，来自外层的电离辐射大大减少，对人体的影响很小，航天器适当的质量厚度屏蔽就可以基本满足空间辐射防护的要求。基于我国当前载人飞行计划重在满足空间站任务需求，故我们未将辐射因素考虑在过去一段时期的研究中。

在太空中，飞船的震动、噪声、低压、高浓氧、高低温等因素，尤其是空间辐射，对人体是不良影响，可使人体处于整体性生理抑制状态。

正气是指人体的生理功能，主要指抗病和康复能力。正气由人体结构、气血津液、生理活动的综合作用产生。从现代医学观点而言，人体的防御功能、组织修复功能、机体代偿功能及免疫功能等，均属正气范畴。正气的防卫作用是以人体内阳气为主导的，《素问·生气通天论》曰："阳者，卫外而为固也。"卫外之阳气虚衰，则正气卫外功能减弱，易为外邪所侵袭。阴精为正气的物质基础，阴精充足则正气充盛，抗邪有力，故不受病。人体脏腑功能正常，气血充盛，正气旺盛，病邪难以侵入，《素问·刺法论》曰："正气存内，邪不可干。"

宇宙辐射属于中医的热毒邪气，损害脏腑气阴，引起脏腑阴虚阳热。宇宙辐射等不良因素，损伤机体阳气，耗损机体阴血，伤害人体正气，使人体的防御功能、组织修复功能、机体代偿功能及免疫功能等下降。

第三节　狭小密闭环境的中医认识

中医认为形神合一，形与神相互影响，生理和心理活动相互协调统一。不同的情志变化对脏腑有着不同的影响，而脏腑气血的变化又影响情志的活动。情志、气血、脏腑三者有着密切的关系。

航天飞行器内空间狭小，且与外界隔离，加之乘员人数有限，形成了相对孤立和封闭的特殊极端环境，长期的幽闭隔离会使航天员产生一系列的心理问题，给航天员带来极其严峻的挑战。长期的社会隔离和限制可能会引起神经认知改变、疲劳、昼夜节律紊乱、睡眠障碍、应激激素水平改变和免疫调节变化等一些典型问题。

飞船环境狭小拥挤、紧张应激、孤独寂寞可影响人的精神情志活动，易导致人的相互关系的丧失。长期、持久的刺激则会引起体内多种功能紊乱，进而导致疾病。心主血脉，肝主疏泄，皆与精神、情志活动密切相关。人的精神活动主要由心主宰，但与肝的疏泄功能有密切关系。只有在肝的疏泄功能正常，气机调畅的情况下，人才能气血平和，心情舒畅，精神活动正常。《素问·举痛论》有言，"恐则气下""惊则气乱""思则气结"，狭小隔离环境导致的紧张孤独会引起情志郁结，影响肝气疏泄，加之失重导致心阳上扰，血脉不利，故而出现情志抑郁或心烦易怒、心悸健忘、失眠多梦、胸闷不舒、胃脘胁肋胀满、呕恶不思饮食等症状，病位主要在肝、心，日久波及脾、肾。

第四节　载人航天不同时相中医病机

在航天环境下，应激因素是多方面的，有超重、失重、噪声、辐射和昼夜节律改变等物理应激源，有血液重新分布、肌肉废用和骨质丢失等生理应激源，有空间狭小、社会隔离、限制、睡眠剥夺、工作高负荷、高危险等心理应激源，有成员异质性、性格冲突、文化与性别差异、人际摩擦等人际应激源，这些应激因素产生的一系列反应均影响着航天员的生理和心理健康，影响飞行任务的完成。

针对航天医学的特点，我们探索性地提出了航天医学研究的整体功能态和中医系统调节的理论雏形。从中医辨证施治出发，我们把各种特殊因素引起机体反应的共同特点归纳为"抑制综合征"；观察到卧床不同时期分别为肾阴虚证、阴虚阳亢证、脾气虚证、血瘀证四类证候；对载人航天不同时相的中医证型特征及其病机演变规律有了初步认识。航天飞行期间中医基本病机是阳有余，阴不足。载人航天不同时相病机演变规律：飞行早期属血气上逆的实证，长期飞行属气血阴阳不足兼气滞血瘀的虚实夹杂证，返回后以虚证为主，阴阳两虚，气血不足。

航天主要时相机体反应态的中医证候和防护原则如下：

1. 飞行早期（最初两周）　急性适应期，突出表现为神经 - 前庭功能紊乱和心血管系统功能失调。中医病机为气血升逆，胃气不降，心阳浮动，肝阳上亢，气阴不足，血脉失和。防治原则为和胃降逆，镇肝潜阳，补心养阴，理气和血。

2. 飞行中后期（第三周至返回前）　相对适应期，突出表现为肌萎缩、骨丢失、免疫功能下降。中医病机为肝郁脾虚，血瘀气滞，肝肾亏损，肌损骨痿。防治原则为滋补肝肾，荣筋壮骨，健脾强肌，疏肝活血。

3. 飞行后恢复期（着陆后最初四周）　突出表现为平衡力差、心血管系统功能失调、运动系统功能失常。中医病机为阳气下陷，心脾两虚，肝肾劳损，气血失和。防治原则为益气升阳，养心健脾，滋补肝肾，调和气血。

第六章

航天特因病证的辨证论治

第一节 眩晕（空间运动病）

在航天飞行期间，重力消失时，机体的感觉系统出现明显的重新组合，特别是在前庭与其他感觉系统相互作用的情况下，结果产生一系列症状，其中，与航天关系最密切的紊乱是空间运动病。发病时眩晕、恶心、呕吐，严重时丧失工作能力。其特点是发病率高，地面预测难，治疗效果差。

空间运动病，属于中医"眩晕"。眩晕最早记载于《内经》，名曰"眩冒"，其发生被认为与肝脏关系密切，与髓海不足、血虚、痰饮等因素有关，《素问·至真要大论》云："诸风掉眩，皆属于肝。"《灵枢·海论》曰："髓海不足，则脑转耳鸣，胫酸眩冒。"《丹溪心法·头眩》中强调了"无痰则不作眩"，提出"治痰为先"的方法。《景岳全书·眩运》认为，"眩运一证，虚者居其八九，而兼火兼痰者，不过十中一二耳"，强调了"无虚不能作眩"，在治疗上认为"当以治虚为主"。

一、诊断要点

症状：头晕目眩，如坐车船，可伴有恶心、呕吐、眼球震颤、汗出、面色苍白等。

二、辨证

眩晕的辨证要辨其相关脏腑及标本虚实。眩晕虽病在脑窍，但与肝、脾、肾三脏功能失常关系密切。本虚标实证较多见，以肝肾阴虚、气血不足为本，风、火、痰、瘀为标。

1.痰浊中阻

证候：眩晕，头重如蒙，胸闷恶心，呕吐痰涎，食少多寐，苔白腻，脉濡滑。

分析：航天环境失于重力镇潜，气机升降失常，清阳不升，浊阴不降，而致痰浊蒙蔽清窍，则眩晕，头重如蒙；痰浊中阻，气机不利，故胸闷恶心，呕吐痰涎；脾阳不振，则食少多寐；苔白腻，脉濡滑均为痰浊内蕴之象。

2.瘀血阻窍

证候：眩晕，头胀头痛，可兼见失眠、健忘、心悸，唇面紫黯，舌暗有瘀斑，脉弦涩或细涩。

分析：失重引起人体血液头向分布，气血瘀滞于上焦，瘀血内停，阻滞经脉，气血不能上荣于头目，故眩晕，头痛；心脉瘀阻，心失所养，故失眠，健忘，心悸；脉络瘀阻，则唇面紫黯；舌暗有瘀斑，脉弦涩或细涩，为瘀血蓄积之象。

3.气血不足

证候：眩晕，动则加剧，劳累即发，心悸少寐，神疲懒言，舌淡苔薄白，脉细弱。

分析：飞船狭小环境限制航天员的体能活动，少动则脾失健运，以致气血化源不足，气虚则清阳不展，血虚则脑失所养，故长期航天飞行返回地面初期易头晕，且遇劳加剧；心主血脉，血虚无以养心，心神不宁，故心悸少寐；气虚则神疲懒言；舌淡苔薄白，脉细弱，均为气血两虚之象。

4.肾精亏损

证候：眩晕，健忘，腰膝酸软，视力减弱，舌红苔白，脉细。

分析：长期失重、应激、紧张、惊恐，累及肝肾。精髓不足，不能上充于脑，故眩晕，健忘；腰为肾之府，肾虚则腰膝酸软；肝肾同源，肝开窍于目，肾精亏损，肝血不足，目失所养，故视力减弱；舌红苔白，脉细，为肾精亏损、肝肾不足之象。

三、治疗

眩晕的治疗原则是泻实补虚，调整阴阳。实证当化痰行瘀，平肝潜阳；虚证当补益气血，滋养肝肾。

（一）中药治疗

1.痰浊中阻

治法：化痰祛湿。

处方：半夏白术天麻汤（《医学心悟》）。

方中陈皮、半夏燥湿化痰；白术、茯苓健脾利湿；天麻息风止眩；甘草、生姜、大枣健脾和胃，调和诸药。

眩晕甚，呕吐频繁，加代赭石、竹茹、生姜以降逆止呕；脘闷不食，加白豆蔻、砂仁；耳鸣、重听，加郁金、葱白、石菖蒲。

2. 瘀血阻窍

治法：活血化瘀，通窍活络。

处方：通窍活血汤（《医林改错》）。

方中赤芍、川芎、桃仁、红花活血化瘀通络；麝香开窍散结止痛；老葱散结通阳；大枣甘温益气，缓和药性，配活血化瘀、开窍散结止痛之品，以防耗伤气血。

神疲乏力，少气自汗，加黄芪、党参益气行血；畏寒肢冷，遇寒加重，可加淫羊藿、桂枝温经活血。

3. 气血不足

治法：补益气血，调养心脾。

处方：归脾汤（《正体类要》）。

方中黄芪益气生血；当归补血活血；党参、白术、茯神健脾安神，健脾则气血有生化之源；远志、酸枣仁养心安神；龙眼肉补血养心；木香调理气机，健运脾胃；甘草调和诸药。

食少便溏，脾胃虚弱，当归宜炒，木香宜煨，并酌加茯苓、薏苡仁、泽泻、炒扁豆；形寒肢冷，腹中隐痛，可加桂枝、干姜；气虚卫阳不固，自汗出，重用黄芪，可加浮小麦、防风益气固表敛汗。

4. 肾精亏损

治法：滋养肝肾，益精填髓。

处方：左归丸（《景岳全书》）。

方中熟地黄、山药、山茱萸滋阴补肾；枸杞子、菟丝子补益肝肾；鹿角胶助肾气，益精填髓；龟甲胶滋阴降火；川牛膝强肾益精，引药入肾。

五心烦热，舌质红，脉弦细数，可加鳖甲、知母、黄柏、地骨皮等；阴损及阳，肾阳虚明显，表现为四肢不温，形寒肢冷，精神萎靡，舌淡脉沉，可予右归丸温补肾阳，填精生髓。

（二）针灸治疗

1. 基本处方　百会、风池、头维、太阳，近部取穴，疏调头部气机；髓会悬钟，充养髓海，又具循经远取之用。

2. 加减应用

（1）痰浊中阻证：加中脘、内关、足三里、丰隆以健脾和中，除湿化痰。诸穴针用平补平泻法。

（2）瘀血阻窍证：加合谷、血海、三阴交以行气化瘀，通窍活络。诸穴针用泻法。

（3）气血不足证：加脾俞、胃俞、气海、血海、足三里以补脾胃，益气血。诸穴针用补法，或加用灸法。

（4）肾精亏损证：加肾俞、太溪以填精益肾，培元固本。肾俞、太溪针用补法，或加用灸法，余穴针用平补平泻法。

3.其他

（1）三棱针疗法：取印堂、太阳、头维、百会，三棱针点刺出血1～2滴。

（2）耳针疗法：取肾上腺、皮质下、枕、脑、神门、额、内耳，每次取一侧3～5穴，毫针中等刺激，留针20～30分钟；还可用王不留行籽贴压。

（3）头针疗法：取顶中线、枕下旁线，毫针中等刺激，留针20～30分钟，每日1次。

（4）穴位注射疗法：选基本处方中2～3穴，注入5%葡萄糖注射液、维生素 B_1 注射液、维生素 B_{12} 注射液或当归注射液，每穴0.5mL。

第二节　心悸与怔忡（心律失常）

在航天过程中，人体经受短时间的超重后进入失重状态，心血管系统将发生一系列的适应性变化，随着飞行时间延长出现心血管系统功能失调，表现为心脏慢性虚损，心功能下降，运动耐力减退，甚至发生心律失常，出现心慌不安等症状，属于中医"心悸"。

"心悸"是以自觉心中悸动，惊惕不安，甚至不能自主为主要临床表现的一种病证。常因惊恐、恼怒、劳累而发，时作时止，病情较轻者为惊悸；若终日悸动不安，稍劳尤甚，病情较重者为"怔忡"，可呈持续性发作。

《素问》虽无心悸或惊悸、怔忡之病名，但已认识到心悸的病因与宗气外泄、心脉不通、复感外邪、突受惊恐等有关，如《素问·平人气象论》曰："……乳之下，其动应衣，宗气泄也。"《素问·举痛论》亦云："惊则心无所倚，神无所归，虑无所定，故气乱矣。"且《素问》对心悸的脉象变化有深刻认识，记载脉律不齐是本病的表现，并最早认识到心悸时严重脉律失常与疾病预后的关系，如《素问·三部九候论》"参伍不调者病"，《素问·平人气象论》"脉绝不至曰死，乍疏乍数曰死"。汉代张仲景在《金匮要略》和《伤寒论》中以"心动悸""心下悸""惊悸"为病证名，认为其主要由惊扰、水饮、虚损及汗后受邪等因素引发。《金匮要略·惊悸吐衄下血胸满瘀血病脉证治》对惊悸的发病原因及审证求因的方法专门予以论述，"寸口脉动而弱，动则为惊，弱则为悸"，并记载了心悸时表现的结脉、代脉、促脉及其区别，提出了心悸的基本治则，并以炙甘草汤等为治疗本病的常用代表方剂。

宋代《济生方·惊悸怔忡健忘门》率先提出怔忡病名，并对其病因、病机、辨证、治法做了较为详细的论述。元代《丹溪心法·惊悸怔忡》曰："惊悸者血虚，惊悸有时，以朱砂安神丸。""怔忡者血虚，怔忡无时，血少者多，有思虑便动，属虚；时作时止者，痰因火动。"认为心悸的发病当责之虚与痰，血虚与痰火是致病的根本原因。明代《医学正传·惊悸怔忡健忘证》曰："怔忡者，心中惕惕然动摇而不得安静，无时而作者是也；惊悸者，蓦然而跳跃惊动，而有欲厥之状，有时而作者是也。"详尽描述了惊悸、怔忡的区别与联系。明代《景岳全书·怔忡惊恐》认为怔忡由阴虚劳损所致，且"虚微动亦微，虚甚动亦甚"，并在治疗与护理上提出"速宜养气养精，滋培根本""速宜节欲节劳"。

一、诊断要点

1. 症状

（1）自觉心搏异常，心慌不安，忽跳忽止，或快速，或缓慢，呈阵发性或持续不缓解，或时有心跳剧烈，精神紧张，不能自主。

（2）伴有胸闷不适、心烦多汗、失眠、头晕、颤抖乏力等。

（3）诊脉可见数、促、结、代、缓、沉、迟等脉象。

2. 检查　心电图检查可提示心律失常，或伴有血压异常及心肌酶的变化，有助于明确诊断。

二、辨证

心悸辨证应分清虚实，虚者系脏腑气血阴阳亏虚，实者多为痰饮、瘀血、火邪上扰。惊悸的发病多与情绪有关，呈阵发性，可自行缓解，实证居多；怔忡多由心脏受损所致，无精神刺激亦可发生，不能自控，活动后加重，多属虚证，或虚中夹实。惊悸日久，亦可形成怔忡。

1. 阴虚火旺

证候：心悸易惊，思虑劳心尤甚，心烦失眠，五心烦热，口干，盗汗，伴腰酸耳鸣，头晕目眩，烦躁易怒，舌红少津，苔少或无，脉象细数。

分析：长期航天、失重、辐射因素暗耗肝肾，导致肝肾亏虚，肾阴不足，不能上济于心，扰及心神，而思虑劳心则心血暗耗，故心悸而烦，易惊不得安寐；阴虚生内热，虚火灼津，则五心烦热，口干，盗汗；阴亏于下，则腰酸；阳扰于上，则急躁易怒，耳鸣，头晕目眩；舌红少津，苔少或无，脉象细数均为阴虚内热之象。

2. 心脾两虚

证候：心悸气短，动则尤甚，头晕目眩，倦怠乏力，少寐多梦，健忘食少，腹胀便溏，舌淡红，脉细弱。

分析：失重引发人体血容量减少，心血不足，不能养心，动则更耗气血，故心悸气短，动则尤甚；气血不能上荣，则头晕目眩，面色无华；血虚则神明无主，故少寐多梦，健忘；血亏气虚，则倦怠乏力；脾失健运，故纳呆少食，腹胀便溏；舌淡红，脉细弱，为心脾两虚之象。

3. 心虚胆怯

证候：心悸不宁，善惊易恐，坐卧不安，少寐多梦而易惊醒，醒后难寐，恶闻声响，神倦乏力，食少纳呆，苔薄白，脉细略数或细弦。

分析：长期航天，孤独寂寞，忧思惊恐，易引起心虚胆怯，或突受惊吓，心惊神摇，心神不能自主，故心悸不宁；心不藏神，心中惕惕，则善惊易恐，坐卧不安，少寐多梦而易惊醒，醒后难寐，甚至恶闻声响；心病及脾，脾失健运，则神倦乏力，食少纳呆；苔薄白，脉细略数或细弦，为心神不安、气血逆乱之象。

4. 心阳不振

证候：心悸不安，胸闷气短，动则尤甚，形寒肢冷，面色苍白，舌淡苔白，脉象虚弱或沉细无力。

分析：长期失重，肌肉萎缩，易致心脏慢性虚损，损伤心阳，心失温养，故心悸不安；胸中阳气不足，动则耗气，故胸闷气短，动则尤甚；心阳虚衰，血液运行迟缓，肢体失于温煦，故形寒肢冷，面色苍白；舌淡苔白，脉象虚弱或沉细无力，为心阳不足、鼓动无力之征。

5. 痰火扰心

证候：心悸时发时止，受惊易作，胸闷烦躁，失眠多梦，痰多黏稠，口干口苦，大便秘结，小便短赤，舌红，苔黄腻，脉弦滑。

分析：失重少动而脾虚生湿生痰，长期航天，孤独紧张，易致肝气不疏，郁久化火，痰火扰心，蒙闭心窍，心神不宁，故见心悸时发时止；惊则气乱，痰随气涌，故受惊易作；气郁痰火互结于心胸，则胸闷烦躁；痰热内郁，胃失和降，故痰多黏稠，口干口苦；大便秘结，小便短赤，舌红苔黄腻，脉弦滑均属痰火壅盛之象。

三、治疗

心悸应分虚实论治。虚证分别予以补气、养血、滋阴、温阳；实证则应祛痰、化饮、清火、行瘀。同时，因为本病具有心神不宁的病理特点，故应酌情配合安神宁心或镇心之法。

（一）中药治疗

1. 阴虚火旺

治法：滋阴清火，养心安神。

处方：黄连阿胶汤（《伤寒论》）。

本方可滋阴降火，交通心肾，清心定悸。方中黄连、黄芩清心泻火；阿胶、芍药、鸡子黄滋阴养血，阴血足则虚火可降。方中可加炒酸枣仁、珍珠母、生牡蛎等以加强安神定悸之功。

肾阴亏虚，虚火妄动，遗精腰酸，加龟板、熟地黄、知母、黄柏以滋肝肾阴；阴虚兼有瘀热，加丹参、赤芍、丹皮、郁金、生地黄、知母等清热凉血，活血化瘀；兼有痰热，加用黄连温胆汤；阴虚而火热不明显，可改用天王补心丹；心火亢盛，可改服朱砂安神丸，或加黄连、栀子、淡竹叶等以清心火，宁心神。

2. 心脾两虚

治法：养心益脾，定悸安神。

处方：归脾汤（《正体类要》）。

方中当归、龙眼肉补养心血；黄芪、党参、白术、炙甘草益气健脾，以滋气血生化之源；茯神、远志、酸枣仁宁心安神；木香理气醒脾，使补而不滞。

纳呆腹胀，加陈皮、麦芽、神曲、山楂、鸡内金、枳壳健脾助运，消食行气；倦怠乏力气短，重用人参、黄芪、白术、炙甘草，少佐肉桂，取少火生气之意；失眠多梦，加合欢皮、夜交藤、五味子、柏子仁、莲子心以宁心安神。

心气血两虚，治以益气养血，滋阴安神，用炙甘草汤加减以益气滋阴，补血复脉。方中炙甘草甘温益气，为治心动悸、脉结代之君药；人参、大枣补气健脾；桂枝、生姜通行阳气；生地黄、阿胶、麦冬、火麻仁滋阴补血；清酒辛热温通，以行药势。气虚甚者加黄芪；血虚甚者加当归、熟地黄；兼阳虚而汗出肢冷者，加附子、黄芪、煅龙骨、煅牡蛎；兼阴虚者，重用麦冬、地黄、阿胶，加北沙参、玉竹、石斛。

3. 心虚胆怯

治法：镇惊定志，养心安神。

处方：安神定志丸（《医学心悟》）。

方中龙齿镇惊宁神，茯苓、茯神、石菖蒲、远志安神定志，人参益气养心。

兼见心阳不振，加附子、肉桂温经通阳；心血不足，加熟地黄、阿胶、首乌、龙眼肉以滋养心血；心气郁结，心悸烦闷，精神抑郁，加柴胡、郁金、合欢皮以疏肝解郁；气虚挟湿，重用茯苓，加白术、泽泻以健脾运湿；气虚夹瘀，加桃仁、红花、丹参、川芎等以活血化瘀；自汗，加五味子、麻黄根、浮小麦、乌梅以止汗收敛心气。

4. 心阳不振

治法：温补心阳，安神定悸。

处方：桂枝甘草龙骨牡蛎汤（《伤寒论》）。

方中桂枝、炙甘草温补心阳，生龙骨、生牡蛎安神定悸。

形寒肢冷，加人参、黄芪、附子、肉桂温阳益气散寒；大汗出，重用人参、黄芪、煅龙骨、煅牡蛎、山茱萸益气敛汗，或用独参汤煎服以敛汗固脱；兼见水饮内停，加葶苈子、五加皮、车前子、泽泻以行水饮；夹瘀，加桃仁、红花、丹参、赤芍以活血化瘀；兼见阴伤，加麦冬、玉竹、五味子以滋养阴液；心阳不振，以致心动过缓，酌加炙麻黄、补骨脂，重用桂枝以温通心阳。

5. 痰火扰心

治法：清热化痰，宁心安神。

处方：黄连温胆汤（《六因条辨》）。

方中黄连苦寒泻火，清心除烦；半夏和胃降逆，燥湿化痰；陈皮、茯苓理气和胃，化湿祛痰；竹茹涤痰开郁，清热化痰；枳实下气行痰；生姜和胃祛痰；甘草和中。方中可加栀子、胆南星、全瓜蒌，以加强清火化痰之功。

痰热互结，大便秘结，加生大黄通腑导滞泻热；心悸重，加磁石、珍珠母、石决明、远志、酸枣仁重镇安神；火郁伤阴，加沙参、麦冬、玉竹、生地黄养阴清热；兼见脾虚，加党参、白术、谷芽、麦芽、砂仁健脾助运。

（二）针灸治疗

1. 基本处方　心俞、巨阙为俞募配穴，可益心气，宁心神；内关和心经原穴神门，为神气出入之门，二穴相伍从远端调神。

2. 加减运用

（1）阴虚火旺证：加肾俞、太溪、涌泉、劳宫以滋肾阴，清心火而安神。涌泉、劳宫针用泻法，余穴针用补法。

（2）心脾两虚证：加脾俞、足三里、膈俞益脾胃，养心血，以安神定悸。诸穴针用补法。

（3）心虚胆怯证：加间使、胆俞以镇惊定志，养心安神。诸穴针用补法。

（4）心阳不振证：加中冲、少冲，为子母补泻之补法，以温补心阳，安神定悸。诸穴针用补法。

（5）痰火扰心证：加少府、内庭以清热，针用泻法；加丰隆以化痰，针用平补平泻法；加阳陵泉以清胆腑之热而宁心，针用泻法。余穴针用补法。

3. 其他

（1）耳针疗法：取心、神门、交感、皮质下为主，辅以肝、胆、脾、肾，轻刺激，留针 30 分钟，每日 1 次，10 次为 1 疗程；或用王不留行籽，胶布固定，每日按压 5～10 次，每次 1～3 分钟，3～5 天换贴 1 次。

（2）穴位注射疗法：取内关、郄门、心俞、厥阴俞，用维生素 B_1 注射液或维生素 B_{12} 注射液，每穴注射 0.5～1mL，隔日 1 次；或用丹参注射液，每次 1～2 穴，每穴注射 0.5～1mL，每日 1 次，10 次为 1 疗程。

（3）皮肤针疗法：取后颈、骶部、气管两侧、颌下部或内关、膻中、人迎、三阴交等穴位，中度刺激，至局部出现红晕，或略有出血点为度，发作时每日可治疗 2 次。

第三节　不寐（失眠）

睡眠问题在航天作业环境中普遍存在。2014 年，美国国家航空航天局（national aeronautics and space administration，NASA）对国际空间站（international space station，ISS）在轨航天员医疗措施的使用频次进行了统计：在 11 项急性医学问题中，睡眠问题位列第一；在 6 项慢性医学问题中，睡眠问题位列第二；超过 3/4 的航天员在任务期间需要服用安眠药来帮助入睡。航天员的睡眠时间明显少于美国国家睡眠基金会和美国睡眠医学会推荐的维持理想的警觉、绩效和健康所需的睡眠时间。睡眠出现障碍，会严重影响身心健康、精神行为和工作能力，还会引起绩效下降，造成决策失误，对任务产生重要负面影响。睡眠障碍，在中医属于"不寐"范畴。

不寐是指以入睡困难，或睡眠时间不足，或睡眠不深，严重时彻夜不眠为主要临床表现的一类病证，俗称失眠。睡眠时间和深度的不足主要表现为不能消除疲劳、恢复体力与精力，且常伴有醒后神疲乏力、头晕、头痛、心悸健忘及心神不宁等。久治不愈之不寐，可能加重或诱发心悸、胸痹、中风、头痛、眩晕等病证。

不寐在《内经》中被称为"目不瞑""不得眠""不得卧"，认为是邪气客于脏腑，卫气行于阳，不能入阴所致。《素问·逆调论》还载有"胃不和则卧不安"，后世医家引申为凡脾胃不和、痰湿、食滞内扰，以致寐寝不安者均属此。汉代张仲景在《伤寒论》和《金匮要略》中将其病因分为外感和内伤两类，提出"虚劳虚烦不得眠"的论述，用黄连阿胶汤及酸枣仁汤治疗不寐，至今临床仍有应用价值。《古今医统大全·不寐候》认为，"痰火扰心，心神不宁，思虑过伤，火炽痰郁，而致不寐者多矣"，概括了不寐的病因病机。《景岳全书·杂证谟·不寐》中将不寐病机概括为有邪、无邪两种类型，认为"有邪者多实证，无邪者皆虚证"，有邪者又分为外邪、内邪，伤寒、伤风、疟疾所致为外邪，痰、火、寒气、水气、饮食忿怒所致为内邪，无邪是指思虑劳倦、惊恐忧疑。《医宗必读·不得卧》又将不寐原因概括为气虚、阴虚、痰滞、水停、胃不和五个方面。明代戴元礼《证治要诀·虚损门》提出"年高人阳衰不寐"之论。清代《冯氏锦囊秘录·杂证大小合参卷十二》亦提出"壮年肾阴强盛，则睡沉熟而长；老年阴气衰弱，则睡轻而短"，认为不寐的病因与肾阴盛衰有关。

一、诊断要点

1. 症状　经常失眠，轻者入寐困难或睡而易醒，醒后不寐，连续 3 周以上，重者彻夜难眠，常伴有头痛头晕、心悸健忘、神疲乏力、心神不宁、多梦等；本病多有饮食不节、情志失常、劳倦思虑过度、病后体虚等病史。

2. 检查　经各系统检查及实验室检查，未发现有妨碍睡眠的其他器质性病变。临床采用多导睡眠图来判断：①测定其平均睡眠潜伏期时间延长（长于 30 分钟）；②测定实际睡眠时间减少（每夜不足 6.5 小时）；③测定觉醒时间增多（每夜超过 30 分钟）。

二、辨证

不寐的主要病位在心，多由心神失养、心神不安、神不守舍而致，且与肝、胆、脾、胃、肾的阴阳气血失调相关。本病辨证首分虚实。虚证多为气血不足，心失所养，特点为体质瘦弱，面色无华，神疲懒言，心悸健忘；实证为火盛扰心，特点为心烦易怒，口苦咽干，便秘溲赤。

1. 心火炽盛

证候：心烦不寐，躁扰不宁，口干舌燥，口舌生疮，小便短赤，舌尖红，苔薄黄，脉数有力或细数。

分析：失重气血升逆，心阳浮动，加之高强度工作，耗伤心阴，而致心火炽盛，扰动心神，则心烦不寐，躁扰不宁；心开窍于舌，心火上炎，则口干舌燥，口舌生疮；心火下移于小肠，则小便短赤；舌尖红，苔薄黄，脉数有力或细数均为心火炽盛之象。

2. 肝郁化火

证候：急躁易怒，心烦不寐，多梦，甚至彻夜不眠，伴有头晕头胀，目赤耳鸣，口干而苦，胸闷胁痛，不思饮食，便秘溲赤，舌红苔黄，脉弦数。

分析：长期飞行，孤独紧张，易致情志抑郁，肝失条达，气郁化火，上扰心神，则心烦不寐，多梦，甚至彻夜不寐，易躁易怒；肝火上冲，胆汁上溢，则头晕头胀，目赤耳鸣，口干而苦，胸闷胁痛；肝郁乘脾，脾失健运，则不思饮食，便秘溲赤；舌红苔黄，脉弦数，均为肝郁化火之象。

3. 痰热内犹

证候：睡眠不安，心烦懊恼，头重目眩，胸闷脘痞，痰涎壅盛，泛恶嗳气，舌质红，苔黄腻，脉滑数。

分析：太空驻留，少动脾虚，脾运失健，水湿痰饮内停，痰郁化热，痰热上扰，则睡眠不安，心烦懊恼；痰阻中焦，故胸闷脘痞而痰多，泛恶嗳气；痰浊蒙蔽清阳，故头重目眩；舌红，苔黄腻，脉滑数，均为痰热壅盛之象。

4. 心肾不交

证候：心悸不安，心烦不寐，头晕耳鸣，肌损骨痿，健忘，五心烦热，潮热盗汗，口干津少，舌红少苔，脉细数。

分析：航天特因环境因素致气机升降失常，肝肾虚损，肾阴不足，阴水不能上济于心，心火独旺，虚热扰神，故心悸不安，心烦不寐；肾精亏耗，髓海失养，故头晕耳鸣，健忘，肌损骨痿；潮热盗汗，口干少津，舌红苔少，脉细数，均为心肾不交，阴虚火旺之象。

5. 心脾两虚

证候：不易入睡，多梦易醒，心悸健忘，神疲食少，伴头晕目眩，四肢倦怠，腹胀便溏，面色少华，舌淡苔薄，脉细无力。

分析：失重导致血液重新分布，低动力引起心脾两虚，血不养心，神不守舍，故不易入睡，多梦易醒，心悸健忘；脾虚失健，则腹胀便溏；气血亏虚，故神疲食少；气血不能上奉于脑，则头晕目眩；脾主四肢，脾虚筋脉失养，则四肢倦怠；血虚不能上荣于面，则面色少华；舌淡苔薄，脉细无力，均为心脾两虚之象。

6. 心胆气虚

证候：不寐多梦，易惊醒，醒后难以再寐，胆怯心悸，触事易惊，终日惕惕，伴气短自汗，倦怠乏力，舌淡，脉弦细。

分析：太空狭小环境，昼夜节律改变，紧张，孤独，易引发心理应激，心胆气虚，神不内守，心虚则神无所主，胆虚则善惊易恐，故不寐多梦，易惊醒，醒后难以再寐；心胆俱怯，决断无权，则胆怯心悸，触事易惊，终日惕惕；气短自汗，倦怠乏力，舌淡，脉弦细，均为心胆气虚之象。

三、治疗

治疗当以补虚泻实，调整阴阳为原则。实证泻其有余，如疏肝泻火，清化痰热，消导和中；虚证补其不足，如益气养血，健脾补肝益肾；在此基础上配合安神定志，如养血安神，镇惊安神，清心安神。

（一）中药治疗

1. 心火炽盛

治法：清心泻火，安神宁心。

处方：朱砂安神丸（《内外伤辨惑论》）。

方中朱砂重镇安神，黄连苦寒泻火，清心除烦，两药配伍，共奏泻火清热除烦、重镇以安神志之功；当归、生地养血滋阴，以补炽盛之火耗伤之阴血；甘草调和诸药。

胸中懊恼，胸闷泛恶，加淡豆豉、竹茹以宣消胸中郁火；便秘溲赤，加大黄、淡竹叶、琥珀引火下行，以安心神。另外，可加黄芩、栀子、连翘以增强本方清心泻火之功。

2. 肝郁化火

治法：疏肝解郁，降火安神。

处方：龙胆泻肝汤（《太平惠民和剂局方》）。

本方有泻肝胆实火、清下焦湿热之功效，适用于肝火上炎所致的不寐多梦、头晕头胀、目赤耳鸣、口干便秘之症。方中用龙胆草、黄芩、栀子清肝泻火，泽泻、车前子、木通利小便而清热，柴胡疏肝解郁，当归、生地养阴柔肝，甘草和中。可加茯神、生龙骨、生牡蛎镇心安神。

胸闷胁胀，善太息，加香附、郁金、佛手以疏肝解郁；头晕目眩，头痛欲裂，不寐欲狂，大便秘结，可用当归龙荟丸。

3. 痰热内扰

治法：健脾化痰，清热安神。

处方：黄连温胆汤（《六因条辨》）。

本方清心降火，化痰安神，适用于痰热扰心，见虚烦不宁、不寐多梦等症状者。方中黄连清心泻火，半夏、陈皮、竹茹化痰降逆，茯苓健脾化痰，枳实理气和胃降逆。

心悸，惊惕不安，加珍珠母、龙齿、磁石镇惊定志；伴有胸闷嗳气，脘腹胀满，大便不爽，苔腻，脉滑，用半夏秫米汤和胃健脾降气，以决渎壅塞，交通阴阳；宿食积滞，嗳腐吞酸，脘腹胀痛，可加保和丸消导和中安神；不寐日久，大便秘结，用礞石滚痰丸降火泻热，逐痰安神。

4. 心肾不交

治法：滋阴降火，交通心肾。

处方：六味地黄丸（《小儿药证直诀》）合交泰丸（《韩氏医通》）。

六味地黄丸滋补肾阴，用于头晕耳鸣、腰膝酸软、潮热盗汗等肾阴不足证；交泰丸清心降火，引火归原，用于心烦不寐、梦遗等心火偏亢证。方中熟地黄、山茱萸、山药滋补肝肾，填精益髓；茯苓、丹皮、泽泻健脾渗湿，清泻相火；黄连清心降火；肉桂引火归原。两方共奏滋阴降火之效。

以心阴不足为主者，用天王补心丹以滋阴养血，补心安神；心烦不寐，彻夜不眠，加朱砂、磁石、龙骨、龙齿重镇安神。

5.心脾两虚

治法：补益心脾，养血安神。

处方：归脾汤（《正体类要》）。

本方补血益气，健脾养心，适用于不寐、健忘、心悸怔忡、面黄食少等心脾两虚证。方中人参、白术、黄芪、甘草益气健脾；当归补血；茯神、远志、酸枣仁、龙眼肉健脾安神；木香行气健脾，使全力补而不滞。

兼见脘闷纳呆，苔厚腻，重用白术，加苍术、半夏、陈皮、茯苓、厚朴以健脾燥湿，理气化痰；血虚较甚，加熟地黄、芍药、阿胶以养心血；失眠较重，加合欢皮、柏子仁、夜交藤、五味子养心安神。

6.心胆气虚

治法：益气镇惊，安神定志。

处方：安神定志丸（《医学心悟》）合酸枣仁汤（《金匮要略》）。

前方重在镇惊安神，用于心烦不寐、终日惕惕、触事易惊之症；后方偏于养血清热除烦，用于虚烦不寐、气短自汗、倦怠乏力之症。方中人参、茯苓、甘草益心胆之气；茯神、远志、龙齿、石菖蒲化痰宁心，镇惊开窍宁神；川芎、酸枣仁调血养心；知母滋阴泻火除烦。心悸甚，惊惕不安，加生龙骨、生牡蛎、朱砂以镇惊安神。

心肝血虚，惊悸汗出，重用人参，加白芍、当归、黄芪以补养肝血；木不疏土，胸闷、纳呆腹胀，善太息，加柴胡、陈皮、山药、白术以疏肝健脾。

（二）针灸治疗

1.基本处方　三阴交一穴三用，健脾养血，柔肝益阴，补肾填精，更与心经原穴神门相伍，调心安神；四神聪透百会、印堂醒脑安神；照海为通于阴跷脉的八脉交会穴，善治不寐。

2.加减运用

（1）心火炽盛证：加劳宫、少冲、少泽以清心泻火，安神宁心。少冲、少泽点刺出血，劳宫针用泻法，余穴针用补法。

（2）肝郁化火证：加行间、侠溪、风池以疏肝解郁，泻火安神。此三穴针用泻法，余穴针用补法。

（3）痰热内扰证：加中脘、丰隆、内庭以健脾化痰，清热安神。此三穴针用平补平泻法，余穴针用补法。

（4）心肾不交证：加心俞、大陵、肾俞、太溪以滋阴降火，交通心肾。诸穴针用补法。

（5）心脾两虚证：加心俞、脾俞、足三里以补益心脾，养血安神。诸穴针用补法，或加灸法。

（6）心胆气虚证：加心俞、大陵、胆俞、丘墟以补益心胆，安神定志。诸穴针用补法，或加灸法。

3. 其他

（1）耳针疗法：取神门、心、脾、皮质下、交感、枕，每次取 2 ~ 3 穴，毫针轻刺激，留针 30 分钟，每日 1 次，或揿针埋藏，或王不留行籽贴压。

（2）电针疗法：取四神聪、太阳，接通电针仪，用较低频率，每次 30 分钟。

（3）皮肤针疗法：从项部至腰部，取督脉和膀胱经背部第 1 侧线，用梅花针自上而下叩刺，叩至皮肤潮红为度，每日 1 次。

第四节　痿证（肌肉萎缩）

航天失重环境对人体肌肉质量有深刻的影响，与肌肉组织废用性萎缩有关，这些影响在许多方面被证实，包括体重、人体测量、生化分析、代谢平衡的研究及航天飞行后肌肉情况和神经肌肉功能的评定。在较长时间的航行中，航天员身体成分发生改变，被认为可能是肌肉组织随着代谢效率的降低而退化。苏联研究发现，在长时间航行中，航天员体液丧失，其中大部分是由肌肉萎缩引起的细胞间液减少的结果。

中医将肌肉萎缩称为痿证，是指以肢体筋脉弛缓、软弱无力、不能随意运动、或伴有肌肉萎缩为主要临床表现的一种病证。痿者，萎也，枯萎之义，即指肢体瘦弱，肌肉萎缩。因其多发生于下肢，故又有"痿躄"之称。

痿之名，首见于《内经》，相关记载颇详，其对痿证病因病机、证候分类和治疗原则的论述对后世有深远的影响。如《素问·痿论》专题论述痿证，强调本病的主要病机为"肺热叶焦"，肺燥不能输精于五脏，致五体失养，发为痿证，并依据病机、证候的不同，把痿证分为皮、脉、筋、肉、骨五痿，在治法上提出"治痿者，独取阳明"的基本原则。《素问·生气通天论》指出湿热也是痿证的发病原因之一。隋唐至北宋时期，医家将痿列入风门，较少进行专题讨论。金元时期，随着四大家的崛起，医家各抒己见，张子和强调火热在发病中的重要性，在治疗上主张使用寒凉药物，认为"若痿作寒治，是不刃而杀之也"。张子和还从临床表现、病机方面对风、痹、痿、厥四证进行了鉴别。李东垣认为痿证为湿热刑肺，肺燥伤津，累及肝肾，在治疗上提出用清燥汤。而清燥汤包含补中益气汤，可见李东垣用清燥汤治疗痿证是对《内经》"治痿独取阳明"这一治疗原则的具体运用。朱丹溪力倡"阳常有余，阴常不足"的理论，制虎潜丸。该方滋阴降火，强壮筋骨，是治疗肝肾阴虚所致痿证的有效方剂，至今仍为临床所习用。明代张景岳对前人所说的痿证皆以火热论治的理论提出异议，在《景岳全书·杂证谟·痿证》中提出痿证"非尽为火证"，认为"元气败伤，则精虚不能灌溉，血虚不能营养者，亦不少矣。若概从火论，则恐真阳亏败，及土衰水涸者，有不能堪"，同时在治疗上主张，"若绝无火证，而止因水亏于肾，血亏于肝者，则不宜兼用凉药，以伐生气，惟鹿角胶丸为最善"。邹滋九在《临证指南医案》按语中指出本病为"肝肾肺胃四经之病"，说明四脏气血津精不足是导致痿证的直接因素。总之，自明清以来，对痿证病因病机的认识及治法有了较大的进展，使痿证辨证施治的内容日臻丰富完善。

历代医家认为，与痿证关系较为密切的病机为脾气亏虚、肝肾亏虚及血瘀，据此提出健运脾胃治痿、调补肝肾治痿、养血行瘀治痿之法。

一、诊断要点

1.症状　肢体筋脉弛缓不收，下肢为甚，痿软无力。

2.检查　神经系统检查提示肌力降低，肌萎缩，必要时做肌电图、酶学检查等有助于明确诊断。

二、辨证

1.脾胃虚弱

证候：肢体软弱无力，逐渐加重，肌肉萎缩，神疲乏力，食少纳呆，腹胀，气短懒言，舌淡，舌体胖大，苔薄白，脉细弱。

分析：失重状态下，运动器官的重力负荷消失，长时间作用将引起肌肉系统的废用性变化，表现为肢体筋脉弛缓不收，痿软无力，失重少动，脾胃虚弱，气血生化不足，筋脉肌肉失荣，故肢体软弱无力，逐渐加重，肌肉萎缩；脾不健运，则食少纳呆，腹胀；周身失充，则气短懒言，神疲乏力；舌淡，舌体胖大，苔薄白，脉细弱，亦为脾胃虚弱、气血不足之象。

2.肝肾亏损

证候：肢体痿软无力，尤以下肢明显，腰膝酸软，不能久立，甚至步履全废，股胫大肉渐脱，或伴有眩晕耳鸣，舌咽干燥，尿频或遗尿，或妇女月经不调，舌红少苔，脉细数。

分析：航天飞行日久，肝肾精血亏虚，不能濡养筋骨经脉，而渐成痿证；筋肉失养日久，则肌肉萎缩，形瘦骨立；精髓不足，腰膝失养，故见腰膝酸软，不能久立；久则髓枯筋燥，故股胫大肉渐脱，步履全废；肝肾亏虚，精血不能上充于脑，故眩晕耳鸣；肾虚膀胱不约而遗尿；肝肾亏虚，冲任失调，故见月经不调；舌红少苔，脉细数，均为阴虚内热之象。

三、治疗

对于痿证的治疗，宜以扶正补虚为主，肝肾亏虚者，宜滋养肝肾，脾胃虚弱者，宜益气健脾。《内经》提出，"治痿者，独取阳明"，是指补脾胃、清胃火、祛湿热以滋养五脏。若痿证日久，多气血不行，须酌情应用活血通络之品，如地龙、牛膝、丹参、桑枝、鸡血藤等。《证治汇补》中有关于四物汤加桃仁、红花、牡丹皮、牛膝、延胡索等活血化瘀药物治疗瘀血成痿的记载。

（一）中药治疗

1. 脾胃虚弱

治法：补中益气，健脾升清。

处方：参苓白术散（《太平惠民和剂局方》合补中益气汤（《内外伤辨惑论》）。

参苓白术散健脾益气利湿，用于脾胃虚弱、健运失常、水湿内盛者；补中益气汤健脾益气养血，用于脾胃虚弱、中气不足、气血亏虚者。

方中人参、白术、山药、莲子、甘草、大枣均为健脾益气之品，黄芪、当归益气养血，茯苓、薏苡仁、扁豆健脾渗湿，砂仁、陈皮和胃理气，升麻、柴胡升举清阳，桔梗宣肺。

食滞腹胀，加山楂、枳壳、神曲、麦芽等理气消食；畏寒肢冷，可酌加附子、干姜以温脾阳；病久体弱，气血虚甚，宜重用党参、黄芪、当归、白术、阿胶等以加强补益气血之力；气血不足兼有血瘀，唇舌紫黯，脉兼涩象，加丹参、川芎、牛膝活血祛瘀。

2. 肝肾亏虚

治法：补益肝肾，滋阴清热。

处方：虎潜丸（《丹溪心法》）。

方中虎骨（用狗骨代）、牛膝强筋骨，利关节；熟地黄、龟板、知母、黄柏填精补髓，补血滋阴，清虚热；锁阳温肾益精，补阳益血；当归、白芍养血柔肝；陈皮、干姜理气健脾，补中和胃，既防苦寒败胃，又使滋补不滞。

兼见面色萎黄不华，心悸头昏，舌淡红，脉细弱，酌加黄芪、党参、当归、鸡血藤、何首乌等以补养气血；妇女月经不调，脉沉细无力，不可过用寒凉以伐正气，去黄柏、知母，加淫羊藿、鹿角霜、紫河车、附子、肉桂，或服用鹿角胶丸、加味四斤丸；腰膝酸软，加续断、补骨脂、狗脊补肾壮腰；热甚，可去锁阳、干姜，或服用六味地黄丸加牛骨髓、鹿角胶、枸杞子滋阴补肾，以去虚火；遗尿，加桑螵蛸、覆盆子益肾固精缩尿；阳虚畏寒，脉沉弱，加右归丸加减。

（二）针灸治疗

1. 基本处方

上肢：肩髃　曲池　手三里　合谷　外关　胸 1~ 腰 1 夹脊

下肢：腰夹脊　髀关　伏兔　足三里　风市　阳陵泉　三阴交　环跳　冲门

上述诸穴配合，旨在通经络，调营卫，理明阳。

2. 加减运用

（1）脾胃虚弱证：加脾俞、胃俞、章门、中脘以健运脾胃，益气生血。诸穴针用补法，或加灸法。

（2）肝肾亏损证：加肝俞、肾俞、太溪、太冲以补益肝肾，滋阴清热。诸穴针用补法。

（3）肺热津伤证：加大椎、尺泽、肺俞、二间以清热润肺，益气生津。大椎、尺泽针用泻法，余穴用平补平泻法。

（4）湿热浸淫证：加阴陵泉、中极以清热利湿。阴陵泉针用平补平泻法，余穴针用泻法。

（5）瘀阻证：加气海、血海、脾俞以健脾益气，养血活络。诸穴针用平补平泻法。

（6）肌肉萎缩：局部用齐刺法，以疏调经脉气血，使筋肉得以濡养温煦。

3. 其他

（1）皮肤针疗法：反复叩刺背部肺俞、脾俞、胃俞、膈俞和手、足阳明经循行线，隔日 1 次。

（2）电针疗法：参考体针用穴，在瘫痪肌肉处选取穴位，针刺后加脉冲电刺激，以患者耐受为度，每次 20 分钟。

（3）穴位注射疗法：参考体针用穴，用维生素 B_1 注射液、维生素 B_{12} 注射液或当归注射液，每次取 3 ~ 4 穴，注射 0.5 ~ 1mL，隔日 1 次。

（4）耳针疗法：选肺、胃、大肠、肝、肾、脾、神门等相应部位，用强刺激，每次选 3 ~ 4 穴，留针 10 分钟，隔日 1 次，10 次为 1 疗程。

第五节 骨痿（骨质疏松）

随着空间驻留时间的延长，失重性骨丢失问题成为亟待研究和解决的航天医学难题之一。在航天飞行过程中，钙的负平衡持续进行性发展，失重条件下，骨丢失的发生是以骨形成减弱为主，以骨吸收增强为辅，主要发生在骨小梁和骨皮质。太空中航天员骨丢失速率为 1.0% ~ 1.4%/ 月，每月的骨丢失量相当于地面上绝经妇女 1 年的骨丢失量，是地面上绝经妇女的 10 倍。航天员长期飞行 6 个月，即使应用物理防护措施，骨丢失严重者也高达 20%，且返回地面后恢复困难，大多数航天员从国际空间站返回后第一年股骨骨小梁密度开始恢复，腰椎骨密度 2 ~ 4.5 年才能恢复到起飞前的水平，大多数航天员会一直存在骨小梁密度的降低。骨丢失在中医中属于"骨痿""骨痹"范畴。

骨痿以骨量减少，骨小梁变细、断裂、数量减少，皮质骨多孔、变薄为特征，以致骨的脆性增高及骨折风险增加。《素问·长刺节论》曰："病在骨，骨重不可举，骨髓酸痛，寒气至，名曰骨痹。"《素问·痿论》曰："肾气热，则腰脊不举，骨枯而髓减，发为骨痿。"根据中医"肾主骨""肝主筋""脾主肌肉"的理论，我们认为失重性骨丢失病机为肾虚、脾虚、血瘀三者夹杂，以肾虚为本。

1. 肾精不足　长期失重，肝阳失潜，上亢化火，肝气化火则伤阴血。肝肾同源，精血互生，累及于肾。肾藏精，主骨生髓，长期应激亏虚，则骨失所养，可见筋骨痿软。肾虚多由于肾的封藏之力不足，导致所封藏的精气流失，长久的精气流失又会导致肾的封藏之力不足，恶性循环。而肾又主骨，明代赵宜真《仙传外科集验方》言，"肾实则骨有生气"，《素问·阴阳应象大论》载"肾生骨髓""肾充则髓实"，阐述了肾、骨、髓三者的密切关系。长久的封藏之力不足和肾中精气亏虚，会导致骨髓空虚，最终出现骨质疏松。历代医家的论述无不显示着骨与肾的密切关系。《素问·上古天真论》也通过女子七七、男子八八的生理特性阐述了人的年龄与肾精盛衰的关系，由渐渐充盛到缓缓亏虚，将这一生理特性与"肾主骨"的理论基础相结合。

2. 脾胃虚弱　长期失重，影响胃主受纳、脾主运化的功能，气血生化乏源，不能充分濡养四肢肌肉，故见肌肉萎缩。肾属水，脾胃属土，水土合德，相互制约又相辅相成。《医宗必读·痿》："阳明虚则血气少，不能润养宗筋，故弛纵，宗筋纵则带脉不能收引，故足痿不为用。"先天肾精与后天脾胃之气是相辅相成的，若先天亏耗，则后天生化无源；若后天损伤，则先天无所充实。这一理论指出了脾胃这一环节在治疗失重性骨丢失中的重要性。

3. 肝气郁滞　航天员长期在轨驻留，环境狭小，孤独寂寞，致使肝气郁滞，肝失条达。肝属木，肾属水，肾阳不足则水寒，水寒则木郁。肝主筋，木郁则筋不柔；肾主骨，水寒则骨髓不生。重度骨质疏松与肝气郁滞有着密不可分的关系，在治疗中将疏肝考虑进去，会收到良好的疗效。

4. 瘀血阻络 《灵枢·本藏》曰："经脉者，所以行气血而营阴阳，濡筋骨，利关节者也。"可见骨骼必须依靠经脉中之气血的营养，若气血瘀滞，脉络瘀阻，则可致筋骨关节失养，出现痿废。飞船的狭小环境限制了航天员的体能活动，运动量减少，机体将可能处于过逸状态。四肢少动少劳则气血运行缓慢，导致气滞血瘀。血瘀则脉道不畅，瘀血不去，新血不生，气血失充，骨失所养。在临床治疗中，应巧妙地运用活血化瘀药。

综上，我们认为失重性骨丢失基本病机为脾肾不足，肝郁血滞，筋骨失养，主要涉及肝、脾、肾三脏。应从整体调节入手，治法为补肾健脾，疏肝活血，荣筋强骨。

一、诊断要点

1. 症状 腰膝关节软弱无力，活动时酸楚疼痛，甚至骨脆性增加，易发生骨折。
2. 检查 双能 X 线检查示骨量减少、骨的微观结构退化等。

二、辨证

失重下肢废用日久，耗伤气血，损及脏腑，脾失健运、肝肾不足为虚；日久或有痰瘀互结、肝肾亏虚之虚实夹杂证。

1. 肝肾两虚

证候：失重下肢废用日久，肌肉瘦削，腰膝酸软，或畏寒肢冷，尿频，或骨蒸劳热，心烦口干，舌质淡红，苔薄白或少津，脉沉细弱或细数。

分析：肝肾两虚，筋骨失于濡养，故肌肉瘦削、关节无力或疼痛；肾亏者，则腰膝酸软，尿频；偏阳虚者，则畏寒喜暖，手足不温；偏阴虚者，则骨蒸劳热，心烦口干；舌脉所见，亦为肝肾亏虚之象。

2. 痰瘀痹阻

证候：腰膝酸软，屈伸不利，困倦乏力，纳呆便溏，或眼睑浮肿，胸闷痰多，舌质紫黯或有瘀斑，苔白腻，脉弦涩。

分析：长期飞行，少动脾失健运，湿困生痰，痰浊与瘀血互结，留阻经络、关节、肌肉，痰阻脉络，筋脉肌肤失去气血荣养，故致筋骨弛软，屈伸不利。眼睑浮肿，胸闷痰多，困倦乏力，舌苔白腻，为痰饮之征；舌质紫黯或有瘀斑，脉弦涩，为血瘀之象。

三、治疗

失重下肢废用日久，多可导致脾失健运、肝肾不足，故治疗当重视扶正，补肝肾、益气健脾是常用之法，同时还宜重视养血活血。

（一）中药治疗

1. 肝肾两虚

治法：培补肝肾，强骨荣筋。

处方：补血荣筋丸（《杏苑生春》）。

方中熟地黄、肉苁蓉、五味子滋阴补肾，养血暖肝；鹿茸、菟丝子、牛膝补肝肾，壮筋骨；天麻、木瓜祛风湿，舒筋通络止痛。

肾气虚，腰膝酸软，乏力较著，加鹿角霜、续断、狗脊以补肾；阳虚，畏寒肢冷，关节拘急不利，加附子、干姜、巴戟天，或合用阳和汤加减，温阳补血，散寒通滞；肝肾阴亏，腰膝疼痛，低热心烦，或午后潮热，加龟板、女贞子，或合用河车大造丸加减。

2. 痰瘀痹阻

治法：健脾化痰，活血通络。

处方：双合汤（《杂病源流犀烛》）。

方中桃仁、酒红花、当归、川芎、白芍活血化瘀，通络止痛；茯苓、半夏、陈皮、白芥子、竹沥、姜汁健脾益气，除湿化痰。

关节活动不利，舌质紫黯，脉涩，可加莪术、三七、土鳖虫破瘀散结通络；神疲乏力，面色不华，加党参、黄芪益气。

（二）针灸治疗

1. 基本处方

脊背：大椎　身柱　腰阳关　夹脊　阿是穴　水沟　天突

髋部：环跳　居髎　秩边　风市　委中　阿是穴

股部：冲门　伏兔　箕门　阿是穴　血海　梁丘

膝部：膝眼　梁丘　膝阳关　阿是穴　阳陵泉　阴陵泉

踝部：申脉　照海　昆仑　丘墟　阿是穴　阳陵泉　下巨虚

上述诸穴均按"腧穴所在，主治所在；经络所过，主治所及"所选，旨在疏通经络气血，调和营卫。

2.加减运用

（1）肝肾两虚、脾气不足：加肝俞、肾俞以补益肝肾，脾俞、足三里健脾助运。诸穴针用补法。

（2）痰瘀痹阻：加肾俞、血海、三阴交以活血行气，通络散结。诸穴针用泻法。

（3）脾胃虚弱：加脾俞、胃俞、中脘以健运脾胃、益气生血。诸穴针用补法，或加灸法。

（4）肝肾亏损：加肝俞、肾俞、太溪、太冲以补益肝肾、滋阴清热。诸穴针用补法。

（5）瘀阻：加气海、血海、脾俞以健脾益气、养血活络。诸穴针用平补平泻法。

3.其他

（1）皮肤针疗法：反复叩刺背部肝俞、肾俞、脾俞、胃俞，隔日1次。

（2）电针疗法：穴位参照基本处方，针刺得气后，接通电针仪，用连续波刺激10～20分钟。

第六节　郁证（抑郁症）

在载人航天过程中，航天员面临特殊而又复杂的航天环境。在航天飞行不同阶段，机体受到超重、失重、噪声、震动、着陆冲击影响，也有来自航天器内外环境因素的影响，如舱内狭小环境、大气压力、有害气体、辐射等，所有这些因素都可单一地、综合地、间接或直接地对人体的身心方面造成影响。航天员活动是一种特殊的劳动，而且随着航天事业的飞速发展，航天员担负的任务大大增加，这些都会不同程度地增加航天员的精神负担，影响其身心健康。

另一方面，航天员长期远离地球，与社会、家人、朋友隔离，太空环境狭小、感觉刺激减少、孤独寂寞、活动受限等因素，常易引起航天员抑郁等心理问题，表现为疲乏虚弱、懒言少动、心悸健忘、失眠多梦、胸闷不舒、不思饮食、体重减轻等症状，这些症状与中医郁证的临床表现相似，为了区别于临床上的郁证，我们将其称为航天郁证。

郁证是指以心情抑郁，情绪不宁，胸部满闷，胁肋胀痛，或易怒喜哭，或咽中如有异物梗阻等为主要临床表现的一种病证。

《内经》虽无郁证病名，但有关五气之郁的论述较多。如《素问·本病论》曰："人忧愁思虑即伤心。"又言："人或恚怒，气逆上而不下，即伤肝也。"《素问·举痛论》曰："思则心有所存，神有所归，正气留而不行，故气结矣。"这些论述为后世情志致郁学说奠定了理论基础。《素问·六元正纪大论》提出的五郁的治则，对后世医家多有启迪，尤以"木郁达之"更为临床医家所推崇。汉代张仲景在《金匮要略·妇人杂病脉证并治》中记载了属于郁证的脏躁及梅核气两种病证，并观察到此两种病证为女性多发，所拟治疗方药至今仍被广泛应用于临床。隋代巢元方在《诸病源候论·气病诸候》中指出，忧思会导致气机郁结。金元时期，医家已把郁证作为一个独立病证加以论述，对郁证的病因病机有了进一步的认识。朱丹溪在《丹溪心法》中将郁证列为专篇论述，提出了"六郁之说"，即气、血、火、食、湿、痰，创立了六郁汤、越鞠丸等相应的治疗方剂，对后世治郁有一定的影响。明代虞抟《医学正传》首先采用郁证这一病证名称。张景岳对郁证的范围做了明确的论述，在《景岳全书·杂证谟·郁证》中将情志之郁称为因郁而病，着重论述了怒郁、思郁、忧郁三种郁证的证治，而且明代医家已有把情志之郁作为郁证主要内容的趋势。清代对情志因素所致之郁证的论述较为详细。叶天士在《临证指南医案·郁》中载有大量的病例，均属情志之郁，其治则治法多种多样，用药清新灵活，启发颇多，并且充分注意到精神治疗对郁证的重要意义。王清任对郁证中血行瘀滞的病机做了强调，提出了应用活血化瘀法治疗郁证。

一、诊断要点

1. 症状　以心情忧郁、情绪不宁、胸胁胀满，或易怒喜哭，或咽中如有物阻为主症。

2. 检查　各系统检查和实验室检查正常。

二、辨证

郁证以气郁为主要病变，初起病证多实。一般来说，气郁、血郁、火郁主要与肝有关，食郁、湿郁、痰郁主要与脾有关。实者病程较短，表现为心情抑郁，胸胁胀痛，咽中梗塞，喜太息，脉弦或滑。病久则多虚，虚证与心的关系最为密切，兼及脾、肾，症见精神萎靡，心神不宁，心慌，悲忧善哭，虚烦不寐，脉细或细数等。

1. 肝气郁结

证候：精神抑郁，情绪不宁，胸闷，喜太息，胁肋胀痛，痛无定处，或脘闷嗳气，纳呆腹胀，大便不调，舌苔薄腻，脉弦。

分析：太空环境狭小，活动受限，孤独寂寞，情志所伤，肝失条达，故精神抑郁，情绪不宁，胸闷，喜太息；肝郁气滞，血行不畅，脉络失和，故见胁肋胀痛，痛无定处；肝气犯胃，胃失和降，故脘闷，嗳气，纳呆；肝气乘脾，脾失健运，则腹胀，大便不调；舌苔薄腻，脉弦，为肝胃不和之象。

2. 气郁化火

证候：性情急躁易怒，胁肋胀满，口苦口干，或头痛，目赤，耳鸣，或嘈杂吞酸，大便秘结，舌质红，苔黄，脉弦数。

分析：肝郁化火，肝火上炎，故性情急躁易怒，胁肋胀满，头痛，目赤，耳鸣；肝火犯胃，胃肠积热，故口苦口干，嘈杂吞酸，大便秘结；舌质红，苔黄，脉弦数，均为肝火有余之象。

3. 痰气郁结

证候：精神抑郁，胸部满闷，胁肋胀满，咽中如有异物梗塞，咯之不出，吞之不下，苔白腻，脉弦滑。

分析：情志所伤，肝失条达，故精神抑郁；气机不畅，故胸部满闷；肝经气机郁滞，肝络不和，故胁肋胀满；肝郁乘脾，脾失健运，聚湿生痰，痰气郁结咽中，故咽中如有异物梗塞，咯之不出，吞之不下，俗称"梅核气"；苔白腻，脉弦滑，为肝郁挟痰湿之征。

4. 心神失养

证候：精神抑郁，心神恍惚，烦躁不宁，多疑易惊，喜悲善哭，或时时欠伸，失眠不寐，舌质淡，苔薄白，脉弦细。

分析：密闭环境，远离家人亲友，与社会隔离，易致情志过激，忧思不解，肝气郁结，心之气血耗伤，心神失养，神不守舍，故心神恍惚，烦躁不宁，喜悲善哭等；舌质淡，苔薄白，脉弦细，为气郁血虚之象。

5. 心脾两虚

证候：多思善疑，心悸胆怯，失眠健忘，头晕神疲，面色少华，饮食减少，舌质淡，苔薄白，脉细弱。

分析：太空高强度工作，精神负担重，忧愁思虑，劳伤心脾，心失所养，故见心悸胆怯，失眠健忘等；脾不健运，则饮食减少；脾虚气血化源不足，故面色少华，头晕神疲；舌质淡，苔薄白，脉细弱，为心脾两虚之征。

6. 心肾阴虚

证候：心烦少寐，惊悸多梦，头晕耳鸣，健忘，腰膝酸软，五心烦热，盗汗，口咽干燥，舌红少苔或无苔，脉细数。

分析：太空密闭环境、辐射、噪声、大气压力、有害气体等综合作用于人体，导致情志忧郁，郁而化热，耗伤心肾之阴，虚火偏亢，上扰心神，故心烦少寐，惊悸多梦；肾阴亏虚，骨髓不充，脑髓失养，则头晕耳鸣，健忘；肾虚腰府失荣，筋骨失养，则腰膝酸软；阴虚津少，虚热外散，则五心烦热，盗汗，口咽干燥；舌红少苔或无苔，脉细数，为阴虚火旺之征。

三、治疗

理气解郁，调畅气机，怡情易性是治疗郁证的基本原则，但临证时又应分清病证之虚实。一般来说，病证初始多实，治疗当以理气解郁为主，并根据兼有血郁、火郁、湿郁、痰郁、食郁之不同，分别佐以活血、清火、化湿、祛痰、消食之法；病证日久多虚，治疗当以补虚为要，但应辨明脏腑，分清气血阴阳之不同，而后施以养心安神、补益心脾、滋养肝肾之法；至于虚实夹杂者，又当虚实兼顾。

（一）中药治疗

1. 肝气郁结

治法：疏肝解郁，理气和中。

处方：柴胡疏肝散（《医学统旨》）。

方中柴胡、香附、枳壳、陈皮疏肝理气，解郁畅中；川芎理气活血；芍药、甘草柔肝缓急。

胁肋胀满疼痛较甚，加郁金、青皮、佛手疏肝理气；肝气犯胃，胃失和降，嗳气频作，脘闷不舒，加旋覆花、代赭石、法半夏、苏梗和胃降逆；兼有食滞腹胀，加神曲、麦芽、山楂、鸡内金消食化滞；肝气乘脾而见腹胀、腹痛、腹泻，加苍术、厚朴、茯苓、乌药健脾化湿，理气止痛；如兼有血瘀而见胸胁刺痛，舌有瘀点、瘀斑，加当归、郁金、丹参、红花活血化瘀。

2. 气郁化火

治法：疏肝解郁，清泻肝火。

处方：丹栀逍遥散（《内科摘要》）。

方中柴胡、薄荷、生姜疏肝解郁，当归、白芍养血柔肝，白术、茯苓健脾化湿，炙甘草、白术健脾，牡丹皮、栀子清泻肝火。

热势较甚，口苦，大便秘结，加大黄、龙胆草泻热通腑；肝火犯胃而见胁肋胀痛、口苦、嘈杂吞酸、嗳气、呕吐，加黄连、吴茱萸清泻肝火，降逆止呕；肝火上炎而见头痛、目赤、耳鸣，加钩藤、菊花、刺蒺藜清热平肝；热盛伤阴，而见舌红少苔、脉细数，去方中当归、白术、生姜之温燥，酌加生地黄、麦冬、山药滋阴健脾。

3. 痰气郁结

治法：行气开郁，化痰散结。

处方：半夏厚朴汤（《金匮要略》）。

方中厚朴、紫苏理气宽胸，开郁畅中；半夏、茯苓、生姜化痰散结，和中降逆。

湿郁气滞而兼胸脘痞闷、嗳气、苔腻，加香附、佛手片、苍术理气燥湿；痰郁化热而见烦躁、舌红苔黄，加竹茹、瓜蒌、黄芩、黄连清化痰热；病久入络而有痰中带血征象，如胸胁刺痛，舌质紫黯或有瘀斑瘀点，脉涩，加郁金、丹参、姜黄、降香活血化瘀。

4.心神失养

治法：甘润缓急，养心安神。

处方：甘麦大枣汤（《金匮要略》）。

方中甘草甘润缓急；小麦味甘微寒，补益心气；大枣补脾养血。

心悸失眠、舌红少苔等心阴虚症状较明显，加百合、生地黄、柏子仁、酸枣仁、茯神养心安神；血少津亏，大便干结，加黑芝麻、生何首乌润燥通便；喘促气逆，可合五磨饮子（《医便》）开郁散结，理气降逆。

5.心脾两虚

治法：健脾养心，益气养血。

处方：归脾汤（《正体类要》）。

方中党参、茯苓、白术、甘草、黄芪、当归、龙眼肉等益气健脾养血，酸枣仁、远志宁心安神，木香理气醒脾，生姜、大枣调和脾胃。

心胸郁闷，情志不畅，加郁金、佛手片理气开郁；头痛，加川芎、蒺藜祛风活血止痛。

6.心肾阴虚

治法：滋养心肾。

处方：天王补心丹（《校注妇人良方》）合六味地黄丸《小儿药证直诀》）。

前方滋阴降火，养心安神，后方滋补肾阴，合用可滋阴养血，补益心肾。

心肾不交而见心烦失眠、多梦尿频，可加黄连、肉桂交通心肾，甚者加芡实、莲须、金樱子补肾固精；虚火较甚，低热，手足心热，加银柴胡、白薇、麦冬以清虚热；头痛眩晕，面色潮红，加蒺藜、菊花、钩藤、石决明平肝潜阳；月经不调，可加香附、泽兰、益母草理气开郁，活血调经。

（二）针灸治疗

1.基本处方　期门、太冲为募原配穴，疏肝解郁；内关属手厥阴心包经，手厥阴心包经起于胸中，宽胸理气，宁心定志；神门、心俞为俞原配穴，安神定志；合谷与太冲相配，合称四关，可调理阴阳气血，醒神开窍。

2.加减运用

（1）肝气郁结证：加支沟、阳陵泉以疏肝解郁，理气畅中。诸穴针用泻法。

（2）气郁化火证：加行间、内庭、支沟以清肝泻火，解郁和胃。诸穴针用泻法。

（3）痰气郁结证：加天突、列缺、照海以理气化痰，清利咽喉。诸穴针用泻法。

（4）心神失养证：加通里、足三里、三阴交以健脾养心，宽胸解郁。诸穴针用补法。

（5）心脾两虚证：加脾俞、三阴交、足三里、中脘以健脾生血，益气宁心。诸穴针用补法，或加灸法。

（6）心肾阴虚证：加太溪、百会以滋阴清热，宁心安神。太溪、百会针用补法，余穴针用平补平泻法。

3. 其他

（1）耳针疗法：取神门、心、内分泌、枕、脑点、肝、脾、肾、皮质下，每次取3～5穴，用毫针浅刺或加电针，同时针刺两耳，用强刺激手法，每次留针20分钟，隔日1次；亦可用埋针法或王不留行籽贴压，两耳交替进行，每日按压2～3次，3～5天更换1次。

（2）电针疗法：取足三里、内关、太冲、三阴交，每次取穴2～3对，通电20分钟左右，每日治疗1次。

（3）穴位注射疗法：取风池、心俞、脾俞、足三里，用丹参注射液或参麦注射液，每穴注入药液0.3～0.5mL，每日或隔日1次。

（4）穴位埋线疗法：取肝俞、心俞、脾俞、足三里，埋入消毒肠线，每月1～2次。

第七节　淋证（尿路感染）

研究表明，空间微生物对航天器设备的破坏和对航天员健康的危害不容忽视。空间环境会对微生物产生影响，微重力使细菌的增殖、毒力及耐药性大大增加；另一方面，微重力环境与长期在轨飞行容易导致航天员发生免疫功能紊乱，因此，航天员感染性疾病的发生率上升。载人航天的疾病谱分析资料表明，感染性疾病对航天员健康和工作能力影响最大，其发病率也高居首位，甚至会导致整个航天任务的提前中断，载人航天史上就有因尿路感染而使航天任务提前终止导致任务失败的例证。尿路感染属于"淋证"范畴。淋证是指以小便频数短涩、淋沥刺痛、小腹拘急引痛为症状的病证。

中医将淋证分为五淋，历代医家在细节上有些许出入，但对淋证的认识还是比较一致的。五种淋证，《外台秘要》认为包括石淋、气淋、膏淋、劳淋、热淋，《三因极一病证方论》认为包括冷淋、热淋、膏淋、血淋、石淋，《医部全录·淋》认为包括血淋、石淋、气淋、膏淋、劳淋。我们综合前人对淋证的论述，将淋证分成五种证型进行辨证论治。

一、诊断要点

1. 症状　以尿频、尿急、尿痛、小腹拘急引痛为主症。
2. 检查　尿常规、血常规等实验室检查可见白细胞升高。

二、辨证

1. 病因　包括外感湿热，下阴不洁，秽浊之邪从下侵入机体，上犯膀胱，或由小肠邪热，心经火热，下传膀胱，发为淋证；情志失调，肝气郁结，膀胱气滞，或气郁化火，火郁于膀胱，导致淋证；久劳损伤，劳伤过度，耗伤正气，脾肾气虚，膀胱容易感受外邪，而致本病。

2. 病机　淋证的病位在膀胱与肾，与肝、脾相关。基本病机为湿热蕴结下焦，肾与膀胱气化不利。病理因素主要为湿热之邪。病理性质有实有虚，且多见虚实夹杂之证。

3. 病理演变　初起多属实证。淋久湿热伤正，每致脾肾两虚，由实转虚。如邪气未尽，正气渐伤，或虚体受邪，则成虚实夹杂之证。

4. 证候

（1）热淋：小便频数短涩，灼热刺痛，溺色黄赤，少腹拘急胀痛，或有寒热，口苦，呕恶，或有腰痛拒按，或有大便秘结，苔黄腻，脉滑数。

（2）石淋：尿中夹砂石，排尿涩痛，或排尿时突然中断，尿道窘迫疼痛，少腹拘急，往往突发一侧腰腹绞痛难忍，甚则牵及外阴，尿中带血，舌红，苔薄黄，脉弦或带数。若病久砂石不去，可伴见面色少华，精神委顿，少气乏力，舌淡边有齿印，脉细而弱；或腰腹隐痛，手足心热，舌红少苔，脉细带数。

（3）血淋：小便热涩刺痛，尿色深红，或夹有血块，小腹疼痛满急加剧，或见心烦，舌尖红，苔黄，脉滑数。

（4）气淋：郁怒之后，小便涩滞，淋沥不宣，少腹胀满疼痛，苔薄白，脉弦。

（5）劳淋：小便不甚赤涩，溺痛不甚，但淋沥不已，时作时止，遇劳即发，腰膝酸软，神疲乏力，病程缠绵，舌质淡，脉细弱。

三、治疗

实则清利，虚则补益，为淋证的基本治则。实证以膀胱湿热为主者，治宜清热利湿；以热灼血络为主者，治以凉血止血；以砂石结聚为主者，治以通淋排石；以气滞不利为主者，治以利气疏导。虚证以脾虚为主者，治以健脾益气；以肾虚为主者，治宜补虚益肾。同时，正确掌握标本缓急，在淋证治疗中尤为重要。对于虚实夹杂者，又当通补兼施，审其主次缓急，兼顾治疗。

（一）中药治疗

1.热淋

治法：清热利湿通淋。

方药：八正散（《太平惠民和剂局方》）。

常用药：瞿麦、扁蓄、车前子、滑石、萆薢、大黄、黄柏、蒲公英、紫花地丁。

2.石淋

治法：清热利湿，排石通淋。

方药：石苇散（《外台秘要》）。

常用药：瞿麦、扁蓄、通草、滑石、金钱草、海金沙、鸡内金、石苇、虎杖、王不留行、牛膝、青皮、乌药、沉香。

3.血淋

治法：清热通淋，凉血止血。

方药：小蓟饮子（《玉机微义》）。

常用药：小蓟、生地黄、白茅根、旱莲草、生甘草梢、山栀子、滑石、当归、蒲黄、土大黄、三七、马鞭草。

4.气淋

治法：理气疏导，通淋利尿。

方药：沉香散（《太平圣惠方》）。

常用药：沉香、青皮、乌药、香附、石韦、滑石、冬葵子、车前子。

5.劳淋

治法：补脾益肾。

方药：无比山药丸（《备急千金要方》）。

常用药：党参、黄芪、淮山药、莲子肉、茯苓、薏苡仁、泽泻、扁豆衣、山茱萸、菟丝子、芡实、金樱子、煅牡蛎。

（二）针灸治疗

主穴：中极、膀胱俞、阴陵泉。

配穴：热淋加委中、行间；石淋加秩边、委阳；气淋实证加肝俞、太冲、期门；气淋虚证去阴陵泉，加气海、足三里、脾俞；血淋实证加委中、三阴交、血海、膈俞；血淋虚证去阴陵泉，加太溪、复溜、三阴交、膈俞、肾俞；膏淋实证加委中、三阴交；膏淋虚证去阴陵泉，加气海、肾俞、三阴交；劳淋去阴陵泉，加关元、肾俞、脾俞、足三里、三阴交。

操作：实证针用泻法；虚证针用补法，气海、肾俞、关元加灸。

第七章

中医药防治空间运动病

第一节　空间运动病的特点

　　运动病又称晕动病，是晕车、晕船、晕机等的总称，任何人接受的运动刺激超过其前庭系统耐受阈限时，几乎都会出现运动病，临床表现主要有自主神经系统反应，如面色苍白、冷汗出、恶心、呕吐，和中枢神经系统反应，如嗜睡、抑郁、淡漠，甚至会出现失能。

　　空间运动病（space motion sickness，SMS），是载人飞行要首先解决的医学问题。飞行初期7天为人体急性适应期，正是空间运动病高发期，严重者入轨即可发生。航天员发病时可出现眩晕、恶心、呕吐，严重时丧失工作能力。

　　在苏联的空间计划中，48%的航天员出现空间运动病症状。在美国的阿波罗计划中，35%的航天员、60%的空间实验室乘员出现空间运动病症状，从STS-27到STS-28的飞行中，空间运动病的发生率为70%。空间运动病的危害在于其发病率高，而且目前尚无有效的防治措施。在俄罗斯各型号飞船飞行过程中，空间运动病的发生率统计范围是40%～60%，平均是48%；在美国航天飞机飞行过程中，空间运动病发生情况统计表明，航天员首次飞行的发病率为64%。如果发生空间运动病，航天员的工作能力会大大降低，尤其是在着舱外服期间，若因空间运动病呕吐，呕吐物堵塞舱外服的通风供氧管路，可直接危及航天员的生命。在载人航天史上就有因空间运动病而中止出舱活动的先例，如阿波罗9号航天员施韦卡特和斯科特曾因空间运动病问题而推迟出舱活动；在2008年美国亚特兰蒂斯号航天飞机STS-122飞行任务中，欧洲航天员汉斯·施勒格尔也因空间运动病被迫将出舱活动日期推迟一天。空间运动病一旦发作不仅影响航天员的健康，而且降低航天员的工作能力和工作积极性，致使航天任务不能按计划完成。

　　综上，空间运动病具有发病率高、地面预测难、治疗效果差等特点，严重影响航天员工作效能，因此，在飞行早期如何有效防护空间运动病是各航天大国都在积极攻关的课题。

第二节　空间运动病研究进展

运动病最早由 Irwin 描述（1881 年），其研究始于 19 世纪初。20 世纪 60 年代，随着人类对太空的探索，以美国和苏联为代表的空间载人计划得以实现，人们开始了对空间运动病的研究。

一、国外研究状况

目前，国际公认盐酸异丙嗪是对抗严重空间运动病的最有效药物。盐酸异丙嗪为强而可靠的 H_1 受体阻滞药，对中枢神经系统有较强的抑制作用，具有镇吐、防运动病作用。由于肌内注射盐酸异丙嗪，空间运动病症状的严重性和持续时间明显下降。$-6°$ 头低位卧床实验表明，相对于口服盐酸异丙嗪，肌内注射是一个更好的选择。1993 年 8 月后，NASA 推荐使用肌内注射盐酸异丙嗪注射剂（25mg ~ 50mg）作为首选的抗空间运动病药物。目前肌内注射盐酸异丙嗪注射剂被认为是最有效、副作用最低的抗空间运动病药物，NASA 一直使用至今。目前 NASA 医学操作方针推荐：乘组人员肌内注射 25mg ~ 50mg 盐酸异丙嗪注射剂以预防、缓解严重的空间运动病症状。NASA 的最新飞行手册中还有这样的规定："出现轻微空间运动病症状，能够口服药物时，口服盐酸异丙嗪片剂；不能口服时，应用盐酸异丙嗪肛门栓剂；出现严重空间运动病时，肌内注射盐酸异丙嗪注射剂。"据 NASA 的报告，90% 经肌内注射盐酸异丙嗪注射剂的航天员，在治疗后 1 ~ 2h 内空间运动病症状缓解或改善，仅 10% 的航天员需要注射两次才能使症状消失。肌内注射盐酸异丙嗪注射剂是空间运动病的最好保护剂，但在地面实验中，其副作用是中枢抑制，在行为方面导致航天员行为能力明显下降、极度疲劳等，所以其对航天员工作效率的影响不容被忽视。

目前，军方战时常用的中枢兴奋药物包括右苯丙胺、咖啡因和莫达非尼。航天员用药的有效性评价与普通人群相似，但由于职业的特殊性，航天员用药的安全性备受关注。抗空间运动病药物嗜睡的副作用会导致航天员工作效率及逻辑推理能力的降低等，因此，要保持和提高航天员的工作能力，协同服用中枢兴奋类药物是一种行之有效的方法。对于飞行人员催眠与兴奋用药的评价方法和指标体系已有报道。国外这方面研究取得了很大进展，并且得到了实际应用。

NASA 在最新航天飞行手册中规定了右苯丙胺为中枢兴奋药物。在早期的航天飞行中，美国就把口服右苯丙胺作为对抗口服抗空间运动病药物副作用的手段。俄罗斯最新的航天药包也装载了咖啡因的两种剂型（口服剂和注射剂），用于在航天员疲劳状态和神经系统抑制疾病情况下提高其精神和身体工作能力。莫达非尼作为抗疲劳药物，可维持工作效率数十小时，无明显不良反应，长期应用不易产生依赖性，已成为北约军队的首选中枢兴奋药物。在美国，莫达非尼被列为第四类管制精神药物，其管制程度低于被列为第二类的右苯丙胺和被列为第三类的咖啡因，说明其应用更安全。莫达非尼作为军用兴奋药，药效维持时间长是其突出优势，但是相对于咖啡因而言，其起效慢，一般口服后需要 2h 左右才能达到峰浓度。咖啡因及其制剂是一种起效迅速的中枢兴奋药物，普遍被用来克服睡眠意识，提高工作效率，比其他兴奋药作用更安全，而且其起效快和 5 ~ 6h 的药效维持时间正好满足任务的需要。

二、国内研究状况

我们经多年研究探索，研制出综合药物防护技术策略，开展了系列实验研究与验证：①通过大规模的药物筛选实验，详细对比研究国内外 16 种药物，经过空中晕机、海上晕船、地面晕车、临床眩晕症、线性加速度敏感性试验、科氏加速度敏感性试验等近万人次测试，筛选出安全有效、副作用小的抗神经 – 前庭功能紊乱药物——地芬尼多、茶苯海明和异丙嗪；②根据任务特性，在成功防止神经 – 前庭功能紊乱的同时，保持良好的反应速度和工作能力，通过近 100 人次的异丙嗪与咖啡因联合用药的工效学试验，研制了满足任务要求的配伍用药方案。使用异丙嗪可以对抗空间运动病，但为了对抗异丙嗪的中枢抑制副作用，选用具有中枢兴奋作用的咖啡因协同使用。咖啡因作为中枢兴奋药中的清醒药，能提高细胞内环磷酸腺苷（cyclic adenosine monophosphate，cAMP）的含量。低摄入量［1.1 ~ 3.5mg/（kg·d）］、中摄入量［4 ~ 6mg/（kg·d）］时其作用：①兴奋大脑皮质，振奋精神，提高其注意力、自信心、工作效率及积极性；②增强警觉性和减少疲乏感，提高对外界的感应性和警惕性，维持持久的工作能力；③增强识别能力，缩短快速选择与反应时间，并能提高瞬时口头记忆力。攻克方案中核心药物盐酸异丙嗪注射剂在失重状态下气液分离、气泡难以排除的难题，研制适于失重状态应用的军队特需药品"盐酸异丙嗪预灌封针剂"（军药准字 H2009004）。

我国的系统防护策略与国外最大的区别是增加了中医药基础防护，中药的整体调节作用在抗空间运动病方面贡献突出。发挥中医的整体调节优势和治未病理念，提前预防，综合提高航天员身体功能，提高航天适应力，促进航天再适应，从而使机体尽快从紊乱状态转到新的平衡状态，从而防止空间运动病的发生。目前，我国的系统防护策略取得很好效果。

第三节　空间运动病防治

一、空间运动病发病机制

空间运动病发病机制有多种学说，虽然都有一定的实验证据，但是缺少一个公认的学说。目前，学者们一般认为空间运动病发病机制是异常运动刺激在中枢神经系统内产生感觉冲突，引起许多中枢神经递质系统失去平衡，内分泌功能、大脑皮质功能失调，对脑干自主神经中枢的调控作用失常，导致前庭感觉异常及自主神经功能紊乱。

目前，空间运动病发病机制的主要理论与假说有以下几种。

（一）感觉冲突理论

Claremout 于 1931 年从运动病病因学角度最先提出这一理论，后来由 Reason（1970年、1978 年）、Graybiel（1980 年）再次论述，并逐步得以发展、完善，目前已普遍为人们所接受。感觉冲突理论包括不同运动感觉系统之间的感觉冲突和新的运动感觉与原有感觉经验的冲突。

（二）耳石失重学说

也称"耳石不平衡学说"（Von Baumgarten 和 Thumler 于 1979 年提出），由耳石失重、耳石不平衡引起脑内感觉冲突，因而，应归入感觉冲突理论。

（三）中枢神经递质系统功能失衡理论

Wood 和 Graybiel 于 1970 年提出该假说，当时仅涉及中枢乙酰胆碱（acetylcholine，ACh）能神经递质与去甲肾上腺素（norepinephrine，NE）能神经递质系统的功能平衡问题。随着研究的不断深入与扩展，他们还发现组胺能神经递质系统与空间运动病的发生有密切关系。此外，不太确定的还有 5- 羟色胺等一些其他神经递质。

（四）大脑皮质等高级中枢失调控假说

正常情况下，前庭 - 自主神经反射受到下丘脑、大脑皮质等高级自主神经中枢的调控，一般的运动不导致该反射产生活动；当异常运动刺激在脑内引起感觉冲突时，许多神经递质系统功能改变，大脑皮质功能受到抑制，下丘脑异常兴奋，从而失去对延髓自主神经中枢等的正常调控作用，产生前庭自主神经反应，进而出现空间运动病表现。

（五）内分泌功能异常假说

Eversmann 等（1978 年）首先在模拟空间运动病实验中发现被测血浆中许多内分泌激素水平异常升高，包括抗利尿激素、催乳素、生长激素、皮质醇等，后来发现在空间运动病发病时血浆儿茶酚胺、促肾上腺皮质激素浓度亦升高。因此，空间运动病的发生很可能与异常运动刺激引起机体内分泌功能紊乱有关，尤其是室旁核内分泌功能异常。

此外，关于空间运动病的机制研究一直是航天医学中最受关注的内容，相关基因变化也有报道。

二、现代医学防治空间运动病

关于空间运动病的防治措施较多，可分为非药物防治和药物防治两大类。前者包括适应性前庭功能锻炼、减少诱发因素等；后者包括抗胆碱药、抗组胺药、拟交感神经药、钙拮抗剂、胃动力药等，各药预防效果明显优于治疗效果。空间运动病的预防和治疗是空间运动病的研究重点之一，关于这方面的研究虽然有不少进展，但目前还未能突破原来抗胆碱药的防治效果，迄今为止还缺乏作用效果好且无副作用的药物。

（一）非药物防治措施

1. 前庭功能锻炼　经常在运动环境中进行适应性锻炼，可提高机体的运动病耐力。适应性锻炼的方法多种多样，我们可经常乘坐交通工具以获得一定的适应，也可进行某些特殊的体育运动以锻炼前庭功能，如秋千、浪桥、滚轮和一些体操运动，以获得适应。但这种适应是有限的，强烈的异常运动刺激仍会诱发空间运动病，并且在停止锻炼数天以后，这种适应能力即会减退，直至消失。

2. 减少诱发因素　减少空间运动病的诱发因素也是一个重要措施。加强交通工具或作业环境的通风，保持空气新鲜，去除异常气味，保持适当的温湿度，降低噪声与震动，可有助于抗晕；闭眼以减少视觉刺激，卧床休息，降低重心，也利于抗晕；饮食上注意吃清淡、易消化的食物，有助于抗晕；此外，保持精神振奋、心情愉快等也对抗晕有利。

（二）药物防治措施

1. 抗胆碱药　在抗胆碱药中，东莨菪碱的作用效果最强，它也是目前所有药物中效果最好的，但是其副作用也比较大。因此，开发作用效果强、效果专一且无副作用的抗胆碱药是今后的一个研究方向。

异丙嗪属于抗组胺药，为强而可靠的 H_1 受体阻滞药。其抗组胺作用持续时间为 4 ~ 12 小时，具有明显的中枢镇静作用、抗胆碱作用及某些 5- 羟色胺拮抗作用，适用于各种过敏性疾病，其抗组胺作用较为温和持久，临床上常用于变态反应性疾病，例如，用于由组胺释放引起的荨麻疹，其作用强于马来酸氯苯那敏。用其抗胆碱作用治疗运动病及呕吐，其作用强于苯海拉明。异丙嗪也可用于镇吐，如预防和治疗因运动病、药物和手术所引起的恶心和呕吐，梅尼埃病及其他迷路障碍所致的眩晕和恶心。其对中枢神经系统有较强的抑制作用，可治疗顽固性失眠（由焦虑引起），作用强于地西泮，且无地西泮的不良反应。总而言之，异丙嗪的临床应用历史悠久，疗效确切，起效迅速，但仍有很多不良反应，如嗜睡、乏力，特别是一些驾驶车船的人员，应在休息时使用，以免发生事故。

2. 抗组胺药　抗组胺药种类较多，常用的有苯海拉明，虽效果不及东莨菪碱，但它是目前最常用的抗晕药物，也有中枢抑制的副作用，会引起嗜睡，因而也不宜用于正在进行作业的人员。苯海拉明具有抗组胺作用，可抑制血管渗出，减轻组织水肿；有显著的镇静和抗胆碱作用，可作为镇静安眠和术前用药；并有抗晕动作用，适用于防治运动病产生的恶心呕吐，也可用于放射病、术后或药源性恶心呕吐，梅尼埃病及其他迷路障碍所致的眩晕。

茶苯海明是苯海拉明与氯茶碱的复合物。其抗组胺作用比苯海拉明弱，但抗运动病作用强，主要用于运动病引起的恶心呕吐。该药疗效确切，镇静副作用轻微，一直作为我们防治空间运动病的第二道药物防线，即出现轻微运动病症状时服用，以快速弥补预防不足的问题，有效防治运动病。

3. 钙拮抗剂　钙拮抗剂以氟桂利嗪、脑益嗪为代表，在抗运动病研究中有很多相关报道，其中，氟桂利嗪作用较强，用量为10mg；脑益嗪作用较弱，但脑益嗪的副作用也相对较少。

4. 胃动力药　胃动力药有用于运动病防治的研究报道，有一定的效果，代表性药物是吗丁啉。

5. 其他药物　盐酸地芬尼多可增加椎底动脉血流量，扩张痉挛的血管；调节前庭系统活动，抑制其冲动；抑制呕吐中枢或催吐化学敏感区，有较强的抗眩晕及止吐作用，特别对内耳前庭和迷路引起的眩晕和呕吐较有效。本品有较弱的抗胆碱作用，但无明显镇静催眠作用。

面对机制复杂不清的空间运动病，我们选择盐酸地芬尼多作为预防性用药和第一道药物防线，用来预防空间运动病的发生。理由是提前服用可改善椎底动脉血流量，防止椎底血管受刺激后痉挛；降低前庭、呕吐中枢和催吐化学敏感区对刺激的敏感度，用来降低对失重环境等不良刺激的反应性，预防空间运动病的发生，由于其抗胆碱作用较弱，且无明显镇静催眠作用，所以在预防空间运动病的同时，该药可避免镇静催眠副作用，对正常工作无影响，是理想的预防性用药。

三、中医药防治空间运动病

在我国，中药自古就有抗晕应用，近几十年来的相关研究报道也以国内居多，有很大的开发应用潜力。

（一）病因病机

中医学虽然没有空间运动病这一病名，但《杂病广要》载有"但运而不眩，发则伏地昏昏，食顷乃苏，此由荣卫错行，气血浊乱，阳气逆行，上下相隔，气复通则苏，脉虚大而涩，谓之气运"，与空间运动病发病情况相近，故可将本病归为眩晕病范畴。

1. 病位 《内经》云："上气不足，脑为之不满……目为之眩。"又云："诸风掉眩，皆属于肝。"《诸病源候论》云："风头眩者，由血气虚，风邪入脑，而引目系故也。五脏六腑之精气，皆上注于目，血气与脉并于上系，上属于脑，后出于项中。"《伤寒论》又以目眩为少阳主症之一。由此可知，眩晕的病机是精气空虚，肝胆之邪随目系入于脑，则脑转，脑转引目系急，目系急则目眩以转，因此，空间运动病的病位在头，与肝、胆、脾、胃、肾密切相关。

2. 病因 空间运动病是由空间运动引发的病证，其接受的运动刺激超过了前庭系统的耐受阈值，因而耗费了大量体能，其危害与"五劳""七伤"相似，能劳伤气血，使全身气机逆乱。《内经》云："阳气者，烦劳则张。"《类证治裁》云："头为诸阳之会，烦劳伤阳，阳升风动，上扰巅顶。耳目乃清空之窍，风阳旋沸，斯眩晕作焉。"由此可知，空间运动病乃阳气骤然耗损，精气空虚，挟肝胆之气上逆所致。

3. 病性 空间运动病患者常见面色苍白、冷汗出、淡漠、眩晕、流涎、恶心、呕吐等症状，这些症状主要归因于两方面。一是阳气突然耗损，"阳者，卫外而为固也"，阳气骤伤，不荣于表，卫外不固，故见面色苍白、冷汗自出；"阳气者，精则养神，柔则养筋"，阳气骤耗，脑神失养，故见淡漠、嗜睡等症状。二是水饮内作，胃腑不和，叶天士认为，"痰饮之作，必由元气亏乏及阴盛阳衰而起"，阳气不足，不能运化水谷，而生成水饮，水饮停胃，胃气上逆，故见恶心、呕吐、流涎，眩晕嗜睡为阳气虚弱、水饮内停、清阳不展的表现。

4. 病势 空间运动病常反复发作，符合气血虚弱与水饮内停病证的发病特点，因为体质虚弱之人常见病情反复发作，是由于人之气血时盛时衰，而水饮致病常见病情反复发作，是由于水饮流行，时聚时散。

因此，空间运动病发作后，如未得到有效干预或及时终止，病情进一步发展，就可能出现冲脉上逆和正气外脱两种病变趋势。综上分析，我们认为，空间运动病的病机有邪实和正虚两方面特点，邪实主要是气机逆乱，阳气不能运化水谷，水饮内停，随逆气上冲；正虚主要是阳气消耗，脏腑气血受损，轻则气血化生不及，重则损及脏腑精元，脏腑气机逆乱，冲脉上逆。

（二）预防与治疗

现代医学对空间运动病的防治有非药物治疗与药物治疗两种方法，非药物治疗主要是习服训练，习服训练虽有较好疗效，但有设备限制及训练适应性差等不利因素，临床应用受限；药物治疗主要选用抗胆碱药和抗组胺药，也因有难以克服的副作用而被限制应用。使用中医药防治本病是个有益尝试。根据以上病机分析，空间运动病的病机主要是胃气上逆，水饮内留，阳气骤耗，气血两伤，故空间运动病的预防与治疗当以和胃降逆散饮、补益气血为原则。

1. 辨证治疗　个体差异不同，空间运动病的临床表现也不同，根据其证候表现，临床可参考选用以下方药治疗。

（1）半夏白术天麻汤。本方出自《医学心悟》，由制半夏、陈皮、茯苓、甘草、白术、天麻、生姜、大枣 8 味药组成，主治空间运动病之以眩晕兼胸闷呕恶为主症，伴有身重肢冷、舌苔白腻、脉弦滑等症者。本方以二陈汤为基础，燥湿化痰，利气调中，配白术健脾除湿，天麻息风止眩，全方共奏健脾除湿、化痰息风之功。

（2）温胆汤。本方出自《三因极一病证方论》，由陈皮、半夏、茯苓、枳实、竹茹、甘草、生姜、大枣等 8 味药组成，主治空间运动病之以恶心呕吐，或仅胃脘不适、泛泛欲吐为主症，伴有头眩心悸、心烦不宁、苔白腻、脉弦滑等症者。本方以二陈汤燥湿化痰理气，枳实苦泄下气消痰，竹茹化痰涎、清郁热，全方清热理气化痰，和胃舒郁利胆。面白气弱者，加人参、黄芪以益气提神；眩晕者，加天麻、钩藤以平肝息风。此外，对于空间运动病易感者，在前庭训练前后，可服用参姜饮［出自《景岳全书》，由人参、炙甘草、干姜（或煨生姜）组成］补气和胃散饮，以提高前庭训练的适应性。

（3）加减防眩汤。本方由《医学集成》之防眩汤化裁而来，由熟地黄、当归、白芍、川芎、天麻、半夏、焦白术、生姜、陈皮、茯苓、人参、生黄芪、炙甘草等 13 味药组成，主治空间运动病之以面色苍白、冷汗出、淡漠、嗜睡为主症，伴有眩晕、呕吐清涎、脉虚弱或偏弦者。方中黄芪加人参、茯苓、焦白术、炙甘草、熟地黄、当归、白芍、川芎，即黄芪加四君子汤与四物汤，健脾助运，补气养血，资益精元化生之源，以救正气之耗损；半夏、陈皮、茯苓、甘草、生姜即二陈汤，以燥湿化痰，温胃散饮，平降冲逆；天麻息风止眩，益气提神。诸药合用，共奏补益气血，和胃降逆，止眩提神之功。

2. 导引术预防　导引是中国古代一种强身除病的养生方法，相当于现代的气功和体育疗法。中医学认为，导引术能使"真气"按照一定的循行途径和次序进行周流，有调营卫、消水谷、除风邪、益血气、疗百病以延年益寿的功效。根据空间运动病的病机特点，选用适宜的导引健身疗病方法，如补气养血法、补气强身法、止晕宁眩法等，能达到补益气血、散饮和胃、增强抗空间运动病能力的目的。

综上所述，空间运动病是由异常运动刺激引起的一系列神经系统功能紊乱综合征，发病机制复杂，涉及多个环节、多个变化过程，这增加了空间运动病防治研究的难度，目前主要针对不同的环节采取不同的方法和措施，以达到抗空间运动病的目的。

第八章

航天中医诊断技术研究

第一节 中医诊断的范围与原则

一、中医诊断的范围

中医诊断学是在中医基础理论指导下研究诊察疾病、辨别证候的学科，是从中医基础理论到临床实践的桥梁，是临床各科的基础。

中医诊断的范围，包括四诊的理论与技能、辨证的原则与方法。以四诊为手段，收集反映疾病客观实际的临床资料，进而运用八纲辨证、脏腑辨证等方法进行分析、归纳、判断，从而抓住疾病的本质和主要矛盾，做出正确的诊断，为临床防治疾病提供可靠的依据。

二、中医诊断的原则

中医诊断的基本原则包括审察内外、辨证求因和四诊合参。

（一）审察内外

从人体是一个整体、人与天地相应这些观点出发，在认识疾病的时候，不能只见到局部或只注意个体，这种观点就是中医诊断学中的"审察内外"原则。

人是一个有机的整体，内在脏腑与外在体表、四肢、五官是统一的，而整个机体与外界环境也是统一的。

人体以脏腑为中心，以经络通连内外。一旦身体发生疾病，局部的病变可以影响全身，全身病变也可以反映在机体的局部；外部有病，可以内传入里，内脏有病，也可以显现于外；精神情志的变化可以导致脏腑功能失调，内脏病变也可导致精神活动出现异常。由此可见，人体每一个病证的产生，无不体现整体功能的失调，因此，既要诊察局部，也要诊察整体。

同时，人与外界环境息息相关，当外界环境发生急剧变化或人体功能不能适应外界环境时，经络脏腑功能就会失调，进而发生疾病。因此，要正确诊断疾病，就必须审察患者所处的外界环境。

总之，诊察疾病时，要把疾病看成是患者整体的反映，既观其外，又察其内；同时把患者与自然环境结合起来审察。内外结合，综合考虑，是中医诊断学的一个基本原则。

（二）辨证求因

通过辨证来了解病情，求得病因，也是中医诊断的基本原则。

"因"字的含义是广泛的，除了六淫、七情、饮食劳倦等通常的致病因素以外，还包括疾病过程中产生的某些症结，如气郁、瘀血、痰饮、虫积之类；在辨证方面，"因"应是导致当前证候的主要原因，是治疗的重要依据。

辨证求因，是根据患者临床表现的具体证候，加以分析、综合，确定病因、病位、病程发展、病理等，从而求得疾病的本质和症结所在，做出正确的诊断，为临床治疗提供确切的依据。只有辨证求因，才可以在治疗上达到审因论治的较高境界。

（三）四诊合参

四诊，是指望、闻、问、切四种诊断方法，是中医诊察疾病的基本方法。四诊分别是从不同角度来检查病情和收集临床资料的，各有其独特的意义，不能相互取代。

四诊合参是四诊在临床上的密切配合运用，是中医整体观念的学术特点在诊断学方面的体现。在临床上，四诊绝不可偏重，不可将一两种诊察方法所获得的片面材料作为诊断的依据，必须四诊合参，才能全面系统地了解病情，为正确诊断提供可靠的客观依据。

由此可见，症状是辨证的基础，四诊合参是正确地进行辨证施治的前提和条件。

第二节　航天中医诊断的特点与要求

在长期载人飞行中，监督与评估航天员健康和工作绩效对于确保任务安全来说至关重要。目前，国内外航天飞行健康评估体系均针对各生理系统，缺少整体功能状态评估。

中医健康状态诊断技术和评估方法是一种基于人体表征信息和主观感受两者综合的全面评估方法，通过审察反映于人体表面的各种现象来求得对疾病本质（病机）的认识，具有宏观、整体、无创、易采集的特点，适于在航天特定环境下应用。

一、航天中医诊断的特点

（一）中医诊断学以全息脏象论为理论基础

中医诊断学理论包括诊法和诊道两方面。在诊法上，主要有望闻问切四种诊法；在诊道上，基于"有诸内者，必形诸外"思想，应用辨证思维、全息思维、悟性思维诊断疾病。

中医诊断学主要依据中医的全息脏象论，认为人体的某部分有整体的信息，即人体各器官的功能属性如同缩影一样投射在人身某一部位，如寸口脉可昭示五脏六腑的信息，面部有五脏六腑各个部分的投影，脏腑的信息可通过经络反映在舌上等。将这种"见微而知著"的全息理论用诸诊断，即形成了中医面诊、舌诊、脉诊等蕴意独特的诊法。脏象论是关于生命体整体的理论。中医诊法极为重视整体性和动态性，以人体的功能变化审视疾病，通过审察反映于人体表面的各种疾病现象，在中医基础理论的指导下进行分析、综合、对比、思考，便可求得对疾病本质的认识。中医诊断学有其一套独特的操作技术规范，具有很强的实用性。

从中医诊断学角度看，航天环境引起的机体各种异常状态，如心血管系统功能失调、骨丢失、肌萎缩、免疫功能降低、精神情绪改变和心理行为异常等，都具有一定的可评估性，可以用中医诊断学理论进行分析归纳，建立针对性的辨证分型，这就为建立航天环境下的中医诊断评估体系提供了可能。

中医诊断评估体系是一种基于人体表征信息和主观感受两者综合的全面评估方法，具有宏观、整体、无创、易采集的特点，因此更适用于航天特定环境。中医诊断学原理和技术方法对于中药、针灸、推拿等干预措施的实施具有重要的指导作用。目前，具有我国自主知识产权的中药——太空养心丸已被成功在轨应用，为航天员健康保驾护航，而以中医诊断学原理为指导的人体状态监测、评估将为航天员中医药保障提供重要的理论基础和依据。

（二）中医诊断技术的现代化发展使其在航天领域中应用成为可能

受历史条件的限制，中医学的诊法带有一定的主观性，如舌诊、脉诊是中医学的独特内容，在诊病方面有重要价值，但中医望舌、诊脉全凭经验和眼睛、手指的主观感觉，缺乏客观指标作为判定舌象及脉象的标准。近年来，国内学者日益重视中医诊断现代化、客观化研究，已初步研发了舌象仪、面色诊仪和相关分析软件，可实现数字化面诊和舌诊图像的获取与分析，基本阐明了正常舌象与异常舌象的形成机制，探讨了临床常见疾病的舌象变化及演变规律，并将舌象作为某些疾病的重要诊断指标。在脉诊研究方面，针对将脉象可视化、客观化和科学化的目的，学者们进行了形式多样的脉象仪的研制，从心血管系统功能、血流动力学角度探讨了脉象的形成机制，建立了一些脉图的分析方法，探讨了常见病证与脉象、脉图的关系等。中医现代诊断技术理论与实践紧密结合的模式日趋成熟。仿生技术、信息技术等的飞速发展，为中医诊断现代化提供了技术支撑；以面诊、舌诊、脉诊为核心的传统诊断技术现代化的方法学不断充实和完善；中医特色的传统医学模式，尤其是基于中医诊断学原理的人体状态（证候与疾病）诊断评估模式的意义和价值日益显现，获得现代医学专家的关注和认可。"Mars500 长期密闭环境人体中医辨证研究"项目探索将中医诊断学理论和方法应用于航天领域，研制了数字化中医四诊仪，该设备将中医传统理论与现代化科技紧密结合，将"诊法""诊道"融入产品核心，通过计算机的人工智能分析技术，实现中医诊断的数字化、客观化、标准化。利用中医四诊仪，实现望闻问切四种诊法，采集人体舌、面、脉、症状等客观信息，进行体质辨识及中医辨证。其研究成果具有启示意义，已充分显示出中医特色的健康理论和诊断方法在航天领域的优势，并将为未来全面深入研究提供基础和经验。

二、航天医学诊断的要求

航天飞行引起航天员明显的生理、心理改变，这些变化导致航天员在轨几天至几周内出现新的生理、心理功能状态，可能引起健康风险。飞行中医疗监督（简称医监）的主要目标是评估和预测乘员的健康、安全和工作绩效，了解何时出现病理性变化。

美、俄在长期航天飞行过程中都建立了乘员健康监督系统，采取常规医监与按需医监相结合的模式，对比分析飞行前、中、后各阶段健康评估数据，确定健康偏离状态，筛查疾病，以及预测未来的医学风险。国际空间站任务飞行中的医学 / 临床评估内容包括：医学体检、神经科评估、视力评估、听力评估、口腔科评估、24 小时动态心电图、骨密度、超声影像、临床实验室检查（血和尿）及体重测量，飞行中由乘组医疗官每 30 天进行一次周期性健康状态评估、心肺评估和尿分析，在周期性健康状态评估之间，每 30 天进行一次体适能检测。针对上述评估内容，形成了相应的标准——《NASA 航天飞行人 - 系统标准（NASA-STD-3001）第 I 卷：乘员健康》。

我国在短中期飞行医监、医保经验的基础上，针对空间站任务长期飞行的情况，初步确立了基于医监指标的健康评估体系。飞行中周期性健康状态评估包括周评估、月评估，内容包括主诉、一般检查、体重、心血管系统评估（12 导联心电图、24 小时动态心电图、24 小时动态血压、无创心功能测定、心脏血管超声）、呼吸系统评估（运动肺功能检查）、骨骼肌肉系统评估（骨密度、肌肉超声检查、表面肌电图）、神经系统评估

（睡眠监测）、耳鼻喉科评估、口腔科评估、眼科评估及辅助检查（血常规、尿常规、血生化）等。

综上，目前国内外航天飞行健康评估体系均针对各生理系统，缺少整体功能状态评估。因此，有必要建立一套基于中医诊断信息的航天员健康状态评估体系，阐释不同飞行阶段整体功能状态的特点及规律，识别和跟踪乘员健康与工作绩效的变化，评估微重力生理适应过程和病理变化，评估失重、密闭等航天环境因素造成的身体失调和生理应激程度，识别体内平衡状态的微妙变化，对可能影响乘员内环境稳定的不利因素进行预警，对疾病状态进行早期辨别，确定病理状态的危险性及相关疾病发展倾向，这一体系也是对在轨医监、医保技术体系的重要补充和完善。

第三节　中长期载人航天中医诊断量表

随着载人航天技术的成熟，我国载人航天由短期飞行逐步发展到中长期飞行，航天员在轨时间越长，受到航天特殊环境的影响也越大。航天医学监督的目的是保障航天员身体和心理健康，全面完善的医学监督措施贯穿航天员训练及飞行前、中、后各个阶段。航天飞行引起的人体生理功能变化是由多种空间因素造成的，导致的疾病也是复杂的，中医中药具有独特的诊断和治疗作用。

人体是一个整体、复杂的系统，与身处的环境有协调适应性，在航天中受到失重、超重、低氧、噪声、低压、狭小、隔绝等因素的影响，人体会主动调节自身适应环境，如果调节不及，会产生多系统、连锁的整体生理变化。较之苏联和美国，我国的航天事业起步较晚，前期对航天员的医学研究主要是运用以构造为基础的自然观，观察从分子、细胞到器官、系统的变化，强调结构局部，这种思维方式在最大程度地维护航天员的身心健康及工作能力方面具有局限性。根据航天员的个体体质、健康状况及心理与生理的适应力特点，将临床检查与中医辨证和整体功能评估结合是必不可少的。中医治疗方式多样，有中药、针灸、推拿、耳穴、导引、药膳等，现阶段中医药在航天领域中的应用及模拟失重实验的结果显示，中医理论和治疗方式已经为我国航天医学事业发展作出了很大贡献。

科学的本质是语言，语言工具对科学理论的构建和发展非常重要。人们按照自己的语言方式来归类和陈述主体眼中的世界，这种语言方式不是刻板的、机械的、数学化的、僵硬的，而是灵活的、动态的、修辞的，中医学理论起源于自然哲学和实践生活总结，许多语言的表达都对科学理论的构建和发展十分重要。

量表作为一种语言性的测量工具，将待测的事物用文字的形式表现出来，并且可以以主观的、有时是抽象的概念进行定量化测量，对事物的特性变量用不同的规则分配数字，形成不同测量水平的测量量表，它的特性实为测量尺度。在 20 世纪 70 年代后期，医学领域广泛开展使用量表，80 年代以后形成研究热潮。现代医学不再单纯地关注生命的延长和局部身体功能的改善，而是发展到从生物、心理、社会多方面综合评估人类的健康，而量表在癌症和慢性疾病临床治疗方法的筛选、预防性干预效果的评估、人群健康状况的监测及卫生资源的分配决策等方面应用广泛。

一、理论研究

（一）太空疾病与肝的关系

随着航天技术的发展，航天员在太空驻留的时间长达数月或一年，甚至数年。太空的微重力、狭小的活动环境使航天员长期生活在缺乏亲友交流的孤独寂寞中，且自身各系统功能紊乱，这样会引起一系列的生理 – 心理改变，如空间失定向、错觉、疲劳、睡眠障碍、记忆力和注意力下降等。

中医脏象及七情学说很早就认识到不良环境或精神刺激与躯体疾病的发生发展有着密切的关系。心理处于持续的应激状态而出现的症状，是由肝主疏泄功能不调、情志不畅而导致的。清代林佩琴认为，"肝木性升散，不受遏郁，郁则经气逆，为嗳，为胀，为呕吐……皆肝气横决也"（《类证治裁·肝气肝火肝风》）。肝喜条达，具有舒畅升发的特性。太空舱是个密闭狭小的环境，航天员少伴，缺乏运动和交流，常出现情志抑郁和寂寞孤独感。这种心理及情绪变化会导致肝失舒畅，肝气郁结，气郁化火，出现胸脘满闷、善太息、失眠、心烦、面红目赤、口苦等症状。《灵枢·邪气脏腑病形》记载，"有所大怒，气上而不下，积于胁下，则伤肝"。

现代学者也从生理物质基础上解释了情绪与肝的关系。杨维益、李峰认为，"对于情志因素（心理应激）引起的各种变化，肝是机体调节心理应激反应的核心"，即肝脏为应激反应系统的执行者，外界刺激引起情绪体验，上传入大脑，肝接受大脑皮质下传的决策指令，在边缘系统形成情绪反应，并下传兴奋蓝斑 – 去甲肾上腺素能神经元（LC–NE）/ 交感 – 肾上腺髓质系统，引起去甲肾上腺素、肾上腺素的释放，使平滑肌收缩，完成血液的重新分布。陈家旭、岳广新从现代信息控制系统理论的角度总结提出，大脑边缘系统为肝主疏泄的调控中枢，下丘脑 – 脑干 – 自主神经通路和交感 – 肾上腺髓质通路是其信息通路，平滑肌系统是肝主疏泄功能实现的效应器。

在太空环境下，航天员处于微重力状态，身体内的血液大量涌上头部，航天员会觉得头重脚轻，出现头面部发胀、眩晕、头痛、眼球痛、鼻塞等症状和体征。返回地面出舱后血液又重新分布，血液流入下部，脑部血管缺血，又会引起晕厥。中医的"肝藏血"一说始于《内经》，《灵枢·本神》曰："肝藏血，血舍魂。"《素问·五脏生成论》

记载："故人卧血归于肝，肝受血而能视，足受血而能步，掌受血而能握，指受血而能摄。"肝既可以藏血养魂、柔筋、充目、华爪，又可以收摄血液、防止出血。肝藏血的生理功能体现在贮存血液、调节血量、收摄血液三方面。

（二）太空疾病与心的关系

航天员心血管系统功能的改变贯穿飞行的整个阶段。人处在心理应激下，心率明显增高，特别是在发生故障和体力负荷时。研究人员通过研究心脏指数来定量评估血液动力性变化，心脏指数是反映心血管系统功能状态及调节和储备能力的关键指标之一。微重力环境下机体负荷耐受性下降对正常心脏和血液循环系统也有重要影响。测试结果显示航天员可出现每搏输出量下降、心率加快、回心血量不足等。造成这些情况的原因主要是失重后每搏输出量减少，心率代偿性增加，这加重了心肌的变速负荷。心电图会显示有室性期前收缩、房室结性二联律和房性期前收缩，严重的心律失常将导致航天员不能完成任务，提前返航。航天员的心功能会因心肌质量下降和心肌收缩力减弱而下降，心肌结构也会出现变化，如心肌纤维萎缩、变性。

心主血脉，心气推动血液在脉管中运行，流注全身。心行血，推动血液运行，将营养物质输送至全身五脏六腑、四肢百骸、肌肉皮毛。人体的各个系统皆有赖于血液的濡养，才能发挥它们正常的生理功能，维持生命活动。血液的运行主要依赖心的搏动泵血作用，靠心气的推动和调控作用。心气充沛，心脏搏动有力，频率适中，节律一致。

心有生血的作用，航天员的贫血现象在太空中常有发生，营养是一方面原因，更多归因于心功能的异常。清代唐宗海《血证论》认为，"火者心之所主，化生血液，以濡周身"，即所谓"奉心化赤"之说。心血充盈，心主血脉的生理功能正常发挥，心阳和心阴协调共济，脉管舒缩有度，血液通畅，既不过速而致妄行，又不过缓而致迟缓。若心气不足或阴阳失调，经脉壅塞不通，舒缩失常，不能正常输送血液，则见心悸怔忡或心胸憋闷疼痛，唇舌青紫，脉细涩或结代。

另外，心还具有藏神的功能，既有主宰人体生命活动、协调五脏六腑生理功能的广义之功能，又有对人体的精神、意识、思维、情感活动及性格倾向（包括知、情、意）等进行协调的狭义功能。在缺少交流、长期密闭的狭小空间里，航天员的心理、生理都受到巨大考验，孤独和寂寞会影响他们的健康，心藏神的功能正常有利于航天员保持健全的身心。

（三）太空疾病与肺的关系

在航天飞行中，人体大脑的体温调节中枢需要在短时间内做出适应性改变。调节体温的主要中枢位于下丘脑，一般认为包括视前区 – 下丘脑前部（PO/AH）和下丘脑后部。体温调节的机制是把体温维持在 37℃ 这一水平上，一般用调定点学说来解释。调定点的作用相当于恒温箱的调定器，是调节温度的基准。正常人此点温度定为 37℃，若流经此处的血液温度超过 37℃，则引起散热过程加强，产热过程减弱；若流经此处的血液温度不足 37℃，则引起相反的变化。皮肤温度感受器的传入信息通过中枢整合作用，也可影响调定点的活动。当体温调节中枢难以在短时间内做出调整，机体维持正常体温的能力就会变差，若全身或某一局部受寒，就易感冒，患者一般会出现头痛、发热恶寒、颈项疼痛、鼻塞、流涕等症状。航天飞行处于失重环境下，血液向头面部转移，鼻腔黏膜充血水肿，航天员出现的鼻塞和呼吸不畅症状比在地面时更为严重，鼻腔黏膜肿胀会使正常的呼吸功能受到影响，并出现嗅觉功能障碍，鼻腔的共鸣作用减弱。血液循环不畅，在颈肩部淤积也会导致疼痛。

中医学认为，此证候与肺的功能有关。肺主宣发肃降，宣发即宣通发散之意，肃降即清肃下降之意。肺位居上，以宣发肃降为气机运动形式，维持其主气、司呼吸、助心行血、通调水道等生理功能。肺主宣发指肺气向上和向外布散的功能，其中由脾运化水谷精微而成的卫气靠肺气之宣发而布散全身，外达肌表。卫气可以固护肌表，温养皮毛，调节和控制腠理开阖。肺气失于宣散，则可出现呼吸不利、胸闷、咳嗽、鼻塞、打喷嚏等症状。

《内经》曰："食气入胃，浊气归心，淫精于脉。脉气流经，经气归于肺，肺朝百脉，输精于皮毛。"肺朝百脉指肺在血液生成和循环中的作用，一指肺受百脉朝会，即全身的血液通过百脉汇聚于肺；二指肺行血，主一身之气，血的运行依赖于气的推动。病理上，如果肺朝百脉不利，则会引起血液循环障碍。

（四）太空疾病与脾的关系

空间运动病也称太空病，是由于人体不能适应微重力而产生的，和平时的晕车和晕船非常相似。航天员最初出现上腹部不适，继而面色苍白、虚汗、头晕、眼花、恶心，严重的还会呕吐，但吐过以后症状会明显减轻。空间运动病一般在载人飞船一进入轨道后就会发生，持续 2 至 4 天后症状自动消失。

空间运动病发病率很高，资料显示，有将近半数以上的航天员在入轨后都会患上这种病。空间运动病的发作并没有一定的规律性，与航天员的飞天次数无关，而是因为航天飞行导致了机体的前庭 – 自主神经功能紊乱，诱发眩晕、头痛、面色苍白、恶心、呕吐等症状。前庭功能的好坏关系到航天员的工作效率、身体健康和飞行安全。美俄的经验证明，进行严格的前庭功能选拔是降低空间运动病发病率的有效措施之一，一般采用转椅、秋千或对耳部器官的温度刺激等手段来检查前庭器官的敏感性和稳定性。

为了观察失重对肌肉系统的影响，国内外进行了很多实验，发现在航天飞行中航天员肌肉质量减轻，出现萎缩性改变，仅在飞行的第 11 天就有 30% 的肌细胞出现萎缩，返回地面后肌肉像撕裂一样疼痛，在显微镜下可见肌节排列紊乱，肌节中有较多的萎缩性变化和白色脂滴。这是由于航天员长期处于失重状态，骨骼肌负荷大幅减少，使得肌细胞里的蛋白质生成速度减缓，生长无规律。白色脂滴增多表明在失重状态下，肌肉储存大量的脂肪而不能将它们转化成能量。沈羡云、唐承业通过大鼠实验证实，飞行后大鼠的脊髓感觉和运动神经元出现了神经结构的变化：核糖核酸含量减少，运动神经末梢粗糙，突触泡和线粒体数量减少；同时，肌肉内也有营养不良的表现和代谢的改变。

目前，人们主要利用脾气虚证动物模型来研究脾与肌肉组织的关系，从肌肉能量生成、贮存及代谢入手。结果表明，脾气虚时，骨骼肌存在能量不足〔如肌球蛋白腺苷三磷酸酶（adenosine triphosphatase，ATPase）和肌酸磷酸激酶（creatine phosphokinase，CPK）的活性下降，ATP 生成减少〕及能源物质（肌糖原、脂类、蛋白质）匮乏；骨骼肌细胞缺氧，有关的酶活性下降，线粒体结构异常改变，致使有氧氧化能力下降，代偿性地使无氧酵解活跃；肌肉组织蛋白代谢呈负平衡状态，骨骼肌细胞结构发生改变。运用健脾益气的药物治疗，可以促使这些异常改变恢复正常。

脾主运化是指脾具有将水谷化为精微，并将精微物质吸收传输到各脏腑组织的作用，可分为两个方面：一是脾气气化和脾阳温煦作用，使饮食化为水谷精微，谓之"化"，食入胃后，经胃的受纳和腐熟，进一步消化到达小肠，经小肠受盛化物，分解成水谷和糟粕两部分；二是吸收水谷精微并运输至全身各组织，上输至心肺，成为气血等生命物质化生的来源，"散精"至全身，营养机体。水谷精微是人体出生之后生长、发育及维持生命活动所必需的主要物质。脾气运化正常，即脾气健运，则机体消化功能健全，水谷精微源源不断化生，气血生化有源，全身脏腑组织得到充分的营养。如果脾失健运，机体的消化吸收功能就会紊乱，出现腹胀、便溏、食欲不振、消瘦、倦怠等症状。

脾在体合肉，主四肢，与肌肉的壮实与否及其功能的发挥之间有密切的关系，《素问·痿论》曰："脾主身之肌肉。"全身的肌肉有赖于脾胃运化的水谷精微和津液的营养与滋润，才能壮实有力，发挥其收缩、运动的功能。如若脾失健运，气血化生不足，肌肉得不到充分的营养，必然会四肢困倦乏力，不耐劳作，肌肉消瘦，软弱无力，甚至痿废不用。

（五）太空疾病与肾的关系

杨月莲、刘宏等认为，失重状态会使航天员肾脏系统代谢方面出现尿钙的排泄增加、肠内钙的吸收下降、血清钙水平升高、血清甲状旁腺激素及骨三醇水平下降；骨骼系统的损伤主要是失重性骨量丢失，以骨形成抑制为主，原因是成骨细胞数量和活性降低，骨重建下降，同时也伴随着骨矿物质密度下降，钙、维生素 D、维生素 K 缺乏。在骨骼成形过程中，成骨细胞会产生特定的信号分子来维持骨骼的健康。在实验中利用水平轴回转模拟失重发现，在失重或模拟失重状态下，血浆及骨组织中骨钙素（osteocalcin，OCN）含量和碱性磷酸酶（alkaline phosphatase，ALP）活性均明显下降。因为在失重环境下，骨组织在细胞水平感受到重力的变化而做出反应，使成骨细胞功能减弱，骨矿化能力降低。朱永进等人观察到，在失重或模拟失重状态下，骨矿化及骨重建发生紊乱，因而骨钙丢失，骨量减轻，可能会导致航天员骨折（有创或无创）、软组织钙化、肾结石及动脉粥样硬化等病理改变。

肾气是维持生命活动的基本原动力，生理作用为推动胎儿成形及发育，纳气助肺呼吸，开窍于耳司听觉，气化水液形成小便，控制二阴开合等。肾气虚可以出现肾失闭藏、失固摄、不纳气及化水等，临床表现为遗精、滑泄、大便滑脱、动则气喘、小便清长或遗尿、小便不利等。

肾阴又称元阴、真阴，是人体阴液之本，对各脏腑组织起滋养、濡润作用，并且制约肾中阳气，防止其过亢妄动。肾阴不足的表现有两方面，一是滋润不足，症见形体消瘦、眩晕耳鸣、视力减弱、咽干舌燥等；二是阴不制阳，虚热内扰，症见潮热颧红、五心烦热、盗汗不寐等。

肾阳又称真阳、真火、坎火，是人体阳气的根本，具有温煦机体、促进气化及制约肾阴等作用。若肾阳气受损，病理表现有两方面，一是温煦失职，症见神疲倦怠、畏寒身冷、腰膝冷痛、宫寒等；二是气化无权，水液代谢失常，症见少尿、水肿等。

肾在体合骨，生髓，《素问·阴阳应象大论》曰："肾生骨髓。"《素问·六节藏象论》又云："其充在骨。"只有肾精充足，骨髓生化有源，骨骼才能坚固有力，反之则骨软无力，易出现骨折等。

二、量表条目与维度的构建

（一）量表制订的目的和构想

本项目为载人航天领域"中医药在中长期载人航天中的应用研究"项目的一部分，目的是按照量表的原则和流程制作在航天特殊环境中疾病症状的自我评定量表，使证候诊断规范化、标准化，探索中长期飞行中机体生理适应性反应及疾病的证候规律，为中医药在航天领域中应用提供依据。

量表的理论构想含 8 个维度：肝郁脾虚、肝郁化火、气虚血瘀、气滞血瘀、肝肾阴虚、脾肾阳虚、心肾不交、心脾两虚，每个维度下纳入定量的相关条目。

量表为自评式，以五点计分法，症状一周内从来没有（0次）记1分，偶尔（＜1天/周）记2分，有时（1~2天/周）记3分，经常（3~4天/周）记4分，几乎总是如此（5天及以上/周）记5分，最后计算量表的总得分。

（二）条目筛选

全面查阅国内外文献资料，制订条目池。

1. 中文文献　进入中国期刊全文数据库（China academic journals full-text database，CJFD），以"航天""失重""密闭环境""航天模拟试验"为关键词，从1990年到2011年的文献期刊中搜索到相关文献2840篇，最后纳入采用183篇。

2. 外文文献　进入全球最大的数据检索中心美国ProQuest Information & Learning的ProQuest Health & Medical Complete的检索界面，以"microgravity""astronaut""head-down""spaceflight"为关键词检索到文献376篇，采用69篇，其中学术论文13篇，期刊文献56篇。

3. 纳入标准　文献与航天医学相关，内容为失重、超重、低压、缺氧、高低温、震动、噪声、辐射、隔绝等环境下的人体生理变化研究，或航天员在太空中身体适应状态的直接描述，或有确切的中医证候分型、症状及论治。

4. 排除标准　仅描述太空极端环境，或探索航天飞行的物理学，或论述航天事业发展状况的文献，或一稿多投取其优者。

5. 文献资料的提取　对采用的中外文献的题目、作者、来源、日期做整理，从文献中采集航天员在飞天时的症状体征，并归纳分类，以频次的多少作为选入条目池的主要标准，症状体征及频次如下：

（1）＞40次：心理（紧张、焦虑、恐惧、萎靡、烦躁易怒、易激惹、思念亲人等）、骨质疏松、肌肉萎缩、心慌、失眠、空间失定向。

（2）＞20次：恶心、呕吐、鼻塞、疲劳、眩晕、头痛、视物模糊、出汗、食欲减退、耳鸣、尿量增多或减少、面部或身体浮肿、气短（或窒息、缺氧）。

（3）＞10次：胃部不适（胃胀、反胃、胃痛）、晕厥（或休克、虚脱）、腰背痛（背痛、腰酸、腰痛、腰肌劳损）、抵抗力下降、腹痛、贫血、面胀、目胀、发热、手颤、意识模糊、体重耐力下降、记忆力和注意力下降、发冷、错觉、心跳无力、头痛。

（4）0~10次：身体脱水、颈静脉怒张、肢体发麻、齿部出血、关节痛、肌肉疼痛、口疮、口干、身体或舌体瘀血、便秘、乏力、腿痛、腹泻、呼吸困难、目赤、腹胀、流涎、强迫行为、咳嗽、胸闷、眼震、嗳气、感冒、目眩、中暑、鼻出血、便血、感觉运动功能迟缓、过度敏感、脊背和肩有蚁爬感有时还会出现红疹。

具体症状体征和频次如表8-1。

表 8-1　症状体征与频次排序表

症状体征	频次
心理（紧张、焦虑、恐惧、萎靡、烦躁易怒、易激惹、思念亲人等）	70
骨质疏松	59
肌肉萎缩	46
心慌	45
失眠	44
空间失定向	42
恶心	40
呕吐	34
鼻塞	33
疲劳	33
眩晕	33
头痛	29
视物模糊	27
出汗	25
食欲减退	25
耳鸣	23
尿量增多 / 减少	22
面部 / 身体浮肿	21
气短 / 窒息 / 缺氧	21
胃部不适（胃胀、反胃、胃痛）	20
晕厥 / 休克 / 虚脱	20
腰背痛（背痛、腰酸、腰痛、腰肌劳损）	19
抵抗力下降	18
腹痛	18
贫血	18
面胀	18
目胀	17
发热	16
手颤	16
意识模糊	16
体重耐力下降	16
记忆力和注意力下降	15
发冷	13

错觉	12
心跳无力	12
头痛	11
身体脱水	10
颈静脉怒张	9
肢体发麻	9
齿部出血	9
关节痛	8
肌肉疼痛	8
口疮	8
口干	8
身体 / 舌体瘀血	7
便秘	6
乏力	6
腿痛	6
腹泻	5
呼吸困难	5
目赤	5
腹胀	4
流涎	4
强迫行为	4
咳嗽	4
胸闷	3
眼震	3
嗳气	2
感冒	2
目眩	2
中暑	2
鼻出血	1
便血	1
感觉运动功能迟缓	1
过度敏感	1
脊背和肩有蚁爬感有时还会出现红疹	1

（三）量表维度的理论依据

1. 组织召开研讨会，邀请航天医学、量表研制、中医诊断等领域的专家，根据丰富的临床经验及专业知识，提出相关的维度构架。

2. 经文献总结初步制订 8 个维度：肝郁脾虚、肝郁化火、气虚血瘀、气滞血瘀、肝肾阴虚、脾肾阳虚、心肾不交、心脾两虚。

以中医证候为出发点的相关观点如下：

张瑞钧认为航天员可能出现 3 种整体功能状态类型，抑制型、应激型和血瘀型。谢力勤运用中医学理论分析，认为航天病初期是实证，辨证为经气厥逆，升降失常，航天病时间较长，则人体正气损伤，呈现虚实夹杂的症状，辨证为肝肾阴虚与气滞血瘀。沈羡云等利用兔头低位 −20° 限制活动来模拟失重，观察了其血液循环系统的变化，提出了航天环境中易出现血瘀证。王宝珍等利用人头低位 −6° 卧床模拟失重，以中医望闻问切四诊合参的方法进行辨证，观察被试者出现了肾阴虚证、阴虚阳亢证、脾气虚证和血瘀证 4 种证型。李勇枝认为飞行最初 7 ~ 14 天是急性适应期，主要变化是心血管系统功能失调和运动病；飞行 7 天后至返回地面前为亚急性适应期，主要变化是骨盐丢失和肌肉萎缩等；急性适应期中医病机为气血升逆，胃气不降，气阴不足，心阳浮动，血脉不和，亚急性适应期或相对适应期中医病机为气血逆乱、过逸耗气、情志内伤、外感环境邪毒，导致肝肾阴虚，肌损骨痿，肝脾不调，气虚血瘀。

（四）建立维度与条目的关系

根据已经构建的维度和条目池，将与维度相关的条目纳入相应的维度，每个维度下含定量的条目（见表 8-2、表 8-3），并修订条目的术语，使其简洁易懂，避免专业化，进而形成"中长期空间飞行航天员证候、症状条目池专家咨询问卷"，邀请全国 26 名专家对航天中容易出现的症状打分，得分越高，表明症状越易出现。

表 8-2　维度与条目对应关系（i）

条目	维度			
	肝郁脾虚	肝郁化火	气虚血瘀	气滞血瘀
1	厌食	烦躁易怒	疲劳	胸胁胀痛或刺痛
2	疲劳	胸胁灼痛	气短	烦躁易怒
3	胸胁胀痛	口苦	失眠	情志抑郁
4	泄泻	口干咽燥	心悸	头痛
5	失眠	便秘	眩晕	失眠
6	便溏	头痛	纳呆	局部肿胀

续表

条目	维度			
	肝郁脾虚	肝郁化火	气虚血瘀	气滞血瘀
7	情志抑郁	目赤	乏力	健忘
8	腹胀	嘈杂吞酸	神思迟钝	面色晦暗
9	多思善虑	耳鸣多	易感冒	神思迟钝
10	善叹息	小便短赤	自汗	悲观
11	肠鸣	情志抑郁	胸闷	善叹息
12	烦躁易怒	眩晕	手足麻木	多梦
13	面色萎黄	善叹息	局部刺痛	眩晕
14	心下痞	厌食	恶心	兴趣低落
15	健忘	多梦	健忘	目光呆滞
16	嗳气	咽部异物感		腹部刺痛
17	腹痛欲泻，泻后痛减	耳内肿痛		手足发麻
18	精神萎靡	鼻衄		腰背痛
19	焦虑			关节痛
20	行动迟缓			肌肉痛
21	头昏沉			
22	眼睛酸胀			
23	恶心			
24	呕吐			
25	乏力			

表 8-3　维度与条目对应关系（ⅱ）

条目	维度			
	肝肾阴虚	脾肾阳虚	心肾不交	心脾两虚
1	失眠	精神萎靡	健忘	疲劳
2	盗汗	失眠	心悸	心悸
3	眩晕	嗜睡	失眠	失眠
4	烦热	情绪低落	烦热	厌食
5	烦躁易怒	疲劳	腰膝酸软	健忘
6	健忘	面色㿠白	烦躁	皮下出血
7	耳鸣	畏寒	盗汗	多思善虑
8	多梦	遗精	口干咽燥	胆怯易惊
9	口干咽燥	大便稀溏	精神抑郁	头晕

条目	维度			
	肝肾阴虚	脾肾阳虚	心肾不交	心脾两虚
10	手足颤动	腰膝酸软	尿频	泄泻
11	视物模糊	厌食	潮热	悲忧善哭
12	便秘	神思迟钝	耳鸣	腹胀
13	尿黄	腹胀	心神不宁	情绪低落
14	口舌生疮	健忘	易惊	多梦
15	牙痛	多梦	焦虑	精神恍惚
16	牙出血	多思善虑	尿急	懒动懒言声低
17	胁痛	悲忧善哭	便秘	便溏
18	眼睛干涩	小便清长	眩晕	自汗
19	舌红	肢冷	尿频	消瘦
20		行动迟缓	怔忡	恶心
21		浮肿		呕吐
22				气短

三、量表研制过程

（一）量表（1版）制订及分析过程

1. 根据量表制作原则编制量表构架，明确1版量表的使用意义，编写问卷语。
问卷语为：

"您好！

感谢您在百忙之中参加这次调查活动。本次调查的目的是研制中长期飞行中医问卷。您的合作对问卷研制具有重要的意义。

请您根据最近一星期以内您的实际感觉逐一回答我们所提的每个问题。"

2. 根据来自全国各省中医院和科学院的26名专家对每个维度下症状出现频次的判定打分（见表8-4），及航天医学研究者的建议，从条目池中择优选择条目，并修改条目，使之形成量表语言。

表8-4 证候频次表

证候	专家打分
肝郁脾虚	53
肝郁化火	43
气虚血瘀	32

续表

证候	专家打分
气滞血瘀	39
肝肾阴虚	33
脾肾阳虚	24
心肾不交	49
心脾两虚	42

3. 将条目分为五级纳入量表：①从来没有（0次）；②偶尔（＜1天/周）；③有时（1～2天/周）；④经常（3～4天/周）；⑤几乎总是如此（5天及以上/周）。

4. 以平常人的习惯和答题思维编定条目序号。

5. 形成量表（1版）。

（二）量表（1版）的项目分析及筛选

1. 数据采集　拟制的"中长期载人航天中医诊断量表"含50个左右的条目，对于量表条目数与量表发放份数的关系，国际上并没有明确的标准，有学者认为发放的份数应是条目数的5倍以上，才可以保证量表的功效性和敏感性。"中长期载人航天中医诊断量表"的条目来自精确挑选和丰富的医学临床经验，可以标准地定义概念，且研究人员具有专业水准，可以有效采集数据，能确保信度和效度检验接近实际情况，因此，我们决定向受试人群发放100份量表。最终收集到有效样本87例，其中，男性24例（27.59%），女性63例（72.41%），平均年龄为24.15±4.89岁。

2. 数据统计分析

（1）计算机软件分析过程

①统计软件：采用Epidata 3.02建立数据库，将收集的量表数据录入计算机，导出到SPSS 17.0，对数据进行分析处理。

②统计方法：利用主成分分析法对量表的各维度进行探索性因素分析，旨在考察每一维度的所编条目是否体现、代表和测量了该维度的证型，考察量表结构的合理性。分析量表各维度的各条目间及条目与维度的相关性，采用Spearman秩相关法。

③条目的筛选标准：选择与各维度相关性大的条目（相关系数≥0.5）和因子分析成分负载量大的条目（因子负荷≥0.5），各维度下的条目间筛选要兼顾临床意义。

④分析结果：各维度中的条目及各条目间有相关性，随机提取13个公因子，累积贡献率为74.276%。

（2）临床经验：邀请量表制作、中医诊断、航天医学及其他中医中药领域的专家对预测量表提建议，广泛征集各领域专家的意见，修正量表。参照 Mars 500 中医辨证量表，对比与量表（1版）的不同，择取目痛、鼻衄、肩颈痛等条目。

（3）修改条目（见表 8-5），形成量表（2版）。

表 8-5　量表（1版）修改条目

原条目	替换条目
易感冒	鼻塞
食欲怎样	食欲下降
大便成形	大便不成形
出汗	a. 容易出汗
	b. 睡眠中出汗
增加 8 个条目：拉肚子、口中发黏、手脚心出汗、手脚心发热、多梦、嗜睡、失眠、鼻干	

（三）量表（2版）制订及分析过程

1. 信度分析

（1）稳定性系数（重测信度）

①作用：此方法是用同样的问卷对同一组受试者间隔一定时间重复施测，计算两次施测结果的相关系数，重测信度属于稳定性系数。

②数据采集：选取受试者 30 名，均为年龄在 18 ~ 30 岁的体格健康大学生，无感冒、发热、心脏病、糖尿病、乙型肝炎等疾病。叮嘱其按自身情况如实填写问卷。于两周之后，请他们再填写问卷。共收集 60 份数据，分别将两次问卷按序编号。第一次发放问卷 30 份，收回有效问卷 29 份，第二发放问卷 30 份，收回有效问卷 25 份。

③分析方法：依题号对应录入两次的数据，合并到同一数据文件之后，在 SPSS 软件中，利用 Correlate 之下的 Bivariate 求其相关系数。相关系数指的是皮尔逊相关系数，它描述了两个定距变量间联系的紧密程度。总体的皮尔逊相关系数是通过原点距来定义的，用来度量两个变量线性相关性的强弱，两变量的分布越有直线的趋势，值会越大。

④分析结果：见表 8-6。

表 8-6　稳定性系数值

项目	系数值	项目	系数值	项目	系数值	项目	系数值	项目	系数值	项目	系数值
1	.760**	11	.507**	21	.605**	31	.615**	41	.666**	51	.594**
2	.764**	12	.670**	22	.512**	32	.678**	42	.683**	52	.801**
3	.636**	13	.574**	23	.801**	33	.432*	43	.630**	53	0.351
4	0.347	14	0.352	24	.549**	34	0.035	44	0.26	54	.761**
5	0.217	15	.624**	25	.844**	35	.775**	45		55	.826**

项目	系数值	项目	系数值	项目	系数值	项目	系数值	项目	系数值	项目	系数值
6	.537**	16	.919**	26	.758**	36	.797**	46	.591**		
7	.533**	17	0.327	27	.879**	37	.738**	47	.661**		
8	.505**	18	.489*	28	.721**	38	0.389	48	.691**		
9	.533**	19	.695**	29	.879**	39	.887**	49	0.336		
10	.777**	20	.777**	30	.724**	40	.597**	50	.711**		

⑤修改条目原则：重测信度即为稳定性系数，如果 $P \geq 0.05$ 或系数 ≥ 0.5，则呈显著相关，如果 $P \geq 0.03$ 或系数 ≥ 0.3，则勉强可以接受，如果系数 ≤ 0.3，则需要修改。

对于项目 5 "您面胀吗？"，因为量表是专为航天特殊环境制订的，健康人少有此症状，多数人前后两次都为 "1"，而两次答案同时为 "2" 或 "3" 的少；同样，项目 34 "您呕吐吗？"，在健康人群中不多发生。

对于项目 44 "您小便黄或有灼热感吗？"，影响因素是测量本身的客观性，自评者在每次答题中使用的评分标准不同，他们前后两次对 "黄" 和 "热" 的程度把握的标准不一，所以稳定性系数会低，建议向受试人员详细解释条目的含义，让他们可以自己把握 "黄" 和 "热" 的程度，以提高系数值，答卷中的数值尽管关联不大，但不建议删除此条目。

对于项目 45 "您小便排出不畅或痛吗？"，受试人员在第二次答卷时，都选择第 1 项，使一个变量成为常量，所以无法进行计算。因考虑到受试者是健康人群，多数人不出现这个症状，所以为正常的现象。

（2）内部一致性系数

①作用：评价量表中的一组问题是否可以测量同一个概念，即测量组成量表的题目内在一致性程度，常用的检测方法有克龙巴赫 α 系数和分半信度。

②数据采集：发放 100 份 2 版量表给健康大学生（体格健壮，年龄在 18 ~ 30 岁），嘱其按自身感觉如实填写题目，回收有效量表 99 份。

③分析方法：将数据录入 SPSS，在专门进行信度分析的模块中，操作 Analyze → Scal → Reliability。

④分析结果：此量表克龙巴赫 α 信度系数为 0.929，一般而言，α 值大于 0.8 说明内部一致性非常好，α 值在 0.6 至 0.8 表示较好，α 值小于 0.6 表示一致性差。

分半信度是将题目分成两半，分别求得两个总分，结果分别为 0.883 和 0.874。由于条目被分为两半常会造成信度偏低，因此，对其用 Spearman–Brown 再加以校正，所得值为 0.854。

2.效度分析

（1）表面效度：表面效度是指从量表的表面形式来看它的测量目的，看题目是否与测量目的有关，量表形式是否更容易被人接受，从外观角度评估测量的结果。

（2）内容效度：内容效度是指评估所测定的内容能否真实反映或代表要测定的对象，它涉及语言表达的准确性，题目在临床的实用性等。通过专家讨论确保内容效度，他们根据自己的实践观察和经验积累，选择具有代表性的条目形成量表。

（3）结构效度

①作用：效度是指测量的有效程度或测量的正确性，即一个测验能够测量出所要测量特性的程度，指能达到某种程度的准确性，测验的效度是相对的而非绝对的。效度分析的结果是考察"中长期载人航天中医诊断量表"诊断疾病的有效程度。

②数据采集：根据实验需要，在量表中加入分组、次数、时间三个因素。选拔30名志愿者，均为来自陕西的健康男性青年，随机分为4组，参加 −6° 头低位卧床模拟失重实验，于实验的 +1 天、+10 天、+21 天、+30 天、+39 天、+45 天、R+2 天（起床第2天）、R+6（起床第6天）天进行量表测评（见表8-7）。因 C 组 1 名志愿者未能坚持到实验结束，后 2 次数据脱落，实有数据 54 例。在分析实际数据时，用极大似然估计法填补缺失值，总计采集数据 240 例（包括 2 次脱落的数据）。

表 8-7　调查对象描述及数据分布

分组	性别	平均年龄（岁）	人数	次数	有效样本量
A	男	26.12 ± 4.05	8	8	64
B	男	27.12 ± 4.48	8	8	64
C	男	25.71 ± 3.72	7	8	54
D	男	28.28 ± 4.90	7	8	56

③分析方法：包括项目分析和因子分析，具体操作过程及结果分析如下。

A.项目分析：就是根据测试结果对组成测验的各个题目进行分析，从而评价题目好坏，对题目进行筛选，分为区分度和题目与总分的相关度。

a.操作步骤：首先，将总分按 27% 和 73% 百分位数对应的总分数划分为高分组和低分组，选择 Analyze → Scale → Frequencies → Statistics → Percentile，输入 27% 和 73%，得到输出结果 27% 的百分位数值是 69，73% 的百分位数值是 96，69 和 96 是分组的依据。

其次，用 SPSS 软件中的重新编码法，操作：Transform → Recode → Into Different Variables，将低于 69 的分为第一组，高于 96 的分为第二组，将其变量命名为"再分组"，然后以其为分组变量做独立样本 t 检验，分析输出结果中差异是否显著，如果显著说明区分度高，将不显著的题目剔除。每个题目的分数与总分的相关度，采用的是皮尔逊相关系数。

b. 结果分析：样本总数为 238 例，所得 Sig 双尾值为 0.000，每个条目与总分的皮尔逊相关系数小于 0.01，都呈显著相关。t 检验结果显示，除条目 34 外，其他条目 Sig 双尾值为 0.000，说明各个症状在高分组与低分组具有区分度，条目 34 "您呕吐吗？" Sig 值为 0.028 > 0.01，呈不显著性，但考虑到航天疾病的临床意义，我们仍然将其保留。

B. 因子分析：以主成分因子分析、最大旋转法、碎石图分析量表的结构效度。从条目群中提取 8 个共性因子，分析各因子的特征根及对量表的贡献率，并根据各个变量与维度的相关性，将相同本质的变量归入同一因子，也可检验条目间的关系。

a. 操作步骤：采用的是 Spss 软件的因子分析方法，步骤为 Analyze → Data Reduction → Factor Analysis，将数据导入后，在"描述"选项里选择"显著性水平"和"KMO 和 Bartlett 球形检验"，在"提取"选项里提取 8 个因子，同时在"旋转"选项里选择"最大方差法"。

b. 输出结果：KMO 值为 0.883，在"解释总方差"里，旋转平方和的累积量为 68.741%（见表 8-8）。

表 8-8　因子的特征根、贡献率及累积贡献率

因子	未旋转			旋转后		
	特征根	方差贡献率 (%)	累计贡献率 (%)	特征根	方差贡献率 (%)	累计贡献率 (%)
1	18.996	33.017	33.017	6.986	12.142	12.142
2	4.836	8.405	41.423	5.141	8.935	21.077
3	4.129	7.176	48.599	4.972	8.642	29.719
4	2.96	5.145	53.743	5.334	9.27	38.99
5	2.533	4.403	58.147	6.909	12.009	50.998
6	2.327	4.044	62.191	4.786	8.319	59.318
7	1.96	3.406	65.597	2.838	4.932	64.25
8	1.809	3.145	68.741	2.584	4.492	68.741

c. 结果分析：经过 KMO 和 Bartlett 球形检验，本量表患者的 KMO 统计量为 0.883，Bartlett 球形检验概率值为 0.000，表明条目间有共同因子存在，可进行因子分析。采用主成分因子分析法，提取 8 个公因子，其累计贡献率为 68.741%，即 68.741% 的总方差可由 8 个公因子解释。

第 1 个公因子的特征根为 18.996，第 2 个公因子的特征根为 4.836，第 3 个公因子的特征根为 4.129，依次随着公因子数目的增加，其特征根迅速降低。当公因子的数目接近条目数 55 时，其特征根接近为 0。

旋转成分矩阵分析结果见表 8-9 至表 8-16。

表 8-9　各条目与维度之间的相关性（ⅰ）

条目	维度							
	心脾两虚	肝郁脾虚	心肾不交	肝肾阴虚	气滞血瘀	气虚血瘀	肝郁化火	脾肾阳虚
拉肚子	0.742	−0.036	0.099	−0.012	0.145	0.049	−0.254	0.147
口苦	0.738	−0.127	0.101	0.295	0.037	−0.103	−0.027	0.116
腹胀	0.729	0.076	0.125	0.08	0.213	−0.071	0.18	0.03
嗜睡	0.706	−0.045	0.151	0.041	0.09	−0.018	0.112	0
大便不成形	0.639	0.16	0.126	0.229	0.165	0.247	−0.103	0.101
胃胀	0.585	0.413	−0.005	0.257	0.221	−0.159	0.117	−0.012
记忆力减退	0.549	0.149	0.361	0.097	0.265	0.158	0.211	−0.028
视物模糊	0.543	0.15	0.294	0.174	0.174	0.128	0.26	−0.054
手足发麻	0.523	0.163	0.047	−0.083	0.089	−0.008	0.023	0.232
食欲下降	0.522	0.454	−0.038	0.11	0.149	0.063	0.336	−0.073
气短	0.407	0.293	0.37	0.174	0.022	0.199	0.267	0.121

表 8-10　各条目与维度之间的相关性（ⅱ）

条目	维度							
	心脾两虚	肝郁脾虚	心肾不交	肝肾阴虚	气滞血瘀	气虚血瘀	肝郁化火	脾肾阳虚
小便不畅快或排不尽	−0.109	0.736	0.197	0.272	0.192	0.207	0.101	−0.025
胃痛	0.11	0.71	−0.084	0.193	0.198	0.19	−0.038	0.002
打嗝或嗳气	0.142	0.696	0.349	−0.045	0.092	−0.045	0.016	0.018
恶心	0.352	0.638	0.113	0.162	0.192	0.023	−0.026	0.069
面胀	0.19	0.615	0.109	0.378	0.113	0.109	−0.009	−0.102
耳鸣	−0.086	0.601	−0.011	−0.019	0.003	−0.041	0.063	0.274
口渴	−0.019	0.598	0.182	0.058	0.061	0.132	0.207	0.106
呕吐	0.031	0.402	0.075	−0.079	0.063	0.097	−0.061	−0.078

表 8-11　各条目与维度之间的相关性（ⅲ）

条目	维度							
	心脾两虚	肝郁脾虚	心肾不交	肝肾阴虚	气滞血瘀	气虚血瘀	肝郁化火	脾肾阳虚
情绪低落	0.044	0.07	0.839	−0.005	0.067	0.014	0.156	−0.031
急躁	0.197	0.138	0.791	0.218	0.105	0.05	−0.038	0.039
心烦	0.14	0.244	0.757	0.172	0.148	0.098	0.042	−0.159

条目	维度							
	心脾两虚	肝郁脾虚	心肾不交	肝肾阴虚	气滞血瘀	气虚血瘀	肝郁化火	脾肾阳虚
心慌	0.286	0.122	0.694	0.169	0.156	0.09	0.094	−0.012
失眠	0.456	0.162	0.592	0.196	0.064	0.356	−0.183	0.007
小便排出不畅或痛	0.18	0.492	0.553	−0.024	0.222	0.211	0.035	−0.041
胸闷	0.323	0.124	0.55	0.138	0.181	0.151	0.183	0.029
尿频	−0.005	0.029	0.531	−0.031	0.084	0.221	0.314	0.048

表 8-12　各条目与维度之间的相关性（ⅳ）

条目	维度							
	心脾两虚	肝郁脾虚	心肾不交	肝肾阴虚	气滞血瘀	气虚血瘀	肝郁化火	脾肾阳虚
眼睛酸胀	0.397	0.097	0.095	0.791	0.198	0.047	0.039	−0.064
眼睛干涩	0.25	−0.04	0.06	0.738	0.106	0.125	0.323	−0.145
眼睛胀痛	0.375	0.368	0.104	0.661	0.059	0.065	−0.104	−0.026
头晕	0.255	0.15	0.183	0.617	0.159	0.138	−0.148	0.189
鼻出血	−0.161	0.012	−0.019	0.545	0.08	−0.001	0.002	0.071
咽干	0.028	0.269	0.226	0.542	0.134	−0.1	0.17	0.422
头痛	−0.021	0.432	0.337	0.493	0.009	0.329	−0.04	−0.049
头脑昏沉	0.42	−0.045	0.22	0.492	0.174	0.108	0.063	0.048
头胀	0.333	0.353	0.283	0.415	0.076	0.203	−0.163	0.222
鼻塞	−0.008	0.146	0.354	0.372	−0.155	0.038	0.069	0.266

表 8-13　各条目与维度之间的相关性（ⅴ）

条目	维度							
	心脾两虚	肝郁脾虚	心肾不交	肝肾阴虚	气滞血瘀	气虚血瘀	肝郁化火	脾肾阳虚
腿痛	0.157	0.109	0.128	−0.001	0.895	0.123	0.042	0.023
关节酸痛	0.203	0.173	0.165	0.193	0.783	0.163	0.028	−0.132
腿软	0.265	0.138	0.076	0.197	0.777	0.161	−0.03	0.03
腰酸痛	0.392	0.211	0.194	0.137	0.692	0.049	0.052	0.242
背酸痛	0.46	0.228	0.182	−0.011	0.637	0	0.008	0.229
肩酸痛	−0.095	0.261	0.101	0.25	0.586	0.398	0.22	−0.158
疲劳	0.338	0.169	0.178	0.363	0.437	−0.001	0.084	0.411

表 8-14　各条目与维度之间的相关性（ⅵ）

条目	维度							
	心脾两虚	肝郁脾虚	心肾不交	肝肾阴虚	气滞血瘀	气虚血瘀	肝郁化火	脾肾阳虚
手脚心出汗	−0.042	0.158	0.16	0.108	0.068	0.827	0.222	0.273
容易出汗	0.028	0.25	0.241	0.068	0.209	0.815	0.145	−0.026
睡眠中出汗	0.079	0.161	0.192	0.078	0.255	0.809	0.042	−0.123

表 8-15　各条目与维度之间的相关性（ⅶ）

条目	维度							
	心脾两虚	肝郁脾虚	心肾不交	肝肾阴虚	气滞血瘀	气虚血瘀	肝郁化火	脾肾阳虚
手脚心发热	0.092	−0.065	0.222	0.099	0.054	0.29	0.664	0.289
大便干结	0.119	0.372	0.368	−0.128	0.008	0.115	0.623	−0.039
大便不畅快或排不尽	0.507	0.008	0.439	0.141	0.209	0.12	0.522	−0.126
鼻干	0.104	0.536	0.363	0.262	0.025	0.116	0.409	0.147

表 8-16　各条目与维度之间的相关性（ⅷ）

	心脾两虚	肝郁脾虚	心肾不交	肝肾阴虚	气滞血瘀	气虚血瘀	肝郁化火	脾肾阳虚
口腔溃疡	0.243	0.073	−0.049	0.242	−0.02	−0.068	0	0.615
手脚发凉	0.072	0.008	−0.163	−0.108	0.122	0.113	0.077	0.568
口中发黏	0.374	−0.031	0.228	0.36	−0.135	0.021	0.002	0.453
多梦	0.328	0.335	0.033	0.341	0.17	0.375	0.208	−0.406

从旋转成分矩阵中可以看到，将与维度关系最大的条目归入该维度后，维度"心脾两虚"下负载的条目有拉肚子、口苦、腹胀、嗜睡、大便不成形、胃胀、记忆力减退、视物模糊、手足发麻、食欲下降、气短，维度"肝郁脾虚"下负载的条目有小便不畅快或排不尽、胃痛、打嗝或嗳气、恶心、面胀、耳鸣、口渴、呕吐，维度"心肾不交"下负载的条目有情绪低落、急躁、心烦、心慌、失眠、小便排出不畅或痛、胸闷、尿频，维度"肝肾阴虚"下负载的条目有眼睛酸胀、眼睛干涩、眼睛胀痛、头晕、鼻出血、咽干、头痛、头脑昏沉、头胀、鼻塞，维度"气滞血瘀"下负载的条目有腿痛、关节酸痛、腿软、腰酸痛、背酸痛、肩酸痛、疲劳，维度"气虚血瘀"下负载的条目有手脚心出汗、容易出汗、睡眠中出汗，维度"肝郁化火"下负载的条目有手脚心发热、大便干结、大便不畅快或排不尽、鼻干，维度"脾肾阳虚"下负载的条目有口腔溃疡、手脚发凉、口中发黏、多梦。

中医病机来源于长期的实践，我们结合病机与统计学将条目进行调整。"口苦"常为热证的症状，心火上炎或肝胆火热，邪热扰心，火性炎上，或气郁而不能畅达，内阻中焦，致使脾失运化，湿热遏阻，交蒸于肝胆，故将此条目归入"肝郁化火"。"口腔溃疡"多为外感热毒或气郁化火，心脾积热，上蒸口腔，发为口部溃疡生疮，故将这条也归入"肝郁化火"。"手足发麻"归入"气虚血瘀"，气虚血瘀是气虚运血无力，血行瘀滞，阻塞经络而出现的证候。"鼻塞"仍然归入"肝肾阴虚"，下焦阴血亏虚，气血随阳气逆上，致使血衄阻塞鼻道。"视物模糊"为肝血不足，血不养目所致，故归入"肝肾阴虚"。"气虚血瘀"包含三个条目，为"手脚心出汗""容易出汗""睡眠中出汗"，为汗证的三种类型，手脚心汗量多可因气虚日久伤阴，阴经郁热，热蒸迫津外泄；容易出汗，又称自汗，为气虚不能固摄阴液；睡眠中出汗，亦称盗汗，为气阴两虚，夜晚营阴行驶周身，内热迫营阴外泄。

经调整后，维度与条目对应关系如下。

心脾两虚：拉肚子、腹胀、嗜睡、大便不成形、胃胀、记忆力减退、食欲下降、气短。

肝郁脾虚：小便不畅快或排不尽、胃痛、打嗝或嗳气、恶心、面胀、耳鸣、口渴、呕吐。

心肾不交：情绪低落、急躁、心烦、心慌、失眠、小便排出不畅或痛、胸闷、尿频。

肝肾阴虚：眼睛酸胀、眼睛干涩、眼睛胀痛、视物模糊、头晕、鼻出血、咽干、头痛、头脑昏沉、头胀、鼻塞。

气滞血瘀：腿痛、关节酸痛、腿软、腰酸痛、背酸痛、肩酸痛、疲劳。

气虚血瘀：手脚心出汗、容易出汗、睡眠中出汗、手足发麻。

肝郁化火：口苦、口腔溃疡、手脚心发热、大便干结、大便不畅快或排不尽、鼻干。

脾肾阳虚：手脚发凉、口中发黏、多梦。

（四）量表（3版）形成

依照 SPSS 17.0 的信度和效度检验结果及航天医学专家的临床经验，我们将量表（2版）中条目做修订（见表 8-17），并根据量表的使用目的修改问卷语，最终将量表制订为 8 个维度、57 个条目。

表 8-17　量表（2 版）修订条目

原条目	替换为
咽干	口干或咽干
拉肚子	腹泻
小便黄或有灼痛感	小便时有灼痛感
腿软	行走时腿部乏力
失眠	a. 难以入睡
	b. 容易早醒
	c. 睡眠很浅

四、展望

在中长期载人航天活动中，对于航天员在失重环境下的心理和生理变化，中医有独特的认知方式、临床思维及诊疗手段，认知方式包括天人相应的自然观、从整体观察的整体观、气循环往复不断生化的整体恒动观等，诊法则为四诊八纲，辨证论治，治疗手段多样化，如中药复方结合针灸、药膳、导引等。

"中长期载人航天中医诊断量表"研制的核心点是对失重状态下心理、生理变化进行辨证，根据基础理论指导辨证思维，从疾病的表象得出疾病的本质。"病"是关于人体功能和病理形态的诊断概念，反映疾病的全部过程，是对疾病总的特点及规律性的概括，是基本矛盾；"证"是某一阶段的主要矛盾，是机体微观物质运动的宏观表现，"证"可以反映疾病某一阶段的病理表现，它是临床综合分析各种症状，并对处于一定阶段的疾病的病因、病变部位、病性及正邪双方的力量对比所作的概括，具有灵活性，这是将中医药应用于航天领域具有可行性的体现。中医方剂由多味药物组成，对疾病的干预具有多样性、多靶点、协同作用的特点。

随着中医药在航天医学领域的广泛应用，根据航天医学的需求，航天员在航天中的身体状况需要得到评估，进而研究人员研制了本量表。"中长期载人航天中医诊断量表"为自评式，可以随时采集航天员的症状数据。我们开展这项工作，除采用文献检阅和临床调查的方法外，还参考了 Mars 500 中医辨证量表、中医体质量表、颈椎病疗效评价量表、症状自评量表（SCL-90），使量表构建更合理，量表评定结果更客观。

"中长期载人航天中医诊断量表"主要用于对处于失重或模拟失重状态及恢复期的人员身体状态的评价，从整体上估测身体状况，得分越高表示症状越严重。量表集中于在失重环境中最常出现的八个证候：肝肾阴虚、肝郁脾虚、肝郁化火、气虚血瘀、气滞血瘀、脾肾阳虚、心肾不交、心脾两虚，可以根据每个症状的严重程度，推导出失重人员的证候。

量表有以下几点不足，一是不能涉及全部的中医诊法，仅以问诊的形式提出问题，有特色的舌诊和脉诊没有被应用到量表中，舌象和脉象的变化更能客观地反映人体气血的盛衰、脏腑的虚实、病邪的性质、病位的深浅、病情的进退及疾病的转归和预后；二是每一个条目都分为五级，没有加权的症状，也就是说，对证候的确诊有特别定性意义的条目被赋予了与其他条目一样的分值，降低了诊断的精确性；三是将航天中出现的症状归于八个证候，对可能出现的其他证候无法评估。

五、结语

中医凭借丰富的临床经验，在治疗功能性疾病和疑难病方面具有独特的疗效，然而，中医临床疗效评价主观性强、软指标的测量尺度欠明确、缺乏统一标准等缺点，使得中医药的疗效难以被国际认同。而以量表作为工具，从航天员的自我评价中估测健康水平，解决中医证候诊断和疗效评价问题，已被广泛认可和运用。

本项目研制的"中长期载人航天中医诊断量表"以航天医学临床实践为基础，参照国际量表研制的程序化方式，通过查阅国内外文献形成条目池，通过量表研制、中医诊断、航天医学议题小组讨论修订量表，运用量表（1版）对87名健康大学生进行现场临床调查，考察量表构建的合理性及普通人群对条目的理解度，运用量表（2版）采集健康人群数据99份及45天–6°头低位卧床实验人员数据238份，做稳定性系数、克龙巴赫 α 系数、分半信度检验，效度检验采用表面效度、内容效度及结构效度。终量表包括 8 个维度、57 个条目（见表 8–18）。

"中长期载人航天中医诊断量表"发挥了中医的特长，实施辨证论治，以整体论的观点对航天中的特殊疾病进行认识和治疗。它通过采集航天中疾病的数据资料，并对症状做出质和量的评定，用数字语言代替文字描述，然后进行统计处理，分析信度和效度而形成，是辅助中医辨证论治的测量工具。优点有两方面，一方面是通过适当的症状量化，把主观的感受转化为客观的定量；另一方面是量表为自我评定，可以使诊断和病情发展同步。量表用于指导治疗航天特殊环境下的疾病，并对中医药在临床中的疗效进行评价。

表 8-18　中长期载人航天中医诊断量表

姓名	年龄　　岁	飞行第　　天	填表日期　　月　　日
您好！ 感谢您在百忙之中参加这次调查活动。本次调查的目的是研究中长期飞行中航天员出现疾病的严重程度及证候类型。您的客观填答对于疾病的诊断具有重要的意义。 请您回忆在航天时您的实际感觉，逐一回答我们所提的每个问题。 1 从来没有（0 次）、2 偶尔（＜1 天 / 周）、3 有时（1～2 天 / 周）、4 经常（3～4 天 / 周）和 5 几乎总是如此（5 天及以上 / 周）			

续表

姓名	年龄　岁	飞行第　天	填表日期　　月　　日				
			1	2	3	4	5
1. 您头晕吗?			☐	☐	☐	☐	☐
2. 您头胀吗?			☐	☐	☐	☐	☐
3. 您头脑昏沉吗?			☐	☐	☐	☐	☐
4. 您头痛吗?			☐	☐	☐	☐	☐
5. 您面胀吗?			☐	☐	☐	☐	☐
6. 您眼睛干涩吗?			☐	☐	☐	☐	☐
7. 您眼睛酸胀吗?			☐	☐	☐	☐	☐
8. 您眼睛胀痛吗?			☐	☐	☐	☐	☐
9. 您视物模糊吗?			☐	☐	☐	☐	☐
10. 您耳鸣吗?			☐	☐	☐	☐	☐
11. 您鼻塞吗?			☐	☐	☐	☐	☐
12. 您鼻出血吗?			☐	☐	☐	☐	☐
13. 您鼻干吗?			☐	☐	☐	☐	☐
14. 您口干或咽干吗?			☐	☐	☐	☐	☐
15. 您口渴吗?			☐	☐	☐	☐	☐
16. 您口苦吗?			☐	☐	☐	☐	☐
17. 您口中发黏吗?			☐	☐	☐	☐	☐
18. 您口腔溃疡吗?			☐	☐	☐	☐	☐
19. 您疲劳乏力吗?			☐	☐	☐	☐	☐
20. 您气短吗?			☐	☐	☐	☐	☐
21. 您记忆力减退吗?			☐	☐	☐	☐	☐
22. 您情绪低落吗?			☐	☐	☐	☐	☐
23. 您急躁吗?			☐	☐	☐	☐	☐
24. 您心烦吗?			☐	☐	☐	☐	☐
25. 您心慌吗?			☐	☐	☐	☐	☐
26. 您胸闷吗?			☐	☐	☐	☐	☐
27. 您难以入睡吗?			☐	☐	☐	☐	☐
28. 您容易早醒吗?			☐	☐	☐	☐	☐
29. 您睡眠很浅吗?			☐	☐	☐	☐	☐
30. 您多梦吗?			☐	☐	☐	☐	☐
31. 您嗜睡吗?			☐	☐	☐	☐	☐
32. 您容易出汗吗?			☐	☐	☐	☐	☐
33. 您睡眠中出汗吗?			☐	☐	☐	☐	☐
34. 您食欲下降吗?			☐	☐	☐	☐	☐
35. 您恶心吗?			☐	☐	☐	☐	☐
36. 您呕吐吗?			☐	☐	☐	☐	☐
37. 您饭后胃胀吗?			☐	☐	☐	☐	☐
38. 您胃痛吗?			☐	☐	☐	☐	☐
39. 您打嗝或嗳气吗?			☐	☐	☐	☐	☐
40. 您腹胀吗?			☐	☐	☐	☐	☐
41. 您腹泻吗?			☐	☐	☐	☐	☐
42. 您大便干结吗?			☐	☐	☐	☐	☐
43. 您大便不成形吗?			☐	☐	☐	☐	☐
44. 您大便不畅快或排不尽吗?			☐	☐	☐	☐	☐

续表

姓名	年龄　岁	飞行第　天	填表日期　月　日
			1　2　3　4　5
46. 您小便时有灼痛感吗?			☐ ☐ ☐ ☐ ☐
47. 您小便排出不畅吗?			☐ ☐ ☐ ☐ ☐
48. 您肩颈痛吗?			☐ ☐ ☐ ☐ ☐
49. 您关节酸痛吗?			☐ ☐ ☐ ☐ ☐
50. 您腿痛吗?			☐ ☐ ☐ ☐ ☐
51. 您行走时腿部乏力吗?			☐ ☐ ☐ ☐ ☐
52. 您腰酸痛吗?			☐ ☐ ☐ ☐ ☐
53. 您背酸痛吗?			☐ ☐ ☐ ☐ ☐
54. 您手脚发凉吗?			☐ ☐ ☐ ☐ ☐
55. 您手足发麻吗?			☐ ☐ ☐ ☐ ☐
56. 您手脚心出汗吗?			☐ ☐ ☐ ☐ ☐
57. 您手脚心发热吗?			☐ ☐ ☐ ☐ ☐

第四节　航天远程中医诊断技术

中医诊断技术系统将成为未来空间站航天员长期在轨飞行医监医保技术体系的重要组成部分。在规划与设想中，该系统的总体技术构成如图8-1所示。

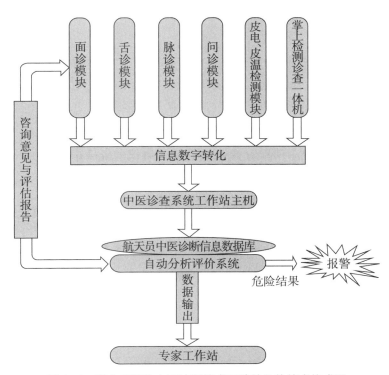

图8-1　载人空间站中医诊断技术系统的总体技术构成图

一、建立小型中医诊查系统工作站

中医诊查系统工作站作为本系统数据采集的核心组成部分，为多种诊断方法技术提供可搭载平台，达到各种诊查手段的集成化，内置中心数据库，并提供即时的数据导入、分析、贮存、传输功能。该工作站应满足航天员空间作业环境需要，做到小型化、集成度高，可运行多种数据采集软件，达到便携、一机多用目的，可搭载多种医用传感器，形成小型中医健康维护工作站。该工作站系统还应兼容多种数据传送接口，便于不同类型数据传入，统一数据格式。系统内置健康维护数据库，配备相应的自动分析系统，可即时分析数据，对异常情况报警提示；必要时可形成无线连接，得到即时数据，实现实时监控，可导出、传输数据库数据，供地面专家组分析评估。

（一）面诊、舌诊模块的设计

望诊（面诊、舌诊）是中医获取受检者生理病理状况的一种重要途径。伴随着计算机分析和图像处理技术的成熟与发展，对面部、舌质、舌苔数字化影像进行自动化分析，可以客观反映和传输疾病信息，为中医临床辨证、疾病诊断、远程会诊提供依据。中医面象仪、舌象仪的研制取得显著进展，在局部信息的识别方法（如对面象、舌象颜色的识别）上取得了一些成果，但在面诊、舌诊信息的全面综合识别、分析和处理上仍明显不足。

在载人空间站阶段，我们将根据面诊、舌诊的要求，完善现有的面象、舌象采集仪。采用专业照度仪对航天环境光源进行测试，构建基于航天特定环境光源三刺激值 X_0、Y_0、Z_0 与光源 D65 条件三刺激值 X_n、Y_n、Z_n 的图像 $L_0*a_0*b_0*$ 值映射关系，建立基于 D65 标准光源条件的面象、舌象图像色度特征值变换函数，为实现航天特定环境的面象、舌象信息的准确分析提供基础。面象、舌象采集仪采集静态面、舌图像并存储；利用图像分割、图像分类识别和图像转行等技术，进行不同时期面象、舌象数据与图形的自动比较，形成包含保真存储面象图和舌象图的面诊、舌诊报告单。

未来我们将采用 SONY 3D 动态监视 CCD 图像传感器采集动态面象、舌象，基于面象和舌象图像分割、前后图像匹配、差值图像可视化及差值图像特征提取等关键技术，建立航天员面象、舌象信息的动态监测分析方法。同时，我们还将利用触摸屏指纹识别等技术实现航天特定环境的面象、舌象信息的快捷获取。

（二）脉诊模块的设计

研究人员模拟传统脉诊方法，利用脉象仪动态采集原始脉图并存储。目前，脉诊客观化研究已有大量经验，研制出多种性能各异的脉诊仪，进行脉象检测和脉波分析，但要真正在临床上推广，甚至应用于载人航天工程，尚存在一定差距。首先，可靠的传感器技术是脉诊采集设备进入临床的先决条件。任一脉象都具有"位、数、形、势"四种属性，即具有深浅、节律、硬度和流利度等多方面的特性，不同特性的变化组合，表现为多种脉象形态，可通过其了解气血虚实、脏腑功能强弱等病势。而目前尚无一种传感器能做到"形"和"势"特征的采集和提取。由于脉诊存在复杂性和模糊性，目前测量指标不一致，没有统一的客观诊断标准。现有研究还是简化的、局部的（如简单地从心血管系统角度和用血液流变学的方法进行概括），未能从系统整体性和规律性方面对中医的证候和病机的物理机制进行诠释。

在载人空间站阶段，在单部脉象仪采集、分析的基础上，我们将尝试采用三部脉象仪、阵列式传感器、柔性纳米材料传感器等脉象仪采集脉图，进一步研究探讨应用点阵式传感器，将寸、关、尺三部脉搏波信息同步采集，建立四维（空间三维与时间轴）动态脉搏波获取方法，实现脉搏波获取技术的全面突破。探讨建立阵列式脉图分析方法，将传统脉图与三维脉象地形图相结合，全面评测脉象变化，辨识指感八要素，提取及分析脉象特征信息，最终以脉图及文字形式输出中医脉诊报告单，与工作站连接，将数据直接导入数据库，打包传送。

未来有可能依托 5G 网络技术的发展，利用仿真脉诊臂将脉象还原成跳动的脉搏，使地面医生能够远程为航天员提供准确便捷的中医诊断检测服务。

（三）问诊模块的设计

我们依托"中长期载人航天中医诊断量表"和"中医体质量表"，采用人机对话方式采集问诊信息，对主观感受进行客观量化评分，输出中医辨证和体质辨识结果。

（四）皮电、皮温检测模块的设计

取合谷、中冲、解溪、太溪、太冲等穴位，作为皮电、皮温测定点，利用皮电、皮温测量系统采集数据并存储，研究现有临床生理、生化检查数据与皮电、皮温数据之间的相关性。在空间站阶段，我们将重点针对失眠、情绪不稳、疲劳、乏力、腹胀、纳差等症状，连续动态观察，探索特定部位皮电、皮温数据特异性变化规律，形成具有临床指导意义的检查报告。

（五）掌上检测诊查一体机解决数据采集与即时监控问题

掌中宝小巧、重量轻，便于携带，具有数据导入、导出功能模块，自身电池续航能力达 8h，支持无线网络，可以利用无线网卡或数据线连入工作站，将数据导入中心数据库或利用网络与中心进行数据互通。在空间站阶段，我们将实现掌中宝内置航天员健康监测档案，并植入健康评测模块，具体包括航天员体质评测、原穴评测、五腧穴评测、耳穴评测、航天员健康状况自评等项目。

二、构建中医健康信息数据库

构建预防和治疗航天医学问题的中医健康信息数据库（见图 8-2），为数字化中医健康信息管理系统提供数据支撑；进行航天员体质辨识，探讨体质与相关航天医学问题易感性的关系；建立中医医监决策支持系统，为医监医保人员提供具有指导性的诊断和疗效评价参考依据；搭建基于网络的航天员中医电子健康档案系统，实现个人健康信息数字化和疾病征兆预警。

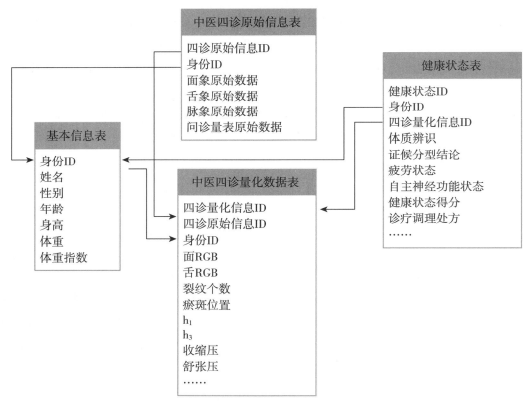

图 8-2　航天员中医健康信息数据库构成图

注：h_1，脉图的主波幅值；h_3，脉图的重搏前波幅值。

三、建立中医诊断信息自动分析评价系统

建立支持复杂类型的数据库，运用数据挖掘技术，找出临床表现与相应的各项病理生理参数之间的关联规则，探讨临床表现与疾病证候分型之间的关系。研究中医诊断信息的多数据融合和决策模型，包括中医四诊、经络腧穴等诊断信息的多特征模态组合，基于多层学习机的广泛训练选择特征的最优融合结构和融合策略，通过集成分类器的回馈机制确定样本特征的最优融合结构和融合策略，确定样本特征归属于各融合目标的概率，建立数字化中医诊断信息分析评价系统。该系统可用于航天员个体化体质测评、健康监测、动态评价，亦可用于干预指导和效果评价等。

四、集成中医健康信息管理系统

把构成中医健康信息管理系统的各自独立的设备、功能和信息集成为一个相互关联的、完整协调的综合系统，使系统信息高度共享、合理分配。

总之，将传统中医药理论和方法应用于载人航天实践中，充分发挥中医诊断学技术优势，将其应用于我国载人空间站，建立具有中国特色的中长期飞行医学监测和评估体系，将为我国航天员医监技术的发展提供新的思路和新的技术手段，也将为航天员中医药保障措施的实施提供依据。

第五节　航天环境下中医特色人体健康状态诊断评价标准

空间站任务启动后，我们在充分论证的基础上提出了在轨中医诊断仪的医学设计要求。目前，中医诊断仪已列装我国空间站，可以定期采集航天员四诊数据并下传至地面，然而，四诊融合决策的人体健康状态诊断评价标准亟待建立。

建立航天环境下中医特色人体健康状态诊断评价标准，需要解决以下两方面的关键技术问题。

1. 航天飞行中人体健康评价特征的提取　在航天飞行中，人体健康状态内涵丰富，外延、表征宽泛，而在轨飞行的航天员样本量极少，因此，对其基本特征进行分析、概括是研究的关键技术之一。该技术需要针对航天飞行中人体中医健康评价数据的要求与特点，采集地面头低位卧床模拟失重实验志愿者的信息，针对样本数据量少而样本特征数目多的数据，应用分析挖掘方法进行研究，提取健康评价特征（证素），进一步建立症状和证候的关系模型。

2. 基于数据挖掘与决策支持算法的航天员健康状态评价方法建立　用采集的中医诊断信息等数据构建数据库，设计相关算法，建立相应数学及医学模型，应用数据挖掘方

法，建立决策支持系统，也是研究的关键技术之一。该技术需要在健康人群统计模型的支持下，通过遗传算法、神经网络、蚁群算法等数据挖掘方法，建立航天员健康计算仿真模型。根据得到的计算仿真模型，依靠中医辨证思维、理论和方法，采用非线性动力学方程建立数学模型，可以实现航天员健康状态评价技术与方法的建立。

Mars 500 长期密闭环境人体中医辨证研究项目首次将中医客观化诊断评价技术应用于载人航天领域，采用中医诊断仪采集 6 名志愿者面、舌、脉、问四诊信息，分析、归纳志愿者的中医证候特点和演变规律，表明 520 天长期密闭环境导致的中医证候演变具有一定的共同规律，气虚是贯穿始终的基础证型，又随个人体质差异呈现出个体特点（分别伴有不同程度的肝郁、脾虚、湿困、阴虚的表现）。该项目还通过数据挖掘建立了一种基于多标记学习的证候诊断模型，该融合数据分类模型能达到 80% 的平均分类精度。研究结果提示，利用中医诊断仪获取数据并基于四诊参数分析健康状态的方法具有科学性和实用性，可为未来中长期飞行航天员健康监测、评估及干预提供坚实基础。该项目研究结果为未来全面深入研究航天环境下中医特色人体健康状态诊断评价标准提供了基础和经验。

一、中医四诊融合决策研究的总体策略

利用关联分析方法挖掘参数间关联关系，找出四诊主要特征参数，利用信息融合技术进行融合决策分析，给出辨证结果（见图 8-3）。

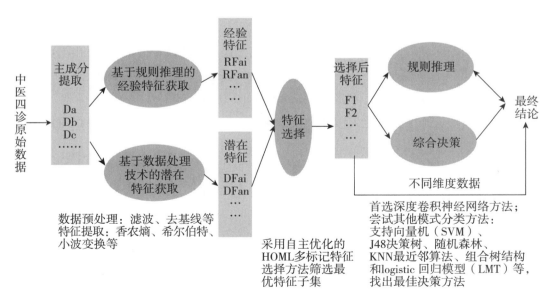

图 8-3 四诊融合决策流程图

1.将采集的中医四诊原始数据中每一诊的信号首先进行主成分提取（Da、Db……），如舌象，首选舌色、苔色、舌苔的厚重程度等。

中医专家给出判别结果（RFai、RFan……），如舌淡红、苔白等，即基于规则推理获取经验特征；软件分析给出对定量参数（舌色、苔色 RGB 均值）的判别结果，即基于数据处理技术挖掘潜在特征（DFai、DFan……）。

2.将中医专家的经验特征与数据处理挖掘的潜在特征，共同进行特征选择，形成最终使用的特征，即采用特征选择方法筛选的重要特征，经过中医专家反馈、调整，提取出最优特征子集（F1、F2……）。

3.利用融合决策分析技术，建立四诊融合决策模型，根据四诊定量参数得出中医辨证结果。集合规则推理与综合决策方法得出最终结论，即将数据挖掘分析结果与中医专家辨证结果进行比对，通过中医专家解读与反馈，校正完善模型。

图中双向箭头表示经过融合后的结果可以反向矫正规则；右下方箭头表示不同维度数据均可得出结果，即该过程不受输入信息种类的限制。

数据挖掘的具体过程如下。

1.对面、舌图像信号和二维脉象信号等定量数据使用滤波、去基线等方式进行预处理；

2.尝试使用香农熵、希尔伯特、小波变换等进行特征提取；

3.尝试采用自主优化的 HOML 多标记特征选择方法筛选最优特征子集；

4.综合决策分析。根据数据本身的特征，首选挖掘潜在特征能力较强的深度卷积神经网络方法。将四诊特征看作四维信号，其中，输入样本 $x=[x_1, x_2, \cdots, x_4, x_i (1 \leqslant i \leqslant 4)]$ 为四诊中对应诊断的特征数据，如 5 层卷积神经网络所能拟合的非线性函数族为

$$
\begin{cases}
f(x) = g_E\left(g_D\left(\bigcup_{i=1}^{8} g_{C_i}\left(g_{B_i}\left(g_{A_i}(x_i)\right)\right)\right)\right) \\
g_D(x) = \tanh(W_x + b) \\
g_E(x) = \dfrac{1}{1+e^{-(Wx+b)}}
\end{cases}
$$

g_E 是 Logistic 回归层计算函数，即结果的概率值，g_D 是全连接层计算函数，g_{Ai}、g_{Bi}、g_{Ci} 为卷积单元计算函数，表达式均为 $f_{sub}[f_{cov}(x)]$，而 f_{cov} 和 f_{sub} 的表达式为

$$
\begin{cases}
f_{cov}(v) = \bigcup_{j,x} v_{ij}^x = \bigcup_{j,x}\left(b_{ij} + \sum_m \sum_{p=0}^{p_i-1} w_{ij,(i-1)m}^p v_{(i-1)m}^{(x+p)}\right) \\
f_{sub}(v) = \bigcup_{\substack{m \\ x-1,Q_i+1,\cdots}} v_{im}^x = \bigcup_{\substack{m \\ x-1,Q_i+1,\cdots}} \varphi\left(\max\left(\bigcup_{q=0}^{Q_i-1} v_{(i-1)j}^{((x-1)\times Q_i+1+q)}\right)\right)
\end{cases}
$$

尝试使用其他模式分类方法，如在小样本数据下表现出优势的支持向量机（SVM）、J48 决策树、随机森林（random forest）、KNN 最近邻算法、组合树结构和 logistic 回归模型（LMT）等分类方法。

通过准确度、精确度、F 测度、曲线下面积 AUC 等指标，对模型精度等进行比较，找出最佳决策方法。

二、建立航天环境下中医基本证候诊断模型和健康状态演变模型

采集地面头低位卧床模拟失重实验志愿者的信息，建立模拟航天环境下中医基本证候诊断（四诊数据与证候关系）数学模型。

（一）提炼证候判别的诊断要素

针对小样本多标记问题，我们利用多标记特征选择算法，如自主优化的 HOML 等，筛选最优的特征子集。同时，中医专家根据个体、群体的证候分布与演变规律，结合中医理论，通过反馈进行参数特征提取的调整。

综合考虑提炼的诊断要素对于采集数据和中医理论的符合度，如果符合度不满意，采用互信息选择技术改进和完善参数指标，不断优化诊断要素，直到符合度满意，最终确定个体、群体证候的诊断要素。

（二）建立长期模拟失重中医基本证候诊断数学模型

中医基本证候诊断数学模型如图 8-4 所示。

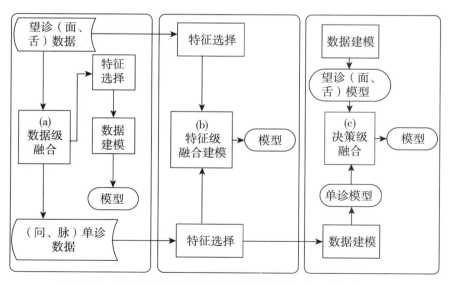

图 8-4　中医基本证候诊断（四诊数据与证候关系）数学模型

1.单诊信息与证候关系模型 以望诊（面、舌）为例，从数据库中筛选出望诊（面、舌）信息，并整理为数据挖掘算法能够处理的标准化数字表格数据，将得到的数据划分为特征集和类标集，将中医专家辨证结果拆分为若干个证素，组成类标集，其他变量（主要为症状变量）下的数据归为特征集。以特征集和类标集作为模型的数据输入，分别以多标记分类方法（包括多标记 ML–KNN、CC 和 RAKEL 算法分类器）对数据进行分类，使用 average precision、rankin gloss、one error、hamming loss 等评价指标对结果进行比较，找出最好的分类模型。然后再将 HOML 等特征选择方法分别加入最好的分类模型中进行实验，通过对比实验结果，将分类精度最高的模型作为最终的望诊信息与证候关系模型。同时通过特征选择技术选出对模型造成影响的主要特征，分析该主要特征对证候诊断的影响。最后，通过测试样本验证模型输出结果的稳定性和预测的准确率。

按上述方法分别建立脉诊、问诊信息与证候关系模型，分析脉诊、问诊信息主要特征对证候诊断的影响。

2.四诊特征级融合关系模型 望诊（面、舌）、脉诊、问诊症状信息都作为输入项，证候作为输出项，首选深度卷积神经网络方法，并尝试使用其他模式分类方法，如支持向量机（SVM）、J48 决策树、随机森林（random forest）、KNN 最近邻算法、组合树结构和 logistic 回归模型（LMT）等分类方法，得到综合模型；使用卷积式特征选择技术，分析四诊信息［通过望诊（面、舌）、脉诊、问诊模型得到的主要特征因素］对证候诊断的影响，得到对综合证候诊断影响要素的分析。

3.四诊决策级模型 使用集成学习 PRIFEB 算法对望诊（面、舌）、脉诊、问诊所建立的模型进行集成，得到一个融合了各单诊推演模型的四诊决策级证候预测模型。对得到的模型进行精度分析，得出对于该模型的评价结论。

4.模型综合分析和验证 将四诊决策级模型与四诊特征级融合关系模型进行对比分析。通过准确度、精确度、F 测度、曲线下面积 AUC 等指标，测试模型精度，比较同一模型的不同精度指标，分析各个模型的特点；比较不同模型的同一精度指标，比较不同模型的优势和劣势。然后评价所建立的模型，得出结论。

（三）健康状态演变模型

将志愿者卧床时间分别与单诊和四诊综合信息建立数学模型，并考虑协变量（体质等）和随机效应（个体间与个体内）。将健康状态变量分别代入数学模型，采用 NONMEM（nonlinear mixed effect model）法，将志愿者卧床时间与测量值中位数进行基本模型拟合，并从各时间点和时间阶段角度，研究不同个体、群体和体质的证候分布和动态变化，得到单诊与证候的个体、群体和体质演变规律，找出机体整体从内环境稳态至出现调节紊乱的临界点、疾病发生的临界点和药物治疗的干预点，如图 8-5 所示。

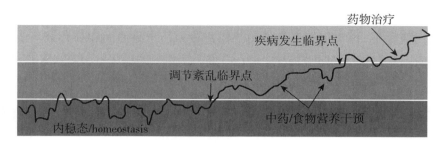

图 8-5　健康状态演变规律

（四）数据分析与挖掘结果的中医解读及其反馈

中医专家根据对数据特征的判读结果，结合对长期飞行航天员证候类型的理论推测（肝郁化火、肝郁脾虚、肝肾阴虚、气滞血瘀、气虚血瘀、脾肾阳虚、心肾不交、心脾两虚），对数据挖掘结果进行讨论，并通过解读及反馈，对数据挖掘结果进行校正和完善。

三、航天飞行验证

在空间站长期载人飞行任务中，研究人员采集航天员飞行前、中、后的中医诊断数据，利用地面研究建立的中医基本证候诊断数学模型和健康状态演变模型，研究航天员长期飞行不同阶段整体功能状态（证候）的特点及其演变规律，同时，通过飞行任务验证，形成航天环境下中医特色人体健康状态诊断评价标准，指导空间站从中医角度进行航天员健康状态定量综合评价。

第六节　基于脉图定量参数的整体功能判断技术

中医的脉象携带并传递丰富的生命信息，综合反映生理、病理变化。对脉图特征参数的分析可以客观反映整体健康状态。研究人员面向中长期飞行中的心、肺等重要脏器变化，选取中医四诊中最重要、最能定量的脉诊指标，利用数字化脉图参数与现代医学心血管循环系统、自主神经功能、生理年龄及体能状态等方面的内在相关关系，研究人体整体健康状态综合评价方法，探索智能化的辨证标准，建立基于中医脉图信息的航天员健康状态评价系统。这一系统不依赖于现代医学"病"的概念和诊断过程，而注重在中医整体观原则指导下的个体化生理反应类型（体质）和病理反应状态（证候）。将这一系统应用于长期载人航天飞行，实现航天员中医健康信息数字化采集和实时自动分析评价，将为我国航天员在轨健康监测、健康状态评价与预警、疾病诊断、保健、治疗方案指导、疗效评价等技术的发展提供新的思路和新的技术手段，也将为航天员中医药保障措施的实施提供依据和指导。

一、脉象诊断技术的研究和突破在整体功能判断技术中具有关键作用

中医的脉象是携带并传递丰富的生命信息，综合反映生理、病理变化的重要征象。抓住对脉象的诊察，才最能了解整体的健康状况。脉诊是中医诊断的核心技术，中医对健康和疾病的诊断、治疗方案的选择、疗效的评价等都依赖于该技术，因此，在航天员健康状态中医诊断评价技术中，脉象诊断技术的研究和突破具有关键作用。

首选脉诊信息研究为突破点，主要优势有以下几点。

1. 诊断信息最为全面　脉象信息涉及心脏、血管、呼吸、循环、神经、体液、内分泌、心理、精神情志等多方面内容，适于健康状态综合评价。

2. 中医理论和经验最为丰富　中医脉诊经过数千年的发展，积累了丰富的理论与实践经验，为指导实际应用提供了重要依据，尤其在健康评价方面独具特色和优势。

3. 现代化研究基础最为突出　研究人员从心血管系统功能、血流动力学角度探讨了脉象的形成机制，建立了一些脉图的分析方法，探讨了常见病证与脉象、脉图的关系，确定了脉象各项生理参数值及部分病理性指标，阐明了脉象变化与心血管系统、自主神经功能、生理年龄、体能状态等方面的内在关系，应用信息采集技术和数据挖掘技术进行的辨证信息智能化、规范化研究也逐步深入，如基于脉象信号分析的亚健康状态测评方法、脉图参数分析技术已被应用于亚健康、疲劳等的诊断评价中。

4. 中医与西医诊断技术融合具有可行性、互补性　脉象的变化以心血管系统为基础，综合反映全身功能状态。中医脉诊与现代医学心血管系统功能和全身状态评价的技术融合具有良好的可行性和互补性，可为综合客观评价航天员健康状态提供科学依据。

5. 无创、便捷、易于操作　脉诊具有无创、便捷、易于操作的特点，在航天领域具有良好的适用性，可充分发挥其对健康状态综合评价的技术优势。

二、基于脉图定量参数的整体功能判断技术

图 8-6 为脉图的基本结构，h_1 为主波幅值，h_3 为重搏前波幅值，h_4 为降中峡幅值，h_5 为重搏波幅值，t_1 为急性射血期时值，t_4 为收缩期时值，t_5 为舒张期时值，t 为脉动周

期时值，w 为主脉在 h_1 上 1/3 处的时值。在此基础上，还可采用频率分析、小波分析、时频联合分析等技术对脉象信号进行分析。

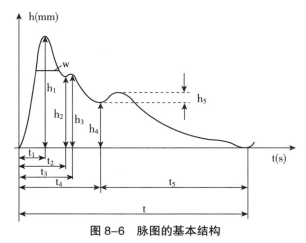

图 8-6　脉图的基本结构

h_1 为主波幅值，反映左心室射血功能和主动脉的顺应性；对应脉力的大小，反映机体的气血状况；h_1 正常范围为 8.5 ~ 28mm，脉压力正常范围为 13 ~ 25g。

t_1 对应左心室快速射血时间，反映左心室收缩功能，正常范围为 0.08 ~ 0.12s。

h_3 / h_1 表示重搏前波与主波幅值的比值，反映血管紧张度和外周阻力状态，还可以反映肝气郁滞的状况，正常范围为 0.4 ~ 0.6。

h_4 / h_1 为降中峡与主波幅值的比值，反映外周阻力状态，正常范围为 0.38 ~ 0.42。

脉搏波是心血管系统功能的重要体现，除反映心脏功能外，还能反映血管硬化程度、外周阻力、血压、自主神经功能等多项人体功能状态。

研究人员利用频繁模式树（frequent pattern tree，FP-growth）方法研究收缩压、舒张压、心率、射血分数、外周血管阻力、每搏量、心输出量、心率变异、血压变异、最大氧耗量等指标与脉图各参数间潜在的关联性或相关性，筛选可与脉图特征参数结合进行健康状态综合评价的生理指标。应用脉图特征参数（波形、波幅高度 h、时值 t、脉图收缩期总面积 As、脉图舒张期总面积 Ad 等）、脉搏波信息（脉搏波图、微分图、取脉压力图、脉图生物龄等）及相关生理指标，结合八纲、气血津液、脏腑辨证，建立健康状态脉象分析系统，具体如下。

1. 脉图形态判别　利用脉图参数判别脉位、脉压力、脉率、脉律、脉形、脉势，得到中医脉名。

2. 脉象 – 心血管系统功能判别　分析脉图参数，利用反映脉压力的参数判别机体气血状况，利用脉图时值参数判别左心室快速射血时间，利用反映肝气郁滞状况的参数判别血管紧张度和外周阻力，综合反映左心室收缩功能状态（见图 8-7）。

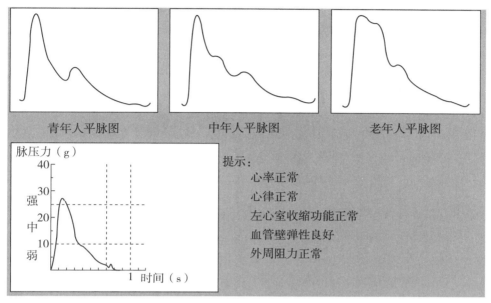

青年人平脉图　　　　中年人平脉图　　　　老年人平脉图

提示：
　　心率正常
　　心律正常
　　左心室收缩功能正常
　　血管壁弹性良好
　　外周阻力正常

图 8-7　脉象 – 心血管系统功能判别图

3. 生理年龄与疲劳程度（体能状态）判别　　根据脉搏波线性化理论分析脉图随生理参数变化的机制，分析脉图相应的心血管系统功能状态；根据心功能状态、动脉管壁的硬度和年龄因素，将脉图参数与人体生物学年龄之间的关系作多元逐步回归，计算出脉图生物龄，与时序年龄相比，推算疲劳程度（见图 8-8）。

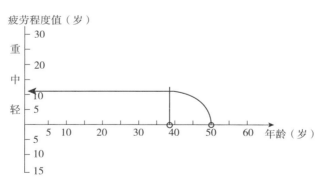

图 8-8　疲劳程度评估图

生物学年龄大于时序年龄 0 ~ 5 岁，无临床意义；6 ~ 10 岁为轻度疲劳状态；11 ~ 20 岁为中度疲劳状态；20 岁以上为重度疲劳状态。生物学年龄小于时序年龄 5 ~ 10 岁，提示生理状态良好。

4. 自主神经功能判别　　每搏收缩压变化系数（CVR）受血压变化的影响，反映交感神经功能状态，心动周期变化系数（CVT）受呼吸的影响，反映副交感神经功能状态，用二者的比值 CVR/CVT 推算自主神经功能兴奋、抑制及平衡状态（见图 8-9）。

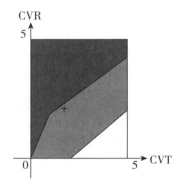

图 8-9　自主神经功能状态评估图

注："+"为实测值落在的地方。

深色区域为交感神经兴奋区；白色区域为副交感神经兴奋区；浅色区域为自主神经平衡区；CVR、CVT 正常范围均为 5±1。CVR/CVT < 1.5，代表自主神经功能处于大致平衡状态。

5. 基于表征信息综合的多维度融合健康评价与诊断分析技术

（1）以中医证候要素为核心，整合脉图特征参数，构建健康状态四诊客观量化评价指标体系。基于融合分析决策方法，结合统计分析技术，建立健康人群特征参数常模，通过聚类分析归纳该常模，提取反映健康状态的特征性评价指标，形成类中心，以反映健康人群各评价指标的常规基线。

（2）应用中医健康分类理论和诊断规则，进行数据特征抽取，探求健康、亚健康和疾病状态的数据特征表现，通过与健康人群各评价指标的常规基线进行比对，分析亚健康、疾病状态人群与健康人群的偏倚度，提出健康、亚健康和疾病等状态的辨识分类标准，量化评估健康、亚健康状态及其严重程度。

（3）如图 8-10 所示，将脉图特征参数、健康状态检测参数和部分生理指标分别标记在正 N 边形图上，取每条半径的中点 O 为正常状态，近心端为功能低下，远心端为功能亢进。各项内容的 O 点连成正 N 边形为正常生理功能图，作为正常对照图。受检者得出的各项参数落在各条半径上，连成不规则的多边形为实测图。以实测图面积比对对照图面积，相差 15% 以内为大致正常状态，相差 16% ~ 30% 为亚健康状态，相差大于 30% 以上提示疾病状态。

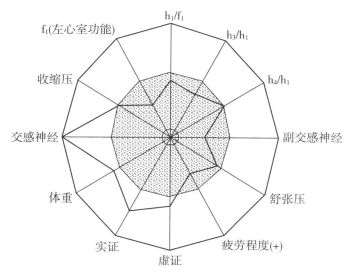

图 8-10　健康状态综合评估图

三、基于脉图定量参数的整体功能判断技术在载人航天中的应用

2010 年 6 月 3 日—2011 年 11 月 4 日，俄罗斯科学院生物医学问题研究所组织了"火星 –500"模拟载人飞行试验，它是人类历史上第一次全程模拟载人火星飞行与登陆的地面试验，长达 520 天，也是迄今为止最长的一项密闭隔离试验。期间，来自 40 多个国家的共 106 个项目参试，中国也参加了试验，"Mars 500 长期密闭环境人体中医辨证研究"就是其中之一。

"Mars 500 长期密闭环境人体中医辨证研究"项目首次将中医客观化诊断评价技术应用于载人航天领域，采用中医诊断仪采集 6 名志愿者面诊、舌诊、脉诊、问诊信息，分析、归纳志愿者的中医证候特点和演变规律，并进一步基于脉图参数进行志愿者健康状态评估，结果如下。

（一）脉象 – 心血管系统功能判别

1. 6 名志愿者脉图 h_1 变化趋势见图 8-11，志愿者整体脉压力尚在正常范围内波动。

2. 6 名志愿者脉图 t_1 变化趋势见图 8-12，志愿者 t_1 多轻度超出正常范围，表明左心室收缩功能处于轻度减弱状态，提示气血不足。

3. 6 名志愿者脉图 h_3/h_1 变化趋势见图 8-13，志愿者 h_3/h_1 波动始终高于正常范围，显示血管紧张度较高，提示脉象变弦，肝气郁滞。

4. 6 名志愿者脉图 h_4/h_1 变化趋势见图 8-14，志愿者 h_4/h_1 波动多高于正常范围，提示脉象变弦，肝气郁滞。

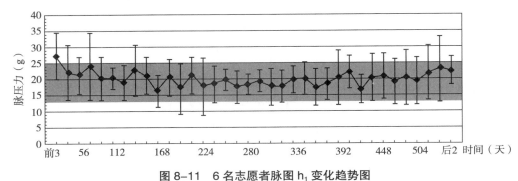

图8-11　6名志愿者脉图 h_1 变化趋势图

注："前3"为进舱前3天，"后2"为出舱后2天。

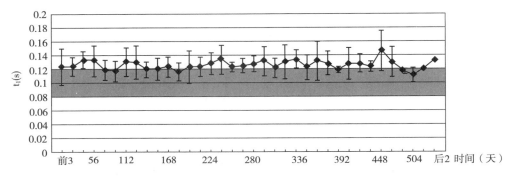

图8-12　6名志愿者脉图 t_1 变化趋势图

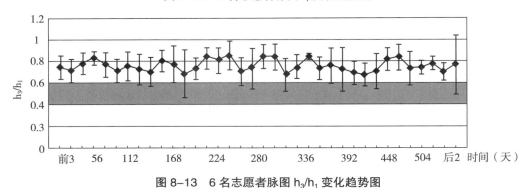

图8-13　6名志愿者脉图 h_3/h_1 变化趋势图

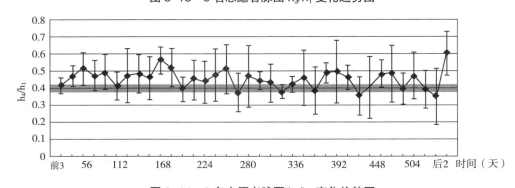

图8-14　6名志愿者脉图 h_4/h_1 变化趋势图

（二）6名志愿者整体健康状态综合判断

基于脉图特征参数，研究人员引入了疲劳程度（见图8-15）、自主神经功能状态（见图8-16）、健康状态综合评估（见图8-17）三方面的技术指标，对志愿者整体健康状态进行综合判断。

1. 6名志愿者疲劳程度变化趋势　如图8-15所示，图中纵坐标为生物学年龄与时序年龄之差，即疲劳程度值。浅色区域代表正常状态，深色区域代表疲劳状态。志愿者在舱内整体以轻中度疲劳状态为主，个体差异较大，是由诸多慢性生理、心理应激因素耗伤气血所致。

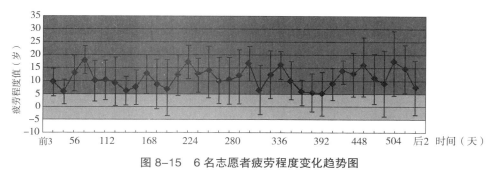

图8-15　6名志愿者疲劳程度变化趋势图

2. 6名志愿者自主神经功能状态变化趋势　如图8-16所示，CVR、CVT正常范围均为5±1。图中可见，志愿者在舱内自主神经功能状态以交感神经兴奋性增强为主，但多处在大致平衡状态，与精神、情绪、睡眠等心理应激因素影响肝的疏泄功能有关。

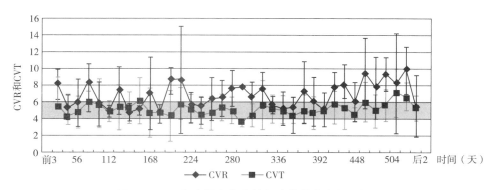

图8-16　6名志愿者自主神经功能状态变化趋势图

3. 6名志愿者健康状态综合评估结果　图8-17为志愿者5001健康状态综合评估演变图，提示该志愿者由亚健康状态虚实夹杂证逐渐向以虚为主的证型转化。

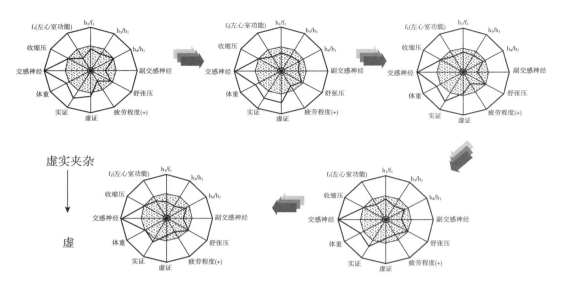

8-17　志愿者 5001 健康状态综合评估演变图

图 8-18 为 6 名志愿者健康状态综合评估变化趋势。斜线区域代表虚证的面积，点状区域代表实证的面积，浅色区域代表健康状态良好，正常范围为 0±24200，超出即被判断为亚健康状态。斜线超出为偏虚证，点状超出为偏实证，两者均超出为虚实夹杂证。健康状态综合评估结果显示，志愿者在舱内普遍表现为亚健康偏虚证或虚实夹杂证。

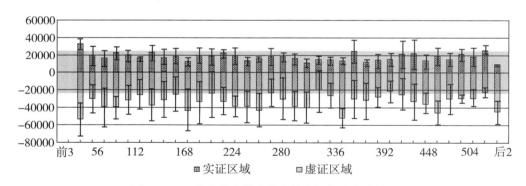

图 8-18　6 名志愿者健康状态综合评估变化趋势图

（三）小结

对脉图特征参数的分析可以客观反映整体健康状态。Mars 500 试验结果显示：长期密闭环境对志愿者的健康是重大的考验，6 名志愿者均呈轻中度疲劳状态；整体自主神经功能比较兴奋，尚处大致平衡状态；个体体质（生理、心理）不同，对环境条件的适应力、耐受力、调控力亦不同，故而呈现轻重程度不同的亚健康状态，但无一例病态。

经过磨炼，试验后期还出现了逐渐适应恢复的迹象。这类动态变化的迹象，均可记录在反应灵敏的脉图中。脉图能够反映志愿者的健康状态，可以作为健康评估的参考指标。基于脉图参数进行健康状态综合评估技术，提供了一种实时显示大量参数变化的简明表达方式，能够对某一参数超过正常限值的趋势及时做出预测。在此基础上，可结合航天员证候表现特点，探索智能化的辨证标准，建立基于中医脉图信息的航天员健康状态评价系统，用于长期飞行在轨医学评估和预警。

第九章

中医药防治航天特因病证"心血管系统功能失调"研究

第一节　失重性心血管系统功能失调的特点

航天飞行实践证实，中长期载人航天飞行中的失重环境会对机体心血管系统产生不良影响，这成为限制载人航天发展的重要因素之一。心脏作为心血管系统的核心和动力，其功能的变化直接影响整个心血管系统的稳定性。因此，失重所导致的机体心脏功能和结构的改变是中长期载人航天飞行亟待解决的难题之一。

失重导致的心血管系统功能失调表现为超重耐力下降、立位耐力下降和运动耐力下降。在航天失重状态下，由于外环境的改变，机体发生一系列的神经、体液和组织结构的变化，目的是适应失重这种低动力和低重力的环境。在航天飞行中，心脏处于低动力状态，进而导致每搏量减少、心肌虚损和自主神经调节紊乱，容易发生心功能下降、运动耐力减退、心律失常，严重影响在轨人员身体健康和工作能力。当返回地球表面（1G重力环境）时，航天员普遍会出现心血管系统功能失调，引起立位耐力不良，直接威胁航天员着陆后的即刻应急离舱能力，以及返回后对地球重力环境的再适应能力。因此，提高心血管系统的适应能力是医学防护的重要方面。

心血管系统的主要功能是将适量的血液供应给体内各组织，以满足组织代谢的需要。当机体的内外环境发生变动时，心血管系统可以通过神经和体液来调节心脏和血管的活动以适应外界环境变化。心脏的调节主要表现为改变心脏收缩功能和心率，以调整心输出量；血管的调节主要表现为改变血管管径和通透性，以调节外周阻力和各器官、组织的血液分配。

目前，科研人员对航天飞行后心血管系统功能失调的发生机制进行了深入的研究，但仍有系列问题尚未解决。针对性的训练包括有氧训练和跑台训练，但是效果并不确定。美国和俄罗斯对有针对性的防护也持有不同观点。美国研究表明，其制订的下体负压方案在经过飞行验证后，未显示具有对抗失重性心血管系统功能失调的作用，但可作为诊断心血管系统功能的方法。而俄罗斯研究认为，下体负压方案可以在一定程度上减轻立位耐力下降，但其自身存在严重的缺陷。

第二节　失重性心血管系统功能失调国内外研究进展

目前，国内外对失重/模拟失重后心血管系统功能失调的医学现象和机制开展了大量研究，认为失重导致的心血管系统功能失调涉及系统调节的各个环节，如血容量、压力反射敏感性、心肌泵血功能和血管收缩等。航天失重引发心肌萎缩，导致机体心脏体积减小，重量减轻，心功能下降，可能导致严重心律失常发生。

一、失重/模拟失重对心脏的影响

目前临床研究认为，心肌萎缩发生的原因主要是心脏长期缺血、缺氧或病毒性感染，主要表现为：心脏体积明显小于正常；心尖变尖，心壁变薄；冠状动脉迂曲；肉柱及乳头肌变细。在临床上，心肌萎缩被视为一种生理性发展的变化，长期心肌萎缩会影响心脏的收缩功能，会导致心肌纤维化、心肌损伤，甚至出现心肌梗死、冠心病、心力衰竭等心脏类疾病。若有20%~25%的心肌收缩停滞，通常就会出现左心室功能衰竭；若有40%以上的心肌不能收缩，就会有重度心力衰竭。目前，在临床上诊断心肌萎缩主要靠观测心脏体积大小、心室壁厚度、每搏量等指标。

文献报道，心肌萎缩在失重/模拟失重环境中是常见现象，目前，对于航天飞行微重力环境及地面人体模拟失重所导致的心肌萎缩，多以心脏质量、左心室质量、室壁厚度等作为评判指标。

航天医学研究表明，航天失重可致心肌萎缩，主要表现为机体心脏体积、重量和功能发生变化。美国和苏联的航天员在航天飞行后进行 X 线检查，均可出现心影变小，苏联 DOS-2 号载人航天飞行后的航天员出现心肌质量减少。"天空实验室"和"联盟 6号"航天员在飞行后均出现明显的等容收缩期延长、左心室舒张期缩短、射血前期/射血期比值增大等变化。Herault 等人对在和平号空间站飞行了 6 个月的航天员进行检测时发现，长期飞行可降低心脏的左心室舒张末期容积和每搏量。以上研究显示，太空微重力环境可导致人体出现心肌萎缩和心功能下降。

地面人体模拟失重也发现心肌萎缩的现象。Speak 等研究发现人体长期卧床可出现每搏量下降的现象。孙喜庆等研究发现，人体 4 天和 21 天头低位卧床模拟失重后，每搏量、心输出量均显著降低。另一项研究发现，人体模拟失重 6 周后出现左心室舒张末期容积减少，左心室室壁厚度减小，心肌纤维收缩速度降低。袁明等研究发现，人体头低位卧床 58 天模拟失重后出现心肌萎缩现象，且心输出量及左心室舒张末期容积下降。

动物实验研究表明，大鼠航天飞行 12 天后出现心肌细胞收缩蛋白减少、脂滴增多、糖原聚积等现象；航天飞行 14 天的大鼠心肌乳头肌细胞的横截面积明显减小；21 天失重大鼠心肌出现萎缩现象，超微结构显示线粒体受损、嵴断裂；这些现象表明航天失重可能会导致大鼠心肌损伤和萎缩。

动物模拟失重实验也证实了失重可引起心肌萎缩的结论。米涛等研究发现，大鼠尾吊 4 周模拟失重，左心室舒张末及收缩末后壁厚度显著降低，每搏量、心输出量显著下降。除了心肌功能变化外，模拟失重还可引起动物心肌结构发生变化。Bigard 等报道，大鼠尾吊 21 天后心室重量减少；常惠、张文辉等报道，大鼠尾吊 4 周、3 周模拟失重后，心肌细胞的凋亡增加；余志斌等报道，大鼠尾吊 8 周模拟长期失重，心肌出现萎缩现象，细胞体积缩小 23%；体外培养的心肌细胞模拟失重后，会出现体积缩小，长径与短径比值显著减小。

以上结果显示，失重、模拟失重可导致心肌萎缩性改变，这种改变可能是心脏对心肌负荷减少和不同重力环境的一种生理学适应。

二、失重／模拟失重状态心血管系统功能失调表现

失重对心血管系统的影响主要是导致心血管系统功能失调，主要表现为运动能力下降和立位耐力不良。国外学者对其产生机制也进行了广泛深入的研究，但至今仍未得到统一的结论。为了探讨立位耐力不良的发生机制，沈羡云等比较了卧位组和坐位组受试者在实验 15 天后的立位耐力和压力感受器反射增益，结果显示，在实验结束起床后的立位耐力测试中，卧位组受试者的立位耐力明显下降，压力感受器反射增益变化明显，而坐位组受试者立位耐力未发生明显变化，压力感受器反射增益变化也很小。据此，他们认为，压力感受器反射功能的改变，特别是中枢神经系统调节功能的变化，是导致模拟失重后立位耐力下降的主要原因。郑军、丁兆平等的研究结果也表明，模拟失重确可导致压力感受器反射功能发生改变，动脉系统血管的结构及功能与立位时的心血管系统调节有着密切的联系。近年来，对失重或模拟失重状态下动脉系统血管结构、功能变化的研究较多。中国人民解放军空军军医大学张立藩等的研究表明，尾吊模拟失重可以引起大鼠不同部位动脉血管发生截然相反的可塑性变化，在身体后部可出现血管萎缩性结构重塑，收缩反应性降低，血管周围神经支配减弱；在身体前部则可出现血管肥大性结构重塑，收缩反应性升高，且神经支配增强。

在长期太空飞行过程中，航天员心脏质量会有所减轻，出现心肌萎缩的现象，主要表现为立位耐力、运动耐力和超重耐力下降，这些变化将影响航天员完成任务。当

然，目前立位耐力、运动耐力和超重耐力下降的机制有多种，除了由心血管系统功能失调引起外，航天失重环境所导致的压力反射器反射功能减弱、骨骼肌萎缩等现象可能也与其相关。航天飞行使航天员心脏处于低动力状态，出现每搏量降低、心肌虚损和自主神经调节紊乱。飞行早期航天员易发生心血管系统功能失调，在轨主要表现为运动耐力下降、心律失常和血压改变；飞行后主要是立位耐力下降，表现为头晕、眼花、脉搏增快、血压下降，严重时出现晕厥症状。根据资料，在短期飞行后，约27%的航天员在着陆当天不能完成10min站立测试，被迫坐下防止晕厥，长期飞行后立位耐力下降更为显著（83%）。

在航天飞行期间，航天员心律失常发生率较高。首例医学原因导致的载人航天飞行提前终止，就是由严重心律失常引起的，即联盟TM-2航天员拉维金出现心动过速和期前收缩，终止飞行任务提前返回地面。参加1964—1985年飞行的13名航天员在飞行期间出现各种类型的期前收缩，飞行后航天员心率显著增加。在阿波罗计划中，在月球上进行出舱活动和返回地面后，航天员均发生了不同程度的心律失常。在航天飞行中，有1/3的航天员在出舱活动时出现期前收缩。俄罗斯医疗机构向NASA提交的报告指出，在过去10年的和平号飞行任务中，观察到31例异常心电图和75例心律失常。一些学者提出，迷走神经紧张性过高是失重时引起心律失常的主要原因，但也不能忽视有潜在性的心脏病。

在航天飞行中出现的心律失常和ST-T变化提示我们，失重可以诱发、加速和暴露心肌的病理学改变。动物在失重和模拟失重后出现心脏和冠状动脉血管组织结构改变有力地证明这点。用放射性微球观察尾吊40天和120天大鼠的冠状动脉血流量及冠状动脉阻力的变化，结果是冠状动脉血流量分别减少25%（$P < 0.01$）和22%（$P < 0.05$），冠状动脉阻力比对照组高37%（$P < 0.05$）和31%（$P < 0.05$），左心室重量比对照组减少9%和5%。

航天员都经过一系列严格的心血管系统功能检查，排除了患有心脏病的可能，但是在航天中，仍有很多航天员在安静、运动、下体负压或出舱活动时出现室性、房性、房室交界性期前收缩，房室分离或ST-T变化。一些航天医学家认为，失重有可能诱发潜在性的冠心病，影响航天员的健康和飞行任务的完成。阿波罗15号登月舱驾驶员在返回后发生心肌梗死和苏联的航天员拉维金因心律失常提前返回地面就是代表性的例子。

针对长期太空飞行导致的心肌萎缩所引起的运动耐力、立位耐力下降等现象，目前各国都在积极研究对抗措施，主要有使用自行车功量计、企鹅服、套带，下体负压锻炼，补充盐水，服用中药等。

三、失重 / 模拟失重状态心肌萎缩分子生物学基础

国内外有关失重 / 模拟失重状态下心肌、血管结构功能变化的研究较多，但对于其变化的内在发生机制却不清楚，相关研究也只见零星报道。

目前已有研究表明，自噬参与了心肌萎缩进程，抑制自噬活化可以抑制心肌萎缩。在已经出现萎缩的心肌组织中，自噬的活性会显著增加。结肠癌能够通过激活自噬诱导心肌萎缩发生。Bnip3 具有独立 BH3 结构域，可以通过激活自噬核心复合物活化自噬，Cao 等发现在敲除 Bnip3 以抑制自噬活性的动物中，心肌萎缩有所减弱。Beclin-1 是自噬核心复合物中最重要的组分，为自噬活化所必需，在萎缩的心肌组织中 Beclin-1 的表达有所增加，敲除 Beclin-1 则可以抑制心肌萎缩。胰岛素可以通过磷酸化 Akt（又称蛋白激酶 B，protein kinase B）抑制自噬的活性来抑制心肌萎缩。Liu 等发现，自噬过度活化导致了尾吊模拟失重大鼠的心血管系统功能失调和心肌萎缩，这一过程主要是通过改变心肌细胞内蛋白质代谢进行的。

以 E3 连接酶活化为代表的泛素 – 蛋白酶体系统激活可能在失重心肌萎缩中具有重要作用。在血管结构和功能方面，国内外有关血管功能及其机制的研究报道较多，涉及血管平滑肌收缩调控的离子通道、信号转导及以 MLC 为代表的粗肌丝调控等领域，但对于血管平滑肌收缩的细肌丝调控机制研究较少。凌树宽等研究发现，敲除小鼠 CKIP-1 基因可抑制心肌肥大的发生，从而认为 CKIP-1 可能与心肌萎缩相关。

袁明等研究发现，参与大鼠心肌肥大的 Akt/GSK-3β 信号通路也参与了 21 天尾吊大鼠心肌萎缩的发生，GSK-3β 具有多种功能，促进细胞凋亡的发生是其功能之一。多种生长因子对心脏有保护作用，使其免受损害，虽然这些心肌保护因子下游的信号通路很复杂，但在多数情况下，Akt 的激活是一个共同的特征。Akt 在调节各种生长因子和其他胞外刺激诱导的心肌细胞存活、生长、增殖、损伤修复等方面发挥了重要作用。

（一）Akt 的结构与分子基础

Akt 基因是一种原癌基因，Akt 属丝氨酸 / 苏氨酸激酶，约由 480 个氨基酸组成，分子量为 60kDa。1977 年，研究人员在患自发性淋巴瘤的小鼠身上得到转化鼠白血病病毒 Akt 序列，此后又发现了人类同源 Akt。目前，在哺乳动物中，Akt 有三种形式，即 Akt1、Akt2 和 Akt3，同属于 AGC 蛋白激酶家族。Akt 从 N 端到 C 端依次为 PH 结构域、催化结构域和调节结构域，这些结构域均与 Akt 的活化相关，如位于质膜上的磷脂酰肌醇三磷酸（phosphatidylinositol trisphosphate，PIP3）与 Akt 的 PH 结构域结合，

将其募集到质膜上，进而磷酸化 Akt 结构域中的 Thr308 和 Ser473 位点。Akt 在各种组织中广泛表达，Akt1 在大多数组织中均有表达，Akt2 在肝、肾、心脏、骨骼肌等组织中表达较高，Akt3 主要在脑组织和睾丸中表达。

Akt 主要有两种调控方式。一种是依赖磷脂酰肌醇 3 激酶（phosphoinositide 3-kinase，PI3K）方式，这是调控 Akt 的主要方式，也是目前研究较多的 Akt 信号通路。Akt 能被 PI3Kα 和 PI3Kβ 活化，PI3Kα 与 PI3Kβ 又分别被酪氨酸激酶和 G 蛋白偶联受体活化。当 PI3K 聚集到细胞膜上的受体旁时，它们被活化，并在 3-OH 位磷酸化磷脂酰肌醇 4，5- 双磷酸（phosphatidylinositol 4,5-bisphosphate，PIP2）生成第二信使磷脂酰肌醇三磷酸（PIP3）。PIP3 的水平与 PTEN 等磷酸酶的调控相关，PTEN 不能直接活化 Akt，通过促使 Akt 聚集到细胞膜，使构象发生变化，Akt 发生构象改变后被 PDK1 活化磷酸化。静止细胞的 Akt 大多在细胞质基质中，通过与细胞膜上 PIP3 结合被活化，继而在细胞质和细胞核中表达，发挥对心肌的调控作用。另一种是 PI3K 非依赖性方式，不需要转到细胞膜上，Akt 除 Thr308 和 Ser473 外的其他位点被磷酸化而不依赖于 PI3K 的作用，这些独立位点的磷酸化对 Akt 的完全激活同样具有重要意义。

（二）Akt 对心血管系统的作用

PI3K/Akt 保护心脏的机制涉及多种细胞内信号转导介质和效应蛋白。活化的 Akt 下游有多个作用靶点，如一氧化氮合酶（nitric oxide synthase，NOS）、B 细胞淋巴瘤 / 白血病基因 2 家族、糖原合成酶激酶 3β（glycogen synthase kinase 3β，GSK-3β）、天冬氨酸蛋白酶 9（caspase-9）、70kDa 核糖体蛋白 S6 激酶（p70 S6K）等，Akt 可能最终通过减少线粒体膜通透性转换孔（mitochondrial permeability transition pore，MPTP）的开放，实现改善线粒体能量生成，稳定线粒体外膜，抑制促凋亡因子的活化水平，发挥保护心肌功能、抗心肌细胞凋亡的作用。Akt 底物较多，包括 BAD、FOX 家族、糖原合成酶激酶、caspase-9 等，对血糖、脂肪、蛋白质等三大物质代谢的调节及在心肌细胞增殖、分化和存活中均具有重要作用。

Akt 具有介导细胞存活和凋亡的作用。多项研究证实，Akt 在细胞周期调节、存活、代谢及转录调控等多种生物学反应中均发挥重要作用。如在 PI3K/Akt 信号通路中，磷酸化 Akt 通过磷酸化哺乳动物雷帕霉素靶蛋白（mammalian target of rapamycin，mTOR），增加 mTOR 的活性形式，从而刺激细胞蛋白质合成；活化的 Akt 可以抑制 BAD、caspase-9 等促细胞衰老凋亡因子的表达；Akt 还可通过磷酸化一系列核因子诱导核因子 κB（nuclear factor-κB，NF-κB）释放、调控及转录。

Akt 的激活与心肌肥厚和重塑相关。当心脏发生心肌肥厚和重塑时，心肌细胞体积增大，间质、成纤维细胞、胶原纤维增生。研究发现，激活 PI3K/Akt 信号通路可导致心肌肥厚，这种肥厚是一种生理性的变化。研究显示，激活 PI3K/Akt/GSK-3β 信号通路，可导致心肌代偿性肥厚；下调 PI3K/Akt/GSK-3β 及 NF-κB 信号通路的活性，可能逆转左心室代偿性肥厚。

Akt 具有调节心血管系统功能的作用。充血性心力衰竭（congestive heart failure，CHF）是各种心脏疾病的终末阶段，心肌重塑是其发生的病理学基础。心肌代偿性肥厚早期，心脏收缩和舒张功能保持正常，随着病情发展，肥厚心肌导致心功能下降，心脏收缩和舒张功能降低。有研究表明，Akt、GSK 等蛋白活性降低可导致心肌细胞凋亡，与心肌代偿性肥厚发展成为心力衰竭相关。NO 和生长因子可能通过上调 Akt 磷酸化水平来减缓舒张性心力衰竭，改善心肌代偿性肥厚及纤维化。

（三）mTOR 及其作用

雷帕霉素靶蛋白（target of rapamycin，TOR）是一个重要的丝氨酸/苏氨酸蛋白激酶，最初是在 1991 年作为雷帕霉素靶蛋白被发现的。在哺乳动物中同样存在序列保守的 TOR 基因，其表达的蛋白被称为 mTOR。mTOR 对于低等动物和高等动物的生长和发育都是必不可少的，mTOR 基因敲除的小鼠都死于胚胎早期。

生长因子和营养物质首先激活 Akt，活化的 Akt 可以磷酸化下游 mTOR，对细胞生长和蛋白质合成进行调控。mTOR 的下游蛋白主要为 pS6K 和 4E-BP1。pS6K 活化后促进核糖体蛋白和翻译调节蛋白的合成，从而调节蛋白质的合成。4E-BP1 通常与 mRNA 5'帽状结合蛋白 eIF-4E 结合并抑制其活性，进而抑制蛋白质翻译的开始。活化的 mTOR 通过磷酸化 4E-BP1，解除 eIF-4E/4E-BP1 的结合，进而激活蛋白质的翻译。研究表明，mTOR 对蛋白质合成的调控通过泛素 - 蛋白酶体系统实现，具体机制是对 eIF-4E 同样具有抑制作用的 PDCD4 在被 pS6K 磷酸化后，经过泛素 - 蛋白酶体降解，解除 PDCD4 对 eIF-4E 的抑制，进而启动蛋白质的合成。

综上所述，Akt 在调节心肌细胞功能和生长过程中起着重要作用。心肌萎缩的发生机制可能与心肌细胞凋亡增加或心肌细胞合成减少有关。激活的 Akt/GSK3 信号通路可以抑制细胞的凋亡，激活的 Akt/mTOR 信号通路可以促进心肌细胞的合成。太空养心丸具有稳定心功能、抑制心肌萎缩的作用，可能与 Akt 介导的信号通路有关。

国内航天实践也发现，在载人航天飞行中，失重环境对机体心血管系统产生的不良影响依然是航天员健康保障的重点，经过特色中药调理等物理和药物手段调整，这些不良影响得到了一定的改善。

第三节　中医药对模拟失重动物心血管系统作用研究

　　航天医学研究发现，经过太空飞行的航天员的心室重量、舒张末期容积均有降低，核磁共振图像分析结果显示，航天员的心肌质量降低。失重、模拟失重研究也证实心脏的萎缩性变化。目前研究人员认为，航天飞行微重力环境及地面人体模拟失重所导致的心肌萎缩以心脏质量、左心室质量、室壁厚度等变化作为评判指标。

　　本研究通过检测长期模拟失重大鼠心重指数、室壁厚度及心肌细胞直径等指标，观察长期模拟失重大鼠心肌萎缩的变化及太空养心丸的防护作用。

一、长期模拟失重大鼠心肌萎缩的观察及太空养心丸的作用

　　（一）实验一：长期模拟失重对大鼠心重指数的影响及太空养心丸的作用

　　1. 材料

　　（1）实验动物：雄性 SD 大鼠，80 只，年龄 6 ~ 8 周，体重为 220±20 g，购自中国人民解放军军事医学科学院实验动物中心，合格证号 SCXK-2007-004。

　　（2）主要实验试剂：太空养心丸（山西大同制药有限公司生产，批号：20110720，规格：6 g/ 袋）、水合氯醛（北京北化福瑞科技有限公司）。

　　（3）仪器：天平（METTLER AE-260）。

　　2. 方法

　　（1）太空养心丸混悬液制备：将药丸粉碎成末，用蒸馏水配置成 0.3g/mL、0.15g/mL、0.075g/mL 的混悬液，冰箱 4℃ 保存，每周配置一次，灌胃前将药加热至常温。实验中大鼠每日用量分别为 3g/kg、1.5g/kg、0.75g/kg 体重（按体表面积折算，分别相当于人临床用量的 2 倍、等倍、1/2 倍）。

　　（2）动物分组与饲养：大鼠单笼饲养于中国航天员科研训练中心 SPF 动物房内，室温 25℃，相对湿度 60%，保持 12h 光照 /12h 黑暗，明暗交替。大鼠于动物房内适应一周后，按体重随机分为 10 组（每组 8 只），分别为空白对照组（Con 组）、尾吊模型组（Mod 组）、太空养心丸高剂量组（H 组）、太空养心丸中剂量组（M 组）、太空养心丸低剂量组（L 组），实验终点分别为 4 周、8 周。

　　大鼠均单笼饲养，Con 组大鼠在悬吊笼内可自由活动，Mod 组、H 组、M 组和 L 组大鼠根据 Morey-Holton 和陈杰提出的尾部悬吊 -30° 模拟失重。造模前一周开始给药，太空养心丸各剂量组大鼠均按 1mL/100g 灌胃，Con 组与 Mod 组给予等剂量蒸馏水，每

日给药一次，时间为上午 8 点到 10 点。

（3）尾吊模型的建立

1）称体重并记录，根据体重随机分组。

2）将大鼠装入鼠套，让尾巴完全露出。

3）用纱布蘸清水洗净鼠尾（洗 3~4 遍）。

4）再用酒精棉擦洗鼠尾，自然晾干。

5）取医用胶布 20cm 左右，沿胶布中间剪成两条宽度相当的胶布条。

6）分别将两胶布条沿鼠尾根部向尾部粘贴，要部分露出，然后剪几条短胶布在尾巴根部附近再贴几圈（注意留缝），可左右交替贴。

7）将钥匙环套在饲养笼横梁上，将大鼠吊在横梁上（将胶布固定于钥匙环上，调节高度使大鼠身体倾斜 30° 左右），后肢不可着地，前肢可在 360° 范围内自由活动。

8）自由进食、进水，每天清洗一次垫板，并添加饲料。

（4）心重指数的测定：分别在每批大鼠造模完成后（4、8 周末），称量大鼠体重，然后腹腔注射 4% 水合氯醛溶液（400mg/kg 体重）麻醉，心脏取血，转速 3000r/min 离心 15min 分离血清，−20℃ 冻存待检。取出心脏，用生理盐水洗涤心脏中残留血液，在纱布上擦拭干净，称量湿重。

计算公式：心重指数 = 1000 × 心脏质量 ÷ 体重

3.统计学处理　采用 SPSS Statistics 单因素方差分析，统计有效性。$P < 0.05$ 提示有显著性差异，$P < 0.01$ 提示有极显著性差异。

4.结果　尾吊 4 周末、8 周末大鼠心脏质量见表 9–1，心重指数见表 9–2。

表 9–1　太空养心丸对尾吊 4 周末、8 周末大鼠心脏质量的影响（$\bar{x} \pm s$, n=6）

组别	4 周心重（g）	8 周心重（g）
Con	1.34 ± 0.08	1.38 ± 0.01
Mod	$1.02 \pm 0.06^{**}$	$1.05 \pm 0.05^{**}$
H	1.08 ± 0.06	1.08 ± 0.06
M	$1.13 \pm 0.06^{\#\#}$	$1.16 \pm 0.05^{\#\#}$
L	$1.11 \pm 0.07^{\#}$	$1.14 \pm 0.04^{\#\#}$

注：与空白对照组比较，**，$P < 0.01$；与模型组比较，#，$P < 0.05$，##，$P < 0.01$。

表 9–2　太空养心丸对尾吊 4 周末、8 周末大鼠心重指数的影响（$\bar{x} \pm s$, n=6）

组别	4 周	8 周
Con	3.33 ± 0.11	3.24 ± 0.172
Mod	$3.05 \pm 0.17^{**}$	$2.89 \pm 0.099^{**}$
H	$3.23 \pm 0.24^{\#}$	3.00 ± 0.093
M	$3.25 \pm 0.13^{\#}$	$3.17 \pm 0.102^{\#\#}$
L	3.19 ± 0.08	$3.05 \pm 0.082^{\#}$

注：与空白对照组比较，**，$P < 0.01$；与模型组比较，#，$P < 0.05$，##，$P < 0.01$。

尾吊4周末，与空白对照组比，模型组大鼠心脏质量显著降低，下降24%，具有统计学差异（$P < 0.01$）；与模型组比，太空养心丸各剂量组大鼠心脏质量均升高，中、低剂量组具有统计学差异（$P < 0.01$、$P < 0.05$）。结果见图9-1。

尾吊8周末，与空白对照组比，模型组大鼠心脏质量显著降低，下降24%，具有统计学差异（$P < 0.01$）；与模型组比，太空养心丸各剂量组大鼠心脏质量均升高，中、低剂量组具有统计学差异（P均< 0.01）。结果见图9-1。

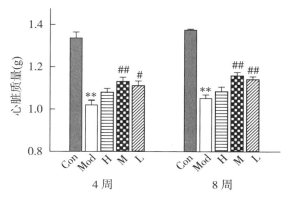

图9-1　太空养心丸对尾吊4周末、8周末大鼠心脏质量的影响

注：与空白对照组比较，**，$P < 0.01$；与模型组比较，#，$P < 0.05$，##，$P < 0.01$。

大鼠尾吊4周末，与空白对照组相比，模型组心重指数降低8.4%，具有统计学差异（$P < 0.01$），太空养心丸中剂量组心重指数降低2.4%，具有统计学差异（$P < 0.05$），高、低剂量组分别降低3.0%、4.2%。结果见图9-2。

大鼠尾吊8周末，与空白对照组相比，模型组心重指数降低10.8%，具有统计学差异（$P < 0.01$），太空养心丸中剂量组心重指数降低2.2%，具有统计学差异（$P < 0.01$），高、低剂量组分别降低7.4%、2.8%。结果见图9-2。

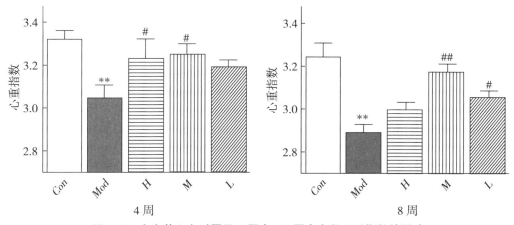

图9-2　太空养心丸对尾吊4周末、8周末大鼠心重指数的影响

注：与空白对照组比较，**，$P < 0.01$；与模型组比较，#，$P < 0.05$，##，$P < 0.01$。

5.讨论　太空飞行可导致心肌萎缩，心脏质量下降是心肌萎缩的重要指标之一。美国和苏联的航天员在航天飞行后的 X 线检查中均出现心影变小，D-2 航天飞行后的航天员出现心肌质量减少，因此，太空飞行可导致机体心肌质量下降。本实验结果表明，长期模拟失重大鼠心脏质量下降，这与 Merja、袁明等人报道长期卧床导致心肌质量下降相一致。太空养心丸各剂量组大鼠心脏质量均升高，说明太空养心丸能够防护长期模拟失重导致的大鼠心脏质量下降。

心重指数是指大鼠心脏质量与体重的比值，尾吊大鼠心脏质量下降的同时，体重也下降，因此，心重指数可以比较同等体重下大鼠心脏的质量。实验结果表明，模型组大鼠心重指数显著降低，说明长期模拟失重大鼠心肌出现萎缩，导致心重指数降低，而太空养心丸能够防护心肌萎缩，提高长期模拟失重大鼠心重指数。

（二）实验二：长期模拟失重对大鼠左心室质量、体积、壁厚的影响及太空养心丸的作用

1.材料

（1）实验动物：同实验一。

（2）主要实验试剂：同实验一。

（3）仪器：超声诊断仪（Sequoia 512）。

2.方法

（1）太空养心丸混悬液制备：同实验一。

（2）动物分组与饲养：同实验一。

（3）超声心动检测：于末次给药后 4h 进行超声心动检测，评价给药后大鼠心脏功能。具体操作如下：将模型组和太空养心丸各剂量组大鼠用 4% 水合氯醛溶液（腹腔注射，400mg/kg）麻醉固定后，在胸部涂上适量脱毛剂，用棉签将毛发清除，并用湿润纱布擦拭干净。将麻醉后的大鼠置于检测台上，将四肢固定在相应电极部位，在胸部涂适量耦合剂，再进行超声心动检测，采集心动周期动态图像（见图 9-3、图 9-4）。将所得的心动周期数据图像存入光盘，进行数据分析。

数据测量与计算：由 LVM 型图像依次测量左心室舒张末期内径（LVIDd）、左心室舒张末期后壁厚度（LVPWd）、左心室收缩末期后壁厚度（LVPWs）、左心室舒张末期容积（LVEDV）、室间隔厚度（IVSd）等指标。由计算公式计算左心室质量（LV mass）：

$$LV\ mass = 1.053 \times \left[\left(LVIDd + LVPWd + IVSd \right)^3 - LVIDd^3 \right]$$

3.统计学处理　采用 SPSS Statistics 单因素方差分析，统计有效性。$P < 0.05$ 提示有显著性差异，$P < 0.01$ 提示有极显著性差异。

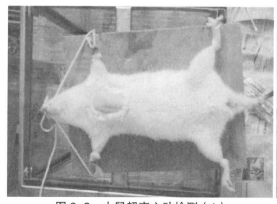
图9-3　大鼠超声心动检测（1）

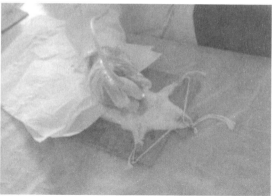
图9-4　大鼠超声心动检测（2）

4. 结果

（1）长期模拟失重对大鼠左心室质量的影响及太空养心丸的作用：尾吊4周末，与空白对照组相比，模型组大鼠左心室质量显著降低，具有统计学差异（$P < 0.01$），太空养心丸各剂量组大鼠左心室质量均显著升高（P 均< 0.01）。尾吊8周末，与空白对照组相比，模型组大鼠左心室质量显著降低，具有统计学差异（$P < 0.01$），太空养心丸各剂量组大鼠左心室质量均明显升高，其中，中剂量组具有统计学差异（$P < 0.05$）。见图9-5。

（2）长期模拟失重对大鼠左心室舒张末期容积的影响及太空养心丸的作用：尾吊4周末，与空白对照组相比，模型组大鼠LVEDV显著降低，有统计学差异（$P < 0.01$）；与模型组相比，太空养心丸各剂量组大鼠LVEDV均显著增加，其中，高、中剂量组具有统计学差异（$P < 0.05$、$P < 0.01$）。尾吊8周末，与空白对照组相比，模型组大鼠LVEDV显著降低，有统计学差异（$P < 0.01$）；与模型组相比，太空养心丸高、中、低各剂量组大鼠LVEDV均显著增加，具有统计学差异（$P < 0.05$、$P < 0.01$、$P < 0.05$）。结果见图9-6。

（3）长期模拟失重对大鼠左心室舒张末期后壁厚度的影响及太空养心丸的作用：尾吊4周末，与空白对照组相比，模型组大鼠LVPWd显著降低，有统计学差异（$P < 0.01$）；与模型组相比，太空养心丸各剂量组大鼠LVPWd均增加，其中，中剂量组具有统计学差异（$P < 0.01$）。尾吊8周末，与空白对照组相比，模型组大鼠LVPWd显著降低，有统计学差异（$P < 0.01$）；与模型组相比，太空养心丸各剂量组大鼠LVPWd均增加，其中，中剂量组具有统计学差异（$P < 0.05$）。结果见图9-7。

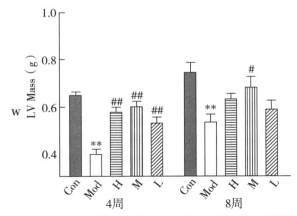

图 9-5　太空养心丸对尾吊 4 周末、8 周末大鼠左心室质量的影响

注：与空白对照组比较，**，$P < 0.01$；与模型组比较，#，$P < 0.05$，##，$P < 0.01$。

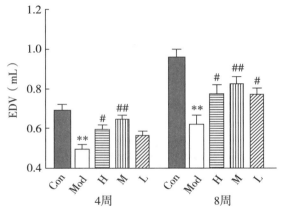

图 9-6　太空养心丸对尾吊 4 周末、8 周末大鼠 LVEDV 的影响

注：与空白对照组比较，**，$P < 0.01$；与模型组比较，#，$P < 0.05$，##，$P < 0.01$。

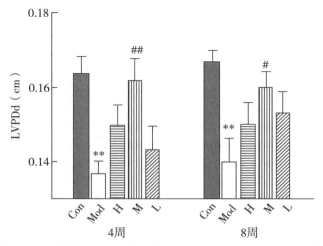

图 9-7　太空养心丸对尾吊 4 周末、8 周末大鼠 LVPWd 的影响

注：与空白对照组比较，**，$P < 0.01$；与模型组比较，#，$P < 0.05$，##，$P < 0.01$。

（4）长期模拟失重对大鼠左心室收缩末期后壁厚度的影响及太空养心丸的作用：尾吊 4 周末，与空白对照组相比，模型组大鼠 LVPWs 显著降低，有统计学差异（$P <$ 0.05）；与模型组相比，太空养心丸各剂量组大鼠 LVPWs 均升高，其中，中剂量组具有统计学差异（$P < 0.05$）。尾吊 8 周末，与空白对照组相比，模型组大鼠 LVPWs 显著降低，有统计学差异（$P < 0.01$）；与模型组相比，太空养心丸高、中、低各剂量组大鼠 LVPWs 均显著升高，具有统计学差异（$P < 0.05$、$P < 0.01$、$P < 0.01$）。结果见图 9–8。

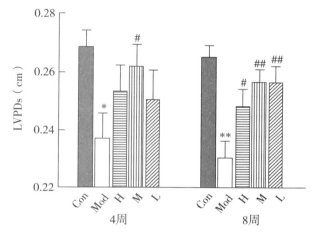

图 9–8　太空养心丸对尾吊 4 周末、8 周末大鼠 LVPWs 的影响
注：与空白对照组比较，*，$P < 0.05$，**，$P < 0.01$；与模型组比较，#，$P < 0.05$，##，$P < 0.01$。

5.讨论　目前，对于航天飞行微重力环境及地面人体模拟失重所导致的心肌萎缩，多以心脏体积、质量、室壁厚度、射血分数等作为评判指标。

Merja 等报道，长期卧床及太空飞行导致心肌萎缩时，机体左心室质量下降，本实验结果表明，大鼠尾吊 4 周、8 周模拟长期失重可导致左心室质量显著降低，这与 Bigard 等和 Todd 等报道的大鼠尾吊出现左心室质量降低的结论一致；在长期模拟失重过程中，大鼠左心室舒张末期后壁厚度、收缩末期后壁厚度均显著降低，说明在模拟失重过程中，大鼠室壁厚度变薄，出现萎缩现象，这与 Merja 等报道人体长期模拟失重导致心肌左心室室壁厚度下降结论一致；在实验中，长期模拟失重大鼠左心室舒张末期容积降低，这与 Herault 等人对在和平号空间站飞行了 6 个月的航天员进行检测时发现长期飞行可降低心脏的左心室舒张末期容积的结论一致。

在实验中，大鼠尾吊 4 周、8 周模拟长期失重，出现左心室质量、室壁厚度、舒张末期容积降低，这与 Perhonen 和 Levine 等人报道头低位卧床和航天飞行可导致人的心肌出现萎缩现象一致。因此，我们认为，长期模拟失重导致大鼠心肌萎缩，这与动物失重飞行发生心肌萎缩结论一致。

与模型组相比，太空养心丸各剂量组大鼠左心室质量、室壁厚度、舒张末期容积均升高，由此可见，太空养心丸可以防护长期模拟失重导致的大鼠心肌萎缩，其中，中剂量效果较明显。

（三）实验三：长期模拟失重对大鼠心肌细胞直径影响及太空养心丸的作用

1. 材料

（1）主要试剂和药物：10% 福尔马林、乙醇、二甲苯、固体石蜡、苏木精、酸水、氨水、乙醇伊红染色液、加拿大树胶、3.0% 戊二醛、1% 四氧化锇等，均购置于北京普利莱基因技术有限公司。

（2）仪器设备：石蜡切片机（HM340E-3，MICROM）、显微镜（CKX41，OLYMPUS）。

2. 方法

（1）取心脏：分别于每批大鼠造模完成时间点（4、8 周末），给大鼠腹腔注射 2% 戊巴比妥钠（30mg/kg 体重）麻醉，处死，取出心脏，用生理盐水洗涤心脏中残留血液，在纱布上擦拭干净，取左心室进行 HE 染色。

（2）HE 染色石蜡切片的制作过程

1）取材与固定：取动物新鲜组织块（厚度不超过 0.5cm），投入预先配好的固定液中（10% 福尔马林），使组织、细胞的蛋白质变性凝固，以防止细胞死后自溶或被细菌分解，从而保持细胞本来的形态结构。

2）脱水透明：用乙醇作脱水剂，由低浓度到高浓度，逐渐脱去组织块中的水分。再将组织块置于既溶于乙醇、又溶于石蜡的透明剂二甲苯中，使其变透明，以二甲苯替换出组织块中的乙醇。

3）浸蜡包埋：将已透明化的组织块置于已熔化的石蜡中，放入熔蜡箱保温。待石蜡完全浸入组织块后进行包埋：先制备好容器（折叠一个小纸盒），倒入已熔化的石蜡，迅速夹取已浸透石蜡的组织块，并将其放入石蜡中，冷却凝固成块即成。待包埋好的组织块变硬，才能在切片机上切成很薄的切片。

4）切片与贴片：将包埋好的蜡块固定于切片机上，切成薄片（5 ~ 8 微米）。切下的薄片往往出现褶皱，要将其放到加热的水中烫平，再贴到载玻片上，放 45℃恒温箱中烘干。

5）脱蜡染色：用 HE 染色，以增加组织细胞结构各部分的色彩差异，利于观察。苏木精是一种碱性染料，可将细胞核和细胞内核糖体染成蓝紫色，被碱性染料染色的结构具有嗜碱性。伊红是一种酸性染料，能将细胞质染成红色或淡红色，被酸性染料染色的结构具有嗜酸性。染色前，用二甲苯脱去切片中的石蜡，再经由高浓度到低浓度的酒精，最后放入蒸馏水中，再进行染色，步骤如下。

a. 将已放入蒸馏水后的切片放入苏木精水溶液中染色数分钟。

b. 放入酸水及氨水中分色，各数秒钟。

c. 流水冲洗 1 小时后入蒸馏水片刻。

d. 入 70% 和 90% 乙醇中脱水各 10 分钟。

e. 入乙醇伊红染色液染色 2 ~ 3 分钟。

6）脱水透明：染色后的切片经纯乙醇脱水，再经二甲苯使切片变透明。

7）封固：将已变透明的切片滴上加拿大树胶，盖上盖玻片封固。待树胶略干后，贴上标签。

3. 数据处理　电镜成像、拍照，每个组织取 8 个视野，每个视野挑取 10 个完整细胞，通过 ipp 6.0 统计心肌细胞直径大小，以 Con 组细胞直径均值作为参比，分别求得其余各组心肌细胞相比于 Con 组心肌细胞大小的比值，通过单因素方差分析，作图。

4. 结果　尾吊 4 周末、8 周末大鼠心肌细胞 HE 染色见图 9–9、9–10。

尾吊 4 周末，与空白对照组相比，模型组大鼠心肌细胞直径显著降低，为空白对照组的 77.8%，具有统计学差异（$P < 0.01$）；与模型组相比，太空养心丸高、中、低各剂量组大鼠心肌细胞直径均显著升高，具有统计学差异（$P < 0.05$、$P < 0.01$、$P < 0.05$），其中，中剂量组心肌细胞直径为空白对照组的 89.6%，见图 9–11。

尾吊 8 周末，与空白对照组相比，模型组大鼠心肌细胞直径显著降低，为空白对照组的 69.1%，具有统计学差异（$P < 0.01$）；与模型组相比，太空养心丸各剂量组大鼠心肌细胞直径均显著升高，中、低剂量组有统计学差异（P 均 < 0.01），其中，中剂量组心肌细胞直径为空白对照组的 84.4%，显著高于模型组，见图 9–11。

5. 讨论　长期模拟失重可导致大鼠心肌萎缩，心脏质量下降，体积减小，室壁厚度下降，但对于长期模拟失重是否影响心肌细胞大小，目前尚无定论。Goldstein 等报道航天飞行大鼠左心室乳头肌纤维横截面积缩小，袁明等研究发现尾吊大鼠心肌细胞横截面积降低。因此，本实验通过 HE 染色，对心肌细胞直径进行测量统计，结果显示，大鼠尾吊 4 周、8 周末，心肌细胞直径显著减小，与空白对照组相比有统计学差异（P 均 < 0.01），这与余志斌等报道的大鼠长期尾吊出现心肌萎缩，心肌细胞横截面积、长度降低的结论一致。由此可认为，长期模拟失重可导致大鼠心肌萎缩，心肌细胞直径减小。太空养心丸各剂量组均可增加长期模拟失重大鼠心肌细胞直径，其中，中、低剂量组有统计学差异，结果显示，太空养心丸对长期模拟失重导致的大鼠心肌萎缩具有防护作用。

6. 小结　本课题研究发现，尾吊 4 周、8 周模拟长期失重导致大鼠心脏质量下降（P 均 < 0.01）、心重指数下降（P 均 < 0.01），左心室质量下降（P 均 < 0.01）、室壁厚度降低（P 均 < 0.05），舒张末期容积降低（P 均 < 0.01），心肌细胞直径减小（P 均 < 0.01），因此，我们认为长期模拟失重可导致大鼠心肌萎缩。太空养心丸对长期模拟失重导致的心肌萎缩具有一定的防护作用，中剂量效果更明显。与模型组相比，太空养心丸可抑制长期模拟失重大鼠心脏质量及心重指数的下降，中剂量组均具有统计学差异（P 均 < 0.01）；抑制左心室质量、室壁厚度、舒张末期容积的降低，中剂量组均具有统计学差异（P 均 < 0.05）；抑制心肌细胞直径减小，4 周末，各剂量组均有统计学差异（P 均 < 0.01），8 周末，中剂量组有统计学差异（P < 0.05）。

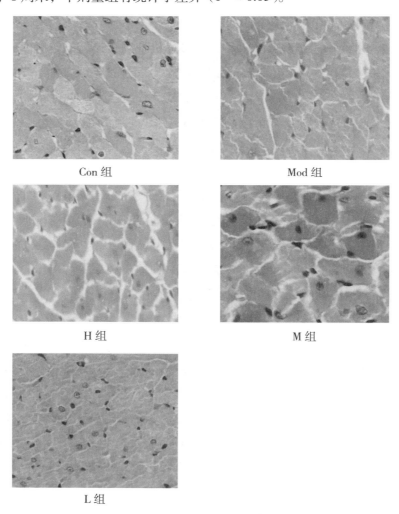

Con 组　　　　　　　　　　Mod 组

H 组　　　　　　　　　　M 组

L 组

图 9-9　尾吊 4 周末大鼠心肌 HE 染色（400×）*

*标注图片对应彩图见书后附录。

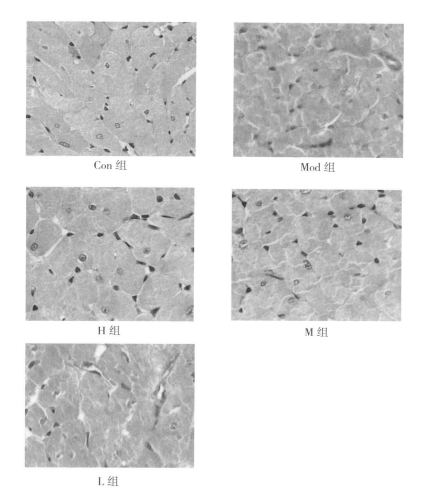

Con 组

Mod 组

H 组

M 组

L 组

图 9-10 尾吊 8 周末大鼠心肌 HE 染色（400×）*

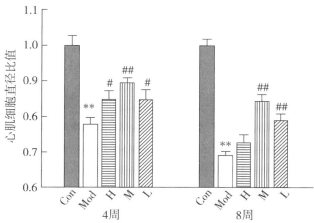

图 9-11 太空养心丸对尾吊 4 周末、8 周末大鼠心肌细胞直径大小的影响

注：以 Con 组作为参比，其余各组数值均为各时间点相应 Con 组的比值。与空白对照组比较，**，$P < 0.01$
与模型组比较，#，$P < 0.05$，##，$P < 0.01$。

二、太空养心丸对长期模拟失重大鼠心肌萎缩相关变化的防护作用

心血管系统功能失调的机制主要有三种：血浆容量减少、压力感受器反射功能下降、心肌萎缩。在失重时，心肌长时间处于"废用"状态，这不仅引起心肌萎缩，直接影响到心肌的工作能力和耐力，也可造成心血管系统功能下降和脏器组织结构的变化，从而影响心血管系统功能的调节。航天医学专家认为，失重有可能引起心肌的退行性变化，诱发、加速和暴露心肌的病理学改变，且有可能诱发潜在性的冠心病。

鉴于以上原因，我们进行三方面的观察：一是心肌萎缩是否造成心血管系统功能下降，二是心肌的退行性改变是否伴有心肌损伤存在，三是太空养心丸的防护作用效果。

（一）实验四：太空养心丸对长期模拟失重大鼠心功能的影响

1. 材料　同实验一。

2. 方法　同实验一。

超声心动检测：由 LVM 型图像依次测量 LVIDd、左心室收缩末期内径（LVIDs）、舒张末期室间隔（IVSd）、收缩末期室间隔（IVSs）、舒张末期容积（EDV）、收缩末期容积（ESV）、每搏量（stroke volume，SV）、心率（heart rate，HR）等指标。由计算公式计算：

EF（射血分数）= 100% ×（EDV–ESV）÷ EDV

由 Aortic Valve 模式测量左心室流出道心率，由计算公式计算：

CO（心输出量）= SV × HR ÷ 1000

3. 统计学处理　采用 SPSS Statistics 单因素方差分析，统计有效性。$P < 0.05$ 提示有显著性差异；$P < 0.01$ 提示有极显著性差异。

4. 结果

（1）太空养心丸对长期模拟失重大鼠左心室舒张末期内径的影响：尾吊 4 周末，与空白对照组相比，模型组大鼠 LVIDd 显著降低，有统计学差异（$P < 0.01$）；与模型组相比，太空养心丸高、中、低各剂量组大鼠 LVIDd 均显著升高，具有统计学差异（$P < 0.01$、$P < 0.01$、$P < 0.05$）。尾吊 8 周末，与空白对照组相比，模型组大鼠 LVIDd 显著降低，有统计学差异（$P < 0.01$）；与模型组相比，太空养心丸高、中、低各剂量组大鼠 LVIDd 显著升高，具有统计学差异（$P < 0.05$、$P < 0.01$、$P < 0.05$）。结果见图 9–12。

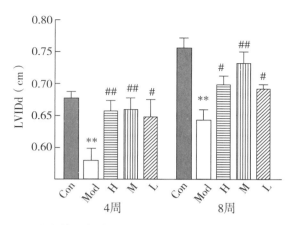

图 9-12　太空养心丸对尾吊 4 周末、8 周末大鼠 LVIDd 的影响

注：与空白对照组比较，**，$P < 0.01$；与模型组比较，#，$P < 0.05$，##，$P < 0.01$。

（2）太空养心丸对长期模拟失重大鼠左心室收缩末期内径的影响：尾吊 4 周末，与空白对照组相比，模型组大鼠 LVIDs 显著降低，有统计学差异（$P < 0.01$）；与模型组相比，太空养心丸各剂量组大鼠 LVIDs 显著升高，其中，高、中剂量组具有统计学差异（$P < 0.05$、$P < 0.01$）。尾吊 8 周末，与空白对照组相比，模型组大鼠 LVIDs 显著降低，有统计学差异（$P < 0.01$）；与模型组相比，太空养心丸各剂量组大鼠 LVIDs 均升高，其中，中剂量组具有统计学差异（$P < 0.05$）。结果见图 9-13。

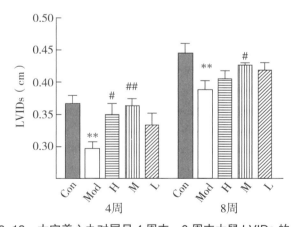

图 9-13　太空养心丸对尾吊 4 周末、8 周末大鼠 LVIDs 的影响

注：与空白对照组比较，**，$P < 0.01$；与模型组比较，#，$P < 0.05$，##，$P < 0.01$。

（3）太空养心丸对长期模拟失重大鼠舒张末期室间隔的影响：尾吊 4 周末，与空白对照组相比，模型组大鼠 IVSd 显著降低，有统计学差异（$P < 0.01$）；与模型组相比，太空养心丸各剂量组大鼠 IVSd 升高，其中，中、低剂量组具有统计学差异（$P < 0.01$、$P < 0.05$）。尾吊 8 周末，与空白对照组相比，模型组大鼠 IVSd 显著降低，有统计学差

异（$P < 0.05$）；与模型组相比，太空养心丸各剂量组大鼠IVSd均有升高趋势。结果见图 9-14。

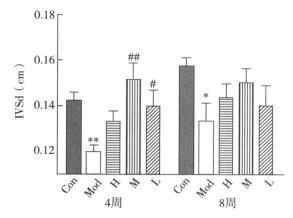

图 9-14　太空养心丸对尾吊 4 周末、8 周末大鼠 IVSd 的影响

注：与空白对照组比较，*，$P < 0.05$，**，$P < 0.01$；与模型组比较，#，$P < 0.05$，##，$P < 0.01$。

（4）太空养心丸对长期模拟失重大鼠收缩末期室间隔的影响：尾吊 4 周末，与空白对照组相比，模型组大鼠 IVSs 显著降低，有统计学差异（$P < 0.01$）；与模型组相比，太空养心丸各剂量组大鼠 IVSs 升高，其中，中、低剂量组具有统计学差异（$P < 0.01$、$P < 0.05$）。尾吊 8 周末，与空白对照组相比，模型组大鼠 IVSs 降低较明显；与模型组相比，太空养心丸各剂量组大鼠 IVSs 有升高的趋势。结果见图 9-15。

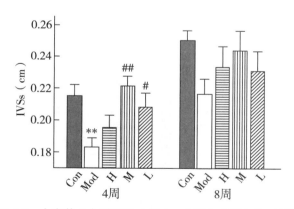

图 9-15　太空养心丸对尾吊 4 周末、8 周末大鼠 IVSs 的影响

注：与空白对照组比较，**，$P < 0.01$；与模型组比较，#，$P < 0.05$，##，$P < 0.01$。

（5）太空养心丸对长期模拟失重大鼠每搏量的影响：尾吊 4 周末，与空白对照组相比，模型组大鼠 SV 显著降低，有统计学差异（$P < 0.01$）；与模型组相比，太空养心丸各剂量组大鼠 SV 均显著升高，具有统计学差异（$P < 0.01$）。尾吊 8 周末，与空白对照组相比，模型组大鼠 SV 显著降低，有统计学差异（$P < 0.01$）；与模型组相

比，太空养心丸高、中、低各剂量组大鼠 SV 均显著升高，具有统计学差异（$P < 0.05$、$P < 0.01$、$P < 0.05$）。结果见图 9–16。

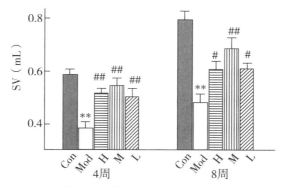

图 9–16　太空养心丸对尾吊 4 周末、8 周末大鼠 SV 的影响

注：与空白对照组比较，**，$P < 0.01$；与模型组比较，#，$P < 0.05$，##，$P < 0.01$。

（6）太空养心丸对长期模拟失重大鼠射血分数的影响：尾吊 4 周末，与空白对照组相比，模型组大鼠 EF 降低 7.5%，有统计学差异（$P < 0.01$）；与模型组相比，太空养心丸各剂量组大鼠 EF 升高，其中，高、中剂量组具有统计学差异（$P < 0.01$），与空白对照组相比，中剂量组 EF 降低 2.1%。尾吊 8 周末，与空白对照组相比，模型组大鼠 EF 降低 10.0%，有统计学差异（$P < 0.01$）；与模型组相比，太空养心丸高、中、低各剂量组大鼠 EF 均显著升高，具有统计学差异（$P < 0.01$），与空白对照组相比，中剂量组 EF 降低 2.3%。结果见图 9–17。

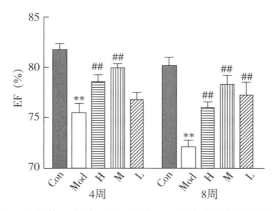

图 9–17　太空养心丸对尾吊 4 周末、8 周末大鼠射血分数的影响

注：与空白对照组比较，**，$P < 0.01$；与模型组比较，##，$P < 0.01$。

（7）太空养心丸对长期模拟失重大鼠短轴缩短率的影响：尾吊 4 周末，与空白对照组相比，模型组大鼠 FS 降低明显，但无统计学差异；与模型组相比，太空养心丸各剂量组大鼠 FS 均有升高的趋势。尾吊 8 周末，与空白对照组相比，模型组大鼠 FS 显著降低，有统计学差异（$P < 0.01$）；与模型组相比，太空养心丸高、中、低各剂量组大鼠 FS 均显著升高，具有统计学差异（$P < 0.05$、$P < 0.01$、$P < 0.05$）。结果见图 9-18。

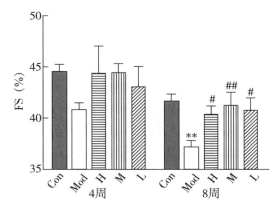

图 9-18　太空养心丸对尾吊 4 周末、8 周末大鼠心脏短轴缩短率的影响

注：与空白对照组比较，**，$P < 0.01$；与模型组比较，#，$P < 0.05$，##，$P < 0.01$。

（8）太空养心丸对长期模拟失重大鼠心率的影响：尾吊 4 周末，与空白对照组相比，模型组大鼠 HR 升高 27.2%，有统计学差异（$P < 0.01$）；与模型组相比，太空养心丸高、中、低各剂量组大鼠 HR 显著降低，具有统计学差异（$P < 0.05$、$P < 0.01$、$P < 0.05$），与空白对照组比，中剂量组 HR 仅升高 8.5%。尾吊 8 周末，与空白对照组相比，模型组大鼠 HR 升高 20.9%，有统计学差异（$P < 0.05$）；与模型组相比，太空养心丸各剂量组大鼠 HR 均降低，中剂量组有统计学差异（$P < 0.05$），其中，中剂量组与空白对照组大鼠心率相接近。结果见图 9-19。

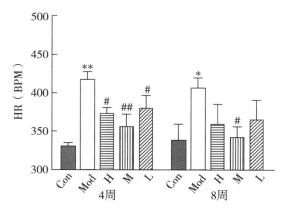

图 9-19　太空养心丸对尾吊 4 周末、8 周末大鼠心率的影响

注：与空白对照组比较，*，$P < 0.05$，**，$P < 0.01$；与模型组比较，#，$P < 0.05$，##，$P < 0.01$。

（9）太空养心丸对长期模拟失重大鼠心输出量的影响：尾吊 4 周末，与空白对照组相比，模型组大鼠 CO 降低 29.6%，有统计学差异（$P < 0.01$）；与模型组相比，太空养

心丸各剂量组大鼠 CO 升高，其中，高、中剂量组具有统计学差异（P 均＜0.01）。尾吊 8 周末，与空白对照组相比，模型组大鼠 CO 降低 36.3%，有统计学差异（P＜0.01）；与模型组相比，太空养心丸各剂量组大鼠 CO 升高，其中，中、低剂量组具有统计学差异（P＜0.01、P＜0.05），与空白对照组相比，中剂量组 CO 降低 17.3%。结果见图 9–20。

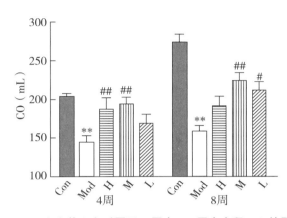

图 9–20　太空养心丸对尾吊 4 周末、8 周末大鼠 CO 的影响

注：与空白对照组比较，**，P＜0.01；与模型组比较，#，P＜0.05，##，P＜0.01。

4. 讨论　航天医学研究表明，航天失重及模拟失重可致机体心肌萎缩和功能发生变化。Herault 等人在对在和平号空间站飞行了 6 个月的航天员进行检测时发现，长期飞行可降低心脏每搏量。每搏量，即每搏输出量，是一侧心室一次心跳射出的血液量。心室在舒张末期的充盈量（舒张末期容积）是最大的，收缩末期的充盈量（收缩末期容积）是最小的，每搏量是舒张末期容积与收缩末期容积之差。每搏量占心室舒张末期容积的百分比成为射血分数。心输出量是一侧心室每分钟射出的血量，等于心率与每搏量的乘积；左、右心室的排血量基本相等，心输出量与机体的新陈代谢水平相一致，并因年龄及生理情况的差别而不同。在本实验中，长期模拟失重大鼠的每搏量、射血分数、心输出量均显著降低，这与米涛、暴军香等的报道一致，与航天员长期飞行后超声心动图结果变化情况一致。

太空飞行的低重力状态可导致心肌萎缩，从而影响心脏功能。实验发现，长期模拟失重大鼠的短轴缩短率降低，说明大鼠心脏收缩力减小；每搏量、射血分数降低，说明心脏供血不足，从而导致代偿性心率增加以满足机体血氧需求，这与航天员在飞行后出现心率增快的现象一致；尽管大鼠心率升高，但心输出量依旧显著降低，说明长期模拟失重大鼠心肌萎缩后心功能显著下降，不能满足全身供血需求。

太空养心丸能够有效防护长期模拟失重导致的大鼠心肌萎缩，增强心脏泵血功能，提高每搏量、射血分数、心输出量，提高心脏收缩力，降低心率，且中剂量效果更显著。

（二）实验五：太空养心丸对长期模拟失重大鼠血清中心肌酶及心肌蛋白浓度的影响

本实验通过检测长期模拟失重大鼠血清中的心肌损伤标志物［心肌肌钙蛋白（cTnT）、C 反应蛋白（C reative protein，CRP）和心肌酶谱］浓度，探讨长期模拟失重状态导致的心肌萎缩是否伴有损伤存在，并观察太空养心丸的保护作用。

1. 材料

（1）主要实验材料：水合氯醛（北京北化福瑞科技有限公司）、真空采血管（北京普利莱基因技术有限公司）、AST（LOT–11876937216，德国罗氏诊断有限公司）、LDH（LOT–0300473211，德国罗氏诊断有限公司）、CK（LOT–04524977190，德国罗氏诊断有限公司）、CK–MB（LOT–04525299190，德国罗氏诊断有限公司）、α–HBDH（LOT–20764949322，德国罗氏诊断有限公司）、cTnT 放射免疫试剂盒（HY–49，北京华英生物技术研究所）、CRP 放射免疫试剂盒（96T/48T，北京华英生物技术研究所）。

（2）仪器：全自动生化测定仪（ROCHE/C501，德国罗氏诊断有限公司）、全自动放免计数仪（r–911，中国科学技术大学实业总公司）。

2. 方法

（1）心脏取血：分别在每批大鼠超声心动结束后第二天上午，给大鼠腹腔注射 4% 水合氯醛麻醉，心脏取血，转速 3000r/min 离心 15min，分离血清，–20℃冻存待检。

（2）酶及蛋白测定：心肌酶的测定均采用常规比色法，心肌肌钙蛋白、C 反应蛋白采用 ELISA 法测定。

3. 统计学处理　采用 SPSS Statistics 单因素方差分析统计有效性。$P < 0.05$ 提示有显著性差异，$P < 0.01$ 提示有极显著性差异。

4. 结果

（1）太空养心丸对长期模拟失重大鼠血清乳酸脱氢酶（lactate dehydrogenase，LDH)浓度的影响：尾吊 4 周末，与空白对照组相比，模型组大鼠血清 LDH 浓度显著升高，有统计学差异（$P < 0.01$）；与模型组相比，太空养心丸各剂量组大鼠血清 LDH 浓度降低，中、低剂量组有统计学差异（$P < 0.01$）。尾吊 8 周末，与空白对照组相比，模型组大鼠血清 LDH 浓度显著升高，有统计学差异（$P < 0.01$）；与模型组相比，太空养心丸各剂量组大鼠血清中 LDH 浓度降低，中、低剂量组有统计学差异（$P < 0.05$、$P < 0.01$）。结果见图 9–21。

（2）太空养心丸对长期模拟失重大鼠血清 α–羟丁酸脱氢酶（α-hydroxybutyrate dehydrogenase, α–HBDH) 浓度的影响：尾吊 4 周末，与空白对照组相比，模型组大鼠血

清 α–HBDH 浓度明显升高，但无统计学差异；与模型组相比，太空养心丸各剂量组大鼠血清 α–HBDH 浓度降低，中剂量组有统计学差异（$P < 0.05$）。尾吊 8 周末，与空白对照组相比，模型组大鼠血清 α–HBDH 浓度显著升高，有统计学差异（$P < 0.01$）；与模型组相比，太空养心丸高、中、低各剂量组大鼠血清 α–HBDH 浓度均显著降低，具有统计学差异（$P < 0.05$、$P < 0.05$、$P < 0.01$）。结果见图 9–22。

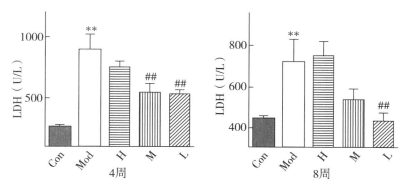

图 9–21　太空养心丸对尾吊 4 周末、8 周末大鼠血清 LDH 浓度的影响

注：与空白对照组比较，**，$P < 0.01$；与模型组比较，#，$P < 0.05$，##，$P < 0.01$。

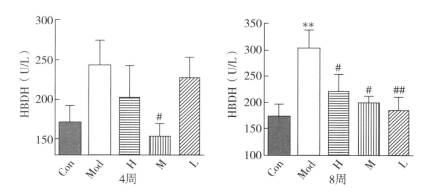

图 9–22　太空养心丸对尾吊 4 周末、8 周末大鼠血清 α–HBDH 浓度的影响

注：与空白对照组比较，**，$P < 0.01$；与模型组比较，#，$P < 0.05$，##，$P < 0.01$。

（3）太空养心丸对长期模拟失重大鼠血清肌酸激酶（creatine kinase，CK）浓度的影响：尾吊 4 周末，与空白对照组相比，模型组大鼠血清 CK 浓度显著升高，有统计学差异（$P < 0.01$）；与模型组相比，太空养心丸高、中、低各剂量组大鼠血清 CK 浓度显著降低，具有统计学差异（$P < 0.01$）。尾吊 8 周末，与空白对照组相比，模型组大鼠血清 CK 浓度显著升高，有统计学差异（$P < 0.01$）；与模型组相比，太空养心丸各剂量组大鼠血清 CK 浓度明显降低，其中，中、低剂量组有统计学差异（$P < 0.05$、$P < 0.01$）。结果见图 9–23。

（4）太空养心丸对长期模拟失重大鼠血清肌酸激酶同工酶杂化型（CK-MB）浓度的影响：尾吊 4 周末，与空白对照组相比，模型组大鼠血清 CK-MB 浓度显著升高，有统计学差异（$P < 0.01$）；与模型组相比，太空养心丸高、中、低各剂量组大鼠血清 CK-MB 浓度显著降低，具有统计学差异（$P < 0.05$、$P < 0.01$、$P < 0.01$）。尾吊 8 周末，与空白对照组相比，模型组大鼠血清 CK-MB 浓度显著升高，有统计学差异（$P < 0.01$）；与模型组相比，太空养心丸各剂量组大鼠血清 CK-MB 浓度降低，具有统计学差异（$P < 0.01$）。结果见图 9-24。

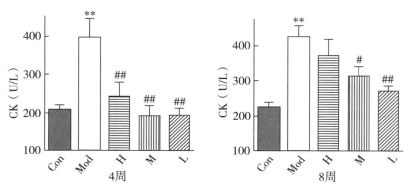

图 9-23 太空养心丸对尾吊 4 周末、8 周末大鼠血清 CK 浓度的影响

注：与空白对照组比较，**，$P < 0.01$；与模型组比较，#，$P < 0.05$，##，$P < 0.01$。

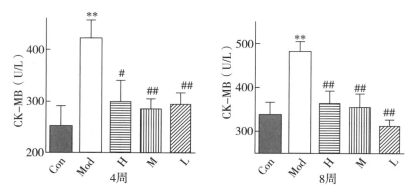

图 9-24 太空养心丸对尾吊 4 周末、8 周末大鼠血清 CK-MB 浓度的影响

注：与空白对照组比较，**，$P < 0.01$；与模型组比较，#，$P < 0.05$，##，$P < 0.01$。

（5）太空养心丸对长期模拟失重大鼠血清谷草转氨酶（aspartate aminotransferase，AST）浓度的影响：尾吊 4 周末，与空白对照组相比，模型组大鼠血清 AST 浓度显著升高，有统计学差异（$P < 0.05$）；与模型组相比，太空养心丸各剂量组大鼠血清 AST 浓度降低，其中，中、低剂量组有统计学差异（$P < 0.01$、$P < 0.05$）。尾吊 8 周末，与空白对照组相比，模型组大鼠血清 AST 浓度显著升高，有统计学差异（$P < 0.01$）；与模型组

相比，太空养心丸高、中、低各剂量组大鼠血清 AST 浓度均显著降低，具有统计学差异（P 均 < 0.01）。结果见图 9–25。

（6）太空养心丸对长期模拟失重大鼠血清 cTnT 浓度的影响：尾吊 4 周末，与空白对照组相比，模型组大鼠血清 cTnT 浓度显著升高（$P < 0.01$），是空白对照组的 1.65 倍；太空养心丸各剂量组大鼠血清 cTnT 浓度均降低，其中，中剂量组有统计学差异（$P < 0.01$）。尾吊 8 周末，与空白对照组相比，模型组大鼠血清 cTnT 浓度显著升高（$P < 0.01$），是对照组的 1.77 倍；太空养心丸各剂量组血清中 cTnT 浓度均显著降低（P 均 < 0.01），其中，中剂量组降低程度最大。结果见图 9–26。

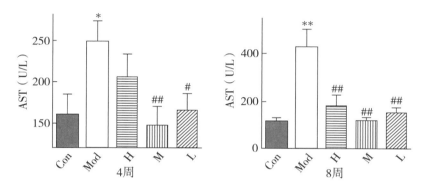

图 9–25　太空养心丸对尾吊 4 周末、8 周末大鼠血清 AST 浓度的影响

注：与空白对照组比较，*，$P < 0.05$，**，$P < 0.01$；与模型组比较，#，$P < 0.05$，##，$P < 0.01$。

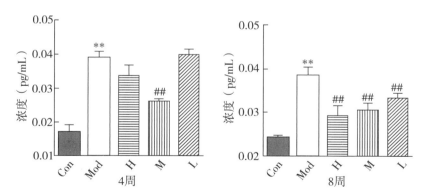

图 9–26　太空养心丸对尾吊 4 周末、8 周末大鼠血清 cTnT 浓度的影响

注：与空白对照组比较，**，$P < 0.01$；与模型组比较，##，$P < 0.01$。

（7）太空养心丸对长期模拟失重大鼠血清 CRP 浓度的影响：尾吊 4 周末，与空白对照组相比，模型组大鼠血清 CRP 浓度显著升高（$P < 0.01$），约为对照组的 2.1 倍；与模型组相比，太空养心丸各剂量组大鼠血清 CRP 浓度均有不同程度的降低，其中，高、中剂量组有统计学差异（P 均 < 0.01）。尾吊 8 周末，与空白对照组相比，模型组大鼠血清 CRP 浓度显著增高（$P < 0.01$），为对照组的 2.2 倍；与模型组相比，太空养

心丸各剂量组 CRP 浓度均显著降低（P 均 < 0.05），其中，中剂量组降低幅度较大。结果见图 9-27。

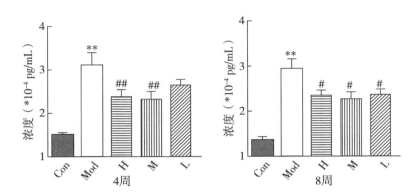

图 9-27　太空养心丸对尾吊 4 周末、8 周末大鼠血清 CRP 浓度的影响

注：与空白对照组比较，**，$P < 0.01$；与模型组比较，#，$P < 0.05$，##，$P < 0.01$。

5. 讨论　心肌酶谱是临床检测心肌损伤的"金标准"，近年来研究发现，心肌肌钙蛋白对心肌损伤具有较高的特异性，与 CRP 联合检测可增强心肌损伤检测的特异性与敏感度，减少假阳性结果。本实验结合临床心肌损伤的特异性指标—— CRP、心肌肌钙蛋白和心肌酶谱五项（CK、CK-MB、AST、LDH、α-HBDH）评价长期模拟失重对心肌损伤的影响，并观察太空养心丸的防护作用。

心肌酶主要存在于心肌和横纹肌细胞内，均与心肌损伤相关，通常在临床上，这五项被合称为心肌酶谱，在急性心肌梗死、心衰、心肌病等疾病中，其浓度会有程度不同的升高，对心脏疾病的诊断有一定帮助。单一心肌酶没有很高的心脏专一性，很多非心肌损伤的疾病也会出现心肌酶的升高，而联合检测血清 CK、CK-MB、AST 等几种心肌酶浓度，对心肌损伤鉴定的敏感度和特异性都大大增强，因此，在临床上，心肌酶谱五项通常被联合检测来初步鉴定心肌损伤。心肌缺血坏死或细胞膜通透性增加，使心肌细胞内的细胞酶被释放入血，根据心肌受损情况不同，血清心肌酶升高的幅度也不同，因此，血清心肌酶的变化可以被用来反映心肌损伤的发生及严重程度。

CRP 是一种由肝细胞合成的较为典型的急性期蛋白，在创伤和感染等应激反应时，其在血中浓度升高。用 CRP 作为心肌损伤诊断指标的最大缺点是特异性较差，它的升高也见于感染、损伤和肿瘤等多种病变，但 CRP 最大的价值在于与 cTnT 的联合检测。cTnT 是肌原球蛋白分子的亚单位，在心肌中有许多具有不同氨基酸序列的异构体，是心肌特有的调节蛋白，当心肌损伤后，cTnT 会被释放到血液中。在血清中，cTnT 是一种对心肌损伤高度敏感和特异的标志物。

本实验结果显示，大鼠尾吊 4 周末，血清 CRP、cTnT、CK、CK-MB、AST 及 LDH

浓度均显著升高，具有统计学差异，大鼠尾吊 8 周末，血清 CRP、cTnT 及心肌酶浓度均出现显著升高，具有统计学差异。这与王新兴等报道模拟失重过程中大鼠血清 LDH、CK-MB 显著升高一致。

实验数据提示，长期模拟失重导致的大鼠心肌萎缩可能伴有损伤，从而导致血清心肌酶及心肌蛋白浓度升高，太空养心丸各剂量组大鼠血清心肌酶及 cTnT、CRP 的浓度均降低，表明太空养心丸对长期模拟失重导致的心肌损伤具有防护作用，其中，太空养心丸中剂量组效果较明显。

（三）实验六：太空养心丸对长期模拟失重大鼠心肌组织形态的影响

有动物实验研究表明，在航天飞行 12.5 天后，大鼠心肌细胞出现收缩蛋白减少、脂滴增多和糖原聚积等变化，航天飞行 14 天的大鼠心脏乳头肌细胞的横截面积明显减小，失重飞行 21 天大鼠心肌出现萎缩和线粒体受损、嵴断裂、基质密度下降、肌丝位置异常等超微结构的变化，提示在航天失重后大鼠心肌出现损伤和萎缩。本实验对长期模拟失重状态大鼠心肌组织形态改变进行进一步观察，并观察太空养心丸的防护作用。

1. 材料

（1）主要试剂和药物：同实验三。

（2）仪器设备：电子显微镜（JEM-1230）。

2. 方法

（1）取心脏：同实验三。

（2）HE 染色石蜡切片的制作过程：同实验三。

（3）心肌组织电镜超微结构检测：每组随机选 2 只大鼠取左心室心尖部位组织，每块组织体积 1mm³，将组织块依次置于 3.0% 戊二醛溶液中预固定 2h，于 4℃条件下固定 48 ~ 72h，1% 四氧化锇固定 2h；然后使用乙醇、丙酮逐级脱水，Epon 812 包埋，超薄切片机制片（10nm），醋酸铀和枸橼酸铅双染，最后使用透射电镜观察。

3. 结果

（1）太空养心丸对长期模拟失重大鼠心肌显微结构的影响：大鼠尾吊 4 周末、8 周末的心肌显微结构见图 9-28 ~ 图 9-37。

尾吊 4 周末，正常对照组大鼠心肌细胞排列整齐、紧密，呈束状分布，无断裂，见图 9-28。与正常对照组相比，模型组大鼠心肌细胞颗粒变性明显，呈现波浪状，心肌细胞坏死，局部存在少量炎性细胞浸润，见图 9-29。太空养心丸高剂量组大鼠心肌细胞排列松散，呈波浪状，心肌细胞颗粒变性较正常对照组明显，较模型组轻微，心肌细胞肿胀较模型组轻微，见图 9-30。太空养心丸中剂量组大鼠心肌细胞排列整齐，呈束状分布；与模型组相比，细胞断裂减轻，心肌细胞肿胀减轻，未出现明显波浪状排列，见图 9-31。太空养心丸低剂量组心肌细胞变性、少量坏死，略显褶皱状，局部心肌细胞断裂，心肌细胞肿胀，局部少量炎性细胞浸润，出血明显，但程度比模型组轻微，见图 9-32。

尾吊 8 周末，正常对照组大鼠心肌细胞排列整齐、紧密，无断裂，胞核细长，血管扩张，轻微颗粒变性，见图 9-33。模型组大鼠心肌细胞肿胀、松散、断裂，粗细不一，颗粒变性明显，局部心肌细胞溶解性坏死；间质水肿，心肌细胞空泡变性，见图 9-34。与模型组相比，太空养心丸高剂量组心肌细胞横切，少量散在心肌细胞坏死，心肌细胞肿胀明显减轻，间质水肿，心肌细胞空泡变性，见图 9-35；中剂量组心肌细胞排列整齐，紧密，血管周围水肿，局部心肌细胞断裂，见图 9-36；低剂量组心肌细胞肿胀，颗粒变性轻微，见图 9-37。

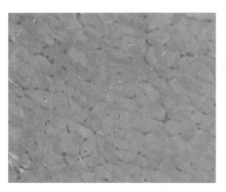

图 9-28　尾吊 4 周末空白对照组大鼠
心肌显微结构（200×）*

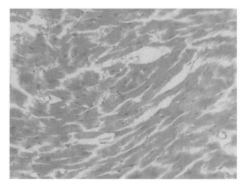

图 9-29　尾吊 4 周末模型组大鼠心肌
显微结构（200×）*

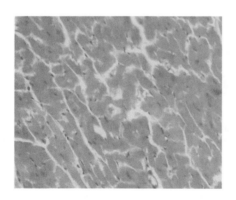

图 9-30　尾吊 4 周末太空养心丸高剂量
组大鼠心肌显微结构（200×）*

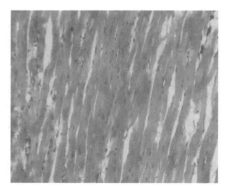

图 9-31　尾吊 4 周末太空养心丸中剂量
组大鼠心肌显微结构（200×）*

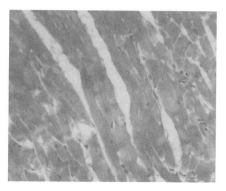

图9-32　尾吊4周末太空养心丸低剂量
　　　　大鼠心肌显微结构（200×）*

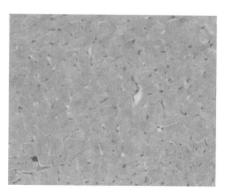

图9-33　尾吊8周末正常对照组大鼠
　　　　心肌显微结构（200×）*

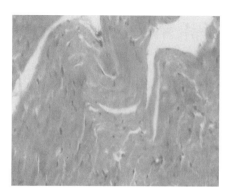

图9-34　尾吊8周末模型组大鼠心肌
　　　　显微结构（200×）*

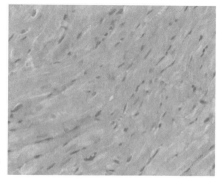

图9-35　尾吊8周末太空养心丸高剂量
　　　　组大鼠心肌显微结构（200×）*

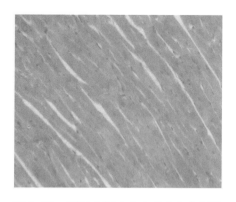

图9-36　尾吊8周末太空养心丸中剂量
　　　　组大鼠心肌显微结构（200×）*

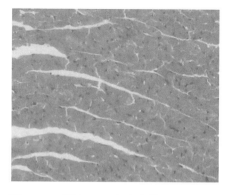

图9-37　尾吊8周末太空养心丸低剂量
　　　　组大鼠心肌显微结构（200×）*

（2）太空养心丸对长期模拟失重大鼠心肌超微结构的影响：大鼠尾吊4周末、8周末的心肌超微结构见图9-38～图9-47。

尾吊 4 周末，从超微结构可看出正常对照组大鼠心肌肌原纤维、肌节完整清晰，肌丝排列紧密，细胞膜清晰（箭头所指），桥粒清晰，线粒体形态正常，线粒体嵴清晰可见，没有断裂，见图 9-38。模型组大鼠心肌线粒体显著增生，肌纤维萎缩（左图），肌节模糊不清，肌丝排列松散，结构模糊，并可见断裂缺失（右图），毛细血管内皮细胞空泡变性，见图 9-39。太空养心丸高剂量组大鼠心肌细胞排列整齐紧密，线粒体嵴完整，结构正常，数量增多，见图 9-40；中剂量组大鼠心肌细胞排列略松散，比模型组紧密，肌丝清晰，线粒体结构正常，嵴膜清晰，见图 9-41；低剂量组大鼠心肌细胞排列整齐紧密，线粒体结构相对正常，桥粒清晰完整，见图 9-42。

尾吊 8 周末，从超微结构可看出，正常对照组大鼠心肌肌原纤维、肌节完整，肌丝清晰，排列整齐紧密，线粒体完整，线粒体嵴清楚，桥粒清晰完整，见图 9-43。模型组大鼠心肌细胞排列较正常对照组散乱，肌丝结构模糊，线粒体嵴断裂，线粒体肿胀，心肌细胞断裂，甚至出现空化，见图 9-44。太空养心丸高剂量组大鼠心肌细胞排列比较松散，但较模型组整齐，肌丝清晰，线粒体结构未见明显异常，见图 9-45；中剂量组大鼠心肌细胞排列整齐，紧密，线粒体结构正常，线粒体嵴清楚，见图 9-46；低剂量组大鼠心肌细胞排列整齐，紧密，线粒体结构正常，桥粒清晰完整，见图9-47。

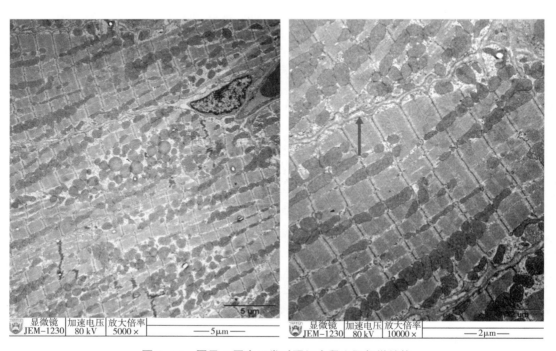

图 9-38　尾吊 4 周末正常对照组大鼠心肌超微结构

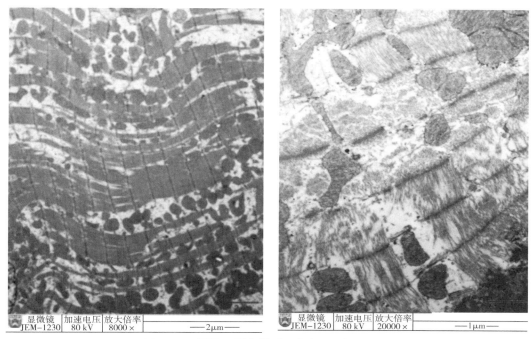

| 显微镜 | 加速电压 | 放大倍率 | |
| JEM-1230 | 80 kV | 8000× | ——2μm—— |

| 显微镜 | 加速电压 | 放大倍率 | |
| JEM-1230 | 80 kV | 20000× | ——1μm—— |

图 9-39　尾吊 4 周末模型组大鼠心肌超微结构

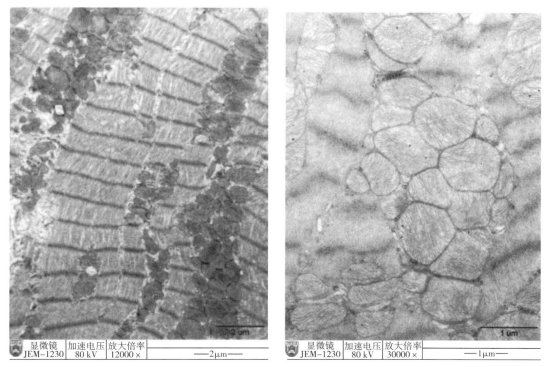

| 显微镜 | 加速电压 | 放大倍率 | |
| JEM-1230 | 80 kV | 12000× | ——2μm—— |

| 显微镜 | 加速电压 | 放大倍率 | |
| JEM-1230 | 80 kV | 30000× | ——1μm—— |

图 9-40　尾吊 4 周末太空养心丸高剂量组大鼠心肌超微结构

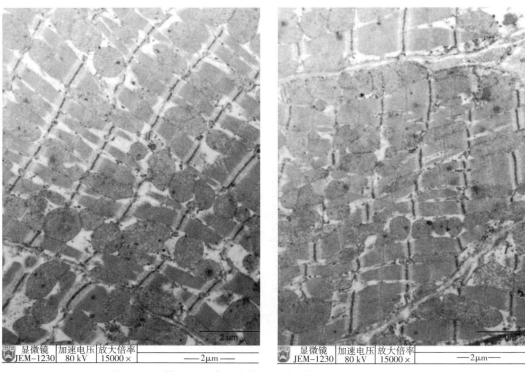

图 9-41 尾吊 4 周末太空养心丸中剂量组大鼠心肌超微结构

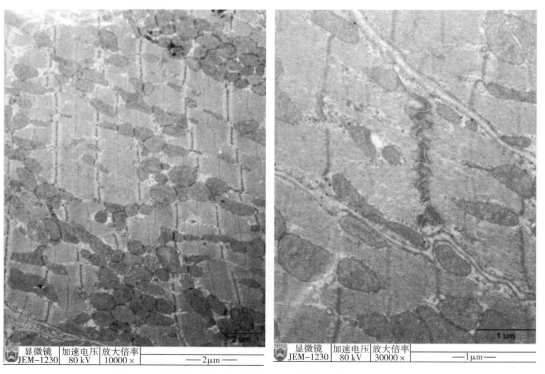

图 9-42 尾吊 4 周末太空养心丸低剂量组大鼠心肌超微结构

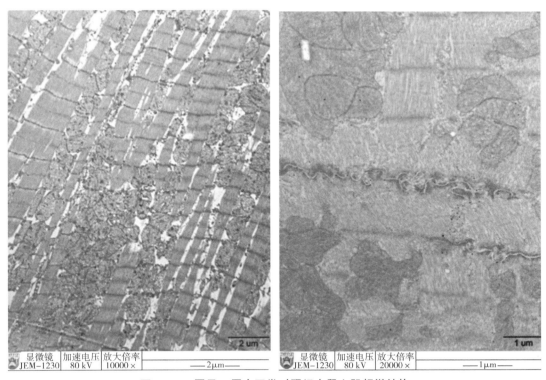

图 9-43　尾吊 8 周末正常对照组大鼠心肌超微结构

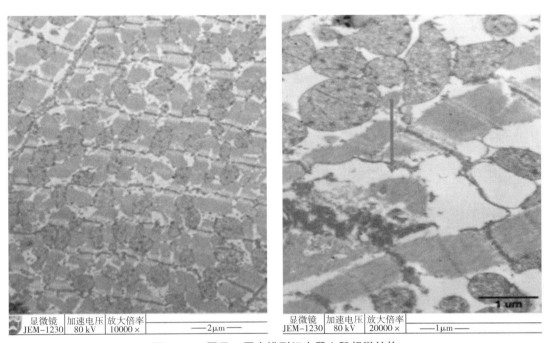

图 9-44　尾吊 8 周末模型组大鼠心肌超微结构

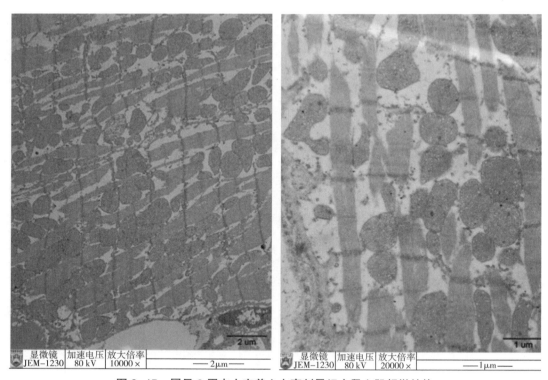

图 9-45　尾吊 8 周末太空养心丸高剂量组大鼠心肌超微结构

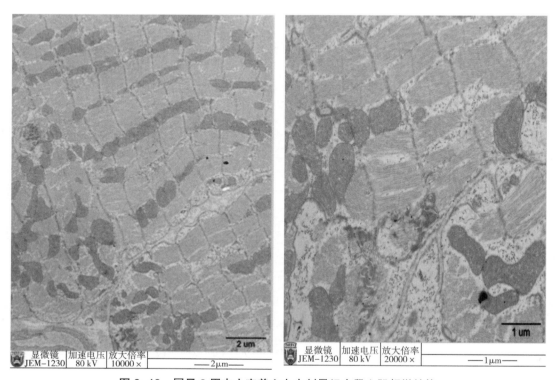

图 9-46　尾吊 8 周末太空养心丸中剂量组大鼠心肌超微结构

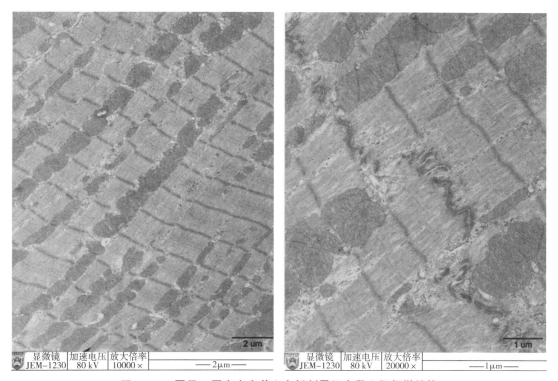

图9-47　尾吊8周末太空养心丸低剂量组大鼠心肌超微结构

4. 讨论　通过 HE 染色我们发现长期模拟失重大鼠心肌细胞颗粒变性明显，出现松散、断裂的现象，心肌细胞出现坏死，且局部有炎性细胞浸润。

（1）超微结构观察发现，模拟失重大鼠线粒体显著增生、肿胀，线粒体嵴断裂，这与大鼠失重飞行21天后超微结构出现线粒体受损、线粒体嵴断裂等现象一致；而尾吊8周末，大鼠出现心肌细胞空化的现象，其原因可能是长期尾吊导致心肌细胞萎缩，使线粒体代偿性肿胀，局部心肌细胞溶解性坏死，从而形成线粒体嵴断裂、心肌细胞空化。心肌细胞断裂、坏死、空化，从而导致心肌细胞膜破损、通透性改变，这与余志斌等研究发现大鼠长期尾吊导致心内膜内皮细胞受损报道一致。

（2）实验结果显示，长期模拟失重大鼠可能伴有心肌损伤，太空养心丸能够显著改善长期模拟失重大鼠心肌组织形态改变，太空养心丸各剂量组未见心肌细胞空化、线粒体肿胀等现象。

三、太空养心丸对长期模拟失重大鼠心肌萎缩防护作用途径研究

研究表明，Akt/mTOR 是与心肌功能调节相关的重要蛋白信号通路，能调节心肌细胞蛋白合成，可能是失重或模拟失重状态下心肌萎缩发生的分子机制之一；心房钠尿肽

（atrial natriuretic peptide，ANP）、脑钠肽（brain natriuretic peptide，BNP）、α–MHC、β–MHC 等胚胎基因与心肌功能调节及心肌重塑的发生相关。本实验通过检测太空养心丸对 Akt/mTOR 信号通路活化水平的影响，探究太空养心丸能否通过增加蛋白质合成起到抑制心肌萎缩的作用；通过检测 ANP、BNP、α–MHC、β–MHC 等基因在尾吊大鼠心肌中的 mRNA 表达水平，初步探究太空养心丸对长期模拟失重大鼠心肌萎缩防护的作用途径。

（一）实验七：太空养心丸对长期模拟失重大鼠心肌 Akt/mTOR 信号通路的影响

1. 材料

（1）主要试剂：Akt（CST，1077s）；磷酸化 Akt（Ser^{473}）抗体（CST，1088s）；mTOR（CST，1072s）；磷酸化 mTOR 抗体（CST，1230s）；GAPDH 抗体（北京中杉金桥生物技术有限公司，TA–08）；辣根酶标记山羊抗兔 lgG（北京中杉金桥生物技术有限公司，ZB–2301）；辣根酶标记山羊抗小鼠 lgG（北京中杉金桥生物技术有限公司，ZB–2305）；蛋白酶抑制剂（北京普利莱基因技术有限公司，P1260）；A 液，LumiGlo reagent（BioRad）；B 液，Peroxide reagent（BioRad）。

（2）实验仪器：电泳、电转槽（北京六一仪器厂，Hoefer SE250），台式低温高速离心机（力康发展有限公司，Neofue 13R），超声波破碎仪（上海乔跃电子有限公司，Scientz–IID）。

2. 方法

（1）蛋白提取

1）称重：取 100mg 组织加入 1mL 裂解液。

2）贴着冰面，用剪刀将大鼠心尖剪到尽量碎。

3）放入超声波破碎仪中，220W，超声 1s，间隔 2s，重复 40 次。

4）离心：12000r/min，15min。

5）取离心后上清液，加入 5×SDS buffer。

6）将上述溶液混匀后，置于 100℃干燥加热器中煮 15min。

7）放在冰面上冷却，12000r/min，离心 15min，取上清样。

（2）SDS–PAGE 凝胶的制备

1）分离胶：H_2O，1.9mL；30% 丙烯酰胺，1.7mL；1.5mol/L Tris（pH=8.8），1.3 mL；10% SDS，0.05mL；10% 过硫酸铵，0.05mL；TEMED，0.002mL。

依次加入各制备液，在加入 TEMED 后，立即将分离胶注入玻璃板间隙，并为浓缩胶留足够空间（梳齿长约1cm）。用吸管在其顶层加入几毫升去离子水，将平面压平。

待分离胶聚合完成（约15min）后，倒掉覆盖液体，用去离子水洗凝胶上部数次，尽可能吸干凝胶顶端的残存液体。

2）浓缩胶：H_2O，1.4mL；30% 丙烯酰胺，0.33mL；1.0mol/L Tris（pH=6.8），0.25mL；10%SDS，0.02mL；10% 过硫酸铵，0.02mL；TEMED，0.002mL。

加入浓缩胶制备液后，插入梳子，注意不能留有气泡，室温放置2h后再进行电泳或置于4℃保存。

（3）蛋白电泳：用去离子水冲洗梳孔，将凝胶放入电泳槽中。上、下槽均加入电泳缓冲液，检查是否泄漏。去除玻璃板间凝胶底部的气泡。上样前用上槽电泳缓冲液冲洗梳孔。按次序依次加入蛋白样品，将1×（单倍）加样缓冲液加入未使用的梳孔中。

电泳：开始时电压90V，30min后蛋白分子量标准分离开后，增加电压至120V，待染料抵达分离胶底部时，断电关闭电泳。

电转操作流程：戴手套，将滤纸及多孔垫片浸入电转液10min以上待用；剪2张滤纸和1张PVDF膜，大小与凝胶完全吻合或稍大，切左上角（靠近分子量标准处）作为标记；取3个培养皿，依次将PVDF膜浸入100% 甲醇10s→去离子水5min→电转液＞10min，待用；安装转膜装置，从+（红色）→–（黑色）依次为白色边盒→多孔垫片→滤纸→PVDF膜→凝胶（剪去浓缩胶）→滤纸→多孔垫片→黑色边盒；将电转槽置于冰盒中，盒中放少量水，保持电转槽处于低温环境，再接通电流（恒流）300mA，大约2h。

（4）免疫反应

1）取膜，将电转后的膜放入10mL 封闭液（5%TBST所配置的牛奶）中室温轻摇2h或4℃过夜。

2）用少许TBST 轻摇洗膜3次，每次5min。

3）将膜放入1mL 用5% ABS 配置的含1μL 磷酸化Akt（p–Akt）的一抗溶液中，4℃过夜（一抗可回收利用一次）。

4）用20mL TBST 轻摇洗膜3次，每次20min。

5）将膜放入二抗中（用5%TBST 配置的牛奶按1∶5000稀释），室温放置45～60min，二抗可置于–20℃保存，重复利用。

6）用20mL TBST 轻摇洗膜3次，每次20min，待发光。

（5）ECL 显色

1）将A 液与B 液等量混匀，室温放置1min，待用。

2）将膜浸入显色液中，室温放置3min。

3）取出膜，去掉多余的液体。

4）用保鲜膜把膜包起来（除去气泡）。

5）暗室曝光，将胶片压于膜上约1~2min。

6）取出，浸泡于显影液中数秒，置于红光下使其显色。

7）将显色后的胶片放于定影液中10min以上。

8）流水冲洗。

9）干燥保存。

（6）膜再生：将上述发光后的膜放于膜再生液中，用TBST震摇洗膜30min，再重复以上封闭、敷一抗（Akt）、敷二抗、发光等操作。

3.结果

（1）太空养心丸对尾吊4周大鼠心肌Akt、mTOR磷酸化水平的影响：与正常对照组相比，模型组大鼠心肌Akt、mTOR的磷酸化水平显著降低（$P < 0.01$），而Akt、mTOR的量并未发生明显变化；与模型组相比，太空养心丸中剂量组Akt、mTOR的磷酸化水平显著上升（P均< 0.01），接近正常对照组。结果见图9-48~图9-50。

（2）太空养心丸对尾吊8周大鼠心肌Akt、mTOR磷酸化水平的影响：与正常对照组相比，模型组大鼠Akt的磷酸化水平显著降低（$P < 0.01$），比尾吊4周下降更明显，mTOR的磷酸化水平显著降低（$P < 0.01$），而Akt、mTOR的量并未发生变化；与模型组相比，太空养心丸中剂量组Akt、mTOR的磷酸化水平显著上升。结果见图9-51~图9-53。

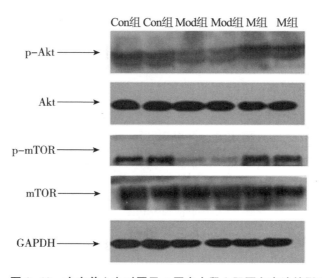

图9-48　太空养心丸对尾吊4周末大鼠心肌蛋白表达的影响

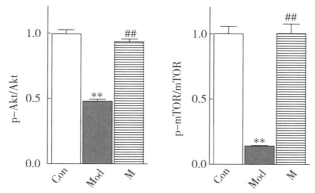

图 9-49　太空养心丸对尾吊 4 周末大鼠心肌 Akt、mTOR 磷酸化水平的影响

注：以 Con 组作为参比，其余各组数值均为各时间点各组相应 Con 组的比值。与正常对照组比较，**，$P < 0.01$；与模型组比较，##，$P < 0.01$。

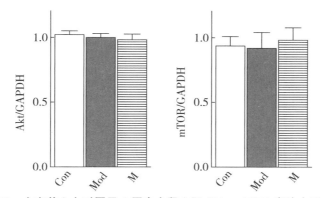

图 9-50　太空养心丸对尾吊 4 周末大鼠心肌 Akt、mTOR 表达水平的影响

注：以 Con 组作为参比，其余各组数值均为各时间点各组相应 Con 组的比值。

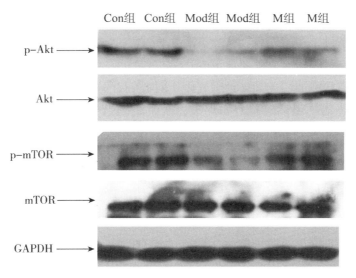

图 9-51　太空养心丸对尾吊 8 周末大鼠心肌蛋白表达的影响

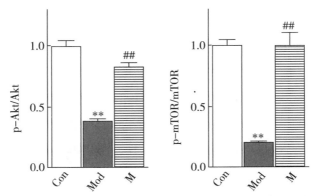

图 9-52　太空养心丸对尾吊 8 周末大鼠心肌 Akt、mTOR 磷酸化水平的影响

注：以 Con 组作为参比，其余各组数值均为各时间点各组相应 Con 组的比值。与正常对照组比较，**，$P < 0.01$；与模型组比较，##，$P < 0.01$。

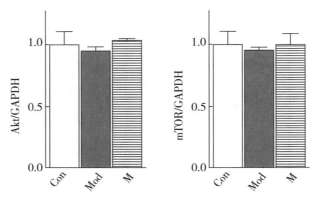

图 9-53　太空养心丸对尾吊 8 周末大鼠心肌 Akt、mTOR 表达水平的影响

注：以 Con 组作为参比，其余各组数值均为各时间点各组相应 Con 组的比值。

4. 讨论　前期研究表明太空养心丸能够防护长期模拟失重导致的大鼠心肌萎缩，本实验在前期研究基础上进一步探讨太空养心丸防护心肌萎缩的作用途径。长期失重 / 模拟失重状态下的心肌萎缩以心脏质量下降作为重要特征，这主要与心肌细胞蛋白质合成降低或心肌细胞凋亡增加相关。多种生长因子对心脏有保护作用，使其免受局部缺血及其他损伤带来的损害，虽然这些心肌保护因子下游的信号通路很复杂，但在多数情况下，Akt 的激活是一个共同的特征。

Akt 属丝氨酸 / 苏氨酸激酶，在调节各种生长因子和其他胞外刺激诱导的心肌细胞存活、生长、增殖、保护功能等方面发挥了重要作用。作为信号网络的中枢环节，Akt 对心肌细胞的凋亡、分化及蛋白质合成起着重要作用，磷酸化的 Akt 可磷酸化下游的糖原合成酶激酶 -3β（glycogen synthase kinase-3β，GSK3β），促进细胞增殖，还可磷酸化下游的 mTOR，促进心肌细胞蛋白合成。mTOR 是一种重要的丝氨酸 / 苏氨酸蛋白激酶，在动物的生长及发育中必不可少。通过磷酸化活化后的 Akt 可磷酸化 mTOR，进而激活下游靶蛋白，pS6K 和 4E-BP1，pS6K 活化后可促进核糖体蛋白和翻译调节蛋白的合成，活化后的 4E–BP1 可激活蛋白质的翻译。

越来越多的研究表明，活化 PI3K/Akt/mTOR 这一共同通路，可发挥提高心功能和促进细胞存活的作用。Akt/mTOR 信号通路与细胞合成密切相关，而心肌细胞蛋白质合成降低是导致心肌萎缩的重要因素之一。在实验中，与正常对照组相比，大鼠尾吊 4 周末 Akt 活化水平显著降低，8 周末活化水平比 4 周末降低更显著，由此可见，随着尾吊时间的延长，大鼠心肌 Akt 磷酸化水平逐渐降低。与模型组相比，太空养心丸中剂量组心肌 Akt 磷酸化水平显著增高。与正常对照组相比，大鼠尾吊 4 周末、8 周末 mTOR 磷酸化水平显著降低；与模型组相比，太空养心丸中剂量组 mTOR 磷酸化水平显著增高。

太空养心丸防护长期模拟失重导致的心肌萎缩可能与其激活 Akt 的作用相关，太空养心丸可以在一定程度上上调尾吊大鼠心肌 Akt 磷酸化水平，进而上调下游 mTOR 的磷酸化水平，从而促进心肌细胞蛋白质合成，抑制心肌萎缩。

（二）实验八：太空养心丸对长期模拟失重大鼠心肌胚胎基因的影响

本研究通过大鼠尾吊塑造长期失重模型，通过检测 ANP、BNP、α–MHC、β–MHC 等基因在长期模拟失重大鼠心肌中的表达水平，探究太空养心丸对长期模拟失重大鼠心肌萎缩及其相关变化的防护作用途径。

1. 材料

（1）主要试剂：TRIzon（TaKaRa）；SYBR Premix Ex Taq（TaKaRa）；ULtraSYBR Mixture（with ROX）（康为世纪生物科技股份有限公司）；引物（北京三博远志生物技术有限责任公司），见表 9–3。

表 9–3　引物序列及 TM 值

引物	引物序列	退火温度（℃）
GAPDH–F	5′–TTGCCATCAACGACCCCTTC–3′	59.8
GAPDH–R	5′–TTGTCATGGATGACCTTGGC–3′	57.8
ANF–F	5′–TTCCTCGTCTTGGCCTTTTG–3′	57.8
ANF–R	5′–CCTCATCTTCTACCGGCATCTTC–3	61.9
BNP–F	5′–TTCCGGATCCAGGAGAGACTT–3′	59.9
BNP–R	5′–CCTAAAACAACCTCAGCCCGT–3′	59.9
β–MHC–F	5′–GGAGCTCACCTACCAGACAGA–3′	61.9
β–MHC–R	5′–CTCAGGGCTTCACAGGCATCC–3′	63.8
α–MHC–F	5′–GACACCAGCGCCCACCTG–3′	64.1
α–MHC–R	5′–ATAGCAACAGCGAGGCTCTTTCTG–3′	61.9

（2）实验仪器：台式低温高速离心机（力康生物医疗科技控股有限公司，Neofuge 13R）、超声波破碎仪（上海乔跃电子有限公司，Scientz–IID）、PCR仪（Biometra T–Gradient Thermoblock，Bioneer）。

2. 方法

（1）mRNA提取

1）取组织，尽量剪碎，每30～50mg组织加入1mL TRIzon，超声粉碎。样品体积不超过TRIzon体积的10%。

2）将以上样品在15～30℃放置5min，使核酸－蛋白质复合物完全分离。

3）在以上溶液中加入氯仿，每使用1mL TRIzon加入0.2mL氯仿，盖好管盖，剧烈振荡15s，室温放置3min。

4）4℃ 12000r/min离心10min，此时样品分成三层：黄色有机相、中间层和上层无色的水相，RNA主要在水相中，把水相（约500μL）转移到一个新的RNase–Free离心管中。

5）在得到的水相溶液中加入等体积异丙醇，混匀，室温放置20～30min。

6）4℃ 12000r/min离心10min，弃去上清液；

7）加入75%乙醇（用RNase–Free水配制）洗涤沉淀。每使用1mL TRIzon，用1mL 75%乙醇对沉淀进行洗涤。

8）4℃ 5000r/min离心3min。用枪头小心吸出上层液体，保留沉淀；

9）室温放置2～3min，晾干，加入30～100uL RNase–Free水，充分溶解RNA。所得到RNA放置–70℃保存。

（2）反转录

选择SYBR Green Assay方法，试剂见表9–4。反应条件：37℃，15min（反转录反应）；85℃，5s（翻转录酶的失活反应）。

表9–4 反转录试剂

试剂	使用量
5×PrimeScript Buffer	2μL
PrimeScript RT Enzyme Mix×1	0.5μL
Oligo dT Primer	0.5μL
Random 6 mers	0.5μL
Total RNA	2uμL
RNase Free DH$_2$O	Up to 10μL

（3）PCR加样：按试剂盒说明将反应试剂加入八连排中，再根据PCR反应程序规范操作，PCR反应体系见表9–5。

表 9-5　PCR 反应体系

试剂	50uL 反应体系
2×Ultra SYBR Mixture（with ROX） Forword Primer，10uM Recerse Primer，10uM Template DNA RNase-Free Water	25μL 1μL 1μL 2μL Up to 50μL

（4）PCR 反应程序

1）打开电脑及 PCR 仪，打开 realplex 软件，进入 PCR 系统。

2）点击 Plate Layout，进入已预设实验系统，选择 Filter 520nm，选择标记的荧光物质，将每次选择的反应品体积及背景值填写完整。

3）设置样品顺序及各组名称，以各种颜色区分开。

4）根据引物退火温度不同，设置 PCR 程序。

5）启动程序，点击 Monitoring，可检测程序进行情况。

6）程序结束后，可对结果进行分析，点击 Analysis，选择分析类型，可对样品荧光及溶解曲线进行分析。

7）点击保存，可保存当前设置及分析结果。

3. 数据处理　采用 SPSS Statistics 单因素方差分析，统计有效性。$P < 0.05$ 提示有显著性差异，$P < 0.01$ 提示有极显著性差异。

4. 结果

（1）太空养心丸对尾吊 4 周大鼠心肌胚胎基因表达的影响：大鼠尾吊 4 周末，与空白对照组相比，模型组 ANP、β-MHC 的 mRNA 表达水平升高，具有统计学差异（P 均 < 0.01）。与模型组相比，太空养心丸中剂量组 ANP、β-MHC 的 mRNA 表达水平降低，具有统计学差异（P 均 < 0.05）。结果见图 9-54。

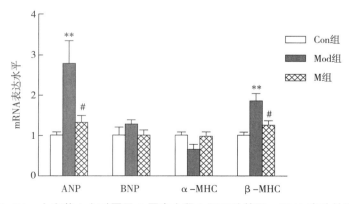

图 9-54　太空养心丸对尾吊 4 周末大鼠心肌胚胎基因 mRNA 表达的影响

注：以空白对照组为参比，其余各组数值均为各时间点各组相应空白对照组的比值。与空白对照组比较，**，$P < 0.01$；与模型组比较，#，$P < 0.05$。

（2）太空养心丸对尾吊 8 周大鼠心肌胚胎基因表达的影响：大鼠尾吊 8 周末，与空白对照组相比，模型组 ANP、BNP、β-MHC 的 mRNA 表达水平显著升高，具有统计学差异（$P < 0.01$、$P < 0.05$、$P < 0.01$）；与模型组相比，太空养心丸中剂量组 ANP、β-MHC 的 mRNA 表达水平降低，具有统计学差异（$P < 0.05$、$P < 0.01$）。结果见图 9-55。

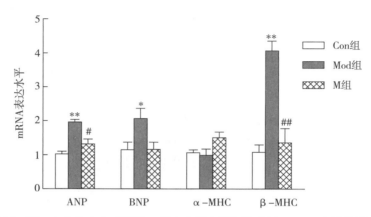

图 9-55　太空养心丸对尾吊 8 周末大鼠心肌胚胎基因 mRNA 表达的影响

注：以空白对照组作为参比，其余各组数值均为各时间点各组相应空白对照组的比值。与空白对照组比较，*，$P < 0.05$，**，$P < 0.01$；与模型组比较，#，$P < 0.05$，##，$P < 0.01$。

5. 讨论　ANP、BNP、α-MHC、β-MHC 等被称为心肌胚胎基因，是心肌重塑的标志物。当心功能不全发生时，心房 ANP 的合成与分泌增加，心室 BNP 的合成与分泌增加。在实验中，尾吊导致大鼠心肌中 ANP 的 mRNA 表达水平显著升高，太空养心丸能够降低尾吊大鼠心肌 ANP 的 mNRA 表达水平，抑制心肌萎缩发生。

心肌收缩力的下降是心肌萎缩的表现之一，而决定心肌收缩力的基因主要为 α-MHC、β-MHC。胚胎期大鼠心室主要表达 β-MHC，而成年大鼠心室肌则主要表达 α-MHC，但当机体遭遇急慢性缺血、缺氧、体液调节及血流动力学等因素的改变时，MHC 基因的表达就会发生改变。在大鼠尾吊模拟长期失重状态过程中，心肌中 β-MHC 出现显著增高，说明模拟失重可导致大鼠心肌萎缩性重塑，这与袁明等报道尾吊可导致大鼠心肌萎缩性重塑结论一致。

太空养心丸可降低尾吊大鼠心肌 ANP、β-MHC 等基因 mRNA 表达水平，从而对心肌萎缩及其相关变化起到防护作用。

（三）小结

太空养心丸能够通过上调 Akt、mTOR 的磷酸化水平，促进心肌细胞蛋白合成增加，从而对长期模拟失重导致的心肌萎缩起到防护作用。太空养心丸能够降低长期模拟失重大鼠心肌胚胎基因 ANP、β–MHC 的 mRNA 表达水平，从而对长期模拟失重导致的心肌萎缩及其相关变化起到防护作用。

四、结论

本研究探讨长期模拟失重导致的心肌萎缩是否伴有损伤，从分子生物学角度初步探究太空养心丸对长期模拟失重导致的大鼠心肌萎缩的防护作用途径。

通过实验，得出以下结论。

（1）长期模拟失重会引起大鼠心肌萎缩，表现为心脏质量下降，心重指数下降，左心室质量下降，室壁厚度降低，舒张末期容积降低，心肌细胞直径减小。

（2）长期模拟失重大鼠心肌萎缩可导致心功能下降，表现为每搏量、心输出量、射血分数、短轴缩短率降低，心率增加。

（3）长期模拟失重大鼠心肌萎缩可能伴有损伤，其血清 cTnT、CRP 浓度显著升高，心肌酶谱浓度升高，尾吊 4 周 LDH、CK、CK–MB、AST 浓度明显升高，尾吊 8 周心肌酶谱浓度均显著升高。

（4）长期模拟失重大鼠心肌 Akt、mTOR 的磷酸化水平显著降低；心肌 ANP、β–MHC 等基因 mRNA 表达水平显著升高。

（5）对于长期模拟失重大鼠，太空养心丸具有一定的抑制心肌萎缩、减轻心肌损伤、增强心功能的作用。

（6）太空养心丸可通过调节 Akt/mTOR 信号通路，提高心肌 Akt、mTOR 的磷酸化水平，促进心肌蛋白合成，抑制心肌萎缩发生；降低心肌胚胎基因 mRNA 表达水平，对心肌萎缩及其相关变化起到防护作用。

第四节　中医药对模拟失重人体心血管系统作用研究

本实验通过 60 天人体头低位卧床模拟失重，观察 –6°头低位卧床 60 天内人体心血管系统的适应性变化，以及中药复方对心血管系统功能的调节作用。

实验九：中医药对模拟失重人体心血管系统作用研究

1. 实验对象　健康男性 14 人，年龄 12～40 岁。体重 64±1.5kg，身高 1.72±3.5cm。

2. 中药　中药复方 A 由怀牛膝、人参、丹参、炒酸枣仁等组成。全部中药均购于北京同仁堂公司，并经北京中医药大学中药鉴定教研室鉴定，由北京中医药大学中药制剂室按中药水提方法，制取浓度为 100% 的实验用中药汤液，瓶装，高压灭菌，置 4℃冰箱保存备用。

安慰剂由药用淀粉、红糖和蔗糖八乙酸酯等组成，外形与中药汤剂相近，由北京中医药大学中药制剂室制备。

3.实验方法

（1）方法：受试者 –6° 头低位卧床，卧床期间一切活动均 –6° 卧床进行，身体只能沿纵轴方向转动。受试者在对照期前一天住进卧床实验室。实验分 3 个阶段，对照期 15 天，卧床期 60 天，恢复期 15 天，共 90 天。

（2）分组：实验采用随机对照双盲设计。实验前将健康男性 14 人严格按体重随机分为对照组和中药组，每组 7 人。从对照期第 1 天开始，中药组口服中药汤剂 200mL，对照组口服安慰剂 200mL，每天两次（每日 9:00、15:00），至恢复期第 5 天，连续服用 80 天。

（3）工作内容：在实验各阶段完成主要工作，并收集志愿者心血管系统功能数据，具体如下。

1）完成卧床前对照期志愿者服用中药或安慰剂工作，中医辨证、心率、血压变异、超声、运动耐力、立位耐力（75°）检测工作及采血、采尿工作。

2）卧床第 1 天 ~ R+5 天，每天给予志愿者中药或安慰剂。

3）卧床第 2、4、6、8、10、15、20、25、30、35、40、45、50、55、60 天，R+1、R+3、R+5、R+7、R+10、R+15 天，完成志愿者的中医辨证工作。

4）卧床第 2、4、7、14、21、31、41、51、56 天，R+6、R+12 天，完成志愿者的心率、血压变异检测工作。

5）卧床第 20、42、57 天，R+3 天，完成志愿者的超声检测工作。

6）卧床第 29 天、R+3 天，完成志愿者的运动耐力检测工作。

7）卧床第 R+1 天，完成志愿者的立位耐力（75°）检测工作。

8）卧床第 2、4、7、14、21、30、45、60 天，R+4、R+10 天，完成志愿者的采血工作。

9）卧床第 2、4、7、14、21、30、45、60 天，R+4 天，完成志愿者的采尿工作。

4.测试指标及方法　研究者在实验过程中进行了中医辨证分析，检测了心率、血压变异、心脏泵血功能、心肌收缩功能、下肢血管顺应性、运动耐力、立位耐力等心血管系统功能指标，方法如下。

（1）中医辨证

1）运用中医望闻问切的诊断方法，收集每位受试者相关的中医症状，并进行辨证。

2）症状评分：无症状或已恢复正常，计 0 分；症状轻或偶尔出现，计 1 分；症状时轻时重，计 2 分；症状较重，计 3 分。

3）证候的评定：参照普通高等教育"十五"国家级规划教材新世纪全国高等中医药院校规划教材《中医诊断学》的有关内容进行。

（2）心率、血压变异

1）测试步骤：采集心电和逐搏血压信息，采样频率为 500，每次采集 20min，前 10min 志愿者处于平静呼吸状态，后 10min 采取控制呼吸模式，即前 5min 呼吸为 6 次 / 分钟，后 5min 呼吸为 12 次 / 分钟。卧床前、后采集时受试者均取平卧位，卧床期间采集时均取 –6° 头低位。

2）测试指标：采用 PSAS2.0 分析软件分析时域和频域指标。时域指标包括：R–R 均值（RRm）、标准差（SD）和相邻 RR 间期之差的均方根值（rMSSD）。频域指标包括：总功率（TP）、低频成分（LF）、高频成分（HF）、LF 与 HF 的校正单位（LFn. u.=LF/TP×100、HFn.u.=HF/TP×100）及 LF/HF。

（3）超声

1）测试步骤：受试者取平卧位或左侧卧位，采用 GE–Vivid7 彩色多普勒显像仪，取胸骨旁左心室短轴，探头频率 3MHz，探查到满意的图像后，切换到 B 型超声进行图像采集，将采集的图像记录到超声诊断仪硬盘或磁光盘，待本次检测结束后，在 ECHOPACH 超声工作站上，进行图像处理。采用 Teich 法计算出每搏量、射血分数和短轴缩短率。心输出量 = 每搏量 × 心率。

2）测试指标：测量左心室舒张末期内径（LVIDd）、左心室收缩末期内径（LVIDs）、左心室舒张末期后壁厚度（LVPWd）、左心室收缩末期后壁厚度（LVPWs）。所有数值均为连续 3 个心动周期的平均值。按文献给出的 Teichholz 计算式计算下列各指标：左心室舒张末期容积（LVEDV）、左心室收缩末期容积（LVESV）、短轴缩短率（FS）、每搏量（SV）及其指数（SVI）、射血分数（EF）、心输出量（CO）及其心指数（CI）、左心室后壁增厚率（ΔT%）。测量颈动脉内壁厚度、臂动脉直径、脾血流。

（4）运动耐力

1）负荷方式：使用卧位功率自行车，50W 起步，每 3min 递增 25W，直至运动终止。

2）测试指标

a. 气体代谢指标：氧耗量、二氧化碳排出量、呼吸交换率、无氧阈等。

b. 血流动力学指标：心率、血压、氧脉搏、恢复 3min 心率。

c. 肺功能指标：潮气量、呼吸频率、通气量、呼吸储备。

（5）立位耐力

1）测试步骤：实验前，受试者在倾斜床上静卧 10min，用多参数监护仪记录心率、血压及心电图 2 次，用数字化无创血流动力学监测系统测量心脏每搏量和心输出量 2 次作为对照值。通过操作面板设计实验程序，设置实验的角度为 75°，实验的时间为 20 min。如受试者因身高在倾斜床无法躺下，可通过摇柄调整头部和脚部的位置，使其处于舒适的位置。实验开始，在操作面板按顺序按下：准备→启动，倾斜床在数秒内即可转为 75°。以多参数监护仪连续监测被试者的心率、血压和心电图，在立位 1min、3min、5min、10min、15min、20min 时各记录心率、血压和心电图 1 次，在相同时间点用数字化无创血流动力学监测系统测量心脏每搏量和心输出量；恢复即刻及 5min 时各记录 1 次心率、血压、心电图、心脏每搏量和心输出量。

2）测试指标：监测受试者的血压、心率、心电图、心脏每搏量和心输出量，记录耐受时间、主诉及症状。在检查过程中全程记录心电图和逐搏血压，进行心率和血压变异分析。

3）立位耐力（HUT）的评定：主要评价受试者卧床前、后的立位耐力时间、心率、血压、心电图、心脏每搏量和心输出量的变化。

5. 数据分析方法　本实验测试项目所有纸质数据记录均完整有效，电子数据记录均通过回放确认完整有效，并归档。

（1）中医辨证：综合分析每名志愿者在卧床不同时间出现的所有症状，进行辨证，对每名志愿者出现的各种中医证型相关的症状积分进行统计，比较卧床不同时间对照组和中药组志愿者各种中医证型的总辨证积分。

（2）心率、血压变异分析：计算每名志愿者在卧床不同时间所测心率、收缩压、舒张压的平均值，比较对照组和中药组，以及组内卧床不同时间点所测得数据的差异。

（3）超声及立位耐力项目：该项目所有测试指标数据均以 $\bar{x} \pm s$ 表示，应用 SPSS 10.0 统计分析软件，采用重复测量的方差分析进行统计学处理。$P < 0.05$ 则认为在统计学上具有显著意义。

（4）运动耐力：该项目所有测试指标数据均以 $\bar{x} \pm s$ 表示，应用 SPSS 10.0 统计分析软件，对照组和中药组组间比较采用成组 t 检验，组内卧床不同时间点比较采用配对 t 检验进行统计学处理。$P < 0.05$ 则认为在统计学上具有显著意义。

6. 实验结果与讨论

（1）基础生理数据：比较卧床实验 90 天不同阶段志愿者基础生理功能状况（包括身高、体重、体温、心率、收缩压、舒张压、饮水量、排尿量等指标），与卧床前相比，在卧床第 30 天时两组志愿者身高均显著增加，卧床第 45 天、第 60 天、恢复期第 15 天，对照组身高仍显著高于卧床前，而中药组志愿者身高与卧床前相比无显著差异；实验各阶段两组志愿者体重、体温、饮水量、日排尿量均未发生显著变化；在卧床过程中，心率、收缩压、舒张压均呈先降后升的趋势，两组变化趋势基本相同，卧床不同时间与卧床前相比均无显著差异。

由此可见，在卧床实验不同阶段，无论是对照组还是中药组，反映志愿者基础生理功能状况的各项指标均在正常范围内，未出现基础生理状况的异常。

在卧床模拟失重条件下，中药复方 A 连续服用 80 天，无副作用及不良反应发生，且志愿者基础生理功能状况正常，其人体实验安全性已得到验证。

（2）中医辨证：中医辨证积分法是对受试者在卧床不同阶段所表现出的症状按轻重程度不同进行打分，积分越高，症状表象越重，反之则越轻。

根据中医理论对中药组和对照组受试者在卧床不同时间所出现的各种症状表象进行中医辨证，主要证型有肝气上逆型、气血瘀滞型、肝胃不和型、脾胃虚弱型、肝肾不足型、心阴不足型 6 种。

结果显示，除气血瘀滞型积分曲线起伏较大，肝气上逆型、脾胃虚弱型后恢复期曲线有不一致以外，其余各种证型两组曲线走势基本一致。中药组受试者症状表象比较明显的阶段一般在卧床期的前 5 天和恢复期的前 3 天，而对照组则在卧床期的前 10 天和恢复期的前 7 天甚至更长；恢复期第 15 天时中药组受试者的症状表象基本消失，而对照组则没有一种证型症状恢复正常，且积分值还徘徊在较高水平；卧床期及恢复期的中药组曲线较对照组明显低平。

在卧床期，两组志愿者的脾胃虚弱型和心阴不足型的曲线基本一直处于上升趋势或持续保持在较高的位置上；两组的肝肾不足型和心阴不足型曲线在恢复期结束后即恢复期第 15 天都还没有恢复到卧床前的水平；后恢复期对照组的肝气上逆型和脾胃虚弱型曲线居高不下。

由此可见，从中医辨证的角度看，头低位卧床模拟失重对人体心、脾、肾具有一定的影响，在这种状态下，两组受试者生理病理反应基本一致。与对照组相比，中药组症状表象反应明显较轻，反应持续时间也较短，且恢复较快，表明中药复方 A 在缓解证候方面起到了一定的作用，尤其在整体调和气血、益气养心、健脾和胃、滋补肝肾等方面具有一定的效果。

（3）心率、血压变异分析：测量卧床前对照期和卧床第 2、4、7、14、21、31、41、51、56、R+6、R+12 天志愿者平卧位心率、收缩压、舒张压、平均压、压力反射敏感度、心率变异中的高频功 HF-HRV 及血压变异中的低频功 LF-BPV。

与卧床前相比，卧床的最初几天心率呈下降趋势，至卧床第 4 天达到最低点，但这种下降与卧床前相比没有显著差异。第 4 天以后心率逐渐增高，对照组在卧床后期增高更为明显，到恢复期第 12 天时，对照组与卧床前相比有显著差异。中药组心率变化趋势与对照组相同，但变化较为平缓。

两组的收缩压、舒张压、平均压及压力反射敏感度等指标变化趋势基本一致。从总体上来说，在安静状态下，两组志愿者在血流动力学方面没有显著性差异。

在心率变异分析中，两组的时域和频域指标均无明显变化。在血压变异分析中，两组的时域指标无明显变化，频域指标出现差别，对照组血压变异中的低频功 LF-BPV 明显升高，但中药组趋于平稳。LF-BPV 是反映交感神经张力的一个指标，它在卧床结束后升高是一种正常的心血管系统调节反应，反映长期卧床导致低血容量，进而引起交感神经兴奋性提高。

我们知道，人体在卧床后，首先出现血液头向重新分布，然后出现体液的适应性丢失等变化。在中药组中，我们发现 LF-BPV 升高幅度较小，有可能是因为中药组志愿者长期卧床后血容量降低不明显，因而不至于引起交感神经兴奋性提高，或者是由中药对自主神经的调控或对于体液再分布的控制所造成。

（4）超声及阻抗法检测心功能：根据超声心功能检测结果，在卧床后，随卧床时间延长，对照组与中药组的心率逐渐增加。与卧床前相比，对照组卧床后心率明显增加，在卧床第 57 天时达到显著性差异，心率的变化趋势与国内外中长期飞行和地面模拟失重实验的结果是一致的；而中药组心率的变化幅度较为平缓，表明中药复方 A 在稳定心率方面具有较好的效果。中长期飞行和地面模拟失重导致机体有效血容量减少，进而影响左心室的充盈，引起心输出量下降。本次实验超声测量结果显示，与卧床前相比，对照组卧床第 20、42、57 天每搏量均下降，而中药组卧床第 20 天每搏量略有下降，第 42 天每搏量比卧床前增加，组间比较显示，卧床第 42 天，中药组每搏量明显高于对照组（$P < 0.05$）。中药组射血分数和短轴缩短率在卧床第 20、42 天较卧床前增加，与对照组相比，中药组卧床第 42 天增加更明显（$P < 0.05$）。

根据阻抗法无创心功能检测结果，与卧床前比较，卧床第 38、52 天，对照组心脏泵血功能指标 SV、CO、CI 均明显下降（P 均 < 0.05），中药组的心脏泵血功能指标未发生有统计学意义的改变。组间数据统计结果表明，卧床第 38 天，中药组 SV 明显高于对照组；卧床第 52 天，中药组的心脏泵血功能指标 SV、CO、CI 也明显高于对照组（P 均 < 0.05），说明中药复方 A 对 60 天卧床模拟失重后心脏泵血功能的下降具有明显的防护效果。

卧床第 38 天，与卧床前相比，对照组心脏收缩功能指标 PEP（射血前期）、PEP/LVET（射血前期 / 左室射血时间）、ICT/LVET（等容收缩期 / 左室射血时间）均明显延长（$P < 0.05$、$P < 0.01$），而中药组上述各指标均未发生具有统计学显著意义的改变，对照组卧床后 EF 显著下降（$P < 0.01$），组间结果比较显示，中药组的 EF 明显高于对照组（$P < 0.05$）。卧床第 52 天，与卧床前相比，对照组心脏收缩功能的各项指标显著下降（P 均 < 0.01），组间比较，中药组心脏收缩功能的各项指标明显高于对照组（P 均 < 0.05）。结果表明，中药复方 A 对 60 天卧床模拟失重后心脏收缩功能的下降也具有明显的防护效果。

以上结果表明，在长期卧床模拟失重后，心脏的每搏量、每搏指数、射血分数、短轴缩短率等指标均明显下降，而中药具有显著提高心肌收缩力、增强心脏泵血功能的作用，对稳定心率具有良好的效果，在卧床一个月之后作用和效果尤为明显。

（5）下肢静脉顺应性：在卧床前、后检测志愿者下肢静脉顺应性，卧床第 38 天、第 52 天，两组志愿者的下肢静脉顺应性明显下降，在统计学上达到了显著性差异；中药组志愿者的下肢静脉顺应性虽然与卧床前相比有所下降，但其下降率明显低于对照组（$P < 0.01$、$P < 0.05$），说明中药对卧床后下肢静脉顺应性的下降具有防护效果。

（6）运动耐力：卧床第 29 天，对照组志愿者在最大运动负荷时的耗氧量显著低于卧床前（$P < 0.01$），恢复期第 3 天运动时最大氧耗量仍明显低于卧床前（$P < 0.05$）；中药组志愿者运动时最大氧耗量在卧床第 29 天仍然保持卧床前状态，在恢复期第 3 天，才发生了有统计学意义的显著降低。两组间相对氧耗量、代谢当量等指标在卧床不同时间的变化趋势与最大氧耗量的变化趋势一致。

长期卧床模拟失重引起受试者运动时最大氧耗量下降的原因包括心脏因素和外周因素，在心脏因素中，心输出量下降是中心环节。有文献报道，卧床 10 天后，最大氧耗量下降了 17%，而心输出量相应下降达 23%；卧床 20 天后，最大氧耗量下降了 26%，同时观察到心输出量也相应地下降达 26%。心输出量的变化取决于心率和每搏量。由于卧床引起去甲肾上腺素释放增加和心脏 β 受体敏感性增强，卧床后心率是增加的，在实验过程中，心率变异检测和超声检测的结果也都提示了卧床后心率逐渐增加的趋势。事实上，卧床引起心输出量下降是由于有效血容量减少，导致心脏前负荷下降，进而引起每搏量减少。在实验中我们观察到，卧床第 29 天，对照组在最大氧耗量下降 15% 的同时，氧脉搏下降了 18%，氧脉搏与每搏量有明显的相关性，氧脉搏的减少反映了每搏量的变化，这与文献报道是一致的。而中药组在卧床第 29 天，最大氧耗量和氧脉搏同卧床前比都没有出现显著的变化，这说明中药复方 A 在一定程度上通过某种调节机制，改善了受试者的心脏调节功能。

与卧床前比较，对照组卧床第 29 天在卧位功率自行车上的运动时间显著减少（$P < 0.05$）；而中药组卧床第 29 天的运动时间仅有减少的趋势，无统计学意义。这表明中药组志愿者由于采取了对抗措施，运动能力下降的程度较小，基本保持了卧床前的运动耐力。

以上结果表明中药复方 A 具有维持心脏功能、保持运动耐力的作用。

（7）立位耐力：比较对照组和中药组卧床前后 75° 立位耐力测试结果，从通过率看，卧床前两组志愿者均全部通过测试，通过率均为 100%，卧床结束后对照组 7 名志愿者中有 2 名未能通过测试，通过率为 71%，中药组 7 名志愿者中有 1 名未能通过测试，通过率为 86%；从立位耐受时间看，卧床前两组志愿者平均立位耐受时间均为 20min，卧床结束后对照组 7 名志愿者平均立位耐受时间为 17.30min，中药组 7 名志愿者平均立位耐受时间为 18.12min；从立位耐力评分看，卧床前对照组和中药组立位耐力评分分别是 8.27 和 8.21，卧床结束后对照组评分为 6.16，中药组评分为 6.55。对于在卧床前、后立位耐力测试过程中所记录的各项指标，包括心率、收缩压、舒张压、平均压、每搏量、心输出量、周围血管阻力、压力反射敏感度等，两组之间均无显著差异。我们比较了心率变异的 LF 与 HF 在立位耐力测试过程中的变化，结果显示，卧床前、后，对照组和中药组在立位耐力的 4 个时段（平卧、倾斜开始后、倾斜结束前及恢复阶段初期）的数值都没有显著性差异。由以上可见，本实验中药复方 A 对立位耐力没有显现明显的作用，但是在测试过程中，与对照组相比，中药组受试者心率、血压相对稳定。

7. 结论

（1）从中医辨证的角度看，头低位卧床模拟失重对人体心、脾、肾具有一定的影响，呈现为肝气上逆、气血瘀滞、肝胃不和、脾胃虚弱、肝肾不足、心阴不足 6 种中医证型。中药复方 A 在缓解证候方面起到了一定作用，尤其在整体调和气血、益气养心、健脾和胃、滋补肝肾等方面具有一定的效果。

（2）中药复方 A 显著改善了心脏泵血功能，增强了心脏收缩功能。

（3）卧床引起受试者运动耐力下降，中药复方 A 具有维持心脏功能、保持运动耐力的作用。

（4）中药复方 A 对卧床后下肢静脉顺应性的下降有明显的防护效果。

（5）中药复方 A 能提高心脏泵血功能，增加心脏每搏量，进而改善模拟失重所致的低血容量引起的交感神经兴奋性提高。

第十章

中医药防治航天特因病证"骨丢失"研究

第一节 失重性骨丢失特点

在航天条件下，骨脱矿化是主要的医学生物效应之一。骨脱矿化导致的骨代谢负平衡，是一种以骨形成减弱为主、骨吸收相对增强为辅的生理性变化。在长期的空间飞行中，骨丢失的发生是骨吸收增加和骨形成降低综合作用的结果。

在微重力条件下，航天员骨丢失的速率是地面上绝经后妇女的 10 倍以上。不同的个体之间存在很大差异。骨强度的变化要比骨密度的变化大得多。航天员在 6 个月的空间飞行中丢失的骨密度在返回地面后 1000 天基本上就能恢复。然而，结构的变化是不能恢复的，类似于在老年性骨质疏松中发生的变化。通过对空间实验室任务中的航天员骨量分析发现，骨骼钙质流失在空间任务开始后的前几天就出现了（急性效应），并在之后的 6 个月继续出现（慢性效应），钙质流失水平比地表的卧床实验要大得多。骨密度的测量研究表明，在 1～6 个月的空间驻留期间，航天员骨质丢失量为每月 0.9%～1.8%，这一比例因测试部位而异。目前普遍认为，骨质和矿盐每月的丢失量为 1%～2%。

在空间飞行过程中，航天员承重骨发生进行性骨丢失，导致骨密度和强度下降。航天员在长期或重复飞行时，容易发生骨损伤、软组织钙化和肾结石，进而危害健康。失重性骨丢失是载人航天的最大风险因素，现有的手段难以预防和延缓失重性骨丢失。目前的防护措施主要有两方面：一方面采取力学锻炼及穿着特殊服装的方法以弥补航天中失去了的重力作用；另一方面采取药物防护，包括骨形成刺激剂、骨吸收抑制剂，如双磷酸盐、氟化物、降钙素、维生素 D_3 活性代谢物、合成代谢类固醇（雄激素）等。实验证明，有的药物对抗效应不理想，有的因副作用而使其作用受限。多年来，学者们虽然对诸如调配饮食、进行运动和使用药物等措施进行过多次研究，但始终未找到完全有效的对抗措施。中医药整体调整有望为解决这一航天医学难题提供新思路和新方法。

第二节　失重性骨丢失国内外研究进展

一、国外研究进展

国外早在 20 世纪 40 年代就开始了空间生命科学研究，其发展历经起步、突破发展和持续发展三个阶段。美国、俄罗斯等航天大国已开展了包括阿波罗登月计划、航天飞机、和平号空间站、火星探测在内的诸多空间计划，并依托空间计划进行了大量科学研究。在近期公布的国际空间科学 10 大研究成果中，5 项与生命科学直接相关。目前，空间环境医学防护主要分为物理防护和药物防护。国际航天主要依靠物理防护手段，尚无理想的防护药物。长期载人航天实践表明，现有防护手段仍存在很大不足。即使在轨使用防护锻炼措施，航天飞行 6 个月后，航天员骨丢失仍高达 20%，飞行后 1 年尚难恢复。这些变化使航天员在轨完成高负荷操作存在很大风险，如出舱活动任务、健康返回及应急自主救生等。

关于飞行中骨生化标志物的研究显示，总 I 型胶原羧基端延长肽、骨性碱性磷酸酶和骨钙素等骨形成标志物减少，但尿羟脯氨酸等骨吸收标志物增加。局部生长因子在空间飞行中也有所改变，如后肢骨的转化生长因子 – β1（transforming growth factor– β1，TGF– β1）基因表达下降、胫骨的 γ 干扰素（interferon– γ，IFN– γ）及其受体的表达水平升高。Zerath 等证实从尾吊大鼠的胸椎和盆腔分离的骨内膜细胞总数及碱性磷酸酶阳性细胞数下降，提示成骨始祖细胞的募集减少。动物模型的研究表明，模拟失重导致骨膜成骨率降低，骨基质形成不正常，出现低矿化，成骨细胞表面积和骨小梁数量减少，这些变化导致骨硬度降低。

在空间微重力条件下培养小鼠胚胎，第 13 天，胚胎的前趾骨已经开始了软骨发生和形态改变，空间飞行培养 4 天，与地面对照相比，前趾骨出现软骨增大。16 ~ 17 天的小鼠胚胎在空间飞行中培养 4 天，显示前趾骨生长和胶原合成正常，但钙化程度降低，矿化程度增加。

二、国内研究进展

我国的航天医学研究起步相对较晚，但是伴随着我国航天事业的发展，国内学者针对失重生理效应开展了细胞分子机制研究，取得了一定的成果。1994 年，航天医学工程研究所率先建立了回转模拟失重效应的细胞培养模型和超重细胞培养模型。以成骨细胞为对象，针对失重性骨丢失问题开展探索性研究。结果表明，回转器模拟失重可以引起成骨细胞活性降低，分裂增殖功能减弱，而超重作用引起细胞增殖加快，提示失重性骨丢失可能与失重时成骨细胞活性降低密切相关。

1999 年，中法政府合作进行空间成骨细胞搭载实验，空间飞行实验结果表明，在飞行条件下，大鼠骨肉瘤成骨细胞（ROS17/2.8）的细胞骨架发生明显解聚，细胞成骨活性和功能下降。2005 年，研究人员利用失重飞行实验，在空间细胞自动培养系统里分别对原代心肌细胞、骨肉瘤成骨细胞（ROS17/2.8）、转染 EGFP 的 ROS 细胞及神经母细胞瘤（SH-SY5Y）细胞进行 90 多架次的飞行实验，通过 RNA 与蛋白检测及转染 EGFP 的 ROS 细胞株荧光强度变化，重点研究了细胞骨架、I 型胶原 $\alpha 1$ 链启动子活性变化及其可能的信号调控途径。

在国内，航天员科研训练中心、中国人民解放军空军军医大学（原第四军医大学）、哈尔滨工业大学、西北工业大学等单位先后采用细胞回转模型开展了一系列航天细胞分子生物学研究。

张舒等观察回转器模拟失重对大鼠 ROS17/2.8 细胞分化相关基因表达的影响，发现模拟失重 72h 后，失重组细胞内 I 型胶原 $\alpha 1$（COLI$\alpha 1$）与碱性磷酸酶（alkaline phosphatase，ALP）的基因和蛋白表达量明显低于对照组（$P < 0.01$），提示回转器模拟失重 72h 使大鼠 ROS17/2.8 细胞的分化功能降低。他们还发现，在模拟失重条件下，骨形态发生蛋白 2（BMP-2）可诱导 ROS17/2.8 细胞中丝裂原活化蛋白激酶/细胞外信号调节激酶的激酶 1（MAPK/ERK kinase1，MEK1）的活性下降。在模拟失重条件下，BMP-2 诱导 ROS17/2.8 细胞的 COLI$\alpha 1$ 链的基因表达下降，而丝裂原活化蛋白激酶信号通路中的蛋白激酶 MEK1 参与了 BMP-2 对成骨细胞 I 型胶原 $\alpha 1$ 链 mRNA 表达的调节过程。此外，研究还发现，BMP-2 诱导 ROS17/2.8 细胞中蛋白激酶 ERK 活性降低，c-fos、c-Jun 的表达受到抑制。

商澎等用回转器模拟失重研究人成骨细胞 MG63 凋亡情况，发现在模拟失重 12h 时，MG63 细胞表现出一定的早期凋亡趋势，且 bcl-2、NF-κ B（P65）的表达明显降低，P53 表达增加，提示失重可能通过影响这几种凋亡相关因子的表达启动成骨细胞凋亡，从而破坏骨形成和骨吸收之间的平衡。他们还采用三维回转器模拟失重，探讨模拟失重骨细胞条件培养基（RCM）对成骨细胞功能的调节作用，发现三维随机回转模拟失重培养骨细胞 72h 后的条件培养基促进了成骨细胞增殖，抑制了成骨相关基因表达。

李莹辉等研究短时力负荷刺激对模拟失重大鼠骨丢失的防护作用，发现短时间直接力刺激可改善机体钙磷平衡，降低股骨干 NO 含量，增加矿盐含量，改善松质骨的显微结构，增强骨生物力学强度，且胫骨中部横向力刺激效果比径向力刺激效果好。通过构建稳定过表达 Runx2 的 C2C12 和 MG63 细胞株，在模拟失重效应下，转染细胞株中 I

型胶原和碱性磷酸酶的 mRNA 表达下降程度明显低于未转染细胞株，证实 Runx2 能部分对抗失重引起的成骨特异性分子的降低。同时，他们在研究模拟失重对成骨细胞细胞外基质 mRNA 的影响时发现，回转 24h、48h、72h 后，骨桥蛋白（osteopontin，OPN）、骨粘连蛋白（osteonectin，ON）的 mRNA 含量及细胞培养液中骨钙素（osteocalcin，OCN）含量均显著下降，细胞培养液中 ALP 活性也呈下降趋势，提示模拟失重导致的细胞外基质蛋白基因表达下降可能是模拟失重引起骨丢失的原因之一。在体外诱导条件下，模拟微重力抑制了大鼠骨髓间充质干细胞（rat bone marrow mesenchymal stem cell，rBMSC）的骨向分化，促进了脂肪向分化；相反，超重则促进了 rBMSC 的骨向和心肌向分化，降低了脂肪向分化。模拟微重力可以显著抑制胰岛素样生长因子 1（insulin-like growth factor 1，IGF-1）、表皮生长因子（epidermal growth factor，EGF）和碱性成纤维细胞生长因子（basic fibroblast growth factor，bFGF）对 rBMSC 的促增殖作用，模拟失重 3 天，Akt 和 ERK1/2 的磷酸化水平及核心结合因子 α1（cbfa1）的表达显著降低。

张晓铀等发现通过模拟失重作用后，成骨细胞增殖受到明显抑制，G1 期细胞显著增多，S 期与 G2+M 期细胞显著减少，在模拟失重 12h 后再经 12h 以上正常生长，细胞周期可恢复至对照水平。杨志等发现，在模拟失重环境下，胞外基质整合素 α5、αv 和 β1 亚单位的 mRNA 和蛋白水平发生下调。张令强发现酪蛋白激酶 2 相互作用蛋白 1（casein kinase 2 interacting protein-1，CKIP-1）在模拟失重状态下负向调控骨代谢，通过 TGF-β/BMP 信号通路，在成骨细胞分化早期发挥重要的调节作用。李英贤发现 MIR-214 在模拟失重状态下负向调控骨代谢，抑制了成骨细胞功能，导致骨质疏松发生，通过靶向转录激活因子 4（activating transcription factor 4，ATF4）调控成骨细胞的分化和矿化能力。史之祯等研究刺五加和中药加低频磁场对模拟失重性骨丢失的防护作用。

三、失重性骨丢失发生机制

航天医学虽然早在 20 世纪 60 年代就开始研究失重性骨丢失，但是，时至今日，人们对其发生机制仍无定论，包括以下观点。

1. 失重/模拟失重引起骨细胞对机械刺激响应机制发生改变　20 世纪 90 年代，有学者提出骨组织中可能存在引起骨量重新分配以适应力学环境的机制，指出力学载荷作用于骨组织，骨内感应系统把接受到的力学刺激转变为化学信号，由生物力学反馈系统作用于骨组织，通过骨构建和骨重建来调节骨量，使骨量的分布更有效地帮助机体承受外力作用。一些机械敏感的结构、分子和信号通路参与骨细胞的重力响应和适应。细胞骨架可能是主要的响应模拟微重力环境的关键机械敏感结构。

微重力引起细胞骨架的F–肌动蛋白微丝和微管重组紊乱，导致细胞骨架塌陷，进而引起成骨细胞、骨细胞和骨髓间充质干细胞的增殖、迁移、分化和凋亡功能的变化。这些变化与局部粘连蛋白和细胞外基质（extracellular matrix，ECM）蛋白（纤连蛋白、层粘连蛋白、胶原蛋白）的变化有关。微管 – 肌动蛋白交联因子1（MACF1），在调节细胞骨架组装和参与细胞感应重力变化方面可能发挥重要的作用。

缝隙连接在骨细胞反应和适应机械刺激中发挥重要作用。连接蛋白43（connexin 43，Cx43）是一种在骨细胞中广泛表达的缝隙连接蛋白，失重可引起Cx43表达明显降低。Cx43缺失降低了骨细胞对失重的敏感性，骨细胞对机械刺激不敏感，无法将机械变化传递给成骨细胞，从而抑制骨的形成。

硬化蛋白是骨形成的负调控因子，骨骼对机械负荷的反应受硬化蛋白调节。失重引起的机械刺激减少能增加硬化蛋白的表达，抑制骨形成。

细胞外基质–整合素–细胞骨架系统是骨细胞最重要的机械转导系统。Wnt/β–catenin信号通路和MAPK信号通路也参与骨细胞机械信号转导和骨重建调控。

机械刺激能够增强Wnt/β–catenin信号通路活性，Wnt/β–catenin信号通路直接受硬化蛋白调控，参与机械信号转导。成骨细胞转导信号通过Wnt/β–catenin信号通路调控细胞增殖、分化、凋亡和其他功能来控制骨量，骨细胞和成骨细胞通过硬化蛋白与Wnt/β–catenin信号通路发生交互作用，通过阻断细胞核因子κB受体活化因子配基（RANKL）/细胞核因子κB受体活化因子（RANK）相互作用，抑制骨吸收。MAPK在骨机械信号转导中起着重要的作用，MAPK信号主要包括ERK信号、P38激酶信号和c–Jun氨基端激酶（c–Jun N–terminal kinase，JNK）信号。ERK信号通路和P38信号通路通过磷酸化和激活Runx2调节成骨分化。模拟微重力通过抑制P38信号通路活性抑制成骨细胞分化，通过降低ALP和Runx2的表达，抑制BMSCs成骨早期分化。

2. 模拟失重抑制骨髓间充质干细胞分化　骨骼系统的四个主要功能细胞包括骨细胞、成骨细胞、破骨细胞和骨髓间充质干细胞，他们都对模拟微重力条件敏感。BMSC起源于MSC，是一类可自我更新、具有多向分化潜能的干细胞，可定向分化为成骨细胞、成脂细胞、成软骨细胞和成肌细胞等。在模拟失重条件下，BMSC增殖活性受抑制，骨向分化能力减弱，脂向分化能力有增强趋势；对一些细胞因子的响应能力亦受影响，引起骨细胞群中前成骨细胞数目减少。微重力抑制BMSC骨向分化的过程受到多条信号通路的影响，主要包括MAPK信号通路、Notch信号通路、Wnt/β–catenin信号通路、PI3K信号通路、NF–κB信号通路、钙离子信号通路和凋亡相关信号通路等。

3. 失重/模拟失重诱发破骨细胞分化　微重力降低成骨细胞寿命，增加破骨细胞的活性，从而导致失重性骨丢失。模拟微重力加快破骨细胞前体向破骨细胞的转化。微重力条件下破骨细胞形成增加与自噬标志物相关，模拟微重力诱导自噬标志物 Atg5、LC3 和 Atg16L 的 mRNA 表达显著增加。在参与微重力诱导破骨细胞成熟的基因中，整合素 β3、组织蛋白酶 K、MMP9 表达明显增高。

水通道蛋白 9（aquaporin 9，AQP9）是唯一在破骨细胞谱系细胞中表达的水通道蛋白，股骨中的 AQP9 可能是骨形成的内源性调控因子。AQP9 基因敲除可减少骨质流失和抑制破骨细胞形成。模拟失重、运动训练、微重力会降低小鼠股骨 AQP9 mRNA 和蛋白质水平。

肿瘤坏死因子相关凋亡诱导配体（TNF-related apoptosis-inducing ligand，TRAIL）信号在微重力增加破骨细胞分化中发挥重要作用，抑制 TRAIL 表达可能是一个对抗微重力诱导骨丢失的有效措施。模拟失重可激活破骨细胞相关 ERK 信号分子、P38、磷脂酰肌醇特异性磷脂酶 Cγ2（phospholipase Cγ2，PLCγ2）、核因子性活化 T 细胞转录因子 1（nuclear factor of activated cells cytoplasmic 1，NFATC1）。

4. 失重抑制成骨细胞钙离子通道　模拟微重力通过抑制 L 型钙离子通道 Cav1.2 的表达从而抑制成骨细胞 L 型钙离子通道（LTCC）电流，进而抑制钙离子进入细胞内。microRNA-103 作为成骨细胞 Cav1.2 的一个内源性调控因子，通过抑制 Cav1.2 表达来抑制成骨细胞增殖，模拟失重 microRNA-103 过表达，蛋白质水平 Cav1.2 大幅降低，LTCC 电流抑制。研究发现，模拟失重导致某种与钙离子结合的 OCN 在体循环中水平降低。

5. 失重条件下激素水平影响骨代谢　失重飞行后骨吸收增加，尿钙排泄增加，肠钙吸收降低，血清钙水平增加，同时伴随甲状旁腺激素（parathyroid hormone，PTH）、1，25- 二羟维生素 D_3（骨化三醇）水平的降低，骨吸收标志物尿吡啶啉（Pyr）、尿脱氧吡啶啉（D-Pyr）、Ⅰ型胶原氨基末端肽（NTX）、尿Ⅰ型胶原羧基末端肽（u-CTX）及血清Ⅰ型胶原羧基末端肽（CTX）的水平增加，人体卧床实验髂嵴取样结果显示骨形成标志物减少。松质骨和皮质骨的破骨细胞数量和侵蚀表面积增加，提示骨吸收的增加。同时，骨形成也减少，骨钙素、降钙素、骨形成标志物血清骨特异性碱性磷酸酶（BAP）、Ⅰ型原胶原氨基端前肽（P1NP）的水平降低，并伴有血清羧化不全骨钙素水平升高。

鉴于失重性骨丢失对人体健康造成的影响，人们对其防护措施已进行了一些研究，如通过运动锻炼、饮食调节、电磁场刺激、药物防护和治疗等手段延缓骨丢失的发展，但由于这些单一防护措施本身所具有的相对盲目性、有限性，如空间运动锻炼需耗费大量时间，长期药物防护会造成药物积累副作用，因此，结合失重性骨丢失的机制探讨，明确单一防护措施的作用机制，有目的、有针对性地对各种防护措施合理组合，互利互助，进行综合防护，可能是中长期飞行中实现对抗失重性骨丢失的有效途径。

第三节　中医药防治模拟失重状态骨丢失研究

航天特殊环境造成了特殊的航天医学问题，其防治的主要途径在于帮助机体进行调整。航天员的医学保健需要的是能有效对抗航天特殊环境引起的不良影响且副作用极小的措施，而中国传统医学在此方面具有一定优势。已有的经验和研究表明，中医药在防治小儿骨发育迟缓和老年骨代谢异常方面有一定的优势。

失重性骨丢失主要表现为骨质疏松，骨质疏松属于中医的"骨痹""骨痿"。中医学认为，骨质疏松的发生、发展与肾、肝、脾有关。在失重状态下，阴阳失调，气血逆乱，研究人员推测航天失重性骨丢失的基本病机为脾肾不足，肝郁血滞，筋骨失养，主要涉及肝、脾、肾三脏。本课题根据中医"肾主骨""肝主筋""脾主肌肉"的理论，从整体调节入手，以补肾健脾、疏肝活血、荣筋强骨治法为依据组成中药复方，并应用现代科学技术，从整体功能、生化、形态学、分子生物学角度观察和揭示中药复方的作用效果及其作用机制，亦为中医理论的现代化研究提供依据。

实验十：中医药防治模拟失重状态骨丢失研究

1. 实验材料

（1）动物：SD 大鼠，雄性，体重 $180 \pm 15g$，中国药品生物制品鉴定所实验动物繁育场、中国中医科学院动物中心提供，动物合格证号：（京）动字 01-3068。在大鼠购入后，饲养观察 4 天再进行实验。

（2）试剂：碱性磷酸酶测定试剂盒（北京中生生物工程高技术公司），钙、磷、肌苷测定试剂盒（北京中生生物工程高技术公司），15%PVP 悬浮液（PVP 15g、Na_2HPO_4 1g、KH_2PO_4 68g、NaCl 380g 溶于 100mL 蒸馏水中，pH 7.4），^3H-25（OH）-D_3 测定试剂盒（英国 IDS 公司），羟脯氨酸（Sigma 公司），1, 6- 二苯基 -1, 3, 5- 己三烯（DPH）（Sigma 公司），N-（2- 羟乙基）哌嗪 -N'-2- 乙烷磺酸（HEPES）（Sigma 公司），十二烷基磺钠（sodium dodecyl sulfate，SDS）（Sera 公司），黄嘌呤氧化酶（B.M 公司），次黄嘌呤（Fluka 公司），三磷酸腺苷（adenosine triphosphate，ATP）（B.M 公司），Tris（进口分装），肌酸激酶试剂盒（北京中生生物工程高技术公司），骨钙素（OCN）放免试剂盒（购自中国原子能科学研究院），其他分析纯（国产试剂）。

（3）中药：强骨抗痿方由骨碎补、龟板、鸡血藤、茯苓等中药组成。全部药材经北京中医药大学中药鉴定教研室鉴定。严格按中药复方提取工艺制备，制成150%浓度的口服液。

（4）仪器：DS-25T 万能实验机（日本岛津公司）、XR-26 双能 X 线骨密度仪（美国 NORLAND 公司）、LG-R-80 血液黏度测试仪（北京世帝科学有限公司）、LG-B-190 细胞流变学测试仪（北京世帝科学有限公司）、ANT-300 半自动生化分析仪（吉林爱埃纳特光电仪器有限公司）、FJ-2107J 液体闪烁计数器（西安 262 厂）、聚四氟乙烯匀浆器（国产）、MPF4 型荧光分光光度计（株式会社日立制作所）、UV-120-02 型分光光度计（日本岛津公司）、LKB-V 超薄切片机（瑞典国生产）、H-600 型透射电镜（日本国生产）、CMIAS 图像分析系统（北京航空航天大学研制）。

2. 实验方法

（1）整体实验分组和处理：SD 大鼠随机分成正常对照组、悬吊模型组、大剂量组（30g/kg）、中剂量组（20g/kg）、小剂量组（10g/kg），共 5 组，每组 10 只。各组称重，单笼饲养。后三组给予中药灌胃（1mL/kg），其他两组给予等量生理盐水灌胃。灌胃后 1h 后，正常对照组不予处理，其余四组鼠尾悬吊处理。每天灌胃 2 次，每周称重 1 次，按重量调整给药剂量。连续灌胃 21 天。第 22 天，大鼠禁食 8h 后灌胃，灌胃后 2h，各组大鼠巴比妥麻醉条件下，分别取抗凝血（3mL）和非抗凝血（1.5mL），然后脱颈椎处死，取双侧股骨、胫骨、椎骨（第 3 ~ 4 腰椎）、小肠。

（2）测试指标及方法

1）骨生物力学指标：处死大鼠，取出双侧股骨，剔去肌肉，4℃冰箱保存。48h 内在万能实验机上对一侧股骨进行三点弯曲断裂实验，记录载荷－挠度曲线，用显微镜和网格测微尺测定骨截面惯性矩，计算骨最大应力、弹性应力等骨力学指标。3 天内，采用 XR-26 双能 X 线骨密度仪测量另一侧股骨整个长度范围的骨矿密度。

2）血液流变学指标测定

a. 红细胞沉降率（简称血沉）：微量毛细管法。

b. 红细胞比容：微量毛细管压积法。

c. 纤维蛋白原：微量毛细管热变性法。

d. 血液黏度：锥/板式测量法。按 LG-R-80 血液黏度测试仪使用说明书操作。

e. 红细胞变形：激光衍射光密度法。变形能力以不同切变力条件下的变形指数 DI 表示，DI=（IA–IB）/（IA+IB），IA 和 IB 分别为衍射环横轴和纵轴上等距离点 A、B 两点的光强度。按 LG-B-190 细胞流变学测试仪使用说明书操作。

f. 红细胞聚集能力：光密度法。聚集能力以聚集指数和最大聚集指数表示。

3）组织生化指标测定

a. 血清碱性磷酸酶测定：铁氰化钾比色法。按试剂盒使用说明书操作。

b. 血清钙测定：甲基麝香草酚蓝比色法。

c. 血清磷测定：磷钼酸比色法。

d. 血清 25（OH）–D₃ 测定：³H 标记竞争蛋白结合法。按测定试剂盒使用说明书操作。

e. 骨组织酸化：将剥离干净的椎骨称重后放入螺口试管中，加 2mL 6mol/L HCl，放入烤箱 105℃ 7h，再加 2mL 6mol/L NaOH 中和，然后用 1mol/L NaOH 或 1mol/L HCl 调 pH 至 5 ～ 7。转速 3000r/min，离心 5min，取上清液备用。

f. 羟脯氨酸测定：分光光度法。取骨组织酸化液 5μL，加双蒸水 1mL、柠檬酸缓冲液 0.5mL、氯胺 –T 1mL，混匀，充分氧化 6min，加过氯酸溶液 1mL，混匀，终止氧化 5min，加 10%P–DMAB 1mL，混匀，60℃水浴 20min，冷却，取液，于分光光度计 562nm 波长下比色。根据标准曲线计算含量，以 μg/g 骨重表示。

g. 血清骨钙素测定：骨钙素放射免疫法。按测定试剂盒使用说明书操作。

h. 股骨骨钙素测定：骨钙素放射免疫法。

i. 样品制备：将股骨放入离心管，加入 2.5mL 0.5mol/L 的乙二胺四乙酸（EDTA）溶液 [内含苯甲基磺酰氟（PMSF）0.1mmol/L pH7.0），摇床振动，4℃脱钙 72h，制备成匀浆，转速 4000r/min 离心 15min，取上清液。

4）组织学观察

a. 小肠组织 ALP 活性：取近十二指肠端的空肠段，冰冻切片，萘酚 AS–BI 法做 ALP 染色，在光镜下观察，ALP 被染成紫红色颗粒，酶活性以图像分析仪测定的光密度表示。

b. 骨 ALP 活性：将胫骨以甲醛固定，EDTA 脱钙，石蜡包埋，切片，Ca–Co 法做 ALP 染色。在光镜下观察，ALP 被染成铅黑色，按着色强度（+）（++）（+++）记录各组片数。

c. 骨 HE 染色观察骺板厚度及骨皮质与骨膜厚度：将胫骨以甲醛固定，EDTA 脱钙，石蜡包埋，切片，做 HE 染色。在光镜下观察胫骨纵切面 HE 片，并用显微测微尺测定胫骨上段干骺端骺板厚度和干骺端骺板下方 3mm 处骨皮质与骨膜厚度（μm）。

d. 骨超微结构：取胫骨小块，以 25% 戊二醛固定，EDTA 脱钙，锇酸后固定，EPON 812 环氧树脂包埋，LKB–V 超薄切片机切片，醋酸铀 – 枸橼酸铅双重染色，于透射电镜下观察。

（3）体外实验分组和处理：新生 SD 乳鼠，按文献所载方法，分离颅骨成骨细胞，按 3×10⁵ 接种于 25mL 培养瓶中，加入培养液至 10mL，体外培养 6h，确认其细胞贴壁良好，随机分成正常对照组、失重模型组、中药大剂量组（2.0%）、中剂量组（1.0%）和小剂量组（0.5%）五组，每组各设 3 ～ 4 瓶，各加培养液或相应浓度的强骨抗萎方至瓶满，静置培养 6h 后，将失重模型组和中药各剂量组置于回旋器，按 30r/min，连续回旋 60h，正常对照组静置培养。分别取回旋 12h、30h、60h 时各组细胞培养液和回旋 60h 时的各组细胞，测定不同时间点各组大鼠成骨细胞 ALP 和 OCN 生成及细胞碱性磷酸酶基因转录（mRNA）水平。

ALP 的测定采用速率测定法，由北京中医药大学东直门医院检验科生化室检测。OCN 的测定采用 ^{131}I 放射免疫测定法，按试剂盒说明书操作。ALP mRNA 的测定采用引物延伸 PCR 法。

1）RNA 提取：倒去各组培养瓶中的培养液，加 1mL PMS，用细胞刮刮下细胞并收集，转速 2000r/min 离心 5min，用 PBS 洗细胞 1 次，悬浮细胞计数后，取 5×10^6 个细胞，加 1mL TRLzol，用加样器吹打悬浮溶解细胞，置室温 5min，加 0.2mL 氯仿盖好，剧烈振荡 15min，置室温 3min，4℃ 11000r/min 离心 15min，取上层水相，加等体积预冷异丙醇，–20℃放置 20min，4℃ 11000r/min 离心 15min。去上清液，加 1mL 75% 乙醇洗 RNA，真空干燥 10min，加 20μL 消毒的 0.01%DEPC 水溶解 RNA。

2）RNA 定量：取 5μL RNA，加 695μL DEPC 水，取 2 个 1μL 分别读取 260nm 和 280nm 处的 OD，分别计算 RNA 含量。

3）逆转录：分别取 1μg RNA，加下游引物 1μL（25pmol），70℃水浴 10min，然后立即放入冰水中 5min，分别加入 dNTP（10mmol/L）1μL，RNA 酶抑制剂 0.5μL（40u/μL），10× 缓冲液 2.5μL，AMV 1μL（20u/μL），补水至 25μL，42℃放置 1h。

4）PCR 扩增：分别加入上游引物（25pmol）和下游引物（25pmol）各 1μL，dNTP（10mmol/L）1μL，上述转录后的 DNA 模板各 4μL，10× 缓冲液 5μL，加水补至 49.5μL，加石蜡油 25μL，94℃ 变性 10min，加 Tag 酶 0.5μL。PCR 循环：94℃ 40s、60℃ 1min、72℃ 1min，共 35 个循环，最后 72℃放置 5min。

5）电泳：用 1×TAE（Tris–Hac–EDTA）缓冲液配制 1.5% 琼脂糖，加热溶化，铺板，在电压 100V 下电泳。

（4）数据处理：计量资料用 Newman Student's 方法，各组数据用 $\bar{x} \pm s$ 表示，在总体方差分析后，作 Q 检验，行组间比较。等级计数资料用 Ridit 方法分析。

3. 实验结果

（1）中药复方对模拟失重大鼠骨生物力学性能的影响：如表 10–1 所示，与正常对照组相比，悬吊模型组最大载荷、弹性载荷值显著减小（$P < 0.01$、$P < 0.05$）；与悬吊模型组比较，大、中、小剂量组最大载荷均明显增大，其中，大剂量组具有显著意义（$P < 0.05$），三组弹性载荷变化均不明显。

表 10-1　中药复方对模拟失重大鼠股骨结构力学参数的影响（$\bar{x} \pm s$）

组别	动物数（n）	最大载荷（N）	弹性载荷（N）
正常对照组	10	87.82 ± 9.85	63.54 ± 9.16
悬吊模型组	9	55.27 ± 5.57**	39.53 ± 6.43*
大剂量组（L）	9	76.83 ± 16.84##	37.22 ± 5.95
中剂量组（M）	9	59.87 ± 12.54	38.56 ± 6.74
小剂量组（S）	10	60.24 ± 9.39	40.17 ± 6.05

注：与正常对照组相比，**，$P < 0.01$；与悬吊模型组相比，##，$P < 0.05$。

如表 10-2 所示，与正常对照组相比，悬吊模型组最大应力、弹性应力明显降低（$P < 0.01$、$P < 0.05$）；与悬吊模型组相比，中药复方三组最大应力均有升高趋势，其中，大剂量组具有统计学意义（$P < 0.05$），三组弹性应力略有升高。

表 10-2　中药复方对模拟失重大鼠股骨材料力学参数的影响（$\bar{x} \pm s$）

组别	动物数（n）	最大应力（N/mm²）	弹性应力（N/mm²）
正常对照组	10	17.49 ± 3.50	13.04 ± 3.55
悬吊模型组	9	11.54 ± 2.31**	8.37 ± 2.66*
大剂量组（L）	9	13.58 ± 1.03#	8.52 ± 2.44
中剂量组（M）	9	12.33 ± 4.19	8.45 ± 2.98
小剂量组（S）	10	12.61 ± 3.46	8.92 ± 2.66

注：与正常对照组相比，**，$P < 0.01$，*，$P < 0.05$；与悬吊模型组相比，#，$P < 0.05$。

（2）中药复方对模拟失重大鼠骨密度的影响：如表 10-3 所示，与正常对照组相比，悬吊模型组骨密度、骨矿含量显著降低（$P < 0.001$、$P < 0.01$）；与悬吊模型组相比，中药复方三组骨密度均有升高，其中，大、小剂量组具有统计学意义（P 均 < 0.05），三组骨矿含量亦有升高，其中，大、小剂量组 P 均 < 0.05。

表 10-3　中药复方对模拟失重大鼠骨密度的影响（$\bar{x} \pm s$）

组别	动物数（n）	骨密度（g/cm²）	骨矿含量（g）
正常对照组	10	0.086 ± 0.008	0.0314 ± 0.004
悬吊模型组	10	0.067 ± 0.006***	0.0223 ± 0.007**
大剂量组（L）	7	0.078 ± 0.009##	0.0300 ± 0.005#
中剂量组（M）	7	0.076 ± 0.014	0.0291 ± 0.006
小剂量组（S）	10	0.080 ± 0.01##	0.0289 ± 0.006#

注：与正常对照组相比，***，$P < 0.01$，**，$P < 0.05$；与悬吊模型组相比，##，$P < 0.01$，#，$P < 0.05$。

（3）中药复方对模拟失重大鼠骨形态学的影响

1）胫骨干的骺端骺板、骺板下 3mm 骨皮质及其骨膜厚度：结果经目镜测微尺测算，如表 10-4 所示。与正常对照组比较，悬吊模型组大鼠胫骨干的骺端骺板和骺板下 3mm 处的骨皮质厚度均减低，差异具有统计学意义（$P < 0.01$、$P < 0.05$）；骺板下 3mm 处的骨膜厚度没有明显改变。与悬吊模型组比较，中药复方大、中、小剂量组胫骨干的骺端骺板厚度均有不同程度的增加，差异具有统计学意义（$P < 0.05$、$P < 0.01$）；大、中、小剂量组胫骨干的骺板下 3mm 处的骨皮质厚度均增加，其中，大、小剂量组差异非常显著（$P < 0.01$、$P < 0.05$）；各剂量组骺板下 3mm 骨膜厚度虽有差异，但无显著性意义。

表 10-4　中药复方对模拟失重大鼠胫骨干厚度的影响（$\bar{x} \pm s$）

组别	动物数（n）	骺端骺板（μm）	骺板下 3mm 骨皮质（μm）	骺板下 3mm 骨膜（μm）
正常对照组	12	522 ± 45	584 ± 155	139 ± 46
悬吊模型组	10	452 ± 41*	447 ± 51*	146 ± 51
大剂量组（L）	9	490 ± 26#	589 ± 60#	111 ± 46
中剂量组（M）	10	586 ± 65##	538 ± 158	130 ± 38
小剂量组（S）	12	534 ± 62#	602 ± 235#	155 ± 64

注：与正常对照组相比，*，$P < 0.05$；与悬吊模型组相比，#，$P < 0.05$，##，$P < 0.01$。

2）胫骨一般组织学观察（光镜）：如图 10-1 所示，我们在光镜下观察到，在正常对照组大鼠胫骨干处骨皮质中，仅有少量未钙化的骨基质，包埋在骨基质中的骨细胞数量较多，骨细胞较小，陷窝明显；成骨细胞分布于骨髓腔面和骨小梁周围，数量多，排列整齐，胞质嗜碱性较强；破骨细胞较少见，位于骨膜下，细胞较小，胞质嗜酸；横截面可见骨单位发育良好，大小均匀，骨板排列整齐。

如图 10-2 所示，悬吊模型组大鼠胫骨干的骨皮质内未钙化的基质较多，皮质内腔隙较多，包埋在基质中的骨细胞数量较少，且较幼稚；骨髓腔面的成骨细胞稍多，细胞较小，嗜碱性较弱，破骨细胞多，细胞大，核多；横截面骨皮质骨单位不规则，哈弗斯管大小不一，相差较大，骨板排列紊乱。

如图 10-3 所示，在中药复方大剂量组大鼠胫骨干处骨皮质中，未钙化的骨基质少，包埋在骨基质中的骨细胞数量较多；骨小梁周围排列的成骨细胞数量较多，但细胞较大，嗜碱性强；破骨细胞较少见；横截面骨单位发育较好，排列较规则。如图 10-4 所示，在中药复方中剂量组大鼠胫骨干处骨皮质中，未钙化的骨基质稍多；成骨细胞数量较多，但细胞较大，胞质嗜碱性强；破骨细胞较少见；横截面骨单位欠规则。如图 10-5 所示，在中药复方小剂量组大鼠胫骨干处骨皮质中包埋的骨细胞数量较多；成骨细胞数量多，排列密集，细胞较小，胞质嗜碱性较强，有较多的由成骨细胞变成的幼稚骨细胞，细胞周围有嗜碱性的未钙化骨基质；破骨细胞较少见；横截面骨单位尚规则。

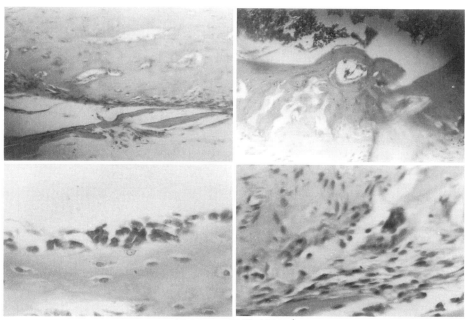

图 10-1　正常对照组 *

注：骨基质中骨细胞多，胞体较小，陷窝明显（左上图，×16）；骨单位发育良好（右上图，×40）；
骨髓腔面的成骨细胞多（左下图，×16）；骨膜下的破骨细胞少且小（右下图，×40）。

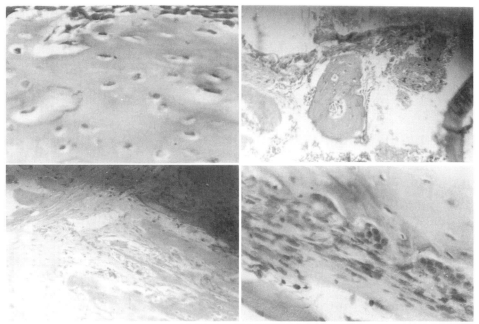

图 10-2　悬吊模型组 *

注：骨基质较少，皮质内腔隙较多，骨细胞少（左上图，×40）；骨单位排列紊乱（右上图，×40）；
骨小梁边的破骨细胞多且大（左下图，×16）；破骨细胞数量多，体积大（右下图，×40）。

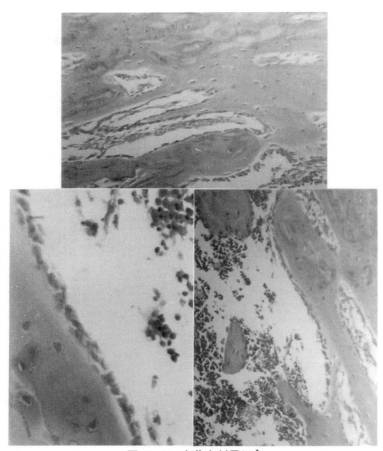

图 10-3　中药大剂量组[*]

注：骨皮质中有较多的骨细胞（上图，×16）；成骨细胞较多，且胞体大（左下图，×40；右下图，×16）。

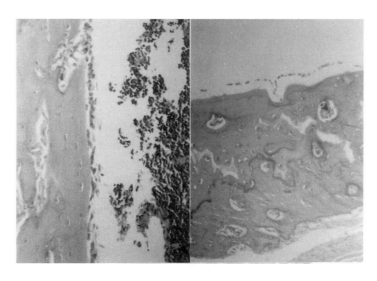

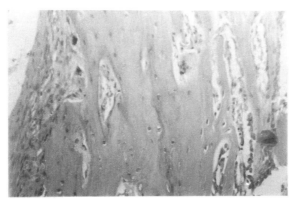

图 10-4　中药中剂量组[*]

注：成骨细胞数量多，且胞体大（左上图，×16）；骨单位排列较规则（右上图，×16）；破骨细胞较少（下图，×16）。

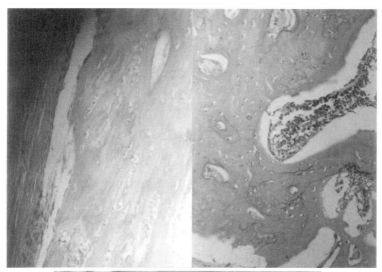

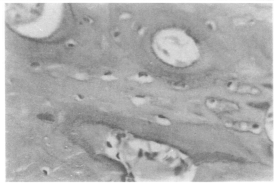

图 10-5　中药小剂量组[*]

注：骨皮质中有较多的骨细胞（左上图，×16）；骨髓腔面的成骨细胞较多（右上图，×16）；骨单位发育良好，排列较规整（下图，×40）。

3）胫骨的超微结构观察：我们在电镜下观察到，正常对照组大鼠骨基质中胶原纤维多，排列整齐、密集；骨细胞较大，核大，核异染色质少，胞质内含有扩展的粗面内质网（rough endoplasmic reticulum，RER）；成骨细胞大，胞质丰富，RER 发达且排列整齐，胞核大，核异染色质少；破骨细胞内有较多线粒体，少量溶酶体和小泡。见图10–6 至图10–9。悬吊模型组大鼠骨基质中胶原纤维较少，成骨细胞核异染色质多，胞质内 RER 少；破骨细胞大，核异染色质较少，核仁大而明显，胞质内空泡少，溶酶体发达。见图10–10 至图10–13。中药复方各组大鼠骨基质内有较多胶原纤维，其中，中、小剂量组较明显，但排列欠整齐；骨细胞不活跃，核异染色质较多，核较小；成骨细胞核异染色质少，核仁明显，胞质内可见扩张的 RER。见图10–14 至图10–21。

如图10–6 所示，成骨细胞胞质中 RER 明显，核大，核异染色质少。

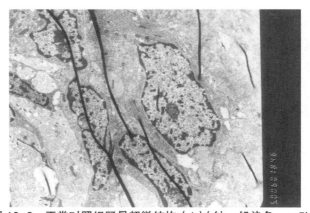

图10–6　正常对照组胫骨超微结构（1）（铀–铅染色，×5K）

如图10–7 所示，成骨细胞中 RER 发达，核呈长形，常染色质多。

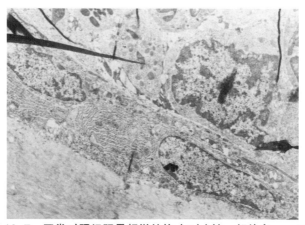

图10–7　正常对照组胫骨超微结构（2）（铀–铅染色，×5K）

如图 10-8 所示，骨细胞正向基质分泌胶原。

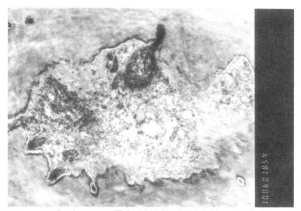

图 10-8　正常对照组胫骨超微结构（3）（铀 - 铅染色，×8K）

如图 10-9 所示，破骨细胞细胞核不规则，线粒体及小泡发达。

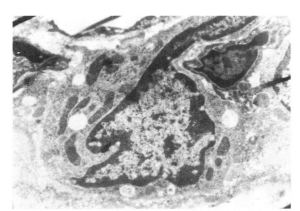

图 10-9　正常对照组胫骨超微结构（4）（铀 - 铅染色，×12K）

如图 10-10 所示，成骨细胞（核上有黑线）胞质中 RER 少，破骨细胞活跃。

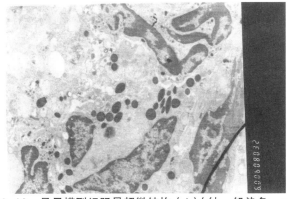

图 10-10　悬吊模型组胫骨超微结构（1）（铀 - 铅染色，×6K）

如图 10-11 所示，破骨细胞（左下）胞体大而活跃，成骨细胞（右上）胞质少，细胞器少，核异染色质多。

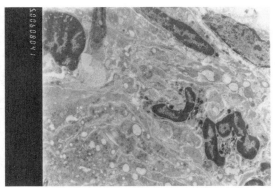

图 10-11　悬吊模型组胫骨超微结构（2）（铀 - 铅染色，×5K）

如图 10-12 所示，破骨细胞活跃，溶酶体发达。

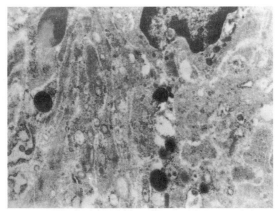

图 10-12　悬吊模型组胫骨超微结构（3）（铀 - 铅染色，×15K）

如图 10-13 所示，破骨细胞溶酶体发达。

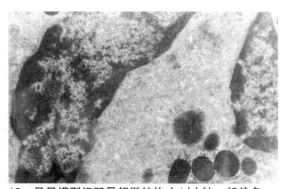

图 10-13　悬吊模型组胫骨超微结构（4）（铀 - 铅染色，×12K）

如图 10-14 所示，成骨细胞胞质中 RER 多而扩张，核异染色质较多。

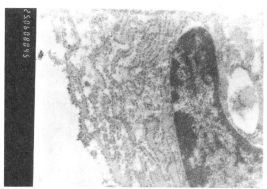

图 10-14　中药小剂量组胫骨超微结构（1）（铀 – 铅染色，×25K）

如图 10-15 所示，破骨细胞不活跃，胞质中溶酶体与线粒体不发达，胞核大，异染色质多。

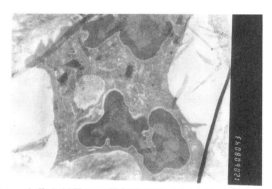

图 10-15　中药小剂量组胫骨超微结构（2）（铀 – 铅染色，×12K）

如图 10-16 所示，成骨细胞较活跃，胞质中 RER 较多，排列欠规则，核异染色质较多。

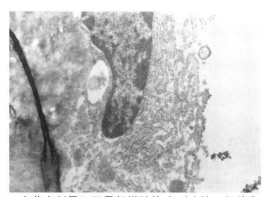

图 10-16　中药小剂量组胫骨超微结构（3）（铀 – 铅染色，×15K）

如图 10-17 所示，成骨细胞较活跃，胞质中 RER 较为发达，核异染色质较少。

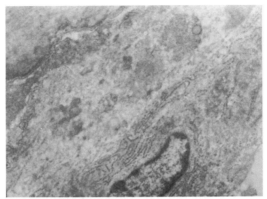

图 10-17　中药小剂量组胫骨超微结构（4）（铀－铅染色，×12K）

如图 10-18 所示，成骨细胞胞质中 RER 发达。

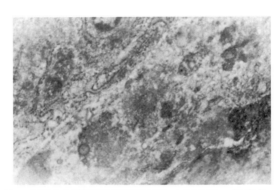

图 10-18　中药中剂量组胫骨超微结构（1）（铀－铅染色，×20K）

如图 10-19 所示，骨细胞胞质中残存少量扩张的 RER，骨陷窝界限明显，胞外基质中有较多的胶原纤维，排列欠整齐。

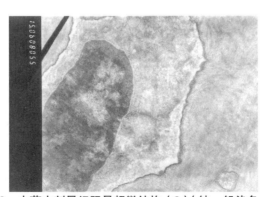

图 10-19　中药中剂量组胫骨超微结构（2）（铀－铅染色，×20K）

如图 10-20 所示，骨细胞较活跃，骨基质中有丰富的胶原纤维，排列较整齐。

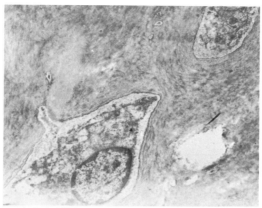

图 10-20　中药大剂量组胫骨超微结构（1）（铀 - 铅染色，×5K）

如图 10-21 所示，成骨细胞周围的基质中有丰富的排列较整齐的胶原纤维。

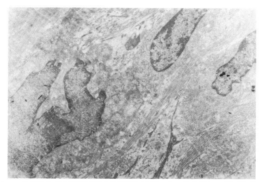

图 10-21　中药大剂量组胫骨超微结构（2）（铀 - 铅染色，×6K）

（4）中药复方对模拟失重大鼠相关组织生化指标的影响

1）中药复方对模拟失重大鼠骨组织碱性磷酸酶（ALP）活性的影响：我们在光镜下观察到，正常对照组大鼠胫骨骨骺端软骨钙化区与成骨区 ALP 活性呈强阳性着染，其余区域着染色较淡。与正常对照组比较，悬吊模型组大鼠胫骨骨骺端软骨钙化区与成骨区着色浅，提示 ALP 活性明显减弱，其余区域 ALP 活性与正常对照组相比，未见明显差异。与悬吊模型组比较，中药小剂量组胫骨骨骺端软骨钙化区与成骨区着色较深，提示 ALP 活性较强；大、中剂量组则无明显差异。胫骨 ALP 活性的半定量分析结果见表 10-5。

表 10-5 表明，与正常对照组比较，悬吊模型组骨组织 ALP 活性明显降低，差异非常显著（$P < 0.01$）。与悬吊模型组比较，中药复方大、中、小剂量组 ALP 活性有不同程度增强，但仅以小剂量组差异显著（$P < 0.05$）。

表 10-5 中药复方对模拟失重大鼠骨组织碱性磷酸酶活性的影响（$\bar{x} \pm s$）

组别	样本数（n）	骨组织 ALP 着染色度		
		+	++	+++
正常对照组	10	2	5	3
悬吊模型组	10	7	0**	2
大剂量组（L）	9	9	1	0
中剂量组（M）	10	5	1	4
小剂量组（S）	10	3	4#	3

注：与正常对照组相比，**，$P < 0.01$；与悬吊模型组相比，#，$P < 0.05$。

2）中药复方对模拟失重大鼠小肠黏膜上皮 ALP 活性的影响：小肠冰冻切片，ALP 组化染色。我们在光镜下观察到，正常对照组大鼠的小肠黏膜绒毛上皮的游离面呈现紫红色反应，即 ALP 活性；悬吊模型组小肠上皮反应颜色浅淡，提示 ALP 活性减弱；中药中、低剂量组的小肠上皮反应颜色均较深，提示 ALP 活性增强；中药高剂量组反应颜色较浅淡。组织酶活性图像分析结果见表 10-6。

表 10-6 中药复方对模拟失重大鼠小肠组织碱性磷酸酶活性的影响（$\bar{x} \pm s$）

组别	动物数（n）	小肠 ALP（光密度）
正常对照组	15	14.79 ± 3.29
悬吊模型组	15	4.06 ± 2.98**
大剂量组（L）	15	3.30 ± 1.42
中剂量组（M）	15	6.23 ± 2.42
小剂量组（S）	15	8.87 ± 3.13#

注：与正常对照组相比，**，$P < 0.01$；与悬吊模型组相比，#，$P < 0.05$。

表 10-6 表明，与正常对照组比较，悬吊模型组大鼠小肠组织 ALP 活性降低，差异非常显著（$P < 0.01$）。与悬吊模型组比较，中药复方中、小剂量组大鼠小肠组织 ALP 活性增加，其中，小剂量组差异显著（$P < 0.05$）。

3）中药复方对模拟失重大鼠血清 Ca、P、ALP 的影响：如表 10-7 所示，与正常对照组比较，悬吊模型组大鼠血清 Ca 和 ALP 明显降低，差异非常显著和显著（$P < 0.01$、$P < 0.05$）；血清 P 也见降低，但无显著差异（$P > 0.05$）。较之悬吊模型组，中药复方各剂量组大鼠血清 Ca、P 和 ALP 均呈不同程度升高；其中，大、中、小剂量组的 Ca 升高，差异具有统计学意义（$P < 0.01$、$P < 0.05$）；大、中剂量组 ALP 升高，中剂量组 P 升高，差异均非常显著（P 均< 0.01）。

表 10-7　中药复方对模拟失重大鼠血清 Ca、P、ALP 的影响（$\bar{x} \pm s$）

组别	只数（n）	血　　　清		
		Ca	P	ALP
正常对照组	6	9.93 ± 2.13	8.72 ± 2.47	113.33 ± 41.00
悬吊模型组	8	4.90 ± 2.06**	7.52 ± 1.83	61.56 ± 13.48*
大剂量组（L）	7	7.60 ± 1.19##	9.83 ± 2.64	86.57 ± 17.62##
中剂量组（M）	9	7.38 ± 2.49#	11.65 ± 2.95##	84.61 ± 15.34##
小剂量组（S）	7	13.74 ± 1.36##	9.33 ± 2.62	66.71 ± 16.64

注：与正常对照组相比，*，$P < 0.05$，**，$P < 0.01$；与悬吊模型组相比，#，$P < 0.05$，##，$P < 0.01$。

4）中药复方对模拟失重大鼠骨钙素（OCN）的影响：如表 10-8 所示，与正常对照组相比，悬吊模型组大鼠血清 OCN、骨组织 OCN 均减少，其中，骨组织 OCN 的减少具有统计学意义（$P < 0.05$）；与悬吊模型组大鼠相比，大、中、小剂量组大鼠血清 OCN 含量均增高，其中，中剂量组具有显著意义（$P < 0.05$），三组大鼠骨组织 OCN 含量均有增高趋势，但无统计学意义。

表 10-8　中药复方对模拟失重大鼠骨钙素的影响（$\bar{x} \pm s$）

组别	动物数（n）	血清 OCN（ng/mL）	骨组织 OCN（ng/mL）
正常对照组	10	2.81 ± 0.57	22.09 ± 3.58
悬吊模型组	10	2.33 ± 0.75	18.17 ± 3.74*
大剂量组（L）	10	2.88 ± 1.65	20.31 ± 4.69
中剂量组（M）	10	3.26 ± 1.13#	20.48 ± 4.42
小剂量组（S）	10	3.39 ± 1.52	21.09 ± 4.93

注：与正常对照组相比，*，$P < 0.05$；与悬吊模型组相比，#，$P < 0.05$。

5）中药复方对模拟失重大鼠腰椎骨羟脯氨酸、血清 25（OH）–D$_3$ 的影响：如表 10-9 所示，与正常对照组比较，悬吊模型组大鼠腰椎骨羟脯氨酸含量减少，差异显著（$P < 0.05$）。与悬吊模型组比较，中药复方小、中剂量组大鼠差异显著（P 接近或小于 0.05），但大剂量组大鼠腰椎骨羟脯氨酸减少，且差异显著（$P < 0.05$），提示中药大剂量有对抗失重条件下椎骨羟脯氨酸减少的作用。

与正常对照组比较，悬吊模型组大鼠血清 25（OH）–D$_3$ 含量减少，但差异不显著（$P > 0.05$）。与悬吊模型组比较，中药复方大、中、小剂量组大鼠血 25（OH）–D$_3$ 含量均呈减少趋势，其中，中剂量组差异显著（$P < 0.05$），提示中药有降低体内 25（OH）–D$_3$ 的作用。

表 10-9　中药复方对模拟失重大鼠腰椎骨羟脯氨酸、血清 25（OH）-D$_3$ 的影响（$\bar{x} \pm s$）

组别	动物数（n）	羟脯氨酸（ug/g 蛋白）	25（OH）-D$_3$（ng/mL）
正常对照组	10	23.14 ± 3.94	74.30 ± 13.01
悬吊模型组	9	18.77 ± 3.01*	67.1 ± 24.29
大剂量组（L）	9	15.47 ± 2.31##	54.7 ± 16.57
中剂量组（M）	10	21.74 ± 1.96##	43.9 ± 7.95##
小剂量组（S）	10	20.78 ± 5.28●	60.7 ± 14.49

注：与正常对照组相比，*，$P < 0.05$；与悬吊模型组相比，##，$P < 0.05$，●，$P=0.056$。

（5）中药复方对模拟失重大鼠血液流变学的影响：表 10-10 表明，与正常对照组比较，悬吊模型组大鼠纤维蛋白原明显升高，差异非常显著（$P < 0.01$）；血沉和红细胞比容无明显变化。与悬吊模型组比较，中药复方不同剂量显示不同作用，大、中剂量组大鼠纤维蛋白原降低，其中，中剂量组差异非常显著（$P < 0.01$），小剂量组大鼠纤维蛋白原升高，差异非常显著（$P < 0.01$）；大、中剂量组大鼠血沉无明显变化，但小剂量组大鼠血沉升高，差异显著（$P < 0.05$）。较之中剂量组，小剂量组大鼠纤维蛋白原升高，差异非常显著（$P < 0.01$）；较之高剂量组，小剂量组大鼠血沉和中剂量组大鼠红细胞压积升高，差异显著（$P < 0.05$）。

表 10-11 表明，与正常对照组比较，悬吊模型组大鼠血浆黏度无明显变化；不同切变率下的全血黏度增加，差异有统计学意义（$P < 0.05$、$P < 0.01$）。与悬吊模型组比较，中药复方不同剂量显示不同作用，小剂量组大鼠不同切变率下的全血黏度均降低，且差异显著（P 均 < 0.05）；大剂量组在 200/s 和 30/s 切变率下的全血黏度明显降低，差异有统计学意义（$P < 0.01$、$P < 0.05$）；中剂量组的不同切变率下的全血黏度无明显变化。

表 10-12 表明，与正常对照组比较，悬吊模型组大鼠高低不同切变率下的全血还原黏度均明显增加，差异非常显著（P 均 < 0.01）；红细胞聚集指数无明显变化，但最大聚集指数增加，且差异显著（$P < 0.05$）。与悬吊模型组比较，中药复方不同剂量显示不同作用：大剂量组大鼠高切变率下的全血还原黏度降低，差异显著（$P < 0.05$），但低切变率下的全血还原黏度升高，差异非常显著（$P < 0.01$）；小剂量组大鼠高、低切变率下的全血还原黏度均明显降低，差异有统计学意义（$P < 0.05$、$P < 0.01$）；大、中剂量组大鼠的红细胞聚集指数均无明显变化，而小剂量组大鼠的红细胞最大聚集指数明显下降，差异显著（$P < 0.05$）。较之大、中剂量组，小剂量组大鼠低切变率下的全血还原黏度、红细胞最大聚集指数及聚集指数均降低，且差异显著（P 均 < 0.05）。

表 10-13 表明，与正常对照组比较，悬吊模型组大鼠红细胞刚性指数升高，差异非常显著（$P < 0.01$），红细胞最大变形指数降低，差异显著（$P < 0.05$）。与悬吊模型组比较，中药复方大、中、小剂量组大鼠红细胞刚性指数均呈不同程度降低，差异有统计学意义（$P < 0.01$ 或 $P < 0.05$），大剂量组大鼠红细胞变形指数升高，差异非常显著

（ $P < 0.01$ ）；中剂量组大鼠无明显变化，而小剂量组大鼠明显降低，且差异非常显著（ $P < 0.01$ ）。较之大、中剂量组，小剂量组大鼠的红细胞最大变形指数也呈明显下降，差异显著（ $P < 0.05$ ）。

表 10-10　中药复方对模拟失重大鼠血液流变学指标的影响（ $\bar{x} \pm s$ ）

组别	纤维蛋白原（g/100mL）	血沉（mm/h）	红细胞比容（L/L）
正常对照组	0.57 ± 0.13（8）	0.37 ± 0.19（10）	0.43 ± 0.03（10）
悬吊模型组	1.01 ± 0.35（10）**	0.33 ± 0.18（11）	0.43 ± 0.03（11）
大剂量组（L）	0.92 ± 0.30（9）	0.32 ± 0.15（9）	0.39 ± 0.04（9）#
中剂量组（M）	0.574 ± 0.18（9）##	0.36 ± 0.17（10）	0.44 ± 0.03（10）▲
小剂量组（S）	2.813 ± 1.24（10）##△△**	0.50 ± 0.08（8）#▲	0.42 ± 0.04（10）

注：与正常对照组相比，**，$P < 0.01$；与悬吊模型组相比，#，$P < 0.05$，##，$P < 0.01$；与中剂量组相比，△△，$P < 0.01$；与大剂量组相比，▲，$P < 0.05$。

表 10-11 中药复方对模拟失重大鼠血液流变学指标的影响（2）（ $\bar{x} \pm s$ ）

组别	血浆黏度	全血黏度			
	100/s	200/s	30/s	5/s	1/s
正常对照组	1.33 ± 0.12（10）	4.73 ± 0.27（10）	5.44 ± 0.40（10）	7.33 ± 0.79（10）	12.19 ± 1.92（10）
悬吊模型组	1.31 ± 0.16（10）	5.88 ± 0.49（9）**	6.71 ± 0.58（9）**	9.14 ± 1.20(10)**	14.82 ± 2.36（10）*
大剂量组（L）	1.44 ± 0.15（7）	5.27 ± 0.27（8）##	6.15 ± 0.38（9）#	8.22 ± 1.09（9）	14.08 ± 2.47（9）
中剂量组（M）	1.47 ± 0.27（8）	5.68 ± 0.67（10）	6.56 ± 0.93（10）	8.16 ± 0.69（8）	13.90 ± 2.39（8）
小剂量组（S）	1.55 ± 0.18(9)**##	4.95 ± 0.88（10）#	5.64 ± 1.02(10)#	7.45 ± 1.49(10)#	12.05 ± 2.70（10）#

注：与正常对照组相比，*，$P < 0.05$，**，$P < 0.01$；与悬吊模型组相比，#，$P < 0.05$，##，$P < 0.01$。

表 10-12 中药复方对模拟失重大鼠血液流变学指标的影响（3）（ $\bar{x} \pm s$ ）

组别	全血还原黏度		红细胞聚集	
	高切变	低切变	聚集指数	MAX
正常对照组	8.73 ± 0.59（10）	26.09 ± 3.84（10）	2.57 ± 0.27（10）	−0.71 ± 0.42
悬吊模型组	11.79 ± 1.38（10）**	32.05 ± 4.46（10）**	2.43 ± 0.32（9）	−0.56 ± 0.22*
大剂量组（L）	10.55 ± 1.09（9）**#	33.34 ± 5.84（9）**	2.73 ± 0.30（9）	−0.76 ± 0.10
中剂量组（M）	10.79 ± 2.00（10）*	32.24 ± 9.92（10）	2.49 ± 0.23（9）	−0.62 ± 0.25
小剂量组（S）	9.59 ± 2.80（10）#	24.58 ± 4.52（9）##△△▲	2.43 ± 0.26（10）▲	−1.20 ± 0.42*##▲△

注：与正常对照组相比，*，$P < 0.05$，**，$P < 0.01$；与悬吊模型组相比，#，$P < 0.05$，#，$P < 0.01$；与大剂量组相比，▲，$P < 0.05$；与中剂量组相比，△，$P < 0.05$。

表 10-13　中药复方对模拟失重大鼠红细胞变形性的影响（$\bar{x} \pm s$）

组别	红细胞	
	刚性指数	最大变形指数
正常对照组	6.07 ± 0.80（10）	0.36 ± 0.02（8）
悬吊模型组	8.45 ± 0.70（8）***	0.33 ± 0.02（7）**
大剂量组（L）	5.80 ± 1.60（9）###	0.36 ± 0.02（8）###
中剂量组（M）	6.12 ± 2.31（9）##	0.33 ± 0.03（8）** ▲
小剂量组（S）	5.21 ± 1.99（10）###	0.26 ± 0.02（7）**## ▲▲ △△

注：与正常对照组相比，**，$P < 0.05$，***，$P < 0.01$；与悬吊模型组相比，##，$P < 0.05$，###，$P < 0.01$；与大剂量组相比，▲▲，$P < 0.05$；与中剂量组相比，△△，$P < 0.05$。

（6）体外研究

1）中药复方对体外失重条件下成骨细胞培养液中碱性磷酸酶（ALP）活性的影响：如表 10-14 所示，较之正常对照组，悬吊模型组成骨细胞培养液在回旋不同时间点的 ALP 活性均明显降低，其中，12h、60h 的差异显著（$P < 0.05$）；与悬吊模型组比较，中药复方不同剂量组于回旋不同时间点的细胞培养液的 ALP 活性均有不同程度升高，其中，回旋 60h 后，中药大、小剂量组 ALP 活性升高明显（$P < 0.05$）。

表 10-14　中药复方对体外失重条件下成骨细胞碱性磷酸酶的影响（iu/L，$\bar{x} \pm s$）

组别	剂量（%）	样本数（n）	失重条件下培养时间		
			12h	36h	60h
正常对照组	−	3	5.77 ± 0.74	4.08 ± 1.17	8.24 ± 8.27
悬吊模型组	−	3	2.7 ± 0.75*	3.53 ± 1.59	0.79 ± 0.32*
小剂量组（S）	0.5	3	2.05 ± 0.29	3.86 ± 0.56	8.62 ± 7.43#
中剂量组（M）	1.0	3	3.84 ± 2.71	6.45 ± 3.23	3.27 ± 0.79#
大剂量组（L）	2.0	3	3.47 ± 0.70	5.90 ± 4.52	9.39 ± 8.02#

注：与正常对照组比较，*，$P < 0.05$；与悬吊模型组比较，#，$P < 0.05$。

2）中药复方对体外失重条件下成骨细胞培养液骨钙素（OCN）含量的影响：如表 10-15 所示，较之正常对照组，悬吊模型组成骨细胞培养液在回旋不同时间点的骨钙素活性均减低，其中，60h 差异显著（$P < 0.05$）；与悬吊模型组比较，中药复方各剂量组回旋不同时间点的成骨细胞培养液中的骨钙素活性无明显变化。

表 10-15　中药复方对体外失重条件下成骨细胞骨钙素含量影响（ng/mL, $\bar{x} \pm s$）

组别	剂量（%）	样本数（n）	失重条件下培养时间		
			12h	36h	60h
正常对照组	–	3	33.26 ± 9.40	47.30 ± 13.28	42.0 ± 10.0
悬吊模型组	–	3	29.85 ± 6.65	31.53 ± 7.48	30.3 ± 2.75[*]
大剂量组（L）	2.0	3	23.63 ± 3.63	35.91 ± 3.09	32.71 ± 4.87
中剂量组（M）	1.0	3	31.63 ± 3.71	29.85 ± 2.22	25.31 ± 1.12
小剂量组（S）	0.5	3	34.06 ± 5.66	31.27 ± 1.44	27.6 ± 1.08

注：与正常对照组比较，*，$P < 0.05$。

3）中药复方对体外模拟失重条件下成骨细胞碱性磷酸酶（ALP）mRNA 表达的影响：从各组培养的成骨细胞 ALP mRNA 反转 PCR 电泳图（图 10-22）可以看出，正常对照组在对应于标记的 300bp ~ 500bp 的 431bp 处（ALP mRNA）有一明显带区，与设计相符，且表达量较多；悬吊模型组和小剂量组于该位置也显示出带区，但悬吊模型组表达量较少，小剂量组表达量接近正常。结果表明，正常对照组和中药小剂量组成骨细胞均有较高 ALP mRNA 表达活性，而悬吊模型组细胞 ALP mRNA 表达低微。

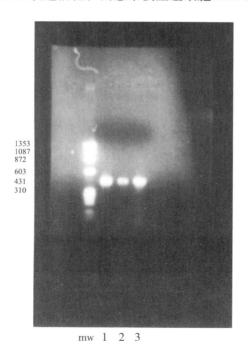

图 10-22　中药复方对体外失重 60h 的大鼠成骨细胞 ALP mRNA 表达的影响
注：1. 正常对照组；2. 悬吊模型组；3. 小剂量组。

4. 小结

（1）大鼠悬吊 21 天产生的变化

1）悬吊大鼠有明显的骨代谢异常：生物力学性能改变（最大载荷、弹性载荷、最大应力、弹性应力均显著减小）；骨密度及骨矿含量降低；骨及相关组织生化指标发生改变，骨 ALP 降低，血清 Ca 降低，血清、小肠 ALP 活性降低，骨羟脯氨酸含量减少，25（OH）-D$_3$ 呈降低趋势。

2）组织学改变：组织学观察表明小肠黏膜上皮和胫骨 ALP 活性显著减弱；HE 光镜下可见骨组织骨骺板和骨皮质变薄，破骨细胞增加，功能活跃；电镜下可见骨基质中胶原纤维较少，成骨细胞核异染色质多，胞质内 RER 少，破骨细胞大，核异染色质较少，核仁大而明显，胞质内空泡少，溶酶体发达。

3）体外细胞培养：在体外模拟失重条件下，随着培养时间的延长，成骨细胞 ALP 和 OCN 分泌活性明显降低，其中，ALP 活性在模拟失重 60h 减弱最为明显；模拟失重 60h 时成骨细胞 ALP mRNA 转录水平明显降低。

4）血液流变学改变：纤维蛋白原显著升高，但血沉和红细胞比容无明显变化。血浆黏度虽无明显变化，但不同切变率下的全血黏度显著增加，红细胞刚性指数显著升高，红细胞最大变形指数降低。

（2）中药强骨抗萎方的作用

1）对骨生物力学性能影响：中药复方各剂量组的最大载荷、最大应力均呈不同程度升高，以大剂量组升高显著；各剂量组骨密度、骨矿含量均有不同程度的增加，其中，大、小剂量组具有统计学意义。

2）对生化有关指标的影响：中药复方各剂量对悬吊大鼠血清 Ca、P 和 ALP 均有不同程度的升高作用，小剂量提升 Ca 作用明显，大、中剂量显著提升 ALP，中剂量提升 P。中药复方大剂量可显著降低悬吊大鼠腰椎骨羟脯氨酸含量。

3）对组织形态学的影响：组化显示中药复方中、低剂量可提高大鼠小肠组织 ALP 活性，低剂量作用显著，各剂量均有不同程度增加悬吊大鼠胫骨组织 ALP 活性的作用，小剂量作用显著。

HE 光镜显示中药复方低剂量可增加悬吊大鼠胫骨干处骨皮质中包埋的骨细胞数量，以及促进成骨细胞分化，减少破骨细胞形成，改善骨单位结构。大、中、小剂量均不同程度增加悬吊大鼠胫骨干的骺端骺板厚度，大、小剂量显著增加胫骨干骺板下 3mm 处的骨皮质厚度，各剂量对骨皮质厚度无显著影响。

电镜显示，中药复方各剂量组悬吊大鼠骨基质内胶原纤维含量较多，即增强成骨作用，降低破骨作用，以中、小剂量组较明显，成骨细胞呈活跃的增殖状态。

4）对体外模拟失重条件下培养的成骨细胞的影响：中药可改善模拟失重条件下成骨细胞分化抑制状态，提高 ALP 活性，并能提高模拟失重 60h 成骨细胞 ALP mRNA 转录水平，对降低的 OCN 活性作用不明显。

5）对血液流变学的影响：不同剂量显示不同作用。大、中剂量可降低悬吊大鼠血中的纤维蛋白原含量，其中，以中剂量作用显著，小剂量有升高纤维蛋白原含量和血沉作用。低剂量可显著降低不同切变率下的全血黏度，大剂量可显著降低 200/s 和 30/s 切变率下的全血黏度，中剂量则无明显降低作用。大剂量可显著降低高切变率下的全血还原黏度，但对低切变率下的全血还原黏度有升高作用，小剂量可显著降低高、低切变率下的全血还原黏度。小剂量可显著降低红细胞最大聚集指数，大、中剂量对红细胞聚集指数无明显影响。大、中、小三个剂量均可不同程度显著降低红细胞刚性指数。大剂量升高红细胞变形指数，中剂量组无明显变化，而小剂量组呈现降低作用。

5. 结论

（1）悬吊大鼠有明显的骨代谢异常：生物力学性能改变（最大载荷、弹性载荷、最大应力、弹性应力均显著减小），骨密度及骨矿含量降低。骨组织骨骺板和骨皮质变薄，破骨细胞增加，功能活跃；骨及相关组织生化指标发生改变 [骨 ALP 降低，血清 Ca、P 降低，骨羟脯氨酸含量减少，25（OH）–D_3 呈降低趋势，血清及小肠 ALP 活性降低；体外培养的成骨细胞分泌 ALP 和 OCN 活性呈减弱趋势，ALP 在 60 小时减弱最为明显]。

（2）整体上中药复方各剂量对悬吊大鼠具有以下作用：骨生物力学性能最大载荷、最大应力均呈不同程度升高；增加骨密度、骨组织骨骺板和骨皮质厚度及骨组织中成骨细胞数量，抑制破骨细胞功能；提高血清钙、磷浓度，增加骨钙素的含量，同时增强血清、小肠、骨组织三种 ALP 活性。在离体细胞培养中，中药可改善模拟失重条件下成骨细胞分化抑制状态，提高 ALP 活性，对降低的 OCN 活性作用不明显。

（3）本复方对抗模拟失重骨丢失机制可能涉及以下几个方面：①提高小肠 ALP 活性，促进胃肠对钙的吸收；②改善模拟失重条件下成骨细胞的功能，缓解其分化抑制状态，提高 ALP 活性，有利于钙盐沉积；③改善血液流变学，以促进骨组织局部血流，改善营养环境，从而间接促进骨代谢。

（4）本方是从多途径、多层次综合整体调整，具有对抗失重性骨丢失的作用。由此可见，模拟失重状态骨丢失可能涉及机体多个环节失调，按脏腑相关理论，中医药防治模拟失重状态骨丢失，从肝、脾、肾等整体并调，可能成为防治的有效途径。

第十一章

中医药防治航天特因病证"航天郁证"研究

第一节　航天郁证的特点

自古以来，飞向太空摘星揽月就是人类最美好的遐想。从 1961 年苏联宇航员加加林首次进入太空，进行了 108 分钟的飞行，到 1995 年俄罗斯波利亚科夫创造了空间站停留 438 天的纪录，再到未来登陆火星乃至更远的深空探测，人类在探索太空的道路上不断取得突破。然而，浩瀚而神秘的太空一直挑战着人类的极限。俄罗斯空间生物医学问题专家 Oleg Gazenko 曾指出，"限制人类探索太空的不是医学，而是心理学"。随着载人航天任务由短期飞行过渡到中长期飞行，由近地轨道飞行过渡到深空探测，飞行时间大幅延长，飞行任务日益复杂，极易产生严重的心理应激，可能危及生命安全与飞行任务的完成。目前，世界各大航天局的工作重心都从关心生理问题逐渐转移到关心与人的心理、行为和工作能力发展相关的问题上来。

在航天飞行过程中，航天员面临特殊又复杂的航天环境，受到失重、噪声、辐射、昼夜节律改变、狭小环境、社会隔离等特殊因素影响，特别是在中长期飞行中，航天员还要承受空间作业任务重、操作难、体力和心理负荷大的长期挑战，以及乘员的异质性、通信延迟等问题，这些因素综合作用，可能产生相当大的心理应激，出现心身症状和认知变化，主要表现为疲劳、易怒、情绪不稳定、注意力难以集中、焦躁不安、精神过敏、心悸、血压不稳、身体虚弱、睡眠障碍、食欲缺乏等，俄罗斯航天医学专家将这种情绪状态称为"空间衰弱症"（asthenia），认为其是长期航天中最大的心理问题。按照中医辨证，这组症状与郁证"心情抑郁或烦躁易怒、疲乏虚弱、懒言少动、失眠多梦、胸闷不舒、心悸健忘、不思饮食、体重减轻"的症状表现非常吻合，属于郁证的范畴。为了区别于临床上的郁证，研究人员将其定义为"航天郁证"。

航天失重环境造成血液头向分布，气血上逆紊乱，加之体液大量丢失，久之则阴血亏虚。肝藏血，体阴而用阳，血虚肝失所养，肝失条达，而致肝气郁结，出现心情抑郁，胸闷不舒；肝郁日久化火，导致烦躁易怒；肝火扰心，易失眠不寐；进一步发展，子病及母，肝木克土，引起脾虚失运，则出现不思饮食，体重减轻。

航天器空间狭小，乘员活动受限，失重使航天员运动量减少，机体过逸，影响气血运行，久则气血不足，疲乏虚弱，血不养心，出现心悸、健忘、多梦。肝主情志，远离地球造成的长期隔离和紧张孤独也易引起肝气郁结，情绪不畅。空间站飞行大约90分钟绕地球一周，昼夜节律明显改变，引起机体阴阳急剧变化，易造成阴阳失调，营卫不和，少睡失眠。飞行器内各种设备发出高分贝噪声，长时间的噪声暴露可引起心烦意乱，导致郁结失眠。上述航天特殊环境因素叠加，可引发机体肝郁气滞，情志不畅。

航天郁证一旦发生，不仅影响航天员的健康，还影响工作表现及飞行任务的完成，甚至危及飞行安全。对于这些日益突出的心理问题，目前各国普遍采用心理选拔、训练、评价、支持等对策，这在一定程度上减少了心理问题的发生。然而，飞行实践表明，即使经过了最佳的预防程序，许多航天员在飞行一两个月后还会产生郁证，而且有些航天员的症状会变得严重，所以，心理现象的机制探讨和药物防治仍是需要深入研究和解决的问题。

目前应用于航天的精神治疗药物多为西药，普遍存在治疗症状单一、效果不理想、副作用大等缺点。而中长期航天飞行面对的应激因素多，心理问题机制复杂，涉及多系统、多环节的结构和功能异常或紊乱，针对单一靶点的防治措施很难取得满意的疗效。中医药具有多环节、多层次、多靶点的作用特点，能够随整体功能进行综合调节，充分调动机体潜能，维持机体功能状态稳定，恰好应对航天飞行复杂环境引起的心理功能失衡，在应用于航天领域方面有其独特的优势。

第二节　航天郁证国内外研究现状

在航天环境下，应激因素是多方面的，有超重、失重、噪声、辐射和昼夜节律改变等物理性应激源，血液重分布、肌肉废用和骨质丢失等生理性应激源，空间狭小、社会隔离、限制、睡眠剥夺、高负荷工作、高危险等心理性应激源，成员异质性、性格冲突、文化与性别差异、人际摩擦等人际应激源。这些应激因素产生的一系列反应均有可能危害航天员的心理和生理健康，影响认知功能，甚至对飞行任务造成灾难性后果。

一、心理问题

空间飞行和地面模拟实验都发生过很多精神事件。1981年至1989年，在航天飞机飞行后，有关负面行为征兆和症状的汇报有34起；1995年至1998年，在和平号空间站飞行任务中，精神疾病事件有2起，共涉及7名美国航天员。这些问题包括焦虑、抑郁、记忆力衰退、解决人际冲突能力衰退等，工作能力受到负面影响。1969年，阿波罗

11 号和 12 号都有航天员返回地球后发生抑郁等精神问题而进行治疗。1985 年，一名苏联航天员在执行"联盟 T-14"任务时出现心身性焦虑导致消化和睡眠障碍，整天躺在床上不做工作长达半月，未见好转，最后不得不提前返回地面。

地面模拟实验尽管排除了失重、辐射和生命威胁等应激因素，被试者仍然出现了很多的心理问题。极地探险、核潜艇实验等许多地面模拟研究的结果表明，长期密闭隔离的极限环境对心理和认知产生重大的影响，引起的症状与空间飞行相似，常见的症状有抑郁、失眠、焦虑、烦躁、认知能力减退等。Palinkas 等人在 4 年的极地研究中发现，尽管预先进行了心理筛选，还是有 5.2% 的受试者出现了精神障碍（按 DSM-IV 标准），31.6% 出现了情绪调节障碍，21% 出现了睡眠障碍，7.9% 出现了人格障碍。在模拟空间站的核潜艇实验中，乘员中有 50%、30%、29% 和 25% 的人分别出现了焦虑、人际关系问题、抑郁和睡眠障碍。在 MARS 500 计划第三阶段 520 天的试验中，6 名志愿者中有 4 人出现了抑郁、紧张、疲乏、持续睡眠障碍、精力衰减、睡眠 - 觉醒颠倒等心理问题或行为障碍。这些模拟实验环境的数据表明，因处于太空极端生存环境而发生的心理或行为疾病的确已成为长期航天飞行的一个限制因素。

目前的地面模拟动物实验大多局限于单因素对动物应激的影响，而全面模拟长期载人航天环境对心理影响的动物实验鲜见报道。姜山峰等采用摄食和体重测定、旷场试验、糖水偏好度测试及情绪唤醒程度评定四种方法研究模拟失重对大鼠情绪的影响，发现模拟失重 14 天大鼠的摄食、体重增加速率减少，洗脸与理毛次数增多，情绪唤醒度增高，呈现抑郁、紧张和焦躁等负面情绪，出现一定程度的神经质反应，但无快感缺乏。董丽等发现尾吊 14 天大鼠的自发活动量低，新奇事物探索能力差，并且在急性应激刺激下容易造成行为绝望。马静遥等以尾吊、隔离、孤养和昼夜节律改变等复合刺激模拟航天特因环境，采用奖励性条件反射和水迷宫检测大鼠认知功能，发现造模 28 天时大鼠认知功能严重损伤。刘军莲等用尾吊、噪声、昼夜颠倒、禁水、禁食、摇晃等刺激建立了航天郁证模型，发现模型大鼠的活动能力和探究能力降低，体重减轻，食物消耗量降低。

二、认知功能

航天环境中的很多因素都有可能引发中枢神经系统结构和功能的改变，从而影响航天员的认知功能和执行任务的能力。认知功能变化会影响航天员的精神和行为，人的情绪波动、睡眠障碍等心理问题也会影响认知功能。空间飞行存在突发事件等不确定因素，在长期空间任务和类似的地面实验中，由于认知能力改变而影响工作效率和表现的现象不可被忽视。

无论是和平号空间站和俄罗斯长期飞行的轶事报道，还是密闭隔离极限环境的模拟研究，都表明心理问题对太空飞行产生重要影响，轻则使工作能力减退，影响身体健康，重则导致飞行任务失败，甚至引发严重事故。Manzey 等研究发现太空环境可能对感觉系统功能和注意选择能力有负面作用。Lathan 和 Newman 在研究操纵杆和轨迹球两种不同输入设备对计算机屏幕光标控制效果的实验中，也发现了类似的跟踪能力下降等影响认知功能的问题。

三、航天心理问题的机制研究

航天飞行的人数有限，每次飞行条件也不尽相同，引起航天心理问题的神经生物学机制仍不明朗。对机制的研究主要通过现有的飞行数据、地面模拟及动物实验来完成，很多数据仍然存在争议。

在航天飞行条件下，机体会产生多系统病理生理的改变，各系统之间存在着复杂的联系及相互影响。目前，专家认为，在长时间的空间飞行过程中，各种环境应激源持续作用于人体，通过影响脑功能及细胞代谢，使内分泌系统、免疫系统发生累积性的功能变化，最终导致中枢神经系统功能或结构发生改变，从而影响中枢神经系统对认知活动及情感过程的控制。神经、内分泌、免疫三大功能系统在多个环节、多个层次上构成了复杂的网络联系。

在航天中，中枢神经系统的改变可能是受到辐射或微重力的直接影响，也可能是受到行为方式（如睡眠紊乱或生理节律改变）的间接影响。脑内神经生理的改变包括神经递质系统的改变，神经元和神经连接的可塑性降低，大脑皮质和大脑皮质下神经元代谢活动的降低、辐射和低动力引起的神经细胞退化、电解质浓度的改变、颅内脑脊液容量的变化及生理节律改变等。进入太空后，人的神经内分泌系统和免疫系统经历了一个应激–适应–衰退的过程，随着时间的延长，机体神经、内分泌和免疫功能下降越发明显。此外，航天飞行还会增加机体的氧化应激水平，出现氧化还原状态的失衡。

（一）航天员飞行后的变化

关于航天对中枢神经递质影响的研究很难在人体进行，只能测量血液中的相关指标。在航天飞机和国际空间站长期（11～180d）飞行后，血浆皮质醇（CORT）水平升高，应激诱导的白细胞和淋巴细胞亚群、能够产生干扰素（IFN–γ）的 T 细胞数量都降低。而在礼炮 7 号上飞行 200 多天的两名航天员的血浆去甲肾上腺素（norepinephrine，NE）和肾上腺素（adrenaline，AD）水平没有明显变化，研究者认为，在此期间，交感肾上腺系统基本没有启动。

免疫系统失调是长期飞行的一个特点。人体在航天环境中免疫功能降低，主要包括胸腺、脾脏、淋巴结等免疫器官萎缩、变性，外周血淋巴细胞、单核细胞数量减少，T 细胞增殖能力降低，自然杀伤细胞（natural killer cell，NK）活性降低，以及肿瘤坏死因子（tumor necrosis factor，TNF）、IFN-γ、白介素 -2（interleukin-2，IL-2）等细胞因子含量降低。也有一些研究结果不一致，如对在国际空间站中经历长期飞行的 28 名航天员的血浆细胞因子测定结果显示，TNF-α、IL-8、白介素 -1 受体拮抗剂（interleukin-1 receptor antagonist，IL-1ra）、促血小板生成素（thrombopoietin，TPO）、血管内皮生长因子（vascular endothelial growth factor，VEGF）、CC 基序趋化因子配体 2（CCL2）、趋化因子配体 4（也称巨噬细胞炎症蛋白 1β，CCL4）、C-X-C 趋化因子 5（也称上皮中性粒细胞激活肽 78，CXCL5）含量均增加，而 IL-1α、IL-1β、IL-2、基序 IFN-γ、IL-17、IL-4、IL-5、IL-10、粒细胞集落刺激因子（granulocyte colony stimulating factor，G-CSF）、粒细胞 - 巨噬细胞集落刺激因子（granulocyte-macrophage colony stimulating factor，GM-CSF）、碱性成纤维细胞生长因子（basic fibroblast growth factor，bFGF）、CCL3、CCL5 水平没有显著改变。

在空间飞行中，航天员血液中的 8- 羟基 -2'- 脱氧鸟苷水平明显升高，尿液中的 8-异前列腺素 F2α（8-iso-PGF2α，脂质氧化损伤标志物）和 8-OH-dG（DNA 氧化损伤标志物）排泄增加，提示延长在轨飞行时间可增加着陆后氧化损伤程度。俄罗斯研究者发现，在长期航天飞行后，人红细胞膜脂质过氧化程度明显增加，血液中某些抗氧化物质含量减少。

（二）空间飞行动物的变化

空间飞行动物实验大多取自飞行后的样本，故叠加了返回再适应的作用。航天飞行可使动物海马膜上的 5- 羟色胺 I 型受体（5-HT1R）数量增加，纹状体上的多巴胺 D2 受体数量降低，下丘脑多巴胺（dopamine，DA）浓度增加，蓝斑 A6 细胞群 NE 含量明显降低，垂体后叶加压素含量下降。Macho 等发现飞行 14 天的大鼠血浆儿茶酚胺水平略有升高，但肾上腺髓质与下丘脑的儿茶酚胺含量和儿茶酚胺合成酶的活性没有变化，下丘脑 NE 含量降低，血浆和下丘脑 CORT 水平升高，垂体促肾上腺皮质激素（adrenocorticotropic hormone，ACTH）细胞活性增高，血浆睾酮、生长激素、甲状腺素和促甲状腺激素水平降低，胰岛素和葡萄糖水平增加，胰高血糖素水平没有变化。

（三）地面模拟实验

在 -6° 头低位卧床模拟失重实验中，心理应激增加，CORT 水平升高。MARS 500 计划试验后和试验前相比，志愿者血浆 5- 羟色胺（5-hydroxytryptamine，5-HT）和 NE 水平均显著升高，DA 和 CORT 水平则稍微降低。5-HT 和 DA 水平的变化与忧郁、愤怒和情绪障碍等负性情绪得分呈显著正相关，与活力呈负相关；而 NE 变化与活力和情绪障碍呈正相关。

Blanc 等发现模拟飞行 17d 的大鼠肾上腺出现肥大，血浆 CORT 水平升高，大部分脑区色氨酸（tryptophan，TRP）、5- 羟基色氨酸（5-HTP）和 5- 羟基吲哚乙酸（5-hydroxyindole aceticacid，5-HIAA）含量显著减少，皮层、丘脑、纹状体中 5-HT 水平降低。相反，纹状体 TRP 和 5-HTP 水平升高，皮层、纹状体和嗅球内 5-HIAA/5-HT 比率升高，而在下丘脑则降低。研究认为，17d 的空间飞行可能通过激活下丘脑 – 垂体 – 肾上腺轴（hypothalamic–pituitary–adrenal axis，HPA）抑制了 5-HT 代谢。

一些研究发现，微重力是神经元损伤的重要原因之一，可以显著升高大鼠皮层神经元羧基化蛋白的水平，增强氧化应激，降低 Na^+、K^+–ATP 酶活性，降低中脑导水管周围灰质（periaqueductal gray matter，PAG）神经元 Fos 样蛋白的表达，抑制海马齿状回、室管膜下区神经发生和血管发生。地面尾部悬吊模拟失重的实验发现，大鼠神经垂体细胞、促甲状腺素细胞等细胞的超微结构发生改变，可能引起人的精神与体力的逐渐衰退。模拟失重还可使胶质细胞的微丝和中间丝高度紊乱，细胞形态被破坏，DNA 碎裂；红核神经元超微结构发生明显的退行性改变，且随失重时间的延长而加重。

许多实验证实，航天飞行会升高机体的氧化应激水平，以神经系统尤为敏感。细胞回转或动物尾吊等方法所模拟的微重力效应可以导致神经组织或细胞氧化应激水平升高，活性氧、活性氮自由基明显增加，特别是脂质过氧化程度增加和抗氧化酶表达降低，加速神经细胞的衰老。长期尾吊模拟微重力效应可导致大鼠脑组织发生氧化应激，使活性氮（reactive nitrogen species，RNS）、丙二醛（malondialdehyde，MDA）和硝基酪氨酸（nitrotyrosine，NT）等反映氧化损伤的指标升高，而总抗氧化能力（total antioxidant capacity，TAOC）降低，其中，海马组织的氧化应激高于小脑和大脑皮质组织，影响学习和记忆能力。在回转模拟微重力效应下，神经细胞发生明显的氧化应激，蛋白硝基化和羧基化程度增强，活性氧、NOS 水平升高，神经突触和细胞骨架发生明显改变。

（四）分子机制

组学技术的发展推进了航天郁证相关分子机制的研究。有证据表明，细胞信号转导蛋白参与了航天应激的发生，如在 STS-93 航天任务中，航天员的 WI-38 成纤维细胞神经调节蛋白 1（NRG1）和钙调蛋白 2（calmodulin 2，CaM2）等应激相关蛋白表达上调，Ras/MAPK 和 PI3K 等相关信号通路激活。对航天飞行后大鼠肝脏应激反应研究发现，应激相关蛋白冷诱导 RNA 结合蛋白（cold inducible RNA–binding protein，CRIP）表达上调。机体多种应激相关基因响应，如与氧化应激、DNA 损伤、脂肪酸氧化相关的基因被激活，大鼠肝脏应激相关基因 HSP90 和 P53 基因表达下调，NF–κB 等转录因子介导的即刻早期基因（immediate early gene，IEG）的表达减少。航天应激的 miRNA 调节机制也越来越多地引起关注，淋巴细胞的 miR-150、miR-34a、miR-7、miR-27a、miR-144、miR-200a 等表达的改变可能都参与了细胞应激反应。

四、航天心理问题的预防和治疗

（一）心理对抗措施

目前航天主要通过应用心理对抗措施来应对航天应激因素的不利影响。心理对抗措施包括所有能减轻航天飞行中极端严峻的生活和工作条件对乘组绩效和行为影响的活动和措施。对抗措施主要分为两大类，第一类措施的核心是在航天飞行期间使环境条件迁就人的特定需求和实际能力，包括环境的硬件和软件设计，飞行期间的工作计划和作息时间安排，多涉及工效学和人因问题；第二类措施的核心是使人尽可能适应航天飞行的特定生活条件和工作要求，包括选拔最适合做航天员的人，组建由彼此能和谐共处的人员组成的乘组，按照飞行任务的心理要求对单个乘员和全乘组进行心理和人际关系训练，为在轨飞行提供心理监测、评价、支持和保障，以及在完成航天任务后对航天员的地面生活再适应提供保障。这些措施能够在很大程度上促进航天飞行任务的成功和保障航天员安全，但是心理和精神疾病问题仍然未能完全避免和解决。

（二）航天药箱

精神治疗药物一直是航天药品手册规定配备的，包括抗焦虑药、抗抑郁药、安定药、催眠药和抗狂躁及其他情绪起伏不定的药物，每类提供几种药品。用于抗抑郁和伴随焦虑的药物有氟西汀、丙咪嗪、舍曲林、阿米替林等。值得一提的是，在中长期航天飞行中，复杂的应激因素对机体的损伤涉及多系统、多环节的结构和功能的异常或紊乱，而西药多针对单一靶点和单一症状起作用，处方用药很难全面兼顾，更难取得满意的疗效。另外，这些药物的副作用和在空间环境中的异常效应也是不容被忽视的。在一次俄罗斯航天飞行任务中，指令长因服用催眠药而出现了诸多问题。特别是在未来探测月球、火星或更远的宇宙空间时，地球已经脱离了航天员的视线，通信也会长时间滞后，航天员很难取得及时有效的地面支持，因此，需要更加安全有效的药物来防治心理问题。

（三）中医药防治

一项 14 人 60d 头低位卧床实验发现，中药复方太空养心丸可以通过降低唤醒水平来平复受试者的情绪，同时对增强有利的冒险行为和较小范围的自律行为有积极作用。

已有研究表明，应用营养素或天然产物可以有效对抗微重力引发的应激反应，如槲皮素、异鼠李素和木犀草素等黄酮类天然活性物质可以减轻微重力所致的神经细胞氧化损伤。近年来研究发现，多种植物提取的化合物具有减缓应激性损伤的作用，已经证明有确切作用的植物有银杏叶、麻椒和人参等十余种，其保护机制包括促进抗氧化酶表达等。而中医药治疗郁证有很多经方和新药，这为我们的研究提供了很好的理论和实践支持。

相对于空间飞行任务和地面模拟实验中的心理保障和心理对抗措施的研究来说，关于中长期航天心理疾病的脑机制和认知功能变化的研究明显不足且结论不一，关于航天心理问题的药物防治方面的探索和研究还不多见，西医尚未找到非常理想的对抗药物。多数航天中医药学的研究仅限于地面模拟，与真实的航天环境之间存在偏差。关于运用中医药防治航天心理问题的研究报道很少。将中医药传统理论与航天实践相结合，努力寻求解决航天郁证的有效药物，将对空间站长期飞行乃至未来深空探测起到重要作用。

第三节　中医药防治航天郁证研究

我们针对长期航天飞行心理应激问题，结合航天员医学监督和保障的长期实践，借鉴古今名医用药经验，参考现代药理学研究成果，以疏肝解郁、养血理气、安神宁志为组方原则，拟定出防治航天郁证的中药复方，需要通过大量的动物实验验证其作用效果和作用机制。

发挥中医药特色优势，将中医药传统理论与载人航天实践相结合，研发防治航天郁证的有效药物，可以充实和发展载人航天医学保障体系，对航天员应对长期飞行应激与在飞往月球、火星或更远的宇宙空间时保持良好的精神状态和较高的工作效率有重要意义，同时对应激条件十分相似的极地科考和潜艇任务等极端环境工作的心理防护也具有很好的应用价值。相信中医药会在未来的太空探测中发挥更大的作用。

一、保元解郁方对模拟航天郁证大鼠行为学的影响

关于航天心理问题的地面人体模拟研究多采用头低位卧床实验或单纯长期密闭隔离实验（如 MARS 500 试验、潜艇试验），实验实施难度大，成本高。我们在文献研究中发现，地面模拟动物实验很有限，而且大多局限于单纯尾吊对动物情绪的影响。本实验在前期航天郁证大鼠模型的基础上进行条件改良，尝试通过尾吊、孤养、施加噪声刺激、调整明暗周期等四种方法模拟航天飞行的失重、隔离、噪声、昼夜节律改变等多因

素组成的航天特因环境，塑造大鼠模型。通过糖水偏好实验、旷场实验、Morris 水迷宫实验、跳台实验、强迫游泳实验等五种行为学方法，从情绪低落、快感缺失、认知功能损害、行为绝望等四个方面全面评价四个因素模拟航天复合应激是否能成功塑造航天郁证模型，进而评价保元解郁方防治航天郁证的作用效果。

实验十一：保元解郁方对模拟航天郁证大鼠行为学的影响

1. 材料

（1）实验动物：健康成年 6 周龄雄性 SD 大鼠，SPF 级，体重 200g，由中国人民解放军军事医学科学院实验动物中心提供。所有动物在购入后进行适应性常规饲养 10 天。

（2）药物

①保元解郁方水煎浓缩液：方剂保元解郁方（Baoyuan Jieyu Formula，BYJYF）由柴胡等药物组成，每副含生药 94g。水煎液由中日友好医院中药制剂室一次性制备，经水提、浓缩、分装、灭菌等工艺，制成生药含量为 1.7g/mL 的浓缩液，4℃冰箱保存备用。灌胃前用双蒸水分别稀释成 0.85g/mL 和 0.425g/mL，用于中、低剂量组灌胃，原液用于高剂量组灌胃，灌胃量为 10mL/（kg·d）。

②盐酸氟西汀分散片：商品名，百优解，PATHEON FRANCE（法国）生产，礼来苏州制药有限公司分包装，20mg/ 片。国药准字 J20120001，生产批号 2013A，分包装批号 20113AC。灌胃前用双蒸水充分溶解，混匀。1 片溶于 190mL 双蒸水，相当于 2.1mg/（kg·d），灌胃量为 10mL/（kg·d）。

2. 方法

（1）动物分组及给药：动物随机分为 6 组，分别为空白对照组（Ctrl）、长期航天复合应激模型组（Mod）、BYJYF 低剂量组（BYJYFL）、BYJYF 中剂量组（BYJYFM）、BYJYF 高剂量组（BYJYFH）、阳性药物盐酸氟西汀对照组（Flu），每组 10 只。其中，Ctrl 组每笼放入 5 只大鼠，在正常条件下饲养，每日保持 12h 光照（6:00—18:00）和 12h 黑暗昼夜交替。其余 5 组在模拟航天复合应激环境下饲养。除糖水偏好实验外，各组均正常进食水。

从造模第一天起，各组用等体积液体灌胃，均为 10mL/（kg·d），Ctrl 组和 Mod 组用双蒸水，BYJYFL、BYJYFM 和 BYJYFH 组分别用 BYJYF 水煎液的 4 倍稀释液、2 倍稀释液和原液，相当于生药 4.25g/（kg·d）、8.5g/（kg·d）、17g/（kg·d），分别为成人临床用药等效剂量、2 倍和 4 倍量，Flu 组用盐酸氟西汀分散片溶液，2.1mg/（kg·d），相当于成人临床用药等效剂量。药物于灌胃前用双蒸水稀释或溶解，并进行适度温浴（25℃）。灌胃给药于每天上午 9 点进行，持续 6 周。行为学实验于实验第 7 周开始进行。

（2）长期航天复合应激模型构建：长期航天复合应激条件包括孤养、尾吊、噪声、昼夜节律改变。每笼饲养 1 只大鼠，可自由活动和进食水，尾吊笼四周安装毛玻璃，使笼中大鼠不能看到外部，造成相对幽闭隔离的环境。采用 Falcai 等改进的尾部悬吊法，使大鼠躯体与水平呈 30° 角，后肢悬垂不碰触地面。房间四角各放置一个扬声器，持续播放稳态噪声，音量控制在 65dB（A）左右。利用微电脑时控开关设置照明为 45min 开和 45min 关交替，模拟近地轨道 90min 绕地 1 周的昼夜节律变化。模拟长期航天复合应激环境一直持续到行为学实验结束。

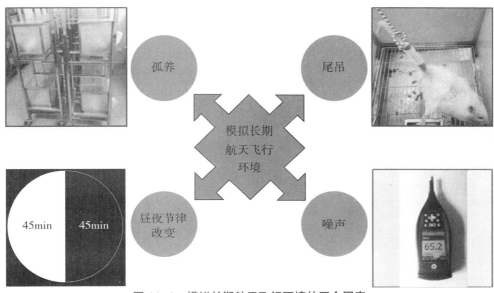

图 11-1　模拟长期航天飞行环境的四个因素

（3）行为学实验

1）糖水偏好实验：实验第 7 周，在安静、暗光环境进行糖水偏好实验。

a. 实验第 42 天，每个动物笼放置 2 个定量好的饮水瓶，瓶中各盛装 1% 的蔗糖水 100mL，使动物适应糖水 24h。

b. 实验第 43 天，每个动物笼放置 2 个定量好的饮水瓶，其中一瓶盛装 1% 的蔗糖水 100mL，另一瓶盛装纯净水 100mL，每 6h 交换一下水瓶的位置。

c. 实验第 44 天，撤去食物和水，保持禁食水状态 24h，为后一天的测试做准备。

d. 实验第 45 天，每笼放置 2 个定量好的饮水瓶，其中一瓶盛装 1% 的蔗糖水 100mL，另一瓶盛装纯净水 100mL，同时给大鼠提供食物。在测试时，Ctrl 组也每笼放一只大鼠。30min 后调换 2 个水瓶的位置。1h 后分别称量 2 个水瓶中剩余的液体量，计算糖水偏好率（糖水偏好率 = 糖水消耗 / 总液体消耗 ×100%），进行统计分析。

2）旷场实验：实验第 46 天，在安静环境下进行旷场实验。

a. 在电脑上标示动物组别、编号，在纸上记录动物组别、编号、测试时间等信息。

b. 抓住鼠尾根部三分之一处，并将大鼠提起，轻轻放入直径 80cm 左右的黑色圆形敞箱中心，同时进行摄像和计时，观测 5min。电脑系统自动记录活动时间。观测人员距离测试箱 1.5m，记录直立次数。

c. 清除粪便，擦洗旷场内壁及底面（湿布、干布各擦一遍），以免上次动物余留的信息（如动物的大便、小便、气味）影响下次测试结果。

d. 换下一只动物进行测试。

e. 实验结果以 excel 表形式输出，对活动时间和直立次数进行统计分析。

3）Morris 水迷宫（Morris water maze，MWM）实验：水迷宫直径 120cm，高 50cm，水池水深 30cm（高出平台 1cm），水温 23 ~ 24℃，圆形平台直径 10cm，置于第三象限，水中加入适量墨汁使平台不可视，在迷宫正上方安装摄像头。房间标记物体的位置在实验中不改变，实验人员的位置相对不变，并在安静、暗光环境下进行测试。测试分为定位航行和空间探索两个阶段。

A. 定位航行实验：从第 47 天到第 50 天，历时 4 天，每日上午、下午各训练 1 次，共计 8 次。

a. 将系统调到"定位航行"模式，调节光照和参数。

b. 将大鼠放于跳台上适应 10s，然后从跳台相对的第一象限将大鼠面对池壁快速放入水中，实验者迅速离开，另一人在通过监视系统观测到动物入水的瞬间快速按"开始"键。系统自动采集大鼠的运动轨迹、游程、游速、逃避潜伏期（大鼠从入水至爬上平台所需的时间）等信息。

c. 当大鼠站上平台后让其再适应 10s。如果 60s 内大鼠未找到平台，则用木杆将其引导到平台上，同样适应 10s。测试完后将大鼠身上水分擦干。

d. 下午训练时则从与跳台相邻的第二象限将大鼠放入水中进行。

e. 重复以上训练共 4 天。对第 4 天的数据进行统计分析，比较各组学习记忆情况。

B. 空间搜索实验：实验第 51 天，进行空间搜索实验。

a. 撤去平台，将系统模式调到"空间搜索"，将阈值调到 0.02s。

b. 从第一象限同一个入水点将大鼠面对池壁快速放入水中，持续 60s，系统采集大鼠运动轨迹、运动时间及在平台象限游泳的时间、距离等数据。

c. 计算大鼠在原平台象限游泳时间占总游泳时间的百分比，对数据进行统计分析。

4）强迫游泳实验：实验第 52 天，在安静环境下进行强迫游泳实验。

a. 实验装置为四个白色塑料桶，注入多半桶清水，水深 30cm，水温 23 ± 1°C，测试不同大鼠前换水。

b. 抓住鼠尾根部三分之一处并将大鼠提起，轻轻放入桶中，每桶 1 只，共测试 6min。大鼠游泳 2min 后，开始记录大鼠不动时间（大鼠在水中停止挣扎，或大鼠呈漂浮状态，仅有细小的肢体运动）、攀爬次数等信息。

c. 对实验数据进行统计分析。

（4）统计分析：所有数据均以均数 ± 标准误（$\bar{x} \pm s\bar{x}$）表示，采用 SPSS 17.0 软件进行正态性分析和方差齐性检验，采用单因素方差分析（one-way ANOVA）进行多样本间比较，用 Bonferroni 修正差别检验法进行两组间比较，并用 GraphPad Prism 5 作图。$P < 0.05$ 被认为差异有统计学意义。与 Ctrl 组比较，#，$P < 0.05$，##，$P < 0.01$，###，$P < 0.001$；与 Mod 组比较，*，$P < 0.05$，**，$P < 0.01$，***，$P < 0.001$。

3. 结果

（1）模拟长期航天复合应激和保元解郁方对大鼠糖水偏好率的影响：与 Ctrl 组相比，Mod 组大鼠糖水偏好率明显降低（$P < 0.01$）；BYJYF 各剂量组和 Flu 组大鼠糖水偏好率比 Mod 组明显升高，其中，BYJYFM 组、BYJYFH 组和 Flu 组有显著性差异（分别为 $P < 0.05$、$P < 0.01$、$P < 0.01$），三个剂量组有剂量 – 效应关系，见图 11-2。结果提示，模拟长期航天复合应激大鼠具有快感缺失的表现，符合郁证特征；保元解郁方有改善模型大鼠快感缺失的作用，且有剂量 – 效应关系。

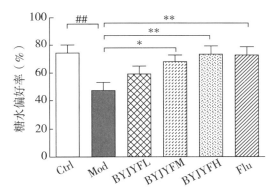

图 11-2　模拟长期航天复合应激和保元解郁方对大鼠糖水偏好率的影响（n=10, $\bar{x} \pm s\bar{x}$）

（2）模拟长期航天复合应激和保元解郁方对大鼠旷场活动的影响：在旷场活动时间上，与 Ctrl 组相比，Mod 组大鼠活动时间显著减少（$P < 0.001$）；与 Mod 组相比，BYJYFH 组和 Flu 组大鼠活动时间有所升高，其中，BYJYFH 组和 Flu 组有显著性差异（$P < 0.05$），见图 11-3 左侧图。

在直立次数上，与 Ctrl 组相比，Mod 组大鼠直立次数减少十分明显（$P < 0.001$）；各用药组直立次数有增多趋势，但无统计学差异，见图 11-3 右侧图。

结果提示，模拟长期航天复合应激大鼠自主行为减少，符合郁证乏力少动的表现；保元解郁方对于模型大鼠的自主活动有一定的增强作用。

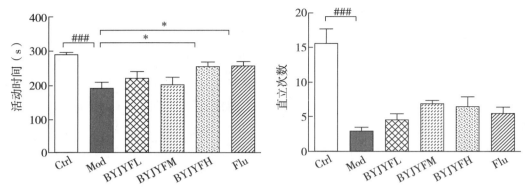

图 11-3　模拟长期航天复合应激和保元解郁方对大鼠旷场活动的影响（n=10，$\bar{x} \pm s\bar{x}$）

（3）模拟长期航天复合应激和保元解郁方对大鼠空间学习记忆能力的影响：在 MWM 定位航行实验中，各组大鼠第 4 天典型运动轨迹见图 11-4，游程统计见图 11-5 左侧图。无论从直观还是从统计结果分析，与 Ctrl 组相比，Mod 组大鼠运行轨迹明显延长（$P < 0.01$）；与 Mod 组相比，BYJYF 各剂量组大鼠运动轨迹不同程度缩短，与剂量有一定相关性，其中，BYJYFH 组有显著差异（$P < 0.05$）。

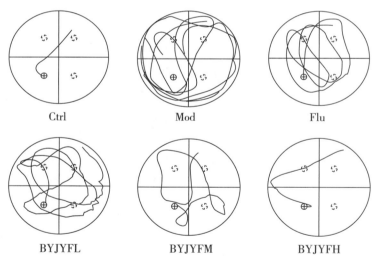

图 11-4　模拟长期航天复合应激和保元解郁方对 MWM 定位航行实验
游泳轨迹的影响（n=10，$\bar{x} \pm s\bar{x}$）

MWM 定位航行实验逃避潜伏期见图 11-5 右侧图。与 Ctrl 组相比，Mod 组大鼠花费更多的时间才能站上平台，逃避潜伏期延长（$P < 0.05$）；与 Mod 组相比，BYJYF 各剂量组大鼠逃避潜伏期与剂量相关，其中，BYJYFH 组有显著差异（$P < 0.05$）。

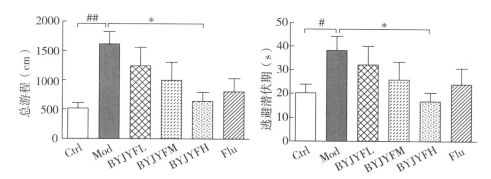

**图 11-5　模拟长期航天复合应激和保元解郁方对 MWM 定位航行实验总游程和
逃避潜伏期的影响（n=10，$\bar{x} \pm s\bar{x}$）**

在 MWM 空间搜索实验中，与 Ctrl 组相比，Mod 组大鼠在原平台象限的游泳时间百分比明显减少（$P < 0.05$）；与 Mod 组相比，BYJYFL、BYJYFM、BYJYFH 组和 Flu 组大鼠在原平台象限的游泳时间百分比均显著增加（分别为 $P < 0.05$、$P < 0.01$、$P < 0.001$ 和 $P < 0.01$），且存在剂量 – 效应关系，见图 11-6。

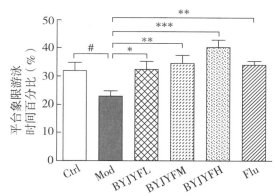

**图 11-6　模拟长期航天复合应激和保元解郁方对 MWM 空间搜索实验平台象限
游泳时间百分比的影响（n=10，$\bar{x} \pm s\bar{x}$）**

结果提示，模拟长期航天复合应激模型大鼠空间学习记忆能力有所减退；保元解郁方对于模型大鼠的空间学习记忆能力减退有防治作用。

（4）模拟长期航天复合应激和保元解郁方对大鼠强迫游泳不动时间与攀爬次数的影响：与 Ctrl 组相比，Mod 组大鼠强迫游泳不动时间显著减少（$P < 0.01$）；与 Mod 组相比，BYJYF 各剂量组和 Flu 组大鼠强迫游泳不动时间有不同程度的减少（分别为 $P < 0.05$、$P < 0.01$、$P < 0.001$ 和 $P < 0.05$），BYJYF 各剂量组呈现明显的剂量 – 效应关系，见图 11-7 左侧图。

与 Ctrl 组相比，Mod 组大鼠攀爬次数显著减少（$P < 0.001$）；与 Mod 组相比，

BYJYFM、BYJYFH 组和 Flu 组大鼠攀爬次数均显著增加（分别为 $P < 0.05$、$P < 0.01$、和 $P < 0.01$），BYJYF 各剂量组呈现明显的剂量 – 效应关系，见图 11-7 右侧图。

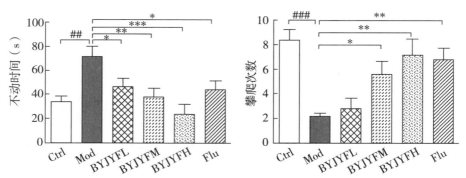

图 11-7　模拟长期航天复合应激和保元解郁方对强迫游泳的影响（n=10, $\bar{x} \pm s\bar{x}$）

结果提示，模拟长期航天复合应激大鼠有行为绝望的表现，符合郁证行为绝望、情绪低落的特征；保元解郁方对于模拟航天郁证大鼠的行为绝望有防治作用，且有明显的剂量 – 效应关系。

4. 讨论　载人航天发展几十年来，航天员在航天飞行中出现的心理问题日益受到重视。出于对航天飞行任务次数、人数限制及成本的考虑，载人航天飞行远远不足以支持相关方面的研究需求，需要更多地依赖于地面模拟研究。地面人体实验大多模拟幽闭隔离环境下或失重效应下的心理应激，研究成本高，组织实施困难，限制了其大规模开展。模拟动物实验仍然是比较理想的选择。

目前，有关模拟航天飞行心理应激方面的动物实验比较少，且大多局限于单因素对动物应激的影响，主要集中于尾吊模拟失重对情绪影响的研究。近年来，有学者研究模拟复合应激对认知或情绪的影响。Shtemberg 等用辐射、疲劳等复合因素模拟太空飞行，未发现其对认知产生太大影响。马静遥等以尾吊、隔离、孤养和昼夜节律改变等复合应激模拟航天特因环境，采用奖励性条件反射和水迷宫检测大鼠认知功能，发现造模 28d 时大鼠认知功能严重损伤，但研究没有考虑噪声因素，而且只简单评价了认知功能。刘军莲等用尾吊、噪声、昼夜颠倒、禁水、禁食、摇晃等刺激建立了航天郁证模型，发现模型大鼠的活动能力和探究能力降低，体重减轻，食物消耗量降低，但此模型在航天特因环境上叠加了传统抑郁模型的刺激因素，不能真实反映航天飞行因素对情绪的影响。

本研究致力于构建一个比较理想和全面的航天复合应激大鼠模型，用来揭示航天飞行中情绪的变化及其机制，并为相关药物防治研究提供实验依据。考虑到长期太空飞行是种特殊和复杂的极端环境，包括失重、隔离、噪声、昼夜节律改变、辐射等特殊因素，我们在建模时尽可能多地模拟这些因素。

首先，用大鼠后肢去负荷尾吊模拟太空微重力环境的影响，这是研究模拟失重时普遍采用的造模方法，也被用于模拟航天飞行相关的情绪研究。其次，将大鼠用磨砂玻璃笼单笼饲养，用来模拟航天飞行中的狭小隔离环境。据文献报道，长期的社会隔离和限制可能会引起神经认知改变、疲劳、睡眠障碍、应激激素水平改变和免疫调节变化等一些典型变化，符合空间衰弱症（asthenia）的表现。

此外，噪声也被认为是宇宙飞船中的一种环境压力和烦恼来源。本研究用 65 ± 5dB 的稳态噪声模拟航天环境中的噪声，这个强度接近载人航天飞行器中的噪声强度。越来越多的证据显示，长期噪声暴露与认知障碍、抑郁、睡眠障碍和免疫功能紊乱明显相关。

另外，我国未来将长期进行空间站任务，空间站 90min 左右绕地飞行 1 周，形成完全不同于地球的昼夜节律。尽管灯光控制可以对生物节律进行一定的调节，但是并不能模拟空间站飞行因日、月引力节律变化而对人体生物节律造成的影响。生物节律紊乱可导致多种病理变化，包括精神抑郁、睡眠障碍、心血管系统疾病、代谢综合征、炎症及学习和记忆能力减退。在本项研究中，我们通过灯光控制 45min 亮 /45min 暗模拟 90min 的昼夜周期，作为模拟近地轨道航天飞行环境的一个重要因素。

宇宙辐射是航天飞行的一个特殊的环境因素，它是一种包含伽马射线、高能质子和宇宙射线的特殊混合体，作用于人体时会使细胞产生电离效应，损害机体分子、细胞和组织结构，影响原有的生理功能，使免疫力降低，癌症发病率增加，基因遭到破坏。在未来很长一段时间，我国将主要在空间站进行科学研究，在空间站所在的近地轨道进行载人航天飞行期间，由于地球磁场和大气层的保护，来自外层的电离辐射大大减少，对人体的影响很小，航天器适当的质量厚度屏蔽就可以基本满足空间辐射防护的要求。航天实施医学重在满足载人航天实际应用的需求，故本研究暂时未将辐射因素叠加到模拟航天飞行环境中。

我们前期采用尾吊、时序变化、孤养、噪声四个因素模拟航天环境，建立慢性应激大鼠模型，发现模型大鼠认知功能降低，氧化应激水平升高。我们在这个模型的基础上进一步观察大鼠情绪的变化，进行行为学评价，验证模型的可靠性和稳定性，扩大其应用范围，最终选择尾吊、昼夜节律改变、孤养、噪声等四个主要因素组成模拟长期航天复合应激环境。

郁证主要有情绪低落、快感缺失、行为绝望、自主活动减少、认知功能损害等表现，各种慢性应激动物模型所表现出的兴趣丧失、快感缺失、记忆障碍、木僵状态等与抑郁的临床表现极为相似，动物模型的评判也多依赖于一系列的神经行为学测试。啮齿动物喜欢甜食，糖水偏好实验通过检测动物对清水或蔗糖水的偏好情况来评价快感缺失与否。旷场实验是根据啮齿动物倾向于避开令其反感的区域而设计的，用于焦虑情绪和抗焦虑药物评价，还能客观反映动物自主活动功能。强迫游泳和悬尾实验是目前评价抑郁性情绪最常用的行为学方法，若动物在游泳或尾部悬吊条件下不动时间增加，则认为其具有抑郁表现。由于在本模型构建时进行了长期后肢去负荷尾吊，如果用悬尾实验评价抑郁，则是对大鼠尾部更大的刺激，故我们选用强迫游泳来评价行为绝望。Morris 水迷宫是目前公认的客观评价学习记忆功能的方法，通过测量动物在水中找到平台的速度和移除平台后动物在原有平台象限的搜索时间来评价学习记忆能力，主要用于研究海马病变与空间学习能力损害的关系。

盐酸氟西汀，又名百优解，是世界抗抑郁临床一线用药，属于 5- 羟色胺受体再摄取抑制剂，用于治疗抑郁和其伴随的焦虑，还可治疗强迫症及暴食症。用其作为阳性对照药物，以期更好地比较评价保元解郁方的防治效果。

我们通过四个神经行为学实验发现，模拟长期航天复合应激大鼠具有快感缺失、情绪低落、自主活动减少、行为绝望、学习记忆能力下降等抑郁样行为表现，符合郁证的典型特征，说明模拟长期航天复合应激诱导了抑郁样反应，航天郁证模型构建成功。保元解郁方能够改善这一系列行为表现，减轻其发生程度，且有一定的剂量 – 效应关系，效果优于盐酸氟西汀，说明保元解郁方能够很好地防治航天郁证。

二、保元解郁方对模拟航天郁证大鼠生化的影响

慢性应激是应激原长时间、缓慢地作用于机体引起的应激反应。机体在应激时，会调动各种代偿机制以应对危机，从而引起一系列的生理生化变化，包括交感神经系统、HPA 轴，甚至是氧化应激水平的变化等，最终导致机体内稳态失衡，产生很多负面效应。研究发现，慢性应激与抑郁症的发病密切相关。长期航天复合应激模型是具有航天特殊因素的长期慢性应激，那么这种模型引起的类抑郁症状是否与以上这些系统的变化相关？保元解郁方防治航天郁证的作用是否与慢性应激引起的各系统功能失调相关？本部分研究通过对交感神经系统、HPA 轴和氧化应激指标的检测，评价模拟航天郁证与慢性应激的关系，以及保元解郁方防治航天郁证的部分作用机制。

实验十二：保元解郁方对模拟航天郁证大鼠生化的影响

1. 材料　动物、药物同行为学部分。主要试剂：血清 NE、DA、ACTH、CORT 测定使用武汉华美生物工程有限公司生产的大鼠酶联免疫试剂盒，血清超氧化物歧化酶（superoxid dismutase，SOD）、过氧化氢酶（catalase，CAT）、总抗氧化能力（total

antioxidant capacity，T-AOC）活性测定和丙二醛（malondialdehyde，MDA）含量测定使用南京建成生物工程研究所生产的生化试剂盒。

2. 方法　动物分组、给药及长期航天复合应激模型构建同行为学部分。动物血清制备：对大鼠进行10%水合氯醛腹腔注射麻醉（0.3mL/100g），用一次性采血针从心尖处进行心脏穿刺采血，用真空采血管收集血液标本，于4℃离心15min，转速3500r/min，取上清液，-20℃保存备用。

酶联免疫检测、生化检测：均按照试剂盒说明书进行操作。

统计分析：同行为学部分。

3. 结果

（1）保元解郁方对模拟航天郁证大鼠交感神经系统的影响：与Ctrl组相比，Mod组大鼠血清NE、DA水平均显著升高（$P < 0.001$）；与Mod组相比，保元解郁方各剂量组和Flu组大鼠NE水平均显著降低（$P < 0.001$，见图11-8左）；各组DA水平也显著降低（BYJYFL组$P < 0.01$，BYJYFM组、BYJYFH组和Flu组$P < 0.001$，见图11-8右）；中、高剂量组比低剂量组效果更佳。结果提示，模拟航天郁证大鼠交感神经系统呈高度激活状态，保元解郁方可以明显抑制交感神经系统的过度激活，使其更接近于正常状态。

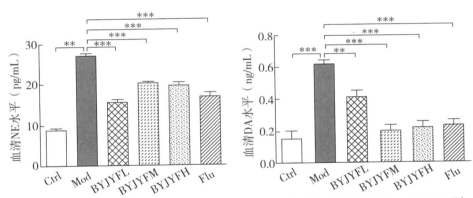

图11-8　保元解郁方对模拟航天郁证大鼠血清NE和DA水平的影响（n=10，$\bar{x} \pm s\bar{x}$）

（2）保元解郁方对模拟航天郁证大鼠HPA轴的影响：与Ctrl组相比，Mod组大鼠血清ACTH和CORT水平均显著升高（$P < 0.01$）。与Mod组相比，BYJYFH组和Flu组大鼠ACTH水平显著降低（$P < 0.01$，见图11-9左）；BYJYFM组大鼠CORT水平降低具有统计学意义（$P < 0.05$，见图11-9右）。结果提示，模拟航天郁证大鼠HPA轴呈高度激活状态，保元解郁方在抑制其过度激活方面有一定的作用，效果优于盐酸氟西汀。

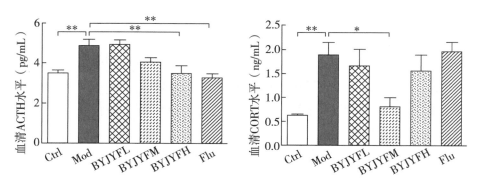

图 11-9　保元解郁方对模拟航天郁证大鼠血清 ACTH 和 CORT 水平的影响（n=10，$\bar{x} \pm s\bar{x}$）

（3）保元解郁方对模拟航天郁证大鼠氧化应激水平的影响：与 Ctrl 组相比，Mod 组大鼠血清 SOD、CAT 和 T-AOC 活性均显著降低（$P < 0.001$）。与 Mod 组相比，各用药组 SOD 活性均有不同程度升高（BYJYFL 组 $P < 0.01$，其余各组 $P < 0.001$），如图 11-10（1）所示；BYJYFM 组和 BYJYFH 组 CAT 活性升高，效果优于 BYJYFL 组和 Flu 组，如图 11-10（2）所示；保元解郁方各剂量组 T-AOC 升高（BYJYFL、BYJYFM 组 $P < 0.01$，BYJYFH 组 $P < 0.001$），而 Flu 组没有统计学差异（$P > 0.05$），如图 11-10（3）所示。

与 Ctrl 组相比，Mod 组大鼠血清脂质过氧化产物 MDA 水平显著升高（$P < 0.001$）。与 Mod 组相比，各用药组 MDA 水平均显著降低（$P < 0.001$），其中，BYJYFH 组变化最明显（$P < 0.001$），BYJYFM 组和 BYJYFL 组 $P < 0.01$，Flu 组 $P < 0.05$，如图 11-10（4）所示。

结果提示，模拟航天郁证大鼠氧化还原水平显著降低，保元解郁方可以明显增加抗氧化酶系统活性，提高氧化还原水平，抑制氧化应激。保元解郁方中、高剂量作用优于低剂量和盐酸氟西汀。

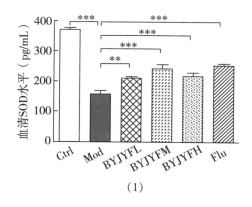

（1）

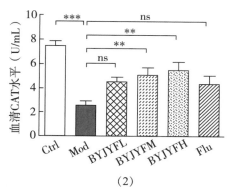

（2）

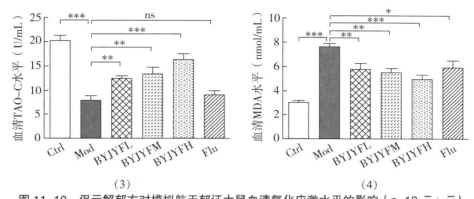

图 11–10　保元解郁方对模拟航天郁证大鼠血清氧化应激水平的影响（n=10, $\bar{x} \pm s\bar{x}$）

注："ns"代表无显著差异。

4. 讨论　慢性应激可以引起交感－肾上腺系统长期激活，血清（或血浆）交感神经递质 NE 水平升高。在多次航天飞行实践和模拟失重实验中，血清（或血浆）NE 和 DA 水平都升高，交感神经反应增强。而抑郁也与交感神经过度激活相关，抑郁患者血清 NE 水平有显著升高。在肝气郁结患者烦躁时，血清 NE 水平也会显著升高。在本研究中，模拟长期航天复合应激引起了 NE 和 DA 水平升高，而保元解郁方很好地抑制了 NE 和 DA 水平的过度升高。因此，模拟长期航天复合应激引起的类抑郁症状和认知减退与交感神经活性过度激活相关，保元解郁方可以通过影响 NE 和 DA 水平来调节交感神经系统活性，从而起到改善航天郁证的作用。

抑郁涉及神经内分泌功能紊乱。应激后 HPA 的活性增强被认为是抑郁症的重要神经生物学改变。HPA 功能亢进是应激反应中最为公认的神经内分泌机制。HPA 轴激活是机体对应激的最重要的适应性、保护性反应，但在慢性应激过程中，HPA 轴持续激活，糖皮质激素长期大量分泌，引起机体产生许多病理效应。大多数抑郁症患者和慢性应激啮齿类动物模型血清 CORT 和 ACTH 水平升高。此外，高水平的糖皮质激素还影响学习和记忆。因此，HPA 轴活性正常是抑郁症状缓解和记忆能力增强的一个重要指标。已有研究发现，航天飞行或抛物线飞行后，机体应激激素水平明显升高，血浆和尿皮质醇含量显著增加，航天飞行导致 HPA 轴的持续激活。模拟失重效应的 –6° 头低位卧床实验也出现心理应激和皮质醇增加。在本研究中，在模拟复合航天应激环境长期暴露条件下，血清 ACTH 和 CORT 水平升高，与以前航天飞行、模拟失重等的研究结果一致。保元解郁方可以减轻模拟长期航天复合应激引起的 ACTH 和 CORT 水平升高的程度。因此，模拟长期航天复合应激引起的类抑郁症状和认知减退与 HPA 轴的持续激活有关，保元解郁方可以通过影响 ACTH 和 CORT 的水平来调节 HPA 轴活性，降低应激水平，减少应激造成的损伤，从而起到改善航天郁证的作用。

氧化应激水平升高与内源性抗氧化物质功能的减退对抑郁症和认知损害的发生起着重要的作用。在航天飞行中，机体氧化应激的水平也随飞行时间的延长而升高。大多数对于啮齿动物的研究结果表明，航天飞行后脂质过氧化水平升高，抗氧化酶活性降低。尾吊模拟失重的研究也发现同样的变化。在本研究中，模拟长期航天复合应激使大鼠血清 SOD、CAT 和 T-AOC 活性降低，脂质过氧化物 MDA 水平升高，表明模拟长期航天复合应激使氧化应激水平升高，而保元解郁方可以逆转这些改变，防止氧化应激水平显著升高。也就是说，模拟长期航天复合应激引起的类抑郁症状可能与氧化应激水平升高密切相关，而保元解郁方具有抗氧化作用，可以通过其降低氧化应激水平，减少氧化应激损伤，从而起到改善航天郁证的作用。

综合而言，保元解郁方对模拟航天郁证交感神经系统、HPA 轴和氧化还原系统的调节作用优于盐酸氟西汀，具有很好的应用前景。

三、保元解郁方对模拟航天郁证大鼠脑神经递质水平的影响

神经递质是指在神经元的突触前膜向突触后膜进行信息传递时担当信使的特定化学物质。随着神经生物学的发展，目前被发现的神经递质主要包括肾上腺素（AD）、去甲肾上腺素（NE）、多巴胺（DA）、5- 羟色胺（5-HT）等单胺类，γ- 氨基丁酸（γ-aminobuctyric acid，GABA）、谷氨酸（glutamic acid，Glu）等氨基酸类，乙酰胆碱（ACh）、胆碱等胆碱类。慢性应激影响中枢神经系统内神经递质的变化，从而引起情绪、行为、活动的异常，甚至导致抑郁等多种疾病。通过脑内神经递质测定，我们可以了解神经精神类药物作用机制。

近年来，液相色谱 - 串联质谱（liquid chromatography–tandem mass spectrometry，LC–MS/MS）联用新技术出现，得到了极大的重视和发展，已经成为科研和日常分析的有力工具。本部分研究用 LC–MS/MS 方法同时测定大鼠脑内 7 种主要神经递质含量，为探讨模拟航天郁证的发生机制和保元解郁方的作用机制提供依据。根据前期研究，我们发现保元解郁方中剂量组防治航天郁证的性价比最佳，故在接下来进行机制研究时，我们取中剂量组进行重点深入研究。

实验十三：保元解郁方对模拟航天郁证大鼠脑神经递质水平的影响

1. 材料

（1）实验动物、药物：同行为学部分。

（2）主要仪器：Q–Trap5500 型串联四级杆 - 离子阱质谱分析仪（加拿大 SCIEX 公司），Agilent 1290 高效液相色谱系统（美国 Applied Biosystems 公司），TSKgel Amide–80 高效液相色谱柱（日本 Tosoh 公司），Sorvall LegendMicro17R 微量离心机（美国 Thermo 公司），XS105S 十万分之一电子天平（瑞士 MettlerToledo 公司）。

（3）主要试剂：5-HT、ACh、GABA、3，4- 二羟基苄胺（DHBA，内标）对照品购自美国 Sigma 公司；DA、NE、E、Glu 对照品，乙腈，甲醇，甲酸铵购自中国食品药品检定研究院。

2.方法

（1）动物分组及给药：同行为学部分。

（2）长期航天复合应激模型构建：同行为学部分。

（3）脑样品的处理

1）Ctrl组、Mod组、BYJYFM组每组取6只大鼠，用10%水合氯醛腹腔注射麻醉（0.3mL/100g）。

2）心脏取血后，将大鼠断头处死，在冰浴中取脑，分离海马和大脑皮质。每个样品分成2份，快速液氮冷冻备用。取其中一份测定神经递质，另一份留作其他检测。

3）将用于测定神经递质的海马和大脑皮质组织精密称重，分别加入9倍体积生理盐水，在冰浴中超声匀浆得脑匀浆液。

4）取0.100mL脑匀浆液，加入0.200mL冰冷的乙腈，混匀后于4℃放置30min。

5）4℃，8000r/min，低温离心3min，用移液枪准确吸取200μL上清液至1.5mL离心管中，冻存备测。

（4）大鼠脑组织神经递质检测

1）LC-MS/MS条件：TSKgel Amide-80色谱柱（2.0mm*15cm，3μm），柱温35℃，流动相乙腈：15mmol/L甲酸铵水溶液（pH 5.5）（60：40），流速0.4mL/min。质谱检测器采用电喷雾电离方式进行离子化，以正离子多反应监测（MRM）模式进行扫描，离子源及其他相关参数优化为喷雾电压4500V，加热温度500℃，Gas1 50Psi，Gas2 70Psi，其他参数见表11-1。

表11-1 神经递质检测离子对及质谱离子化条件

分析物	Q1（m/z）	Q3（m/z）	DP（V）	EP（V）	CE（eV）	CXP（V）
5-HT	177	160	65	12	10	8
DA	154.2	136.6	30	12	15	40
NE	170	152	95	12	15	10
AD	184	165.8	40	7	12	15
Glu	148	84	95	4	17	9
GABA	104.1	87	50	10	17	8
ACh	146.1	87.4	160	10	20	8
DHBA	140.1	123.1	10	10	17	4

注：DP，declustering potential，去簇电压；EP，entrance potential，出口电压；CE，collision energy，碰撞能；CXP，collision cell exit potential，碰撞池出口电压。

2）标准曲线的绘制：精密称取7种神经递质对照品各2mg，用含0.2%甲酸的甲醇-水溶液（1：1，下同）溶解配置成1g/L的对照品储备液，于-80℃冰箱备用。分别用含0.2%甲酸的甲醇-水溶液稀释至0.5、1、2、5、10、20、50、100、200、

500、1000、2000、5000、10000、20000、50000ng/mL。对照品溶液均在每次使用前新鲜配制。取各浓度标准溶液 200μL 加入内嵌管的液相小瓶中，进样量 5μL。以各神经递质的浓度为横坐标，其峰面积为纵坐标进行线性回归，得到各神经递质的标准曲线。

3）LC–MS/MS 测定：取出冻存的脑样品匀浆液 200μL，在其中加入 10μL 内标 DHBA，然后加入 800μL 甲醇–水溶液（1：1）稀释，5000r/min 低温离心 10min，取上清液进行 LC–MS/MS 测定。

（5）统计分析：同行为学部分。

3. 结果

（1）保元解郁方对模拟航天郁证大鼠脑组织单胺类神经递质的影响：在大脑皮质组织中，与 Ctrl 组相比，Mod 组单胺类神经递质 5–HT、DA 、NE 和 AD 含量均降低（分别为 $P < 0.01$、$P < 0.05$、$P < 0.05$ 和 $P < 0.001$）。与 Mod 组相比，BYJYF 组单胺类神经递质 5–HT、DA 、NE 和 AD 含量均升高，结果具有统计学差异（AD 为 $P < 0.01$，其余 $P < 0.05$），见图 11–11。

在海马组织中，仅 5–HT 和 NE 有统计学差异。与 Ctrl 组相比，Mod 组 5–HT、和 NE 水平降低（分别为 $P < 0.05$ 和 $P < 0.001$）。与 Mod 组相比，BYJYF 组 5–HT 和 NE 水平升高（$P < 0.05$）。DA 和 AD 没有明显变化。

结果提示，航天郁证大鼠大脑皮质和海马单胺类神经递质水平有明显降低，保元解郁方可以使单胺类神经递质水平升高。

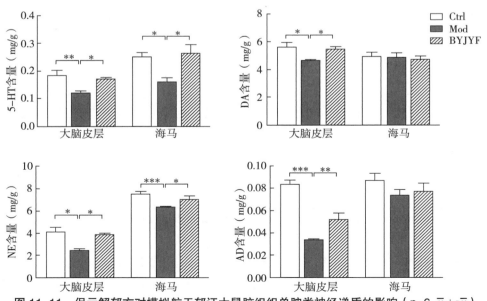

图 11–11　保元解郁方对模拟航天郁证大鼠脑组织单胺类神经递质的影响（n=6, $\bar{x} \pm s\bar{x}$ ）

（2）保元解郁方对模拟航天郁证大鼠脑组织氨基酸类神经递质的影响：在大脑皮质组织中，与 Ctrl 组相比，Mod 组 Glu 水平升高（$P < 0.01$）。与 Mod 组相比，BYJYF 组 Glu 水平降低（$P < 0.05$）。在海马组织中，各组 Glu 含量没有明显区别，见图 11-12 左侧图。

在大脑皮质组织中，与 Ctrl 组相比，Mod 组 GABA 水平明显降低（$P < 0.001$）。与 Mod 组相比，BYJYF 组 GABA 水平升高（$P < 0.05$）。在海马组织中，各组 GABA 含量没有明显区别，见图 11-12 右侧图。

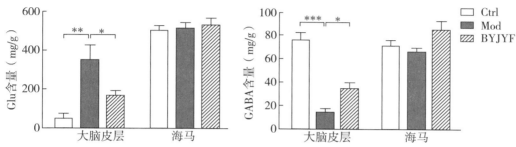

图 11-12　保元解郁方对模拟航天郁证大鼠脑组织氨基酸类递质的影响（n=6, $\bar{x} \pm s\bar{x}$）

（3）保元解郁方对模拟航天郁证大鼠脑组织乙酰胆碱的影响：与 Ctrl 组相比，Mod 组大脑皮质和海马的神经递质 ACh 含量均明显升高（分别为 $P < 0.001$ 和 $P < 0.05$）。与 Mod 组相比，BYJYF 组大脑皮质 ACh 含量升高（$P < 0.05$），而海马组织 ACh 含量没有变化，见图 11-13。

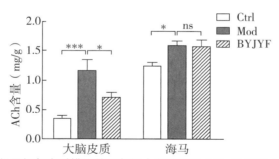

图 11-13　保元解郁方对模拟航天郁证大鼠脑组织 ACh 的影响（n=6, $\bar{x} \pm s\bar{x}$）

4. 讨论　神经递质与心理状态有密切联系，其变化直接影响着生物体神经行为活动。然而，其检测分析需要很大的样本量，而且费时费力。近年来，LC-MS/MS 分析方法被广泛应用于科学研究，张蕾等建立了应用 LC-MS/MS 同时测定小鼠脑组织中 7 种神经递质含量的方法，结果稳定，操作简单，效率高，而且样品需要量小。

郁证与神经递质系统密切相关。研究发现，郁证可能是由 5-HT、NE、AD、DA 或 GABA 能系统水平降低，或 ACh、Glu 能系统过度激活，或递质间功能失调所致。在本部分研究中，我们采用 LC-MS/MS 同时检测大鼠脑内 7 种主要神经递质，包括单胺类、氨基酸类和胆碱类等三类。

单胺假说一直是抑郁症发病及治疗研究的核心内容，也是最为公认的假说，其认为抑郁症是由相关脑区中 5–HT、NE 和 DA 这些特定神经递质的水平过低或受体功能低下所致。目前临床常用的抗抑郁药大多通过增加突触间隙 5–HT 或 NE 浓度而起作用。5–HT 是一个重要的情绪调节因子，大量研究认为其含量减少是导致抑郁症发病的关键因素。我们选用的阳性对照药物盐酸氟西汀即是选择性 5–HT 再摄取抑制剂，通过控制突触前膜对 5–HT 的再吸收，增加细胞间隙单胺类递质的浓度来发挥抗抑郁作用。以前的研究发现，模拟飞行 17d 的大鼠大脑皮质 5–HT、TRP、5–HTP 和 5–HIAA 水平降低，飞行 1 个月的小鼠大脑 DA 系统活性明显降低，在航天特定环境下大鼠海马 NE 含量减少。

氨基酸类神经递质 Glu 和 GABA 分别是兴奋性和抑制性氨基酸，共同影响情绪和记忆功能。Glu 是哺乳动物脑内含量最高的氨基酸，作为海马锥体神经元的主要兴奋性神经递质，在学习记忆、神经元可塑性及大脑发育等方面均起重要作用。Glu 还是 HPA 轴重要的兴奋物质，两者互为因果，互相放大，应激时 HPA 轴激活引起 Glu 大量堆积，造成海马神经毒性，而细胞外高水平的 Glu 又使 HPA 轴功能亢进。GABA 是中枢神经系统主要的抑制性神经递质，负性调节学习记忆功能，在抑郁进程中，GABA 代谢发生改变，GABA 能神经传递受到抑制。

胆碱类神经递质 ACh 参与学习记忆生理活动，对心境的稳定也有重要作用。研究发现，胆碱能神经系统功能亢进会导致抑郁发生。其发病机制为：拟胆碱能激活 HPA 轴，使皮质醇激素升高引起抑郁；胆碱能神经系统亢进，导致其与肾上腺素能神经系统的平衡被打破，从而引起抑郁。

我们的研究结果显示，模拟长期航天复合应激减少了大脑皮质 NE、AD、DA、5–HT 和 GABA 的含量，增加了大脑皮质 Glu 和 ACh 的含量，保元解郁方使这种变化程度减轻；而在海马组织中，模拟长期航天复合应激仅降低了 5–HT 和 NE 的含量，升高了 ACh 的含量，保元解郁方则仅预防了 5–HT 和 NE 含量的降低，对模拟长期航天复合应激下 ACh 的升高没有影响。结果提示，模拟长期航天复合应激可以通过影响脑组织各种神经递质的含量诱导航天郁证的发生。我们发现，相对于海马而言，这种影响更多存在于大脑皮质中，原因有待进一步研究。保元解郁方可能通过调节多种神经递质的含量来预防航天郁证的发生，尤其对 5–HT 和 NE 的调节最明显，在大脑皮质和海马都有作用。

四、保元解郁方对模拟航天郁证大鼠脑组织形态的影响

长期慢性应激会引起中枢神经系统内的生化改变，出现情绪异常，甚至导致大脑器质性损害，而与情绪密切相关的是大脑皮质和边缘系统（尤其是海马），其在应激反应中是高位调节中枢，更是应激反应最容易累及的敏感区域。在长期慢性应激时，HPA 轴的持续激活，糖皮质激素大量堆积等，都可引起大脑结构发生器质性的改变。

本部分从神经组织形态学上研究模拟航天郁证的发生机制及保元解郁方的作用机制。

实验十四：保元解郁方对模拟航天郁证大鼠脑组织形态的影响

1. 材料

（1）实验动物、药物：同行为学部分。

（2）主要仪器：全自动真空脱水机、组织包埋机、石蜡切片机、载玻片购自德国 Leica 公司，荧光显微镜购自日本 Olympus 公司。

（3）主要试剂：二甲苯（北京赛因坦科技有限公司）、无水乙醇（天津华东试剂厂）、尼氏染色试剂盒（焦油紫法）（北京雷根生物技术有限公司）、冰醋酸（国药集团化学试剂有限公司）。

2. 方法

（1）动物分组及给药：同行为学部分。

（2）长期航天复合应激模型构建：同行为学部分。

（3）脑组织尼氏染色

1）麻醉：每组取 4 只大鼠，用 10% 水合氯醛腹腔注射麻醉（0.3mL/100g）。

2）灌流：先用生理盐水灌注，待大鼠肝脏变白后，换成 4% 多聚甲醛灌流，直到大鼠肝脏变硬，尾巴僵硬为止。

3）固定：将大鼠断头处死，开颅取脑，将脑组织放入 4% 多聚甲醛溶液中浸泡 24h。

4）漂洗：流水漂洗固定液 24h。

5）脱水：用乙醇作脱水剂，由低浓度到高浓度，40% 乙醇（6h）→ 50% 乙醇（4h）→ 70% 乙醇（3h）→ 80% 乙醇（2h）→ 90% 乙醇（1h）→ 95% 乙醇（45min）→ 95% 乙醇（45min）→ 100% 乙醇（25min）→ 100% 乙醇（25min），逐渐脱去组织块中的水分。

6）透明：将脑组织放入二甲苯中浸泡 30min（10min × 3 次）。

7）浸蜡：在 60℃ 恒温蜡箱中放置 3 个蜡杯，2 杯盛放软蜡（熔点 52 ~ 54℃），1 杯盛放硬蜡（熔点 52 ~ 54℃）。组织经透明后放入熔化的软蜡内各 25min；然后放入硬蜡内 25min。

8）包埋：在容器中倒入已熔化的石蜡，迅速夹取已浸透石蜡的组织块放入其中。室温下冷却，凝固成块。

9）切片与贴片：将包埋好的蜡块固定于切片机上行冠状切片，厚度 25μm，取背侧海马最大部位（前囟 –3.6nm ~ –4.5nm）的连续 10 张脑片，将切下的薄片放到 45 ~ 50℃ 水中展平，再贴到载玻片上，放 45℃ 恒温箱中烘干。

10）染色：将脑片置于焦油紫溶液中，室温下染色 30min。用蒸馏水冲洗 3 次。

11）分色：切片放入 Nissl Differentiation 中进行分化，在显微镜下观察至背景接近于无色为止。

12）脱水：用 95%、100%、100% 的乙醇各脱水 30s。

13）透明：使用二甲苯透明 5min 后，换用新的二甲苯，再透明 5min。

14）封固：用中性树胶封片。

15）在荧光显微镜下对海马各区及大脑皮质进行组织学观察及拍照，并对不同区域尼氏染色阳性神经元进行双盲计数。

（4）统计分析：同行为学部分。

3. 结果

（1）保元解郁方对模拟航天郁证大鼠海马组织形态的影响：我们在显微镜下对尼氏染色的海马组织切片进行观察发现，与 Ctrl 组相比，Mod 组 1、2、3 三个区域海马锥体神经元细胞体肿胀，数量减少，间隙变大，排列稀疏散乱，染色相对较弱，很多细胞的细胞质中尼氏体较少且模糊。与 Mod 组相比，BYJYF 组上述区域海马锥体神经元数目增多，神经元形态更加规则，细胞肿胀有所改善，排列整齐且紧密，染色较深。见图 11-14。

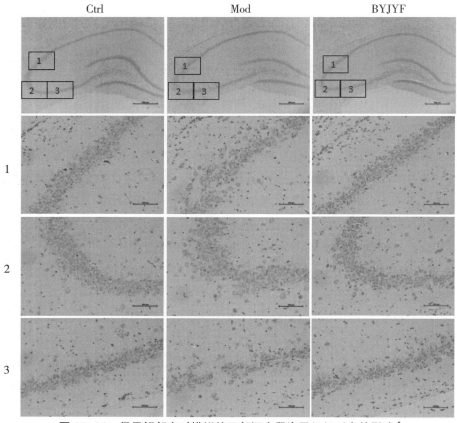

图 11-14　保元解郁方对模拟航天郁证大鼠海马组织形态的影响*

我们对海马各区域神经元数目进行计数，并统计分析。与 Ctrl 组相比，Mod 组 1、2、3 三个区域神经元数目显著减少（分别为 $P < 0.01$、$P < 0.05$、$P < 0.001$）。与 Mod 组相比，BYJYF 组神经元数目显著减多（分别为 $P < 0.05$、$P < 0.05$、$P < 0.01$）。见图 11-15。

区域 1 大致对应海马 CA2 区，区域 2 和区域 3 则属于海马 CA3 区。结果提示，模拟长期航天复合应激会造成海马 CA2、CA3 区神经元不同程度的损伤，BYJYF 组神经元损伤程度明显较轻，提示保元解郁方对模拟航天郁证大鼠海马神经元具有保护作用。

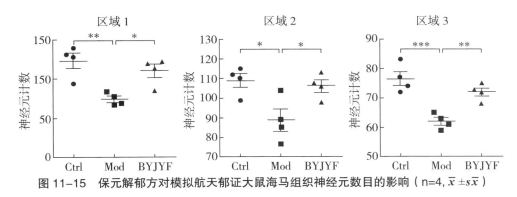

图 11-15　保元解郁方对模拟航天郁证大鼠海马组织神经元数目的影响（n=4，$\bar{x} \pm s\bar{x}$）

（2）保元解郁方对模拟航天郁证大鼠大脑皮质组织形态的影响：我们在显微镜下对尼氏染色的大脑皮质组织切片进行观察发现，与 Ctrl 组相比，Mod 组神经元数目减少，间隙变大，尼氏染色相对较弱。与 Mod 组相比，BYJYF 组神经元数目增多，染色较深。见图 11-16。

我们对皮层神经元数目进行计数，并统计分析。与 Ctrl 组相比，Mod 组神经元数目显著减少（$P < 0.01$）。与 Mod 组相比，BYJYF 组神经元数目显著增多（$P < 0.05$）。见图 11-17。

结果提示，模拟长期航天复合应激会造成大鼠大脑皮质神经元损伤，BYJYF 组神经元损伤程度明显较轻，提示保元解郁方对模拟航天郁证大鼠皮层神经元具有保护作用。

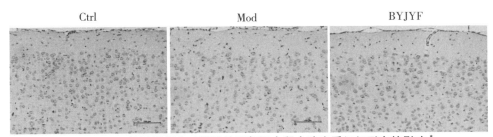

图 11-16　保元解郁方对模拟航天郁证大鼠大脑皮质组织形态的影响[*]

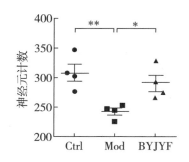

图 11-17　保元解郁方对模拟航天郁证大鼠大脑皮质神经元数目的影响（n=4, $\bar{x} \pm s\bar{x}$）

4. 讨论　大量研究表明，慢性应激可以诱发抑郁，这个过程与大脑的形态结构损害相关。慢性应激引起 HPA 轴功能长期异常，糖皮质激素持续处于高水平，导致神经干细胞增殖受到抑制，神经元受损萎缩，引起神经结构和功能损伤而致郁，这可能是抑郁状态脑损害的病理学基础。其中，与情绪密切相关的海马、大脑皮质的病理性损伤最为常见。应激会引起大鼠海马神经元萎缩和数量减少，凋亡增加，主要见于海马 CA3 区锥体神经元细胞，抗抑郁药能促进神经元再生，缓解海马神经元萎缩。有研究进行 MRI 测量，发现抑郁患者额叶皮层体积减小。

在航天飞行中，各种内、外因素的改变可以导致大脑组织形态和功能的改变，包括神经元细胞突触数量显著减少、凋亡细胞显著增多等。动物实验研究发现，模拟失重也会引起大鼠大脑皮质超微结构发生改变。

尼氏体是神经元的特征性结构，分布于神经元的胞体和树突中，由发达的粗面内质网和游离的核糖体构成，具有强嗜碱性，是蛋白合成的场所，主要合成更新细胞器所需的结构蛋白、生成神经递质所需的酶类及肽类等神经调质，其结构正常反映细胞的功能状态正常，结构异常则与情绪抑郁、认知损害等症状密切相关。研究发现，慢性应激大鼠海马尼氏体减少，颜色变浅，细胞间隙增加。

本部分研究用尼氏染色法观察模拟长期航天复合应激所致航天郁证模型大鼠大脑皮质和海马的神经元形态的改变。结果发现，航天郁证模型大鼠海马 CA2、CA3 区和大脑皮质神经元数量减少，结构有明显改变，提示模拟长期航天复合应激会造成神经元损伤，从而引起航天郁证的发生。保元解郁方可以有效减轻海马和大脑皮质神经元数目和形态的改变，减轻神经元损伤，通过保护神经元达到抗郁效果。

五、保元解郁方对模拟航天郁证大鼠大脑皮质和海马蛋白表达的影响

航天郁证是航天特殊因素环境引起的综合征，涉及多个系统的功能失调。而保元解郁方属于中药复方，成分复杂，含有多个活性成分，可能通过多靶点针对多个系统发挥

防治作用。抗体芯片技术是一种高通量技术，能够利用少量样品筛选差异表达蛋白，全面、定量地分析蛋白种类和数量的改变，检测蛋白表达谱、蛋白磷酸化及相互作用，已经被广泛应用于临床、药学、信号通路、细胞周期等领域的研究。本部分应用高通量抗体芯片技术研究保元解郁方对模拟航天郁证的防治作用，筛选差异蛋白，结合生物信息学方法进行分析，预测航天郁证的机制和方剂的多靶点治疗作用，指导与航天郁证相关的蛋白发现。针对差异明显的蛋白，用蛋白免疫印迹法进行验证，揭示航天郁证的机制和方剂的多靶点治疗作用，为进一步验证提供实验依据。

实验十五：保元解郁方对模拟航天郁证大鼠大脑皮质和海马蛋白表达的影响

1. 材料

（1）实验动物：同行为学部分。

（2）药物：保元解郁方水煎浓缩液的两倍稀释液，生药含量 0.85g/mL。制作方法同行为学部分。

（3）主要仪器：KAM-850 抗体芯片（加拿大 Kinexus 生物信息公司）、激光阵列扫描仪（美国 Perkin-Elmer 公司）、ImaGene 9.0（美国 BioDiscovery 公司）、STRING 数据库 v10（瑞士 STRING 联盟）、Cytoscape 软件（美国 Cytoscape 联盟）、匀浆仪（美国赛默飞世尔科技公司）、垂直电泳仪（美国 BIO-RAD 公司）、电转仪（美国 BIO-RAD 公司）、Tanon 5500 全自动化学发光成像分析系统（上海天能科技有限公司）、KEGG 生物分子通路数据库（日本京都大学生物信息学中心）。

（4）主要试剂：胎牛血清（FBS）（美国 Gibco 公司）、PBS（美国 Hyclone 公司）、RIPA 裂解液（北京普利莱基因技术有限公司）、PMSF（瑞士 Roche 公司）、KAM-850 抗体芯片试剂盒（加拿大 Kinexus 公司）、甲醇（国药集团化学试剂有限公司）、蛋白酶抑制剂 Cocktail（瑞士 Roche 公司）、磷酸酶抑制剂（北京普利莱基因技术有限公司）、十二烷基硫酸钠（sodium dodecylsulfate，SDS）（美国 Sigma 公司）、发光液（美国 Millipore 公司）、辣根过氧化物酶（horseradish peroxidase，HRP）标记兔抗山羊 IgG（北京中杉金桥生物技术有限公司）、HRP 标记山羊抗兔 IgG（北京中杉金桥生物技术有限公司）、HRP 标记山羊抗小鼠 IgG（北京中杉金桥生物技术有限公司）、GAPDH 抗体（sc-47724）（美国 Santa Cruz 公司）、PI3K（4249）（美国 CST 公司）、p-PI3K（2971）（美国 CST 公司）、Akt（9272）（美国 CST 公司）、p-Akt（9271）（美国 CST 公司）、mTOR（2983）（美国 CST 公司）、p-mTOR（2971）（美国 CST 公司）、CREB（9197）（美国 CST 公司）、p-CREB（9198）（美国 CST 公司）、JNK（3708）（美国 CST 公司）、p-JNK（4668）（美国 CST 公司）、p38（8690）（美国 CST 公司）、p-p38（4511）（美国 CST 公司）、BDNF（ab75040）（美国 Abcam 公司）。

（5）主要试剂配置

1）分离胶：灭菌去离子水 1.97mL，30% 丙烯酰胺溶液 1.7mL，1.5mol/L Tris–HCl（pH 8.8）1.25mL，10%SDS 50μL，10%APS 50μL，TEMED 2.5μL。

2）浓缩胶：灭菌去离子水 1.2mL，30% 丙烯酰胺溶液 0.27mL，0.5mol/L Tris–HCl（pH 6.8）0.5mL，10%SDS 20μL，10%APS 20μL，TEMED 2μL。

3）电泳缓冲液（10 倍浓度）：在 800mL 双蒸水中加入 Tris–base 30.3g，甘氨酸 72g，SDS 5g，充分溶解后加水定容至 1000mL，室温保存。

4）电转缓冲液：Tris–base 6.06g，甘氨酸 28.88g，充分溶解于 1.5L 双蒸水中，加 400mL 甲醇混匀至总量 2L，室温保存。

5）TBST：Tris base 2.42g，NaCl 8g，双蒸水 800mL，调 pH 至 7.6，定容到 1L，加 Tween20 3mL。

6）封闭缓冲液：将 5g 脱脂奶粉加入 100mL TBST 中，电磁搅拌混匀，配置成 5% 的脱脂奶粉封闭缓冲液。

2. 方法

（1）动物分组及给药：同行为学部分。

（2）长期航天复合应激模型构建：同行为学部分。

（3）组织蛋白提取

1）每组取 3 只大鼠，用 10% 水合氯醛腹腔注射麻醉（0.3mL/100g）。

2）心脏采血后，立即断头处死，剥离海马和大脑皮质，用冰冷的 PBS 冲洗去除血液，用滤纸吸去多余的 PBS，迅速液氮冷冻。

3）加入适量 Ripa 裂解液，在冰浴中分别对海马和大脑皮质组织进行匀浆，每次 10s，共匀浆 3 次，间隔 10s。

4）在冰浴中用超声波粉碎 2 次，每次 10s，间隔 10s。

5）4℃，12000r/min，离心 20min，取上清液置于 1.5mL 离心管中。

6）用紫外分光光度计测定样品蛋白浓度。

7）分装一半用于抗体芯片分析，置于 –80℃保存待用。

8）其余用于蛋白免疫印迹分析，加入 1/5 体积的 5 倍浓度上样缓冲液，充分混匀，用干式恒温器 100℃煮沸 10min，使蛋白变性，置于 –80℃保存待用。

（4）抗体芯片检测：由北京博肽未名生物技术有限公司完成高通量抗体芯片技术分析。每组提供海马组织和大脑皮质组织样本各 3 个。按产品说明，用 KAM–850 抗体芯片进行各组件无偏差信号蛋白特征分析。

1）将各组抽提后的蛋白质用试剂盒中提供的 Cy5 和 Cy3 两种不同颜色的荧光分子分别标记，洗去多余标记分子。

2）将 KAM-850 抗体芯片在封闭缓冲液中封闭 1h。

3）将芯片与蛋白样品在孵化缓冲液中孵育 2h。

4）用激光阵列扫描仪在 540nm 处扫描抗体芯片。

5）搜索差异蛋白相对应的基因，选用 KEGG 数据库的信号通路，采用超几何分布的计算方法，用错误发现率（false discovery rate，FDR）校正 P 值，选取的阈值为 0.05，最后获得差异表达基因显著富集的 KEGG 信号通路。

（5）免疫印迹检测

1）电泳：将加入上样缓冲液的蛋白样品进行 SDS-PAGE 凝胶电泳。电压 80V，待条带跑至分离胶时（30min 左右），将电压改为 120V，继续进行 90min。

2）转膜：剪取适合大小的 PVDF 膜（0.22μm）放入甲醇浸泡 10s，之后和滤纸、转膜夹、海绵一起浸泡于预冷的 1× 转膜液中。按"海绵 – 滤纸 – 凝胶 –PVDF 膜 – 滤纸 – 海绵"的顺序安装转膜夹板，用湿转法进行转膜。恒定电流 300mA，根据目标蛋白分子大小进行电转 60 ~ 90min。

3）封闭：电转后将 PVDF 膜迅速放入封闭缓冲液中，室温封闭 2h。

4）洗膜：用 TBST 洗膜 5min。

5）一抗孵育：按照抗体说明书的稀释比例用含 1% BSA 的 TBST 配置 2mL 一抗溶液。根据蛋白 Marker 切下与目的蛋白相应的 PVDF 膜，放入一抗中，于 4℃冰箱轻摇孵育过夜。之后在 TBST 中洗膜 3 次，每次 10min。

6）二抗孵育：用封闭缓冲液配制 HRP 标记的二抗孵育液，浓度 1：5000。将 PVDF 膜加入二抗孵育液中，室温下摇床孵育 2h。之后在 TBST 中洗膜 4 次，每次 10min。

7）显影：将发光液 A 液和 B 液按 1：1 比例加入孵育盒中混匀，将待测 PVDF 膜浸泡其中 2min，取出后用发光仪显影。

（6）统计分析：同行为学部分。

3. 结果

（1）模拟航天郁证模型和保元解郁方对抗体芯片蛋白表达和通路活性的影响

1）抗体芯片扫描图像：用激光阵列扫描仪对抗体芯片进行扫描，得到图 11–18。其中，红色点表示丰度增加，绿色点表示丰度降低，红绿混合表示丰度没有变化。图中，左侧 3 幅图分别是 Ctrl 组、Mod 组、BYJYF 组海马组织的扫描图像，右侧 3 幅图分别是 Ctrl 组、Mod 组、BYJYF 组大脑皮质组织的扫描图像。

海马　　　　　　　　　　　　　　　大脑皮层

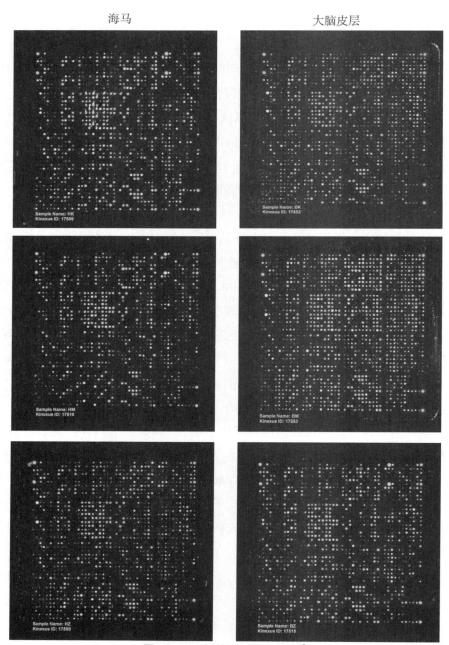

图 11-18　抗体芯片扫描图像 *

2）模拟航天郁证模型和保元解郁方对抗体芯片蛋白表达的影响：抗体芯片共检测了 854 个蛋白分子。根据 Kinexus 公司的标准，同时满足 Z 比分数、误差范围、全局归 - 化中值和标志信号四个指标要求的分子，才被认为发生了显著变化，各组的条件和差异蛋白见表 11-2 至 11-5。在海马组织中，Mod 组与 Ctrl 相比，显著差异蛋白有 51个（见表 11-2）；BYJYF 组与 Mod 组相比，显著差异蛋白有 37 个（见表 11-3）。在大脑皮质组织中，Mod 组与 Ctrl 相比，显著差异蛋白有 28 个（见表 11-4）；BYJYF 组与 Mod 组相比，显著差异蛋白有 43 个（见表 11-5）。其中，上调蛋白和下调蛋白数量见表 11-6。

表 11-2　Mod 组与 Ctrl 组海马差异蛋白列表

靶标蛋白名称	Ctrl 组全局归一化	Ctrl 组误差范围（%）	Mod 组全局归一化	Mod 组误差范围（%）	Z 比分数（Mod 组与 Ctrl 组）
Integrin a4	8881	9.32	20068	4.41	2.31
FKHRL1	74	12.47	205	7.70	2.25
Hsp70	885	11.26	2152	8.12	2.22
Caveolin 2	122	8.14	323	9.54	2.21
HspBP1	140	6.36	368	7.77	2.19
Hsp40	2827	7.14	5686	2.11	1.87
Hsp70	407	10.29	894	25.56	1.87
Hsp47	2168	12.01	4369	12.56	1.85
Hsp27	208	19.78	463	23.96	1.83
Fos	377	24.55	795	21.97	1.75
IkBa	503	5.91	1030	10.02	1.72
Hsp60	2175	5.46	4158	16.54	1.71
COT	86	22.38	190	14.68	1.68
Catenin b1	570	23.26	1141	12.75	1.67
PKCa	984	20.99	1905	3.34	1.65
IRS1	230	25.81	464	2.28	1.58
c-IAP1	649	11.31	1228	16.03	1.54
Hsp60	708	7.33	1323	6.90	1.52
Hpk1（MAP4K1）	4355	17.53	2221	18.04	−1.57
PKCe	882	1.50	482	4.51	−1.58
PTEN	1177	17.63	629	2.98	−1.61
pThr（RpAb）	666	16.94	359	14.00	−1.65
4G10	759	23.05	396	25.60	−1.72
CDK6	1175	11.40	596	20.00	−1.74
STAT5B	5152	4.76	2339	3.75	−1.85
Rb	915	17.67	442	10.58	−1.89
Cdc25C	1843	9.03	833	0.67	−1.98

续表

靶标蛋白名称	Ctrl 组全局归-化	Ctrl 组误差范围（%）	Mod 组全局归-化	Mod 组误差范围（%）	Z 比分数（Mod 组与 Ctrl 组）
Cyclin G1	12053	6.66	4931	3.58	−2.01
Fyn	629	20.99	295	10.08	−2.01
MEK4（MAP2K4）	2781	9.73	1196	18.27	−2.06
Lyn	2290	17.79	977	4.60	−2.10
Pyk2	758	5.71	334	14.43	−2.15
Actin	2414	26.69	956	25.21	−2.28
CytoC	2080	0.42	827	19.52	−2.29
Erk3（MAPK6）	3190	7.60	1224	14.30	−2.33
STAT3	3733	21.04	1413	20.13	−2.35
Tyk2	856	13.49	346	8.43	−2.36
PKCz	1819	20.59	687	6.42	−2.44
p27 Kip1	2134	19.17	785	9.18	−2.49
p53	2136	19.74	783	6.56	−2.50
GCK	2502	2.62	905	25.64	−2.51
Lck	1479	14.64	534	3.17	−2.58
MAPKAPK2	1091	16.44	379	17.57	−2.71
CK1d	3605	5.54	1168	18.98	−2.75
Cyclin B1	1573	0.79	529	29.59	−2.75
PKCg	2180	2.70	708	11.28	−2.80
PAC1	2988	6.61	949	6.41	−2.82
KAP	9898	15.14	2690	12.66	−3.08
PDK1	3034	27.32	842	29.89	−3.16
PAK1	1662	13.97	471	9.63	−3.18
Syk	3459	11.88	897	4.74	−3.32

注：需同时满足 z 比分数 ≥ ±1.5 %，误差范围 ≤ 30，全局归-化中值 ≥ 183，标志信号 = 0.0。

表 11-3 BYJYF 组与 Mod 组海马差异蛋白列表

靶标蛋白名称	BYJYF 组全局归-化	BYJYF 组误差范围（%）	Mod 组全局归-化	Mod 组误差范围（%）	Z 比分数（Mod 组与 BYJYF 组）
CDK5	297	10.09	2156	17.49	4.18
JNK1/2/3	145	16.76	825	4.27	3.84
Vimentin	43	25.85	185	3.24	3.50

靶标蛋白名称	BYJYF 组全局归－化	BYJYF 组误差范围（%）	Mod 组全局归－化	Mod 组误差范围（%）	Z 比分数（Mod 组与 BYJYF 组）
Hsp90b	395	6.91	1665	12.73	3.02
Cyclin G1	918	16.19	4183	3.58	3.01
Fos	1344	3.94	5445	7.45	2.69
p53	237	7.58	664	6.56	2.31
Hsp70	628	10.64	1825	8.12	2.18
Fyn	106	2.32	250	10.08	2.12
MST1	135	2.37	312	7.00	2.03
GCK	315	13.67	767	25.64	1.96
Jun	313	14.98	761	2.97	1.96
Hsp70	317	4.57	758	25.56	1.92
CDK9	549	5.61	1321	0.43	1.82
Tau	148	15.39	306	4.85	1.78
Catenin b1	3889	6.58	10978	9.17	1.74
MAPKAPK2	159	29.43	322	17.57	1.73
Msk1	99	4.09	188	18.03	1.71
Caveolin 2	139	12.23	274	9.54	1.70
CDK1（CDC2）	135	3.47	262	20.26	1.69
Lck	136	20.42	262	20.12	1.67
PDK1	338	5.10	714	29.89	1.66
PAC1	381	16.45	805	6.41	1.63
PAK2	211	9.06	415	10.76	1.61
PKBa（Akt1）	966	1.09	2115	8.83	1.51
Calnexin	7882	8.86	4831	6.01	−1.50
SOD（Cu/Zn）	665	19.75	315	9.06	−1.51
Acetylated Lysine	1347	8.43	675	25.78	−1.54
S6Kb1	1739	6.41	890	21.81	−1.55
SOD（Mn）	11212	18.15	6898	8.43	−1.56
SODD	573	18.68	246	0.13	−1.67
STAT3	1684	2.60	808	22.46	−1.67
ROKb（ROCK1）	353	17.44	136	19.44	−1.79
PP5C	826	10.01	304	16.95	−2.06

续表

靶标蛋白名称	BYJYF组全局 归－化	BYJYF组误差 范围（%）	Mod组全局 归－化	Mod组误差 范围（%）	Z比分数（Mod 组与BYJYF组）
Tau	315	7.83	105	16.91	−2.06
Striatin	8125	4.08	3570	17.33	−2.18
Erk3（MAPK6）	3234	13.30	1038	14.30	−2.62

注：需同时满足 z 比分数 ≥ ±1.5%，误差范围 ≤ 30，全局归－化中值 ≥ 标志信号 = 0.0。

表 11-4　Mod 组与 Ctrl 组大脑皮质差异蛋白列表

靶标蛋白名称	Ctrl组全局 归－化	Ctrl组误差 范围（%）	Mod组全局 归－化	Mod组误差 范围（%）	Z比分数（Mod 组与Ctrl组）
Cdc42	224	21.77	1056	2.33	2.87
IKKg（NEMO）	412	10.45	1925	20.27	2.77
CD45	271	10.81	1013	23.55	2.41
HspBP1	338	12.21	1268	13.29	2.39
IGF1R	172	1.81	580	23.42	2.28
Integrin b1	411	14.63	1379	20.01	2.16
IR（INSR）	1205	0.73	4356	18.86	2.15
PKA Ca/b	422	13.98	1377	8.51	2.10
CDK1（CDC2）	1072	5.80	3146	18.88	1.78
Syk	389	22.68	1041	6.74	1.74
PKCb1/2	573	25.88	1559	18.04	1.72
IGF1R	758	23.10	2021	11.14	1.65
Chk2	792	26.77	2109	19.87	1.64
IkBe	125	0.45	292	14.52	1.63
CDK2	444	21.27	1127	11.86	1.63
TRADD	539	16.48	1358	6.01	1.59
Cdc25B	1266	13.89	3380	8.65	1.58
CDK6	719	1.78	1838	19.92	1.58
JAK1	519	1.33	1292	1.37	1.57
JNK1（MAPK8）	762	27.52	1948	8.99	1.57
IRS1	370	18.61	876	29.28	1.52
Grp78	10610	10.41	6217	16.49	−1.52
ACK1	752	6.50	360	2.05	−1.54
RONa	839	5.86	393	23.32	−1.60

靶标蛋白名称	Ctrl 组全局归－化	Ctrl 组误差范围（%）	Mod 组全局归－化	Mod 组误差范围（%）	Z 比分数（Mod 组与 Ctrl 组）
MLK3	310	5.82	134	5.88	−1.62
APG1	548	25.09	246	3.66	−1.63
Erk3（MAPK6）	5815	19.93	2960	9.06	−1.70
Mnk2	447	16.52	188	8.76	−1.72

注：需同时满足 z 比分数 ≥ ±1.5%，误差范围 ≤ 30，全局归－化中值 ≥ 271，标志信号 = 0.0。

表 11-5 BYJYF 组与 Mod 组大脑皮质差异蛋白列表

靶标蛋白名称	BYJYF 组全局归－化	BYJYF 组误差范围（%）	Mod 组全局归－化	Mod 组误差范围（%）	Z 比分数（Mod 组与 BYJYF 组）
IKKa	23	27.48	427	6.63	4.09
JNK1/2/3	64	9.63	754	3.70	3.39
HspBP1	96	6.48	1121	13.29	3.36
COX2	169	16.33	1505	9.45	2.95
c−Myc	89	4.13	756	6.89	2.92
JNK1（MAPK8）	203	1.49	1722	8.99	2.87
CDK2	253	12.20	2152	11.43	2.87
CASP3	195	28.22	1517	14.82	2.76
Cdc25C	42	13.70	268	20.53	2.56
Csk	127	16.84	765	26.98	2.43
CDK1（CDC2）	449	14.31	2782	18.88	2.40
CD45	165	12.60	896	23.55	2.27
MAPKAPK2a	112	5.90	588	3.08	2.25
eIF4E	103	5.04	529	7.66	2.22
STI1	226	27.98	1113	26.95	2.12
PI3K p85/p55	358	23.40	1787	23.53	2.12
Cdc42	195	24.86	934	2.33	2.10
CREB1	168	26.19	730	8.54	1.97
eIF4E	180	26.52	781	17.01	1.96
IR（INSR）	834	8.65	3852	18.86	1.96
MARCKS	315	11.13	1385	8.94	1.95
IKKa	248	28.11	960	11.50	1.79
Hsp27	562	3.25	2247	17.00	1.78

续表

靶标蛋白名称	BYJYF 组全局归－化	BYJYF 组误差范围（%）	Mod 组全局归－化	Mod 组误差范围（%）	Z 比分数（Mod 组与 BYJYF 组）
Tau	369	18.07	1394	8.42	1.73
MAPKAPK2a	505	2.16	1922	19.96	1.72
IGF1R	499	4.31	1787	11.14	1.64
TRADD	348	25.81	1201	6.01	1.61
Smad2/3	355	19.43	1212	7.66	1.59
PAK3	654	12.46	236	4.13	−1.53
SOCS2	20910	4.38	8464	12.17	−1.58
GRK2（BARK1）	448	1.65	150	19.95	−1.61
Hsp90b	1953	1.29	683	24.74	−1.64
Rb	405	15.52	128	16.68	−1.68
S6Kb1	4793	12.89	1590	15.52	−1.76
MEK2（MAP2K2）	338	17.87	96	11.03	−1.81
Ezrin	507	28.50	143	7.36	−1.85
Fos	10826	4.59	3371	13.98	−1.90
GRK2（BARK1）	3174	3.66	911	11.55	−1.94
ACK1	1184	4.40	319	2.05	−1.97
MEK7（MAP2K7）	603	15.61	147	1.70	−2.06
Cyclin G1	9418	10.20	2145	13.08	−2.32
RSK1	16942	6.63	3605	5.41	−2.45
4G10	1109	12.83	172	11.84	−2.72

注：需同时满足 z 比分数 ≥ ±1.5%，误差范围 ≤ 30，全局归－化中值 ≥ 245，标志信号 = 0.0。

表 11-6　各组上调蛋白与下调蛋白数量

组别		上调蛋白	下调蛋白
海马	Mod 组与 Ctrl 组	18	33
	BYJYF 组与 Mod 组	12	25
大脑皮质	Mod 组与 Ctrl 组	21	7
	BYJYF 组与 Mod 组	15	28

3）模拟航天郁证模型和保元解郁方对抗体芯片差异蛋白的通路活性的影响：搜索芯片差异蛋白相对应的基因，进行 KEGG 通路富集分析，得出发生显著改变的信号通路。

图 11-19 为海马组织显著改变的通路。Mod 组和 Ctrl 组相比，变化较为显著的信号通路为 MAPK 和 p53 等信号通路（见图 11-19A）。BYJYF 组和 Ctrl 组相比，MAPK 变化尤其显著，mTOR、神经营养因子（Neurotrophin）等通路也有变化（见图 11-19B）。

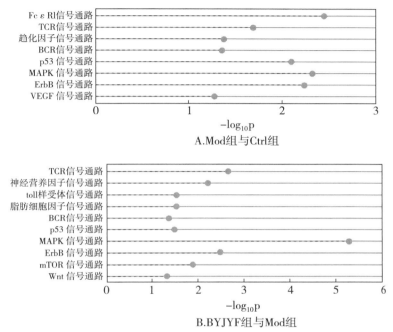

图 11-19 模拟航天郁证模型和保元解郁方对大鼠海马组织信号通路的影响

注："$-\log_{10}P$"为对 P 值进行 $-\log_{10}$ 转化。

图 11-20 为大脑皮质组织显著改变的通路。Mod 组和 Ctrl 组相比，变化较为显著的信号通路有脂肪细胞因子（adipocytokine）、MAPK、p53 等信号通路（见图 11-20A）。BYJYF 组和 Ctrl 组相比，显著改变的通路包括神经营养因子、MAPK、mTOR 等通路（见图 11-20B）。

在 Mod 组大鼠的海马组织中，MAPK 和 p53 通路变化都很明显。BYJYF 组 MAPK、神经营养因子和 mTOR 通路都受到了很大影响。

（2）免疫印迹法验证保元解郁方对模拟航天郁证大鼠脑区差异蛋白表达的影响

1）保元解郁方对模拟航天郁证大鼠脑区 MAPK 通路相关蛋白表达的影响：在抗体芯片中，无论是 Mod 组还是 BYJYF 组，其海马和大脑皮质 MAPK 信号通路活性都发生了明显变化。在哺乳动物中，已经发现 5 种不同的 MAPK 信号通路，其中，胞外信号调节激酶 1/2（extracellular signal-regulated kinase，ERK1/2)信号通路调控细胞生长和分化，JNK 和 p38 MAPK 信号通路在炎症与细胞凋亡等应激反应中发挥重要作用。为了证实这种变化，我们用免疫印迹法对 MAPK 的 3 个亚族 ERK1/2、JNK 和 p38 MAPK 进行了检测。

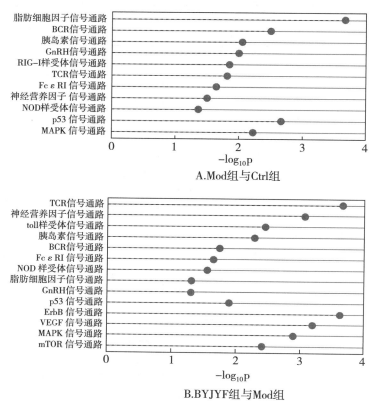

A.Mod组与Ctrl组

B.BYJYF组与Mod组

图 11-20　模拟航天郁证模型和保元解郁方对大鼠大脑皮质组织信号通路的影响

图 11-21 左侧图为海马组织的免疫印迹检测结果。我们发现，在大鼠海马组织中，与 Ctrl 组相比，Mod 组 p-ERK1/2 和 p-p38 MAPK 蛋白水平均升高，p-JNK 蛋白水平没有显著变化。与 Mod 组相比，BYJYF 组 p-ERK1/2 和 p-p38 MAPK 蛋白水平均降低，p-JNK 蛋白水平没有显著变化。结果提示，模拟长期航天复合应激激活了海马组织MAPK 通路中的 ERK1/2 和 p38 MAPK 通路，保元解郁方可以抑制此通路的活化。而模拟长期航天复合应激和保元解郁方对海马 JNK 通路影响不大。

图 11-21 右侧图为大脑皮质组织的免疫印迹检测结果。我们发现，在大鼠大脑皮质组织中，与 Ctrl 组相比，Mod 组 ERK1/2、p-JNK 和 p-p38 MAPK 的水平没有明显变化。而与 Mod 组相比，BYJYF 组 ERK1/2 和 p38 MAPK 的磷酸化水平明显升高，JNK磷酸化水平没有明显变化。结果提示，模拟长期航天复合应激对 JNK 通路活性没有明显影响。保元解郁方能够增强大脑皮质 ERK1/2 和 p38 MAPK 通路活性。

2）保元解郁方对模拟航天郁证大鼠脑区神经营养因子通路相关蛋白表达的影响：在抗体芯片中，神经营养因子信号通路活性发生了变化，变化显著的蛋白包括PI3K、Akt、GSK3β、mTOR、环磷酸腺苷效应元件结合蛋白（cAMP-response element binding protein，CREB）和Bcl-2等。在神经营养因子中，脑源性神经营养因子（brain-derived neurotrophic factor，BDNF）是脑内最重要的神经营养因子，对维持神经系统的正常生理功能至关重要。为了验证蛋白芯片的结果，我们用免疫印迹法对这些蛋白进行了检测。

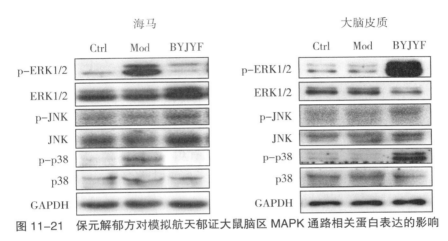

图 11-21　保元解郁方对模拟航天郁证大鼠脑区 MAPK 通路相关蛋白表达的影响

图 11-22 左侧图和右侧图分别为海马组织和大脑皮质组织的免疫印迹检测结果。我们发现，在海马组织中，与 Ctrl 组相比，Mod 组 p-PI3K、p-Akt、p-mTOR、p-CREB、BDNF 水平都明显降低，p-GSK3β 水平明显升高，Bcl-2 没有明显变化。与 Mod 组相比，BYJYF 组 p-PI3K、p-Akt、p-mTOR、p-CREB、BDNF 水平明显升高，p-GSK3β 水平明显降低，Bcl-2 没有明显变化。在大脑皮质组织中，与 Ctrl 组相比，Mod 组 p-CREB 没有明显变化，与 Mod 组相比，BYJYF 组 p-CREB 水平有所升高，其他蛋白变化趋势与海马组织一致。结果提示，模拟长期航天复合应激降低了大鼠海马和大脑皮质组织神经营养因子信号通路的活性，保元解郁方可以抑制此通路活性的降低。

4. 讨论　高通量蛋白质组学技术在大规模水平上研究蛋白质，能预测生命活动规律的物质基础，为疾病机制的阐明提供理论依据和解决途径，还被广泛用来确定药物的细胞信号分子和靶标蛋白。抗体芯片是一种最常用的蛋白质芯片，通过芯片上的抗体和待测样品中的抗原进行特异性免疫反应，实现一次检测成百上千种蛋白表达丰度。其特异性强，敏感度高，已经被广泛应用于医学、药学、生物学等多个领域。本部分研究应用抗体芯片技术检测模拟航天郁证及施加药物后的蛋白变化，用 KEGG 数据库进行了通路富集分析，发现了与神经系统相关的两条变化明显的通路，分别是神经营养因子通路和MAPK 通路。

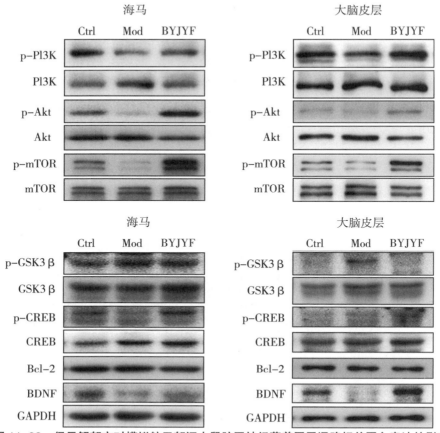

图 11-22　保元解郁方对模拟航天郁证大鼠脑区神经营养因子通路相关蛋白表达的影响

神经营养因子通路以神经营养因子作为信号通路的配体与受体结合，对神经元的生长、发育、分化、存活和损伤后修复进行全面调节。受体有高亲和力受体 Trk（tyrosine kinase receptor）和低亲和力受体 p75NTR（p75 neurotrophin receptor）。配体包括神经生长因子、脑源性神经营养因子（BDNF）、胰岛素样生长因子、神经营养因子 -3、神经营养因子 -4、神经营养因子 -5 等。BDNF 是在脑内合成的一种蛋白质，分布于中枢及周围神经系统的多种神经元中，在海马和大脑皮质中含量最高，是神经元维持生存及正常生理功能所必需的，并能促进受损神经元再生及分化而防止死亡，改善神经元病理状态。其与抑郁的发病和治疗效果也密切相关。BDNF 与 TrkB 结合后可激活 MAPK/ERK、PI3K 通路，通过抗自由基损伤、调节胞内钙稳态、抑制细胞凋亡等机制，对神经元的存活、突触的可塑性及形态学改变起着重要作用。MAPK 通路激活抗蛋白凋亡，促进神经元存活；PI3K 通路抑制凋亡蛋白的产生及其活性。很多研究证明 BDNF 保护神经元免于凋亡的作用主要是通过 MAPK 和 PI3K 通路介导的。这与我们的芯片结果和免疫印迹结果吻合，提示 BDNF 及其相关通路可能与航天郁证的发生和保元解郁方的治疗效果相关。

MAPK 通路控制着细胞的多种生理过程，在信号网络中起重要作用。ERK1/2 通路和 p38-MAPK 通路都属于 MAPK 通路。ERK 通路发挥促细胞生长及分化的作用，p38-MAPK 通路在应激反应中促进细胞凋亡。有研究表明，肾素 – 血管紧张素系统（renin-angiotensin system，RAS）/ ERK/ p38 增殖蛋白激酶（MAPK）信号通路参与慢性应激抑郁模型大鼠神经可塑性和抑郁样行为的调节。在本研究中，航天郁证模型海马 ERK 和 p38 通路活性升高，保元解郁方降低了海马 ERK 和 p38 通路活性。结合第七部分组织形态学研究结果，我们可以发现，海马组织中 ERK1/2 和 p38-MAPK 通路参与模拟长期航天复合应激所致大鼠郁证行为和神经细胞凋亡，保元解郁方通过影响 ERK1/2 和 p38-MAPK 通路防治航天郁证，防止神经细胞受损。

PI3K 通路参与细胞增殖、分化、凋亡等多种功能的调节。PI3K 是神经元主要的存活促进蛋白，Akt 是 PI3K 诱导神经元存活的关键中介因子，PI3K 活化后通过激活 Akt 的抗凋亡作用介导神经元的存活。PI3K/Akt 组成了神经元存活的主要信号转导途径。活化的 Akt 通过磷酸化多种下游因子调节细胞的功能。

mTOR 是 PI3K/Akt 信号通路下游的一个效应蛋白，其活性受细胞内氨基酸、ATP 和激素水平的调节，可整合营养、能量及生长因子等胞外信号，参与蛋白质合成和突触可塑性调节，是重要的信号转导分子，在突触发生、学习记忆形成中发挥重要作用。研究发现，药物可以通过影响 BDNF/TrkB 介导的 PI3K/Akt/mTOR 通路发挥抗抑郁作用，mTOR 信号通路有可能成为抗抑郁治疗快速起效的新靶点。我们在研究中发现，模拟长期航天复合应激抑制了 mTOR 的活化，保元解郁方促进了模拟航天郁证大鼠 mTOR 的活化，其可能通过影响 mTOR 来影响神经可塑性，改善情绪和认知，达到抗郁作用。

GSK3β 是广泛存在于中枢神经系统中的一种丝氨酸/苏氨酸激酶，主要分布在神经元中。作为多种信号转导途径的关键酶，能作用于众多底物，调节细胞的分化、增殖、存活和凋亡，参与神经营养因子相关的细胞生存和神经可塑性调节，经常在神经退行性变性疾病、神经精神类疾病研究中作为治疗靶点。GSK3β 是 Akt 的直接底物，Akt 可以使 GSK3β 磷酸化而抑制其活性，PI3K / Akt / GSK3β 通路对抑郁症发挥着重要的神经保护作用。有研究发现，慢性应激大鼠海马 GSK3β 表达上调。我们发现，模拟长期航天复合应激增强了 GSK3β 的活化，保元解郁方抑制了模拟航天郁证大鼠 GSK3β 的活化，保元解郁方可以通过影响 GSK3β 来影响神经细胞存活，改善神经可塑性，对抗凋亡，以改善情绪和认知，防治航天郁证。

CREB 是一种重要的核转录因子，作为神经系统许多信号通路的终止与交汇点，调控上、下游信号分子和靶基因，参与神经细胞增殖分化、细胞周期调控、学习记忆等生理活动。多种信号通路的活化最终都可使 CREB 磷酸化激活，并与靶基因调节区环磷酸腺苷反应元件结合，调节神经营养因子基因的表达。我们在研究中发现，变化明显的两条通路都可以激活 CREB。PI3K/Akt 通路激活 CREB 是 DA 诱导基因表达的关键途径。

MAPK 通路在 CREB 调节的早期基因表达中起重要作用。神经营养因子能够通过 RAS/ERK 信号通路激活一系列蛋白激酶而使 CREB 发生磷酸化。我们的研究发现，模拟长期航天复合应激抑制了大鼠海马 CREB 的磷酸化，而保元解郁方能够促进模拟航天郁证大鼠 CREB 的活化。保元解郁方对 MAPK 和 PI3K/Akt 通路的调节最终可能都通过影响 CREB 来起作用。

六、小结

本研究针对长期载人航天飞行中的郁证问题，通过尾吊、孤养、施加噪声、调整明暗周期等方法，模拟失重、隔离、噪声、生理节律改变等航天特殊因素，造成模拟长期航天复合应激环境，构建航天郁证大鼠模型，通过糖水偏好实验、旷场实验、Morris 水迷宫实验、强迫游泳实验等行为学方法评价保元解郁方对模拟航天郁证的防治效果，通过血清激素、脑神经递质水平检测，脑组织切片观察，大脑皮质和海马组织抗体芯片分析等方法，研究模拟长期航天复合应激引起航天郁证的机制，并结合网络药理学分析等手段，探讨保元解郁方防治航天郁证的作用机制。本研究得出如下结论：

1. 采用尾吊、孤养、施加噪声、调整明暗周期等方法模拟长期航天复合应激，引起大鼠快感缺失、情绪低落、自主活动减少、行为绝望、学习记忆能力下降等抑郁样反应，诱导了航天郁证，成功构建了航天郁证模型。

2. 保元解郁方能够减轻抑郁样行为发生程度，具有一定的剂量－效应关系，效果优于盐酸氟西汀，具有很好的防治航天郁证的作用。

3. 模拟长期航天复合应激会引起大鼠交感神经系统和 HPA 轴过度激活，氧化应激水平增加。保元解郁方可以通过调节交感神经系统和 HPA 轴活性，降低应激水平，减少应激损伤；通过降低氧化应激水平，减少氧化应激损伤。

4. 模拟长期航天复合应激影响大脑皮质和海马多种神经递质水平，使大脑皮质神经递质 NE、AD、DA、5-HT 和 GABA 的含量和海马 NE、5-HT 的含量减少，大脑皮质 Glu、ACh 的含量和海马 ACh 的含量增加。保元解郁方调节了海马 5-HT 和 NE 及大脑皮质多种神经递质水平。

5. 模拟长期航天复合应激引起大鼠海马 CA2、CA3 区和大脑皮质神经元数量减少，结构改变，造成神经元损伤。保元解郁方可以有效减轻海马和大脑皮质神经元数目和形态的改变，减轻神经元损伤，对神经元有保护作用。

6. 保元解郁方通过调节神经营养因子通路和 MAPK 通路发挥防治航天郁证作用。

第十二章

航天特因环境下机体内稳态的中医药干预

第一节　人体内稳态的特点

随着研究的日益深入，人们逐渐认识到失重引起的机体功能紊乱是一个从分子、细胞到器官、系统多个层次的综合生理学问题，并提出了长期微重力暴露适应的多重机制假说。这也提示关于航天生理适应的研究，若局限于某一系统或某类细胞水平上，将限制对航天复合特殊因素作用下机体整合效应及其机制的全面深入认识，在此基础上寻求针对某一环节的有效对抗措施可能在实际运用中遇到许多问题。因此，系统探讨和分析多系统的适应反应及其相互关系，寻求具有综合调节效应的防护措施是亟待开展的课题。

一、内稳态理论

19 世纪，法国生理学家 Claude Bernard 提出"内环境"概念，指出所有的生命机制尽管多种多样，但只有一个目标，就是保持内环境中的生命条件的恒定。对于这种保持生命稳态的生理学过程，美国著名生理学家 WB Cannon 于 1926 年称之为"生命的稳定"，并随后提出"内稳态"概念，即高等动物在外环境波动变化中保持内环境理化特性相对恒定的生理学概念。1948 年，控制论创始人 Wiener 将"负反馈"概念引入对内稳态的研究，揭示内稳态得以实现的根本原因在于机体存在负反馈的调节机制。至此，内稳态理论得以完善。

生物的内稳态有其生理和行为基础，即生物控制自身的体内环境使其保持相对稳定，是在进化发展过程中形成的一种更进步的机制，它或多或少能够减少生物对外界条件的依赖性。它是由体内各种调节机制调控而维持的一种动态平衡，是机体从进化适应中获得的维持机体生存的基本条件。它的生理学概念不仅用于整体平衡，也可用于系统、器官、组织、细胞、分子水平的动态平衡，以及层次之间和层次与整体之间的协调平衡。若这种平衡状态被打破，机体则表现为疾病。

二、中医理论中的内稳态

中医学历经千年发展而生生不息，重要原因之一在于其是整体医学，以整体观与辨证论治为临床治病的工具，强调整体诊病，整体纠偏，以恢复稳态，达到"阴平阳秘"为治疗目的。"阴平阳秘"是《内经》的思想，是中医的稳态医学观。中医含有丰富的稳态内容。

（一）阴阳五行学说对内稳态的认识

中医把人体健康看成是人体阴阳最优协调的综合表现，这种协调就是非平衡稳态，一旦失控，便构成了病象。五行生克制化作用则是协调人体正常功能活动、保持内稳态的基本条件，因此，五脏六腑、骨、肉、筋、津、精无一不受五行生克制化作用，保持在一种相对稳定的非平衡状态。阴阳相互依存是阴阳学说的理论特点之一。人体生命特征表现为以物质为基础、功能由物质所化生、物质又依赖于功能而演化的一种不停的新陈代谢现象。所以，古人谓之"无阳则阴无以生，无阴则阳无以化"，"阴在内，阳之守也；阳在外，阴之使也"，以此阐述了人体的内稳态特征。

有机体内稳态是一种相对恒定的状态，但并不是机械的平衡，体内各种物质总是以不平衡形式存在。以生物细胞活性物质环磷酸腺苷（cyclic adenosine monophosphate，cAMP）与环磷酸鸟苷（cyclic guanosine monophosphate，cGMP）为例，阳虚者血中cAMP降低，cGMP增高，cAMP/cGMP比值下降；阴虚则反之。在常态情况之下，上述两种物质也并不是以绝对平衡状态存在，而是各自保持在一种相当水平，形成一定比值，总处在轻微不平衡状态，或许可以认为这就是"阴平阳秘"之谓。根据控制论的反馈机制，两者必然不断地以自身或其他活性物质为调节剂，发生反馈现象，努力达到一种生理需要的"度"。同理，体内的神经体液调节，细胞的生成与代谢，细胞的极化状态，血液的循环输布，人的情志变化等，无论其功能与结构归于哪个脏腑，也不论它属于西医哪个系统，都显现为阴阳两个方面，离不开对立面的制约与调节作用，此乃中医阴阳消长变化规律。阴阳消长现象在人体中始终存在，即阴阳调控作用，促使人体长期保持最佳内环境稳定状态。阴阳控制作用是中医运用阴阳理论从整体上把握内稳态的关键。中医反复从论述阴阳消长、转化、互根的辨证关系入手，指导分析人体生理现象，不言平衡，而十分明确地将非平衡稳态观点全方位地活用于临床辨证施治，其立法、处方无不遵循这一根本原则，因此，在病理上突出了"阴阳失调""阴损及阳，阳损及阴"的变化，在诊断上讲求"先别阴阳"的辨证方法，在治疗上则强调"谨察阴阳所在而调之，以平为期"的总体法则。需要指出的是，中医之"平"，并非平衡，实为舒顺之意。总之，中医从功能与物质、正气与邪气方面全面地把握住非平衡稳态。

五行学说是中医学的方法论。生命机体要保持内环境稳定，需要通过五脏六腑相互生克制化作用来完成。我们认为，中医这种生克制化机制突出了中医的整体观，并包含了宏观调控的科学要旨，从理论上阐述了人体非平衡稳态机制，成为指导临床诊断与治疗的重要理论与方法。

（二）肝在人体内稳态中的地位

中医之肝（胆）是一个完整的生理、病理体系。肝主疏泄，通利气、血、水，调理精、气、神。肝为五行之首，乃五行首尾相接之脏，性喜条达，主疏泄。通过现代微观研究，我们知道肝是体内三大营养素代谢、激素灭活、出血与止血、免疫功能增减、消除各种有害物质等的重要场所。所以，肝实属宏观调控机体各种生理功能之脏，即所谓"春气升则万化安"。所以，五脏之中，唯肝之功重在疏泄，疏泄实为调理疏通之意，它涉及体内各脏腑组织的生理活动，调节控制着整个机体新陈代谢的动态变化，有效地保持机体内环境始终处于良好的非平衡稳态。

（三）中医调整内稳态的方法

随着对航天医学研究的日益深入，我们认为暴露于微重力环境所引起的机体功能紊乱是一个综合作用的结果，航天综合征是一个多系统多层次的综合生理学问题。我们在探索航天特殊环境因素对人体的影响时，除注意环境特点外，还要从人体各系统间的关系及内、外因关系方面加以分析，必须注重分析多系统的适应反应及其相互关系。对于航天特殊环境造成的特殊航天医学问题，其防治的主要途径在于帮助机体进行调整，而调整恰恰是中医的特长。中医药具有多系统、多层次、多靶点等整合意义上的综合调节优势，提示中医药调节原理与航天条件下机体复杂、多系统的适应机制一致。

中医遵循调节机体稳态来治疗疾病，运用整体观进行辨证论治，根据疾病的特点及患病机体整体反应性来处方用药。长期以来，中医概括治疗的八大方法为"汗、吐、下、和、温、清、消、补"，如果我们结合现代研究，融汇病理、药理，通观临床疗效，八法无疑贯穿了畅通、消散、化解及调和的基本原则，八法的主旨在于调节，调节是八法之法和八法所要达到的目的。以汗法为例，中医论感冒有风寒、风热、兼虚之别，然总的治疗原则是发汗解表，开泄腠理，调和营卫，具体设辛温解表、辛凉解表和扶正解表方药，临床处方体现寒者热之、热者寒之、虚者补之、实者泻之的调节方法。现代药理研究表明，常用解表方剂或单味中药的主要作用在于其有效成分能够调节体温、改善微循环、抗病毒、抗过敏、镇痛及调节机体免疫功能等。中医汗法的实质就是采用合理的调节方法，扶正祛邪，保持机体内稳态。

中医方剂均是君臣佐使结构，重点突出，主次分明，针对性强。这种严谨的组方原则不断地衍生出众多新方，无论是经方还是时方，其成分非常复杂，它们对疾病的疗效绝不是某个单一成分的效应，而是整体多成分的协同和协调作用。因此，我们可以认为，有效的中医方剂就是机体在失去稳态（七情、六淫）情况下使用的调节剂。

统观中医的理法方药，其整体观、辨证施治的内核离不开运用内环境稳定的基本观点。中医学强调从功能上认识人体生命与疾病现象，认为健康时其功能态势处于稳定，疾病时其功能态势发生偏倚。对于功能紊乱现象，失去稳态的机体即表现出相应的证候，中医运用各种手段（包括药物、针灸、气功、导引、按摩等）调理气血阴阳，扶正祛邪，使之向稳定状态发展，最后达到"以平为期"的健康水平。"疏其血气，令其调达，而致和平"，即是注重疏通脏腑气血，无壅滞之弊，使人体可恢复平衡与健康。

中医学将人体的生理机制归结为"阴平阳秘"，认为"阴平阳秘"是机体最佳的稳态，机体受到航天特因环境刺激而出现内稳态被破坏，阴阳平衡失调，则发生疾病。张仲景"阴阳自和"理论，阐释阴阳自和是阴阳的本性，且双方具有自动向最佳目标运动和发展的趋势。我们认为，对航天医学问题的防护应遵循"阴阳自和"的原则，调控内稳态。例如，载人飞行早期以实证为主，治疗重在泻其有余；后期逐渐演变为虚实夹杂，返回后以虚为主，治疗重在补其不足，恢复阴阳相对平衡。

中药方剂或中药的天然活性成分实际上是一个多靶点的作用系统，进入人体后，可多靶点、多成分、多环节、多途径、多层次综合协调地作用于失去平衡的神经 – 内分泌 – 免疫网络，而起整体性调节作用，维持机体稳态平衡，恢复健康。本章所用中药方剂中人参具有大补元气、补脾益肺、生津止渴、安神益智之功效，能够抗应激，提高免疫功能，促进内分泌系统功能，对垂体 – 肾上腺皮质系统功能有刺激作用，还有抗辐射作用；麦冬滋阴益精，养阴益气，协同人参发挥增强免疫功能、抗应激的作用；黄芪的补中益气功效与其增强免疫功能有关；熟地黄滋阴补血，益精填髓，对机体免疫、内分泌具有调节作用；五味子、茯苓、骨碎补增强机体免疫功能，川芎能够抗辐射。方中八味药共奏补肾养心、益气滋阴之效，诸药协同发挥作用，从整体上提高机体的免疫功能，进而调节神经 – 内分泌 – 免疫网络，改善各系统功能的紊乱。

第二节　航天稳态调控国内研究现状

Basedovsky 于 1977 年提出的神经 – 内分泌 – 免疫网络学说，与航天复合因素（尤其是应激）和精神、内分泌因素及免疫功能间相互影响的事实相吻合，由此人们越来越重视神经 – 内分泌 – 免疫网络调节在航天飞行生理适应中的作用。传统的中医学理论强调整体观念和辨证论治，以多种化学成分共存为基础的中药复方具有多系统、多层次、多靶点等整合意义上的综合调节优势，提示中医药调节原理与航天条件下机体复杂、多系统的适应机制一致，探讨中医药防治理论在航天医学中的运用和寻找有效防护方药是非常可行的。

载人航天实践证明，航天员在太空这种极端环境里会出现多个生理系统的反应，这种反应被称为航天飞行生理适应性反应。它主要是指航天员在航天飞行过程中受到各种刺激因素的影响，机体产生的一系列适应该环境的病理－心理－生理改变。这些变化涉及机体的若干生理系统，如免疫、心血管、骨骼肌肉、血液循环等系统，其中，以航天飞行条件下机体免疫系统出现的不良反应与航天员健康、良好工作状态和安全关系最大，这是因为人体在任何环境中都会受到细菌、病毒和其他异物的侵袭，只有依靠健全的免疫系统才能维持健康。

作为机体防御系统的免疫系统，与神经、内分泌系统间有着复杂的关系。在免疫系统中，各个细胞通过自我识别、相互刺激或相互制约，构成一个动态平衡的免疫网络，使免疫应答不致过强或过弱，从而达到免疫系统的自我调节。但是，免疫系统不仅存在内部的自我调控，而且也受到神经内分泌系统的调控，同时免疫系统对神经内分泌系统也有控制作用，因而构成了一个复杂的神经－内分泌－免疫网络。关于航天环境下机体免疫功能紊乱的原因，美国学者 Taylor 等人认为这些变化主要与空间飞行所造成的机体应激状态下神经内分泌功能失调有关。机体免疫功能的变化有一定的时相性，即在一定的时间内，随着时间的延长，机体免疫功能的损伤程度逐渐变大。我们认为，这是由于人的神经内分泌系统在进入太空后经历了一个应激－适应－衰退的过程，免疫系统也发生了同样的改变。所以，随着时间的延长，机体免疫功能下降逐渐明显。在模拟航天飞行免疫系统生理适应的实验研究中，有学者将免疫系统与神经内分泌的调节作用联系起来，采用卧床实验，观察与免疫功能密切相关的 ACTH、降钙素（calcitonin，CT）和生长激素（growth hormone，GH）三种激素在卧床模拟失重中的水平变化，结果发现 ACTH 和 CT 的降低 T 细胞功能的累加效应，超过了 GH 增加免疫功能的效应，进而导致 T 细胞的功能下降，表明 T 细胞功能的下降与机体的内分泌功能失调有密切关系。有人探讨了短时间模拟失重对大鼠免疫功能及垂体 β－内啡肽含量的影响，模拟失重 3 天和 7 天，发现伴刀豆球蛋白（concanavalin，ConA）刺激的脾淋巴细胞增殖能力、IL-2的活性、IL-1 的产生、β－内啡肽含量有降低趋势，这一结果说明 T 细胞增殖能力的降低可能与 β－内啡肽含量的减少有关。虽然我们对航天飞行过程中机体免疫功能的变化及其调节机制仍不十分清楚，但免疫系统的变化与航天员在航天飞行中发生的许多疾病关系密切，从神经－内分泌－免疫网络的角度，揭开极端环境中的免疫调节的秘密，无疑将加深我们对复杂生命过程的认识。

空间飞行环境对免疫系统的影响除应激作用通过神经内分泌系统的反应作用于免疫

系统以外，也不排除该环境对免疫系统的直接作用。航天飞行环境中存在一种综合性的刺激因素，包括失重、超重、噪声、震动、辐射、昼夜节律改变、狭小的生活环境、舱中的有害气体等，其中，失重是航天持续存在的因素。失重时，由于对流消失，细胞间的接触减少，从而改变了细胞器的分布和聚合，致使细胞代谢改变，阻碍 DNA 的合成，可以抑制免疫细胞的分化增殖。此外，空间辐射对航天活动的影响也是不容忽视的。电离辐射作用于人体可发生一些确定性的效应，如白细胞减少、造血功能低下、胃肠道反应等；也可产生随机性效应，如致癌效应和遗传效应。Manie 等发现，在飞行 65 ~ 266 天后的 5 名航天员中，有 2 名航天员 IL-2 受体水平降低，推测是受到较多的舱外辐射引起的。目前模拟航天飞行环境的实验研究模型主要涉及单一因素。虽然复合因素塑造的动物模型更接近航天飞行实际环境，但是关于利用复合因素模拟航天飞行条件的动物模型研究仅限于失重和噪声、失重和辐射，而且此类研究甚少，尚未深入。

为了保证航天员的身体健康，加速航天员对航天环境的适应能力，人类在航天飞行中采取了很多措施。现用于对抗失重的措施主要包括运动、穿着"企鹅服"、下体负压、水盐补充、使用抗荷服、营养、药物、肌肉电刺激及飞行前的适应性训练等；抗空间辐射措施主要是物理防护和抗辐射药物。物理防护措施的防护代价大，药物防护措施的副作用大，因此，系统探讨多系统的适应性反应及其相互关系的研究和寻求具有综合调节效应的防护措施是势在必行的。

中医学虽然并无关于"航天飞行生理适应性反应"的记载，但根据航天飞行的实际环境因素和临床表现，并结合现代研究，利用卧床模拟失重条件，对人体所出现的临床现象（征象）的发生发展进行辨证分型，有人发现脾虚、血瘀、肾阴虚、阴虚阳亢四种证型在长期航天飞行过程中可贯穿始终，随时间改变，各证型表现程度不同，这些为进一步选药组方奠定了基础。我们总结前人研究材料并依据中医理论可以推知，贯穿航天飞行全过程（升空、飞行、返回）的基本病因病机可以概括为气血逆乱，过逸耗气，情志内伤，外感环境毒邪，导致心肝阴虚，肝阳上亢，肾精不足，心肾不交，肺胃气逆，脾胃虚弱，气虚血瘀。中药方剂即是根据对长期航天飞行生理适应性反应进行辨证，确立治法，组药成方。中医药对航天人体内稳态影响的研究主要包括以下几个方面。

1. 对航天综合征进行中医辨证研究，利用卧床模拟失重条件，对人体出现的临床征象的发生发展进行辨证分型，发现脾虚、血瘀、肾阴虚、阴虚阳亢四种证型在长期航天飞行过程中可能会贯穿始终。

2. 从航天生理适应中系统间的关系和中医药的整体多系统调节效应方面，结合中医理论，从航天不同时相相关性的角度探讨不同中医方药的综合系统调节作用；如创制太空养心丸对抗失重性心血管系统功能失调，研制强骨抗萎方对抗失重性骨丢失。

3. 应用中药复方对抗航天综合征的探索研究，采用丹黄合剂来对抗血液循环系统功能紊乱，用强肌 1 号和 2 号来对抗骨骼肌力学性质的改变，采用微达康来调节机体的免疫功能。

4.在长期航天飞行生理适应机制、神经－内分泌－免疫系统关系、中西医防护措施等研究基础上，在中医理论指导下，提出了载人飞行全过程机体的中医基本病机，并结合航天条件下机体多系统指标变化间的相关性，寻求对机体多系统具有广泛保护效应的中药复方，并从神经－内分泌－免疫网络的角度探讨中药作为长期航天飞行防护措施对机体内稳态的整合调控机制与效应。

第三节　航天环境下内稳态的中医药干预研究

神经－内分泌－免疫网络是机体极其重要的整合调节系统，三个系统之间存在着极其严密的内部调节机制，除了各自独具的经典功能外，还共同担负着控制体内基本生命活动的重要作用，包括呼吸、循环、消化、泌尿生殖和防御，三大系统在保持自身协调的同时，主要靠多细胞生物的细胞间信息传递完成对机体各系统的调节整合，构成机体内的多维立体网络调控，对于在整体水平上维持机体的正常生理功能和健康有着极其重要的意义。因此，调节神经－内分泌－免疫网络可达到对机体生理功能整体调节的目的。本实验在前期研究的基础上，仅从下丘脑－垂体－肾上腺－免疫轴观察模拟失重状态下模型动物的神经－内分泌－免疫环节变化，阐释航天条件下机体多系统指标间的相关性，并进一步探讨中医药整体调节途径及其作用机制。

一、中药方剂对模拟失重大鼠下丘脑－垂体－肾上腺－免疫轴功能的调节作用

（一）实验十六：模拟失重大鼠促肾上腺皮质激素（ACTH）、皮质醇（CORT）动态变化

1.实验材料

（1）动物：SD 雄性大鼠 108 只，体重 160 ~ 180g，由北京维通利华实验动物技术有限公司提供，许可证号：SCXK（京）2002-0003。实验前，动物置空调室，室温 20±2℃，明暗周期为各 12h，安静环境下饲养 7 天，动物自由饮水进食。

（2）试剂与仪器：^{125}I- 促肾上腺皮质激素放射免疫试剂盒（美国 DPC 公司），^{125}I- 皮质醇放射免疫试剂盒（北京市福瑞生物工程公司），TDL-5000B 型低温离心机（上海安亭科学仪器厂），肝素、EDTA 抗凝管（澳大利亚），大鼠悬吊装置、断头器自制，电冰箱及相应的手术器械。

2.实验方法

（1）动物分组：将动物随机分为正常对照组 1 组和模型组 8 组，共 9 组，每组 12 只。模型组采用尾悬吊法，悬吊大鼠身体纵轴与水平面始终保持夹角 -30° 头低位，后

肢悬空不负重，前肢着踏板，悬吊在单个笼内，各组按下列时间分别悬吊 3h、8h、18h、1d、2d、3d、7d、14d。各组动物均正常饮食，正常对照组除不进行悬吊外，其他与模型组相同。

（2）指标测定：各组动物按预先设置的实验程序完成后，为避免昼夜节律对激素的影响，均在悬吊时间截止的当天上午 8:00—10:00，在清醒、安静状态下，将大鼠快速断头处死。

1）血浆 ACTH：从鼠颈部断掉鼠头，迅速将鼠颈端向下，收集从颈部流出的血液 2mL，放入 EDTA 抗凝的塑料试管，注意每只大鼠取血时间一般不超过 30s，离心 10min，4℃，3000r/min，取血浆置于 –70℃ 保存待测。

2）血浆 CORT：取 2mL 血液放入肝素抗凝的冷冻塑料试管中，每只动物采血时间应控制在 20s 内，离心 10min，4℃，3000r/min，取血浆 –40℃ 保存待测。其他操作按放射免疫试剂盒说明操作。

（3）统计方法：数据均以 $\bar{x} \pm s$ 表示，采用 SAS 6.12 统计分析软件进行多元方差分析。

3. 实验结果

（1）模拟失重对大鼠血浆 ACTH 的动态影响：如图 12–1 所示，除悬吊 8h 外，其他悬吊时间大鼠血浆 ACTH 均高于正常对照组。其中，悬吊 3h 大鼠的 ACTH 升高，悬吊 18h 大鼠升高最大；悬吊 1d、2d、3d、7d、14d 大鼠的 ACTH 呈上升趋势，至悬吊 14d 时，大鼠 ACTH 又上升到一个新的峰值。

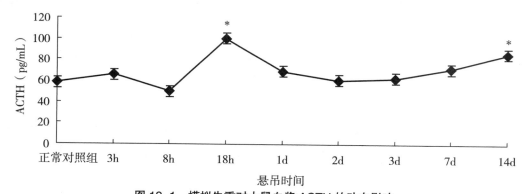

图 12–1 模拟失重对大鼠血浆 ACTH 的动态影响

注：与正常对照组比较，*，$P < 0.05$。

（2）模拟失重对大鼠血浆 CORT 的动态影响：如图 12–2 所示，悬吊不同时间大鼠血浆 CORT 均高于正常组。悬吊 3h、8h、18h 大鼠血浆 CORT 逐渐上升，悬吊 18h 大鼠增加最为明显；悬吊 1d 和 2d 大鼠略有下降；悬吊 3d、7d、14d 大鼠血浆 CORT 又逐渐上升，悬吊 14d 大鼠达到高峰。

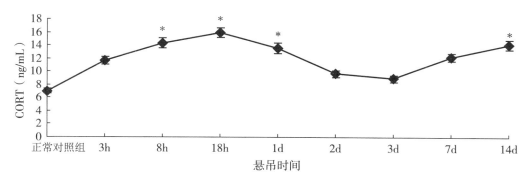

图 12-2　模拟失重对大鼠血浆 CORT 的动态影响

注：与正常对照组比较，*，$P < 0.05$。

4. 讨论　空间飞行期间，航天员会遇许多特殊环境因素，如失重、辐射、环境狭小、孤独、精神紧张、昼夜节律变化等，可影响人的精神活动，引起神经内分泌发生改变。机体的不协调状态或内环境稳定受到威胁时发生交感肾上腺髓质及垂体－肾上腺皮质活性增强。大量研究显示，航天飞行时，CORT 和其他肾上腺类固醇普遍具有上升趋势，表明 HPA 轴被激活。HPA 轴是感知内环境稳态失衡威胁时的反应部位，其功能结构是一个经典的神经内分泌环。应激原的刺激会使促肾上腺皮质激素释放激素（corticotropin releasing hormone，CRH）通过门脉血液释放到垂体，导致垂体释放 ACTH，ACTH 激活了肾上腺皮质细胞合成释放糖皮质激素，并形成负反馈。失重或模拟失重属于刺激，ACTH 和 CORT 是很重要的应激激素。糖皮质激素为调节物质代谢和应激反应的重要激素，是一种高度敏感的内分泌激素。当受到强烈刺激时，机体就会出现以交感神经兴奋、儿茶酚胺分泌增多和 HPA 轴分泌增多为主的一系列神经内分泌反应，以适应强烈刺激，提高机体的抗病能力。HPA 轴的激活及由此引起的糖皮质激素分泌增加，是应激反应的最重要特征，常常被视为应激的标志。糖皮质激素分泌有利于机体动员能量和保持内环境的稳定。本实验对大鼠进行了不同时间的悬吊，从 3 小时到 14 天，大鼠分别受到急性应激和慢性应激，结果提示大鼠血中 CORT 和 ACTH 增加，说明 HPA 轴兴奋性增强，这是机体对刺激的一种反应。

悬吊 14 天会使大鼠产生慢性应激，慢性应激一般指超过 24 小时的持续或反复应激，该状态起因于持久的内激起，HPA 轴反应的特点是血浆 ACTH 正常或略升高，主要伴有神经、内分泌、免疫和行为等变化。目前，慢性应激状态下的 HPA 轴已成为应激反应生理病理机制的研究焦点。许多疾病的发生发展与慢性应激的累积性影响有关，故对慢性应激的研究具有重要意义。

（二）实验十七：中药方剂对模拟失重大鼠下丘脑－垂体－肾上腺（HPA）轴的影响

Basedovsky 首先提出神经－内分泌－免疫调节网络学说，指出神经内分泌系统与免疫系统之间存在着完整的功能性调节环路，而后者主要是通过神经肽、激素和免疫分子三者之间相互作用而构成。由于糖皮质激素的重要生理学意义及广泛的药理学活性，HPA轴备受关注，尤其是对调节HPA轴功能的细胞内部作用机制的研究成为近些年来的研究热点。因此，本实验观察了模拟失重对大鼠HPA轴的影响与中药方剂对HPA轴的调节效应。

1.实验材料

（1）实验动物：SD雄性大鼠36只，体重160～180g，由北京维通利华实验动物技术有限公司提供，许可证号：SCXK（京）2002-0003。实验前，动物置空调室，室温20±2℃，明暗周期为各12h，安静环境下饲养7天，动物自由饮水进食。

（2）试剂与仪器：CRH放射免疫试剂盒（第二军医大学神经生物学教研室），ACTH放射免疫试剂盒（美国DPC公司提供），CORT放射免疫试剂盒（北京市福瑞生物工程公司），EDTA、LH采血管（澳大利亚产），低温离心机（TDL-5000B型，上海安亭科学仪器厂），大鼠悬吊装置、断头器自制，相应的手术器械。

（3）药物制备：中药方剂由生黄芪、熟地黄、川芎等组成，由北京同仁堂医药公司提供，经鉴定均为纯正药材，以上药材经10倍量水回流提取3次，每次1h，弃去药渣，合并滤液，减压浓缩至含生药1.35g/mL，中药浓缩液经高压灭菌，4℃冰箱保存备用（批号：031216）。

2.实验方法

（1）动物分组及处理：SD雄性大鼠36只，体重160～180g，随机分为3组，正常对照组、模型组及中药组。正常对照组只进行单笼饲养，模型组与中药组均采用尾部悬吊法，连续悬吊14天。中药组动物每天给予中药汤剂灌胃（按大鼠每100g体重1.1mL药液），其他组给予等量生理盐水灌胃。于实验第8天给予模型组与中药组大鼠 ^{60}Co辐射：辐射剂量4.5Gy，剂量率0.64Gy/min，全身均匀辐射7min。各组动物每日均正常饮食，注意避免大鼠受非特异性刺激的影响，按预先设置的实验程序完成后，为避免昼夜节律的影响，均在第15天上午8：00—10：00，在大鼠清醒、安静状态下，快速断头处死，以免动物挣扎，取材并进行各项指标测定。

（2）指标及测定方法

1）下丘脑CRH：在大鼠被快速断头处死后，开颅取出鼠脑，在冰盘上解剖，取下丘脑组织，该步骤每只大鼠限定2min内完成，完成后立即用电子天平称重，并记录，于煮沸的生理盐水中继续煮沸3min，再于冰浴中加1mol/L冰醋酸0.5mL充分匀浆20s，再用1mol/L NaOH 0.5mL中和，于4℃，4000r/min，离心20min，取上清液贮存于-20℃以下待测。其他按试剂盒说明进行。

2）血浆ACTH：方法同实验十六。

3）血浆CORT：方法同实验十六。

（3）统计方法：数据均以 $\bar{x} \pm s$ 表示，采用 SAS 6.12 统计分析软件进行方差分析，组间比较采用 q 检验。

3. 实验结果

（1）中药方剂对模拟失重大鼠下丘脑 CRH 的影响：由图 12-3 可见，模型组大鼠下丘脑 CRH 含量明显高于正常对照组（$P < 0.05$），中药组大鼠下丘脑 CRH 含量与模型组相比明显下降（$P < 0.05$）。

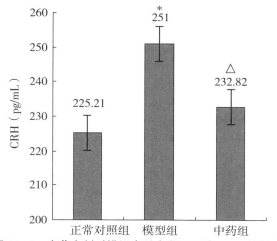

图 12-3　中药方剂对模拟失重大鼠下丘脑 CRH 的影响

注：与正常对照组比较，*，$P < 0.05$；与模型组比较，△，$P < 0.05$。

（2）中药方剂对模拟失重大鼠血浆 ACTH 的影响：由图 12-4 可见，模型组大鼠血浆 ACTH 含量明显高于正常对照组（$P < 0.05$），中药组大鼠血浆 ACTH 与模型组相比略有下降，但无统计学意义。

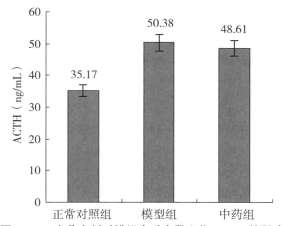

图 12-4　中药方剂对模拟失重大鼠血浆 ACTH 的影响

注：与正常对照组比较，*，$P < 0.05$；与模型组比较，△，$P < 0.05$。

（3）中药方剂对模拟失重大鼠血浆 CORT 的影响：如图 12-5 所示，模型组大鼠血浆 CORT 明显高于对照组（$P < 0.05$），中药方剂能使血浆 CORT 明显降低（$P < 0.05$）。

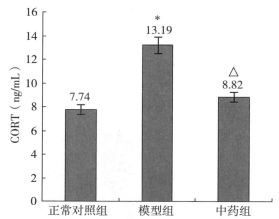

图 12-5　中药方剂对模拟失重大鼠血浆 CORT 的影响

注：与正常对照组比较，*，$P < 0.05$；与模型组比较，△，$P < 0.05$。

4. 讨论　HPA 轴的主要调节物质有糖皮质激素、ACTH、CRH。肾上腺皮质的糖皮质激素受腺垂体内促肾上腺皮质细胞分泌的 ACTH 刺激而产生；而促肾上腺皮质细胞又受下丘脑室旁核小细胞神经元合成和分泌的、通过下丘脑－垂体门脉系统循环转运的 CRH 的控制。另一方面，糖皮质激素又分别负反馈作用于垂体和下丘脑（长反馈），促进海马对下丘脑的抑制，ACTH 也反馈抑制下丘脑（短反馈），从而构成 HPA 轴。关于神经－内分泌－免疫网络的研究表明，下丘脑是机体重要的整合中枢，参与神经－内分泌－免疫系统的调节。空间环境对人体的影响是由失重、昼夜节律改变、狭小环境、孤独紧张等综合刺激引起的，这些刺激经过中枢神经系统后引起下丘脑、垂体和靶器官释放激素，而且这种应激是长期的，机体在产生应激反应时出现的内分泌和神经系统的一系列变化将间接影响机体免疫应答反应。本实验表明，模拟失重 14 天，大鼠下丘脑 CRH、血浆 ACTH 和 CORT 分泌增加，提示模拟失重引起大鼠 HPA 轴兴奋性增强，中药方剂能有效抑制 HPA 轴的兴奋，表明中药方剂对 HPA 轴具有一定的调节作用。

（三）实验十八：中药方剂对模拟失重大鼠免疫系统的影响

失重是航天飞行过程中始终存在的一种特殊环境因素。国内外许多研究表明，失重或模拟失重造成免疫系统功能发生紊乱，其中，空间电离辐射对人体免疫的影响是不能被忽略。因此，本实验在用大鼠尾悬吊模拟失重的同时，于实验第 2 周给予大鼠 60Co 辐射来模拟空间辐射效应，其目的是观察航天条件对人体免疫的影响，同时验证中药方剂对免疫系统的调节效应。

1. 实验材料

（1）实验动物：同实验十七。

（2）试剂与仪器：药物自制（批号：031216），Hank's 液（Sigma 公司），ConA（Sigma 公司），IL–1β 放射免疫试剂盒（中国人民解放军总医院科技开发中心放免研究所），IL–2 放射免疫试剂盒（中国人民解放军总医院科技开发中心放免研究所），低温离心机（TDL–5000B 型，上海安亭科学仪器厂），酶标仪（日本 Bio–Rad 2550），倒置显微镜（重庆光学仪器厂），电子天平 AE100（瑞士），CO_2 培养箱（日本池本理化工业株氏会社 RKJ），高速冷冻离心机（德国 HERMLE，Z360K），超净工作台（北京市半导体设备一厂），大鼠悬吊装置、断头器自制，手术器械。

（3）药物制备：同实验十七。

2. 实验方法

（1）实验分组及处理：同实验十七。

（2）指标及测定方法

1）脾脏指数、胸腺指数的测定：无菌取脾脏、胸腺，电子天平称其湿重。计算公式如下：

脾脏指数 = 脾脏重量（mg）/ 体重（g）

胸腺指数 = 胸腺重量（mg）/ 体重（g）

2）大鼠腹腔巨噬细胞功能的测定：用中性红比色法。用含肝素的冷 Hank's 液灌洗腹腔，吸取腹腔液，用 Hank's 液洗细胞 2 次，调细胞浓度为 5×10^6/mL，加到 96 孔板中，100μL/ 孔。置 37℃，5%CO_2 培养箱中 4h 取出，用温 Hank's 液洗板，底部贴壁的细胞为巨噬细胞，然后于每孔中加 0.1% 中性红 100μL，再置于培养箱中 40min 后，用温 Hank's 液洗板，洗去细胞外中性红，再于每孔中加入细胞溶解液 200μL，4℃放置过夜，于酶标仪测波长 492nm 处的 OD 值，用以表示细胞增殖程度。

3）大鼠脾 T 细胞增殖能力的测定：用 MTT 法。无菌取脾脏，分离成单个细胞，低渗法破坏红细胞，调脾淋巴细胞浓度为 5×10^6/mL，加入 96 孔板中，每孔 100μL，再加入 1640 完全培养液 100μL/ 孔，ConA（终浓度为 5μg/mL，诱导 T 细胞增殖）培养 72h。培养结束前 4h 加入 MTT 溶液（5mg/mL）20μL / 孔，再放置培养箱中反应 4h。取出反应物，轻轻吸弃上清液 100μL，于振荡器上振荡 1min。每孔加入 DMSO 溶液 120μL，于振荡器上振荡 30s。待甲臜颗粒溶解后，于酶标仪 570nm 处比色。

4）细胞因子的测定：

①IL–1 的诱生及测定：无菌制备腹腔巨噬细胞悬液 5×10^6/mL，加入 24 孔培养板，1mL/ 孔，37℃ 5%CO_2 贴壁 2h，用 Hank's 液洗去不贴壁细胞，重加 1640 完全培养液

1mL/孔及 LPS，终浓度为 10μg/mL，继续培养 24h，离心收集上清液，–20℃保存待测。

②IL–2 的诱生及测定：无菌制备脾细胞悬液 5×10^6/mL，加入 24 孔培养板，1mL/孔，并加入 ConA，终浓度为 5μg/mL，37℃，5%CO_2 培养 48h，离心收集上清液，–20℃保存待测。

（3）统计方法：数据均以 $\bar{x} \pm s$ 表示，采用 SAS 6.12 统计分析软件进行方差分析，组间比较采用 q 检验。

3. 结果

（1）中药方剂对模拟失重大鼠脾脏指数和胸腺指数的影响：如表 12–1 所示，与正常对照组相比，模型组大鼠的脾脏指数和胸腺指数均显著下降（$P < 0.05$、$P < 0.05$）；与模型组相比，中药组脾脏指数和胸腺指数均明显增加（$P < 0.05$、$P < 0.05$）。

表 12–1　中药方剂对模拟失重大鼠脾脏指数和胸腺指数的影响

组别	n	脾脏指数	胸腺指数
正常对照组	12	2.54 ± 0.32	2.07 ± 0.44
模型组	10	$0.94 \pm 0.15^{*}$	$0.59 \pm 0.23^{*}$
中药组	11	$2.07 \pm 0.15^{\triangle}$	$1.03 \pm 0.40^{\triangle}$

注：与正常对照组比较，*，$P < 0.05$；与模型组比较，△，$P < 0.05$。

（2）中药方剂对模拟失重大鼠腹腔巨噬细胞功能的影响：如图 12–6 所示，与正常对照组相比，模型组大鼠腹腔巨噬细胞功能明显降低（$P < 0.05$）；与模型组相比，中药组能显著提高巨噬细胞的功能（$P < 0.05$）。

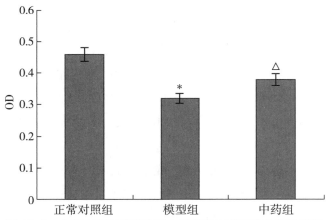

图 12–6　中药方剂对模拟失重大鼠腹腔巨噬细胞功能的影响

注：与正常对照组比较，*，$P < 0.05$；与模型组比较，△，$P < 0.05$。OD，optical density，吸光度。

（3）中药方剂对模拟失重大鼠脾 T 细胞增殖反应的影响：如图 12-7 所示，模型组大鼠脾 T 细胞由 ConA 诱导的增殖反应明显低于正常对照组（$P < 0.05$）；与模型组相比，中药组大鼠脾 T 细胞由 ConA 诱导的增殖反应明显升高（$P < 0.05$）。

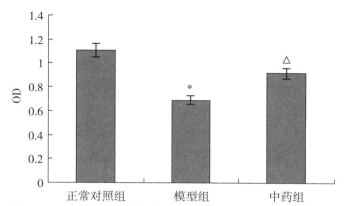

图 12-7　中药方剂对模拟失重大鼠脾 T 细胞增值反应的影响

注：与正常对照组比较，*，$P < 0.05$；与模型组比较，△，$P < 0.05$。

（4）中药方剂对模拟失重大鼠细胞因子 IL-1、IL-2 的影响：如图 12-8、12-9 所示，与正常对照组相比，模型组大鼠腹腔巨噬细胞产生的 IL-1 水平下降（$P < 0.05$），ConA 诱导的 T 细胞产生的 IL-2 水平明显下降（$P < 0.05$）；与模型组相比，中药组大鼠腹腔巨噬细胞产生 IL-1 的水平明显上升（$P < 0.05$），ConA 诱导的 T 细胞产生 IL-2 水平明显上升（$P < 0.05$）。

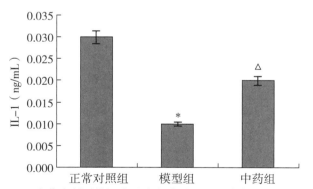

图 12-8　中药方剂对模拟失重大鼠腹腔巨噬细胞产生 IL-1 的影响

注：与正常对照组比较，*，$P < 0.05$；与模型组比较，△，$P < 0.05$。

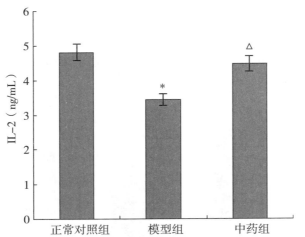

图 12-9　中药方剂对模拟失重大鼠脾 T 细胞产生 IL-2 的影响

注：与正常对照组比较，*，$P < 0.05$；与模型组比较，△，$P < 0.05$。

4. 讨论　胸腺作为机体中枢免疫器官，其功能主要包括 T 细胞分化、成熟和分泌胸腺激素，可作为观察药物对免疫影响的指标之一。胸腺功能要受神经、激素等的调节，同时它也对神经、内分泌系统有反向调节作用。糖皮质激素作用于胸腺，可破坏胸腺细胞 DNA，抑制其蛋白的生物合成，导致细胞凋亡，使胸腺细胞数目明显减少和胸腺重量减轻。本实验观察到，模拟失重大鼠胸腺指数与脾脏指数显著下降，胸腺萎缩，脾脏重量减轻，提示免疫受到抑制；而中药组胸腺指数与脾脏指数则显著升高，说明中药方剂对免疫受到抑制具有一定防护作用。

长期航天飞行可降低 T 细胞功能，使 IL-2 生成减少，表现为 T 细胞数量减少和活性降低，T 细胞亚群发生变化，白细胞介素 IL-2 减少，其下降与飞行时间有关。国内模拟失重实验也得到同样的结果，模拟失重 7、14 天小鼠脾脏 T 细胞增殖能力降低，IL-2 的生成减少，14 天时有显著性变化。IL-2 由活化的 T 细胞分泌，是一种调节淋巴细胞激活、增殖和分化的因子，参与免疫应答时激活 HPA 轴，对活化 T 细胞、B 细胞和 NK 细胞都有明显的刺激作用，可诱发淋巴因子激活的杀伤细胞（lymphokine-activated killer cell，LAK cell，简称 LAK 细胞）、干扰素等，并对多种免疫细胞功能具有调节作用。因此，IL-2 在免疫应答网络中起着中心调节作用。本实验观察到，模型组大鼠脾 T 细胞受到有丝分裂原 ConA 刺激后，增殖反应下降，IL-2 生成减少，提示模拟失重引起大鼠细胞免疫功能降低，T 细胞功能降低与 IL-2 生成减少存在密切的联系。有报道表明，失重改变骨髓组织生成和淋巴细胞增殖，可提高航天员的辐射敏感度。

巨噬细胞是机体免疫的第一道防线，通过其吞噬细胞及杀伤能力来防止微生物的入侵和消灭恶性肿瘤。巨噬细胞作为多种细胞因子的主要产生细胞，其分泌细胞因子的功能在免疫反应中有重要的作用。IL-1 又称淋巴细胞活化因子，主要是由活化的巨噬细胞分泌，其功能主要是促进免疫功能。本实验结果表明，模拟失重大鼠腹腔巨噬细胞功能受到抑制，IL-1 生成减少，中药方剂能够提高巨噬细胞功能，促进 IL-1 生成。本实验发现中药方剂能促进大鼠脾 T 细胞功能及 IL-2 的生成，促进腹腔巨噬细胞 IL-1 的生成，这可能是其增强免疫调节作用的重要机制之一。

免疫细胞因子是重要的免疫调节物质，可影响神经内分泌的各项功能。研究已证明细胞因子是继神经递质、激素之后的体内第三大调节因子，三者共同形成神经 - 内分泌 - 免疫系统轴心，调节整体的生理活动。IL-1、IL-2 还能激活 HPA 轴，可通过如下途径：诱导下丘脑合成和释放 CRH，诱导垂体合成和释放 ACTH，诱导肾上腺合成和释放 CORT，而血清 CORT 的增多反过来又可抑制 IL-1、IL-2 的合成和分泌。在本实验中，中药方剂可促进模拟失重大鼠腹腔巨噬细胞生成 IL-1 和脾 T 细胞生成 IL-2，提示中药可通过激活细胞因子增强免疫系统功能，并与调节神经内分泌系统有关。

（四）实验十九：中药方剂对模拟失重大鼠下丘脑 - 垂体 - 肾上腺皮质与单核巨噬细胞调节环路的影响

神经 - 内分泌 - 免疫网络功能性循环通路主要是由神经递质、激素、细胞因子三者之间相互作用构成，其分子间的作用则通过特异性受体完成。各种生物活性物质对神经、内分泌、免疫三大系统的作用不是独立进行的，在整体条件下基本是以较完整的环路为单位，构成复杂的网络。这些环路的作用方式是正反馈和负反馈，具有整合效应的特点。神经 - 内分泌 - 免疫调节环路主要包括：下丘脑 - 垂体 - 肾上腺皮质与单核巨噬细胞环路、下丘脑 - 垂体 - 肾上腺皮质与胸腺环路、下丘脑 - 垂体与胸腺环路。本实验初步探讨模拟失重对大鼠下丘脑 - 垂体 - 肾上腺皮质与单核巨噬细胞环路的影响，进一步阐释神经 - 内分泌 - 免疫网络轴的内在相关性和中药方剂的作用效果，以及中医药整体调节效应的作用机制及其途径。

1. 实验材料

（1）实验动物：同实验十七。

（2）试剂与仪器：药物自制（批号：031216），Hank's 液（Sigma 公司），淋巴细胞分离液（上海试剂二厂），RPMI-1640（Gibco 公司），RPMI-1640（HEPES 缓冲液）（Gibco 公司），$1, 2, 4, 6, 7-^3H-$ 地塞米松（比活性 82Ci/mmol，Amersham 公司产品），地塞米松（Sigma 产品），PPO 及 POPOP（Sigma 产品），甲苯（国产分析纯），CRH 放射免疫试剂盒（第二军医大学神经生物学教研室），ACTH 放射免疫试剂盒（美国 DPC

公司），CORT 放射免疫试剂盒（北京市福瑞生物工程公司），IL-1β 放射免疫试剂盒（中国人民解放军总医院放免研究所技术中心），EDTA、LH 采血管（中国人民解放军总医院放免研究所技术中心），倒置显微镜（重庆光学仪器厂），电子天平 AE100（瑞士），电子天平（HA-202M 型，日本产），CO_2 培养箱（日本池本理化工业株氏会社 RKJ），酶标仪（日本 Bio-Rad 2550），恒温水浴振荡器（HZS-H，哈尔滨产），台式离心机（LD-2A 型，北京医用离心机厂），低温离心机（TDL-5000B 型，上海安亭科学仪器厂），高速冷冻离心机（德国 HERMLE，Z360K），显微镜（Olympus CH-2），离心机（Allegra 64R，美国 Bechman 公司产品），液闪仪（Beckman LS6500），超净工作台（北京市半导体设备一厂），大鼠悬吊装置、断头器自制，相应的手术器械。

（3）药物制备：同实验十七。

2.实验方法

（1）动物分组及处理：方法同实验十七。

（2）指标及测定方法

1）下丘脑 CRH：方法同实验十七。

2）血浆 ACTH：方法同实验十六。

3）血浆 CORT：方法同实验十六。

4）大鼠腹腔巨噬细胞吞噬功能的测定：方法同实验十八。

5）IL-1 的诱生及测定：方法同实验十八。

6）外周血白细胞糖皮质激素受体的测定

①外周血白细胞的采集：将大鼠快速断头处死后，取血 5mL，肝素抗凝，用 Hank's 液（或 0.9% 生理盐水）稀释 1 倍。将稀释血液轻轻铺在淋巴细胞分离液表面，体积比大约 2：1。水平离心机离心，2000r/min，20min，离心后上层为血浆，单核细胞悬于分层液界面，呈白膜状，界面以下为分层液、粒细胞、红细胞；将毛细吸管轻轻插到单核细胞层，将细胞吸到管内，尽量少带分层液，移入另一试管中。加入大量 Hank's 液清洗，1500r/min，离心 7min，再加 Hank's 液，混悬清洗 2 次。

②外周血白细胞糖皮质激素受体（GR）特异性结合位点测定（一点法）

a.弃去上清液，加入大量 Hank's 液，将细胞悬液置于 38℃水浴摇床孵育 30min。

b.水平离心机离心，1500r/min，7min。

c.离心后再以适量 RPMI-1640（0.1 ~ 2mL）重悬细胞。细胞计数：用白细胞稀释液稀释 20 倍或 40 倍（即 380μL：20μL，780μL：20μL），取 10μL 加于计数板上，显微镜下计数细胞（右、下边线的细胞不记在内），细胞数 / mL=（4 大方格内细胞数 /4）×10^4×20。

d. 细胞活力检查：1 滴细胞悬液加 2 滴 2% 锥虫蓝液，5min 后，观察 200 个细胞中着色细胞数，计算百分比（活细胞比率应在 95% 以上）。

e. 将标记地塞米松（³H–Dex）配成浓度为 160nmol/L 的反应液，将非标记地塞米松（Dex）配制成 160μmol/L 的反应液。

f. 按表 12–2 所示进行加样，采用复管测定。

表 12-2　加样项目表

管号	总结合管（μL）	非特异性结合管（μL）
³H–Dex（160nmol/L）	50	50
Dex（160μmol/L）	–	50
RPMI–1640	50	–
细胞悬液（1×10⁷/mL）	100	100

g. 置 38℃ 水浴摇床孵育 60min。孵育完成后，采用预冷的 PBS 终止反应，4℃，17000r/min，5min，离心 3 次。离心后，吹干 20min。将沉淀物重悬于 10mL 闪烁液中，置 12h 或过夜，液闪计数。

h. 计算出每个细胞的 GR 结合位点。

（3）统计方法：数据均以 $\bar{x} \pm s$ 表示，采用 SAS 6.12 统计分析软件进行方差分析，组间比较采用 q 检验。

3. 结果

（1）中药方剂对模拟失重大鼠 HPA 轴的影响：如表 12–3 所示，与正常对照组相比，模型组大鼠血浆 CORT、ACTH 及下丘脑 CRH 含量明显增高（$P < 0.05$、$P < 0.05$、$P < 0.05$）；与模型组相比，中药组血浆 CORT、下丘脑 CRH 含量明显降低（$P < 0.05$、$P < 0.05$），血浆 ACTH 含量变化不明显，无统计学意义。

表 12-3　中药方剂对模拟失重大鼠血浆 CORT、ACTH 及下丘脑 CRH 含量的影响

组别	n	ACTH（ng/mL）	CORT（ng/mL）	CRH（pg/mL）
正常对照组	12	35.17 ± 8.71	7.74 ± 2.03	225.21 ± 73.89
模型组	10	50.38 ± 12.82*	13.19 ± 1.53*	251.00 ± 30.71*
中药组	11	48.61 ± 15.85	8.82 ± 2.81△	232.82 ± 55.63△

注：与正常对照组比较，*，$P < 0.05$；与模型组比较，△，$P < 0.05$。

（2）中药方剂对模拟失重大鼠腹腔巨噬细胞功能的影响：如图 12–10 所示，模型组大鼠腹腔巨噬细胞功能明显低于正常对照组（$P < 0.05$）；与模型组比较，中药组巨噬细胞的功能明显提高（$P < 0.05$）。

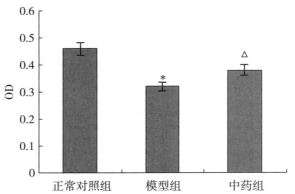

图 12-10　中药方剂对模拟失重大鼠腹腔巨噬细胞功能的影响

注：与正常对照组比较，*，$P < 0.05$；与模型组比较，△，$P < 0.05$。

（3）中药方剂对模拟失重大鼠腹腔巨噬细胞生成 IL-1 的影响：如图 12-11 所示，与正常对照组相比，模型组大鼠腹腔巨噬细胞产生的 IL-1 明显减少（$P < 0.05$）；中药组大鼠腹腔巨噬细胞产生的 IL-1 比模型组显著升高（$P < 0.05$）。

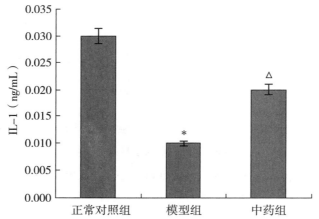

图 12-11　中药方剂对模拟失重大鼠腹腔巨噬细胞生成 IL-1 的影响

注：与正常对照组比较，*，$P < 0.05$；与模型组比较，△，$P < 0.05$。

（4）中药方剂对模拟失重大鼠白细胞糖皮质激素受体特异性结合位点的影响：如图 12-12 所示，模型组大鼠白细胞 GR 特异性结合位点数目明显低于正常对照组（$P < 0.05$）；与模型组比较，中药组白细胞 GR 特异性结合位点数明显上升，差异具有统计学意义（$P < 0.05$）。

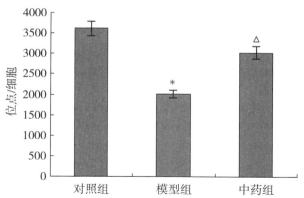

图 12-12　中药方剂对模拟失重大鼠白细胞 GR 特异性结合位点的影响

注：与正常对照组比较，*，$P < 0.05$；与模型组比较，△，$P < 0.05$。

4.讨论　神经、内分泌、免疫系统构成机体内多维立体调控网络，对于在整体水平上维持机体的正常生理功能和健康具有极其重要的意义。神经、内分泌、免疫系统的共同化学信号分子与相应受体结合，共同构成双向调节环路，一个系统对另一个系统产生调节，而另一个系统常常直接或间接地影响这个系统的功能。神经内分泌系统对免疫系统的调控主要通过神经递质、神经肽、激素与免疫组织器官上存在的相应受体结合等途径实现对免疫功能的调节；免疫系统则通过免疫应答反应产生的各种生物活性分子实现对神经内分泌系统的反馈调节。

下丘脑－垂体－肾上腺皮质与单核巨噬细胞环路是典型的神经－内分泌－免疫调节环路之一。研究发现，此环路的中心成分为 CRH-ACTH-GC-IL-1，具体环节如下：①下丘脑的 CRH 促进垂体释放 ACTH，后者刺激糖皮质激素（glucocorticoid，GC）大量分泌，引起血中 GC 浓度升高；② ACTH 及 GC 可分别抑制单核巨噬细胞（mononuclear phagocyte，Mo-Mφ）的功能，减少 IL-1 的生成；③ ACTH 及 GC 限制 IL-1 的进一步生成，且 ACTH 前体阿黑皮素原（proopiomelanocortin，POMC）还可裂解释放 α－促黑素（α-melanocyte stimulating hormone，α-MSH），而 α-MSH 可在中枢水平对抗 IL-1 对 CRH 分泌的刺激效应。HPA 轴是神经－内分泌－免疫网络的枢纽，维持机体内环境平衡，其分泌的 CRH、ACTH、CORT 在机体适应和代偿中起十分重要的作用。在航天生理中，HPA 轴与应激反应最为相关。在航天飞行中，失重和模拟失重使内分泌激素发生了一系列变化，中枢神经系统肾上腺皮质通路可被激活，表现为两个典型的应激标志——CORT 和泌乳素分泌增加。人和动物在失重和模拟失重后的血、尿分析结果也显示垂体－肾上腺轴的功能增强，说明长期航天飞行可引起 ACTH、CORT 的升高。

本实验初步研究中药方剂对模拟失重大鼠下丘脑－垂体－肾上腺皮质与单核巨噬细胞环路的影响，结果表明，模拟失重引起大鼠下丘脑 CRH、血浆 ACTH 和 CORT 分泌增加，表明模拟失重大鼠 HPA 轴功能亢进，对机体起防御保护作用，而中药方剂对 HPA

轴的亢进状态有一定的抑制作用，说明中药方剂可有效参与 HPA 轴的调节。在 HPA 轴功能亢进的同时，大鼠腹腔巨噬细胞功能明显下降，其分泌的 IL-1 显著减少，提示免疫系统受到抑制，而且这种免疫抑制与 HPA 轴功能的亢进有关。中药方剂能够提高巨噬细胞免疫功能和 IL-1 分泌，促进免疫功能，我们分析其机制与其激活淋巴细胞产生细胞因子或免疫激素有关。GR 是神经内分泌系统向免疫系统传递信息的一个重要窗口，可以介导 GC 的免疫调节效应，免疫细胞也通过改变 GR 表达水平来调节自身对 GC 的敏感性。模拟失重大鼠免疫功能受到抑制，白细胞 GR 特异性结合位点数减少，神经 – 内分泌 – 免疫网络内部的联络调节、整合能力有所减弱，机体通过下调 GR 表达，降低对 GC 的敏感性，使 GC 的免疫抑制效应减弱，从而保持一定的免疫反应能力，维护机体的正常生理功能。中药方剂能够上调 GR 特异性结合位点数，增强对 GC 的敏感性，从而使内源性皮质醇可以较好地发挥作用，保护机体免受过强免疫反应的损害，以维持内分泌与免疫之间的平衡。

5. 结论　　本实验以模拟失重大鼠为模型，研究下丘脑 – 垂体 – 肾上腺 – 免疫轴各指标的变化及其相关性，并运用中药方剂对其进行调节，初步从神经 – 内分泌 – 免疫网络的角度揭示中药方剂对机体的调节作用途径，得到如下实验结果。

（1）悬吊 24h 内，除悬吊 8h 外，其他悬吊时间大鼠血浆 ACTH 均高于正常对照组，呈上升趋势，悬吊 1 ~ 14 天，大鼠血浆 ACTH 呈上升趋势；不同悬吊时间大鼠血浆 CORT 均高于正常对照组，悬吊 24h 内，血浆 CORT 逐渐上升，而悬吊 1 天和 2 天，有所下降，悬吊 3 ~ 14 天，血浆 CORT 呈上升趋势。

（2）模拟失重大鼠下丘脑 CRH、血浆 ACTH 和 CORT 分泌明显增加，中药方剂能够抑制 HPA 轴分泌激素的升高。

（3）模拟失重大鼠脾 T 细胞功能和生成 IL-2 水平降低，腹腔巨噬细胞功能和 IL-1 分泌减少，中药方剂能够提高模拟失重大鼠脾 T 细胞和腹腔巨噬细胞功能，以及由它们分泌的 IL-1、IL-2 水平。

（4）模拟失重大鼠下丘脑 CRH、血浆 ACTH 和 CORT 含量明显增加，巨噬细胞功能下降，生成 IL-1 的水平下降。中药方剂能够降低 HPA 轴激素过高分泌，提高大鼠腹腔巨噬细胞功能，增加 IL-1 的生成。

（5）模拟失重大鼠外周血白细胞 GR 特异性结合位点明显减少，中药方剂可上调降低的 GR 特异性结合位点。

由以上结果得出如下结论。

（1）模拟失重初期，HPA 轴兴奋性增强，免疫功能下降。

（2）中药方剂对 HPA 轴具有调节作用，同时能提高大鼠腹腔巨噬细胞功能，增强 T 细胞的增殖能力及 IL-1、IL-2 的分泌水平，表明中药方剂有效地参与了 HPA 轴与免疫系统的调节，尤其对下丘脑 – 垂体 – 肾上腺皮质与单核巨噬细胞环路的调节显示了一定的优势。

（3）糖皮质激素受体在神经内分泌和免疫系统中起杠杆作用，中药方剂通过上调模拟失重大鼠外周血白细胞 GR 特异性结合位点数，增强对 GC 的敏感性，从而使内源性皮质醇更好地发挥作用，以维持内分泌与免疫之间的平衡。

（4）实验表明，中药方剂整体调节作用与神经 – 内分泌 – 免疫网络系统整合调节具有一定的相同性。HPA 轴是神经 – 内分泌 – 免疫网络的整合中枢，既能调节神经内分泌功能，又对免疫系统有影响。GC 作为 HPA 轴的最终产物，是神经 – 内分泌 – 免疫网络系统的重要介质，其生物学效应的发挥取决于靶细胞上 GR 的水平，本实验中药方剂可增加白细胞 GR 特异性结合位点，GR 与 GC 结合后形成转录调节复合体，发挥免疫活性，在免疫调节中发挥着重要作用。

二、中药方剂对模拟失重和辐射对大鼠神经 – 内分泌 – 免疫网络的影响和的作用

作为机体防御系统的免疫系统与神经、内分泌系统间有着复杂的关系。在免疫系统中，各个细胞通过自我识别、相互刺激或相互制约构成一个动态平衡的免疫网络，使免疫应答不致过强或过弱，从而达到免疫系统的自我调节。但是免疫系统不仅存在内部的自我调控，而且也受到神经内分泌系统的调控。由于人的神经内分泌系统在进入太空后经历了一个应激—适应—衰退的过程，免疫系统也发生了同样的改变，所以，随着时间的延长，机体免疫功能逐渐下降。

本实验在长期航天飞行生理适应性反应机制、神经内分泌免疫系统关系的研究基础上，利用模拟航天飞行失重的动物模型，观察中药方剂对尾部悬吊加辐射动物模型的干预效应，探讨该方剂的神经内分泌免疫调控途径与作用机制。

（一）实验二十：中药方剂对模拟失重和辐射大鼠免疫功能的影响

1. 材料

（1）动物：健康雄性 Wistar 大鼠 120 只，级别 SPF/VAF，体重 180 ± 10 g，许可证号：SCXK（京）2002-0003，北京维通利华实验动物技术有限公司提供。所有动物提前 1 周购入，本实验室常规饲养 1 周。

（2）药物：中药方剂（ZYFJ）由生黄芪、熟地黄、川芎等药物组成。全部药材购自北京同仁堂有限公司。中药饮片经北京中医药大学中药学院生药系刘春生教授鉴定，全部药材均符合《中华人民共和国药典》标准。制备方法：方中药物分别采用常规方法水煎煮、水提醇沉提取和乙醇提取方法，将所得全部药液浓缩至 100% 浓度，干燥制成颗粒，使用前用水溶解成 70% 浓度的药液。

（3）试剂：ConA 和 MTT（Sigma 公司产品）；ConA（用 RPMI-1640 培养基配制，过滤除菌，4℃保存）；MTT（PBS 溶解，浓度为 5mg/mL，过滤除菌，4℃保存）；PBS，pH 7.2（KH₂PO₄ 9.08g 加蒸馏水 1000mL，取 28mL；NaH₂PO₄ 9.47g 加蒸馏水 1000mL，取 72mL，两个溶液相互混合而成）；LPS（中国人民解放军军事医学科学院）；RPMI-1640 培养基（GIB-CO BRL 公司；用时加 Hepes 3.383g，丙酮酸钠 0.11g，用双蒸水 1000mL 溶解，再加入 NaHCO₃ 1.5g，2- 巯基乙醇 4uL，调 pH 值为 7.2 ~ 7.4，振荡混匀，过滤除菌，分装，-20℃保存）；完全 1640 培养基（取配制好的 RPMI-1640 培养基 90mL，加新生小牛血清 10mL，再加 3%L- 谷氨酰胺 1mL，青霉素 - 链霉素 1mL，此培养基于应用前配制）；青霉素 - 链霉素（上海先锋药业有限公司）；新生小牛血清（武汉华美生物工程有限公司）；DMSO（Sigma 公司）；IL-1β、IL-2 和 IL-6 放射免疫试剂盒（解放军总医院科技开发中心放免研究所）；Annexin-V-FITC（北京宝赛生物技术有限公司）；Binding Buffer（北京宝赛生物技术有限公司）；PI（北京宝赛生物技术有限公司）。

（4）仪器：酶标仪（日本 Bio-Rad 2550）、电子天平（AE100）（瑞士）、CO₂ 培养箱（RKJ）（日本池本理化工业株氏会社）、高速冷冻离心机（Z360K）（德国 HERMLE）、超净工作台（北京市半导体设备一厂）、倒置显微镜（重庆光学仪器厂）、DFM-96 型 16 管放射免疫 γ 计数器（上海核所日环光电仪器有限公司）、FACS420 型流式细胞仪（美国 BD 公司）。

2. 方法

（1）动物分组与处理

1）分组：大鼠随机分为 4 组，正常组（C）、悬吊组（S）、悬吊加辐射组（SAI）和中药组（ZYFJ），每组 30 只，不限食水，光照 12h（8:00—20:00），室温 18±2℃环境下单笼饲养。

2）造模方法：S 组、SAI 组、ZYFJ 组大鼠采用 -30° 头低位尾部悬吊法模拟失重；SAI 组和 ZYFJ 组大鼠于悬吊第 8 天接受 ⁶⁰Co- γ 射线辐射（钴源由中国人民解放军军事医学科学院放射医学研究所提供），总剂量为 4.5Gy；C 组大鼠不采取任何处理。

3）给药方法：从实验第 1 天开始按 7g/（kg·d）给予 ZYFJ 组大鼠中药方剂灌胃，给其余各组大鼠灌胃等体积的生理盐水。

4）取材：实验第 11 天，从 C 组、S 组、SAI 组和 ZYFJ 组分别随机取出 10 只大鼠于灌胃后 2h 脱颈椎处死。用含肝素的冷 Hank's 液灌洗腹腔，吸取腹腔液，收集腹腔巨噬细胞。无菌条件下剪取脾脏，剪一半放在培养皿里，加入不完全 RPMI-1640 培养基 2mL，用研磨棒研磨，过 80 目不锈钢细胞筛，制备脾细胞悬液。实验第 16 天，再从 C 组、S 组、SAI 组和 ZYFJ 组分别随机取出 10 只大鼠于灌胃后 2h 脱颈椎处死，无菌条件下取胸腺，其余处理方法同实验第 11 天。实验第 21 天，将 C 组、S 组、SAI 组和 ZYFJ 组剩余大鼠于灌胃后 2h 脱颈椎处死，处理方法同实验第 11 天。

（2）指标测定

1）脾 T 细胞增殖转化功能：采用 MTT 比色法。将制备好的脾细胞悬液于 4℃，1000r/min，离心 5min，弃上清液，拍打底部沉淀。打匀，加入双蒸水 1mL，打匀，1min 后，再加入双盐水 1mL，以破坏红细胞。用 2 层纤维筛网过滤至新的试管中，置冰浴中。4℃，1000r/min，离心 5min，弃上清液。加入完全 RPMI-1640 培养基 2 ~ 3mL，吹散，放置冰上。锥虫蓝染色，取上清液 10uL，加锥虫蓝 90uL，再从中取出上清液 10uL 加锥虫蓝 90uL，稀释 100 倍，计数细胞（活细胞达 95% 以上）。用完全 RPMI-1640 培养基调细胞浓度为 5×10^6 个 /mL，加入 96 孔细胞培养板，100uL/孔，再加入 ConA（终浓度为 5μg/mL）。置 37℃、$5\%CO_2$ 培养箱中孵育 68h，每孔弃液 100uL，并加入 5mg/mL MTT 10uL。再置 37℃、$5\%CO_2$ 培养箱中孵育 4h。加入 DMSO 150uL，振荡摇匀，10min 后，酶标仪 570nm 波长测定光吸收值。

2）IL-2 的诱生与测定：取上述制备的脾细胞悬液，调细胞浓度为 5×10^6 个 /mL，加入 24 孔培养板，1mL/孔，并加 ConA（终浓度为 5μg/mL），37℃、$5\%CO_2$ 培养 48h，离心收集上清液，-20℃保存待测。上清液中 IL-2 的测定严格按试剂盒说明书进行。

3）腹腔巨噬细胞吞噬功能测定：采用中性红比色法。将上述制备的腹腔巨噬细胞用 Hank's 液洗细胞 2 次，调细胞浓度为 5×10^6 个 /mL，加入 96 孔板中，100uL/孔，置 37℃、$5\%CO_2$ 培养箱中 4h 后取出，用温 Hank's 液洗板，底部贴壁的细胞为腹腔巨噬细胞，然后于每孔中加 0.1% 中性红溶液 100uL，再置于培养箱中 40min 后，用温 Hank's 液洗板，洗去细胞外中性红，再于每孔中加细胞溶解液 200uL，4℃放置过夜，于酶标仪 492nm 处比色测定光吸收值。

4）IL-1 的诱生与测定：将上述无菌制备的腹腔巨噬细胞悬液调细胞浓度为 5×10^6 个 /mL，加到 24 孔培养板，1mL/孔，37℃、$5\%CO_2$ 贴壁 2h，用 Hank's 液洗去不贴壁细胞，重加完全 RPMI-1640 培养基 1mL/孔，及 LPS（终浓度 10μg/mL），继续培养 24h，离心收集上清液，-20℃保存待测。上清液中 IL-1 的测定严格按试剂盒说明书进行。

5）IL-6 的诱生与测定：方法同上。上清液中 IL-6 的测定严格按试剂盒说明书进行。

6）胸腺细胞凋亡测定：在无菌的平皿中加入 PBS1mL，放入胸腺并轻轻研磨，然后用吸管吸取平皿中液体到试管中，沉淀 2min 后取上层液体，弃组织块，调整待测胸腺细胞浓度为 5×10^5 个 /mL。取胸腺细胞 1mL，1000r/min，4℃离心 10min，弃上清液。加入冷的 PBS2mL，轻轻振荡使细胞悬浮。1000r/min，4℃离心 10min，弃上清液。用 PBS 重复洗细胞 2 次后，将细胞重悬于 Binding Buffer 200μL 中。加入 Annexin-V -

FITC 10μL 和 PI 5μL，轻轻混匀，避光室温反应 30min。加入 Binding Buffer 300μL，30min 后上机检测。应用 CELL QUEST 软件获取细胞 10000 个，进行凋亡细胞计数。

（3）数据统计处理：所得数据均用 $\bar{x} \pm s$ 表示，用 SPSS 11.0 for windows 软件统计处理，先采用单因素方差分析（one-way ANOVA）进行检验，后进行多组间比较，采用纽曼 - 科伊尔斯检验。

3.结果

（1）中药方剂对模拟失重和辐射不同时间点 ConA 诱导的大鼠脾 T 细胞增殖反应的影响：如图 12-13 所示，实验第 11 天，与正常组比较，悬吊组和悬吊加辐射组大鼠脾 T 细胞增殖反应均明显降低（$P < 0.01$）；与悬吊组比较，悬吊加辐射组大鼠脾 T 细胞增殖反应降低（$P < 0.05$）；与悬吊加辐射组比较，中药组大鼠脾 T 细胞增殖反应明显提高（$P < 0.01$）。

实验第 16 天，与正常组比较，悬吊组和悬吊加辐射组大鼠脾 T 细胞增殖反应均明显降低（$P < 0.01$）；与悬吊组比较，悬吊加辐射组大鼠脾 T 细胞增殖反应无显著性差异（$P > 0.05$）；与悬吊加辐射组比较，中药组大鼠脾 T 细胞增殖反应提高（$P < 0.05$）。

实验第 21 天，与正常组比较，悬吊组、悬吊加辐射组和中药组大鼠脾 T 细胞增殖反应均明显降低（$P < 0.01$）；与悬吊组比较，悬吊加辐射组大鼠脾 T 细胞增殖反应无显著性差异（$P > 0.05$）；与悬吊加辐射组比较，中药组大鼠脾 T 细胞增殖反应无显著性差异（$P > 0.05$）。

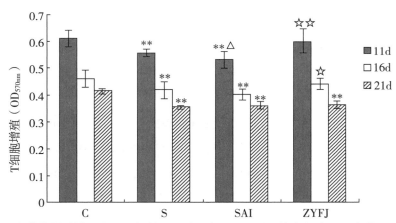

图 12-13　中药方剂对模拟失重和辐射不同时间点 ConA 诱导的大鼠脾 T 细胞增殖反应的影响

注：与正常组比较，**，$P < 0.01$；与悬吊组比较，△，$P < 0.05$；与悬吊加辐射组比较，☆，$P < 0.05$，☆☆，$P < 0.01$；n=12（第 11 天每组），n=12（第 16 天每组），n=10（第 21 天每组）。

（2）中药方剂对模拟失重和辐射不同时间点大鼠腹腔巨噬细胞吞噬中性红能力的影响：如图 12-14 所示，实验第 11 天，与正常组比较，悬吊组和悬吊加辐射组大鼠腹腔巨噬细胞吞噬中性红能力均升高（$P < 0.05$）；与悬吊组比较，悬吊加辐射组大鼠腹腔巨噬细胞吞噬中性红能力无显著性差异（$P > 0.05$）；与悬吊加辐射组比较，中药组大鼠腹腔巨噬细胞吞噬中性红能力明显降低（$P < 0.01$）。

实验第 16 天，与正常组比较，悬吊组、悬吊加辐射组和中药组大鼠腹腔巨噬细胞吞噬中性红能力均明显升高（$P < 0.01$）；与悬吊组比较，悬吊加辐射组大鼠腹腔巨噬细胞吞噬中性红能力明显降低（$P < 0.01$）；与悬吊加辐射组比较，中药组大鼠腹腔巨噬细胞吞噬中性红能力无显著性差异（$P > 0.05$）。

实验第 21 天，与正常组比较，悬吊组、悬吊加辐射组和中药组大鼠腹腔巨噬细胞吞噬中性红能力均明显升高（$P < 0.01$）；与悬吊组比较，悬吊加辐射组大鼠腹腔巨噬细胞吞噬中性红能力降低（$P < 0.05$）；与悬吊加辐射组比较，中药组大鼠腹腔巨噬细胞吞噬中性红能力明显降低（$P < 0.01$），但没有恢复正常水平。

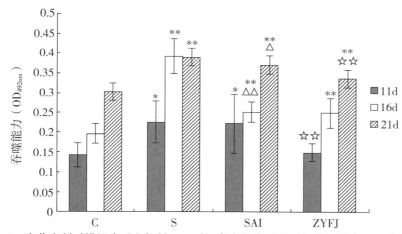

图 12-14　中药方剂对模拟失重和辐射不同时间点大鼠腹腔巨噬细胞吞噬中性红能力的影响

注：与正常组相比，*，$P < 0.05$，**，$P < 0.01$；与悬吊组相比，△，$P < 0.05$，△△，$P < 0.01$；与悬吊加辐射组相比，☆☆，$P < 0.01$；n=8（第 11 天每组），n=12（第 16 天每组），n=12（第 21 天每组）。

（3）中药方剂对模拟失重和辐射不同时间点大鼠脾淋巴细胞分泌 IL-2 的影响：如图 12-15 所示，实验第 11 天，与正常组比较，悬吊组和悬吊加辐射组大鼠脾淋巴细胞分泌 IL-2 的水平均降低（$P < 0.05$）；与悬吊组比较，悬吊加辐射组大鼠脾淋巴细胞分泌 IL-2 的水平无显著性差异（$P > 0.05$）；与悬吊加辐射组比较，中药组大鼠脾淋巴细胞分泌 IL-2 的水平呈升高趋势，但无显著性差异（$P > 0.05$）。

实验第 16 天，与正常组比较，悬吊组和悬吊加辐射组大鼠脾淋巴细胞分泌 IL-2 的水平均明显降低（$P < 0.01$）；与悬吊组比较，悬吊加辐射组大鼠脾淋巴细胞分泌 IL-2 的水平无显著性差异（$P > 0.05$）；与悬吊加辐射组比较，中药组大鼠脾淋巴细胞分泌 IL-2 的水平呈升高趋势，但无显著性差异（$P > 0.05$）。

实验第 21 天，与正常组比较，悬吊组和悬吊加辐射组大鼠脾淋巴细胞分泌 IL-2 的水平均降低（$P < 0.05$）；与悬吊组比较，悬吊加辐射组大鼠脾淋巴细胞分泌 IL-2 的水平无显著性差异（$P > 0.05$）；与悬吊加辐射组比较，中药组大鼠脾淋巴细胞分泌 IL-2 的水平升高（$P < 0.05$）。

各组内不同时间点间的比较：悬吊组和悬吊加辐射组大鼠脾淋巴细胞分泌 IL-2 的水平在实验第 11 天、第 16 天和第 21 天无显著性差异（$P > 0.05$）。

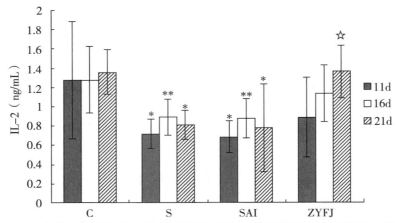

图 12-15　中药方剂对模拟失重和辐射不同时间点大鼠脾淋巴细胞分泌 IL-2 的影响

注：与正常组比较，*，$P < 0.05$，**，$P < 0.01$；与悬吊加辐射组比较，☆，$P < 0.05$；n=8（第 11 天每组），n=8（第 16 天每组），n=7（第 21 天每组）。

（4）中药方剂对模拟失重和辐射不同时间点大鼠腹腔巨噬细胞分泌 IL-1 的影响：如图 12-16 所示，实验第 11 天，与正常组比较，悬吊组和悬吊加辐射组大鼠腹腔巨噬细胞分泌 IL-1 的水平均明显升高（$P < 0.01$）；与悬吊组比较，悬吊加辐射组大鼠腹腔巨噬细胞分泌 IL-1 的水平无显著性差异（$P > 0.05$）；与悬吊加辐射组比较，中药组大鼠腹腔巨噬细胞分泌 IL-1 的水平明显降低（$P < 0.01$）。

实验第 16 天，与正常组比较，悬吊组和悬吊加辐射组大鼠腹腔巨噬细胞分泌 IL-1 的水平均升高（$P < 0.05$）；与悬吊组比较，悬吊加辐射组大鼠腹腔巨噬细胞分泌 IL-1 的水平无显著性差异（$P > 0.05$）；与悬吊加辐射组比较，中药组大鼠腹腔巨噬细胞分泌 IL-1 的水平降低（$P < 0.05$）。

实验第 21 天，与正常组比较，悬吊组和悬吊加辐射组大鼠腹腔巨噬细胞分泌 IL-1 的水平均升高（$P < 0.05$）；与悬吊组比较，悬吊加辐射组大鼠腹腔巨噬细胞分泌 IL-1 的水平无显著性差异（$P > 0.05$）；与悬吊加辐射组比较，中药组大鼠腹腔巨噬细胞分泌 IL-1 的水平降低（$P < 0.05$）。

各组内不同时间点间的比较：悬吊组大鼠腹腔巨噬细胞分泌 IL-1 的水平在实验第 16

天和第 21 天与实验第 11 天比较无显著性差异（$P > 0.05$），实验第 21 天较第 16 天降低（$P < 0.01$）；悬吊加辐射组大鼠腹腔巨噬细胞分泌 IL–1 的水平在实验第 16 天和第 21 天与实验第 11 天比较无显著性差异（$P > 0.05$），实验第 21 天较第 16 天降低（$P < 0.01$）。

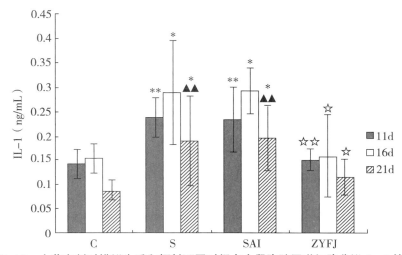

图 12-16 中药方剂对模拟失重和辐射不同时间点大鼠腹腔巨噬细胞分泌 IL–1 的影响

注：与正常组比较，*，$P < 0.05$，**，$P < 0.01$；与悬吊加辐射组比较，☆，$P < 0.05$，☆☆，$P < 0.01$；与同组内第 16 天比较，▲▲，$P < 0.01$。

（5）中药方剂对模拟失重和辐射不同时间点大鼠腹腔巨噬细胞分泌 IL–6 的影响：如图 12–17 所示，实验第 11 天，正常组、悬吊组、悬吊加辐射组和中药组大鼠腹腔巨噬细胞分泌 IL–6 的水平均无显著性差异（$P > 0.05$）。

实验第 16 天，与正常组比较，悬吊组大鼠腹腔巨噬细胞分泌 IL–6 的水平明显升高（$P < 0.01$），悬吊加辐射组大鼠腹腔巨噬细胞分泌 IL–6 的水平有升高趋势，但无显著性差异（$P > 0.05$）；与悬吊组比较，悬吊加辐射组大鼠腹腔巨噬细胞分泌 IL–6 的水平无显著性差异（$P > 0.05$）；与悬吊加辐射组比较，中药组大鼠腹腔巨噬细胞分泌 IL–6 的水平呈下降趋势，但无显著性差异（$P > 0.05$）。

实验第 21 天，与正常组比较，悬吊组大鼠腹腔巨噬细胞分泌 IL–6 的水平升高（$P < 0.05$），悬吊加辐射组大鼠腹腔巨噬细胞分泌 IL–6 的水平有升高趋势，但无显著性差异（$P > 0.05$）；与悬吊组比较，悬吊加辐射组大鼠腹腔巨噬细胞分泌 IL–6 的水平无显著性差异（$P > 0.05$）；与悬吊加辐射组比较，中药组大鼠腹腔巨噬细胞分泌 IL–6 的水平呈下降趋势，但无显著性差异（$P > 0.05$）。

各组内不同时间点间的比较：悬吊组和悬吊加辐射组大鼠腹腔巨噬细胞分泌 IL–6 的水平在实验的第 11 天、第 16 天和第 21 天均无显著性差异（$P > 0.05$）。

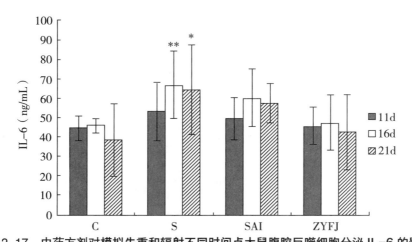

图 12-17　中药方剂对模拟失重和辐射不同时间点大鼠腹腔巨噬细胞分泌 IL-6 的影响

注：与正常组比较，*，$P < 0.05$，**，$P < 0.01$；n=7（第 11 天每组），n=8（第 16 天每组），n=8（第 21 天每组）。

（6）中药方剂对模拟失重和辐射 16 天大鼠胸腺细胞凋亡率的影响：如图 12-18 所示，与正常组比较，悬吊组和悬吊加辐射组大鼠胸腺细胞凋亡率的水平明显升高（$P < 0.01$）；与悬吊组比较，悬吊加辐射组大鼠胸腺细胞凋亡率的水平无显著性差异（$P > 0.05$）；与悬吊加辐射组比较，中药组大鼠胸腺细胞凋亡率的水平明显下降（$P < 0.01$）。

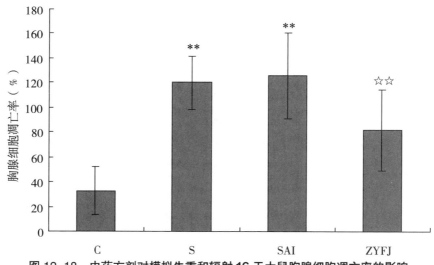

图 12-18　中药方剂对模拟失重和辐射 16 天大鼠胸腺细胞凋亡率的影响

注：与正常组比较，**，$P < 0.01$；与悬吊加辐射组比较，☆☆，$P < 0.01$。

4. 讨论　淋巴细胞是构成免疫器官的基本单位，它的功能即能反映机体免疫系统的功能。机体淋巴细胞在受到抗原的刺激以后，细胞增殖、分化，发生免疫应答反应。有丝分裂原作为特异刺激剂，其活化的 T 细胞或 B 细胞不是抗原特异的单个细胞及克隆，而是细胞群体。本实验将 T 细胞刺激原 ConA 作为活化剂，采用 MTT 比色法间接反映淋巴细胞的增殖能力。IL-2 是促使 T 细胞从 G1 期转至 S 期的关键性因子，主要由被抗原或丝裂原激活的 T 细胞产生，对 T 细胞的分化和增殖起主要促进作用。曾有研究证明，航天因素可以引起淋巴细胞活性降低，如人卧床模拟失重 2 天后，T 细胞受到植物凝血素（phytahematoagglustinin，PHA）刺激后增殖明显下降，但卧床模拟失重 6 天后，淋巴细胞增殖恢复正常。大鼠尾部悬吊 14 天，脾 T 细胞增殖能力及其产生 IL-2 的能力降低，本实验观察到，单纯悬吊 11 天、16 天和 21 天的大鼠脾 T 细胞的增殖功能及其分泌的 IL-2 水平均持续降低，表明悬吊模拟失重大鼠脾 T 细胞功能始终处于抑制状态。汪涛等曾观察到经单次 2Gy ^{60}Co-γ 照射后，悬吊 7 天大鼠的脾 T 细胞增殖能力和其产生 IL-2 的水平明显降低。本实验于悬吊第 8 天用 4.5Gy ^{60}Co-γ 辐射后继续悬吊，观察到辐射后第 3 天、第 8 天和第 13 天不同时间点大鼠脾 T 细胞的增殖功能及其分泌的 IL-2 的水平均明显降低，表明悬吊加辐射可以引起脾 T 细胞功能持续降低。理论认为，单纯模拟失重或单纯辐射均可引起免疫功能的降低，但本实验观察到，单纯模拟失重和模拟失重加辐射对大鼠脾 T 细胞的抑制作用无明显不同，提示模拟失重和辐射两个刺激因素之间对脾脏 T 细胞功能的影响无叠加作用。T 细胞的活化增殖是发挥免疫应答的必要条件，静止 T 细胞在接受抗原等刺激后，可发生增殖活化而形成效应细胞，并分泌 IL-2，IL-2 又可进一步促进 T 细胞活化而进入增殖状态。模拟失重和模拟失重加辐射引起 T 细胞增殖能力和分泌 IL-2 水平的降低，提示模拟失重及其加辐射引起的脾 T 细胞增殖功能降低与 T 细胞分泌 IL-2 水平下降之间有必然联系。

淋巴细胞和巨噬细胞（macrophage，MΦ）是特异性和非特异性免疫的重要细胞。MΦ 具有非特异性直接消除各种异物、杀伤细胞内寄生的病原体和肿瘤细胞的功能。另外，MΦ 通过将抗原提呈给抗原特异性淋巴细胞，激活免疫应答；MΦ 过度活化可成为抑制性 MΦ，抑制免疫应答。IL-1 可由多种细胞分泌，最主要是活化的单核巨噬细胞，它具有广泛的生物学效应，可参与免疫调节，能促进 T 细胞增殖、IL-2 和 IL-2R 表达。多种免疫细胞包括 T 细胞、B 细胞和单核巨噬细胞等，都能自发地或在各种因素刺激下产生 IL-6，IL-6 能刺激 PHA 或 ConA 激活的 T 细胞增殖生长。本实验在 3 个时间点动态观察了大鼠腹腔巨噬细胞的吞噬活性及其分泌 IL-1、IL-6 的水平。

本实验观察到，在实验第 11 天、第 16 天和第 21 天，悬吊组和悬吊加辐射组大鼠腹腔巨噬细胞的吞噬活性及其分泌 IL-1 的水平均呈不同程度升高，其中，第 16 天和第 21 天升高明显，悬吊加辐射组大鼠腹腔巨噬细胞吞噬活性在实验第 16 天和第 21 天有不同程度降低，但仍明显高于正常组。这与以往研究观察到的小鼠尾部悬吊 4 天腹腔巨噬细胞吞噬功能增强、大鼠尾部悬吊 7 天腹腔巨噬细胞生成 IL-1 的能力增强、单次 2Gy 60Co-γ 照射后悬吊 7 天的大鼠腹腔巨噬细胞生成 IL-1 的水平有增强趋势等结果基本一致。本实验结果表明，悬吊和悬吊加辐射能提高大鼠巨噬细胞的吞噬活性及其分泌 IL-1 的功能。

曾有报道，悬吊 3 天的小鼠脾细胞分泌的 IL-6 水平无明显变化，悬吊 7 天呈升高趋势。本实验观察到，悬吊和悬吊加辐射组大鼠腹腔巨噬细胞分泌 IL-6 的水平在实验第 11 天无明显变化，在实验第 16 天和第 21 天升高，这与以往的报道有所不同，但证明了脾和腹腔巨噬细胞分泌的 IL-6 水平都呈现升高现象。

综上所述，悬吊能降低大鼠脾淋巴细胞增殖功能及其分泌 IL-2 的水平，升高腹腔巨噬细胞吞噬功能及其分泌 IL-1 和 IL-6 的水平。辐射可进一步加强悬吊引起的脾淋巴细胞增殖功能的降低，部分对抗由悬吊引起的腹腔巨噬细胞吞噬功能和其分泌 IL-6 水平的升高，对悬吊引起的脾淋巴细胞分泌 IL-2 功能下降和腹腔巨噬细胞分泌 IL-1 水平的升高无甚影响。这些结果提示，失重和失重加辐射均能引起大鼠免疫功能的改变，但综合作用的效应有所不同。作为航天特因环境的刺激因素，失重和辐射引起的机体免疫系统变化常被视作机体的一种适应性反应，但其意义还不清楚。本研究观察到，悬吊加辐射加重悬吊引起的大鼠脾淋巴细胞增殖抑制，对抗由悬吊引起的大鼠腹腔巨噬细胞吞噬功能及其分泌 IL-6 水平的升高，对机体健康的影响及其生物学意义有待研究。

胸腺是机体重要的免疫器官，是 T 细胞发育和成熟的场所，在整个免疫系统中起着中枢作用，其损伤必将导致免疫功能障碍而引发一系列疾病。因此，胸腺及其功能也是航天医学研究的重视对象。以往的研究曾发现，宇宙 1129 号飞船上的大鼠飞行后胸腺的平均重量是 252mg，显著低于地面对照组大鼠的平均胸腺重量 394mg；组织学检查还发现飞行大鼠的胸腺出现萎缩，皮质淋巴细胞数目减少，淋巴滤泡中含有少量不成熟的淋巴细胞。模拟失重加辐射大鼠的胸腺也发生萎缩。这些研究提示失重、辐射可能引起胸腺萎缩。目前有关悬吊加辐射引起胸腺功能变化的研究尚未见报道。

细胞凋亡是细胞的基本特征之一，是在个体发育过程中由基因调控的细胞自杀活动，是多细胞有机体由基因编码程序调控的细胞主动死亡过程，调控机体发育，维护内环境稳定。细胞首先接收、识别某些特殊的生理或病理性刺激信号，然后启动细胞特有的基因或基因群，通过 mRNA 转录，合成一组具有致死效应的蛋白质，从而导致细胞解体、死亡，是机体对外界刺激进行主动应答的过程。它可见于胚胎发育、正常组织代谢和某些病理情况。正常胸腺细胞可发生凋亡，骨髓淋巴干细胞进入胸腺后，经过初期、中期、后期的分化，绝大部分（＞95%）未成熟为T细胞的胸腺细胞将在分化过程中死亡，只有极少数胸腺细胞完成其发育过程，从胸腺中输出，成为成熟的具有免疫功能的T细胞，未能分化成熟的细胞主要通过凋亡的途径被清除，因此，凋亡参与了胸腺淋巴细胞的选择（负向选择）过程。胸腺细胞凋亡作为影响机体免疫调节重要途径之一，引起了人们的高度重视。

本实验研究采用Annexin-V和PI双染的流式细胞仪方法在实验第16天定量检测了各组大鼠胸腺细胞凋亡情况。结果显示，正常组大鼠胸腺细胞存在一定程度的凋亡，但与正常组比较，悬吊组和悬吊加辐射组大鼠胸腺细胞凋亡率明显升高。曾有报道，尾部悬吊1天小鼠的胸腺细胞总凋亡细胞数及早期凋亡细胞数呈增加趋势，悬吊2天早期凋亡细胞数明显升高，总凋亡细胞数极显著增加，与本实验观察到的大鼠单纯悬吊16天胸腺细胞凋亡率升高的结果相近。有研究发现，在体大鼠胸腺细胞经 ^{60}Co-γ 射线辐射后2h即出现明显的细胞凋亡，4～8小时达高峰，后逐渐减少；2.0Gy、4.0Gy、6.0Gy3个剂量辐射后10天的胸腺细胞凋亡率基本接近正常。本实验观察到在悬吊中接受4.0Gy ^{60}Co-γ 射线辐射后第8天的大鼠胸腺细胞凋亡率升高，而且悬吊组和悬吊加辐射组之间无明显差异，提示辐射对悬吊条件下的胸腺细胞凋亡没有产生叠加效应。

中医学认为，"人与天地相参也，与日月相应也"，强调人的生命活动受自然环境影响，生理、心理状态与自然界众多变化相对应。航天飞行环境是一种不同于人类长期生活的地球表面的特因环境。当环境发生变化时，机体的正常生理功能发生紊乱，出现航天飞行生理适应性反应，中医学将其病因病机归纳为气血逆乱，过逸耗气，情志内伤，外感环境毒邪，导致心肝阴虚，肝阳上亢，肾精不足，心肾不交，肺胃气逆，脾胃虚弱，气虚血瘀。中药方剂正是依据对模拟航天飞行生理适应性反应的中医辨证进行选药组方而成的，全方具有益气滋阴、补肾活血的功效。

本实验观察到，在实验第11天和第16天，中药方剂能提高悬吊加辐射组大鼠脾淋巴细胞的增殖功能，在实验第11天、第16天和第21天能提高大鼠脾淋巴细胞分泌IL-2的水平，在实验第11天和第21天可降低大鼠腹腔巨噬细胞吞噬功能及其分泌IL-1和IL-6的水平，在实验第16天，中药方剂还能显著降低悬吊加辐射组大鼠胸腺细胞凋亡率。结果表明，该方具有改善模拟失重加辐射引起的大鼠脾淋巴细胞增殖及其分泌IL-2功能的降低，抑制腹腔巨噬细胞吞噬功能及分泌IL--1和IL-6功能的增强，抑制胸腺细胞凋亡的增加等作用。本实验证明，失重加辐射可引起机体免疫功能的失调，中药方剂能对抗由模拟失重加辐射引起的免疫功能失调，促进失调的免疫功能恢复正常。

（二）实验二十一：中药方剂对模拟失重和辐射大鼠 HPA 轴、细胞因子、骨钙素（OCN）的影响

1. 材料

（1）动物：同实验二十。

（2）药物：实验用中药方剂的组成及制备同实验二十。

（3）试剂：冰醋酸和 NaOH（北京益利精细化学品有限公司产品），EDTA·2Na 和抑肽酶（解放军总医院科技开发中心放免研究所提供），IL-1β、IL-2、IL-6 和 OCN 放射免疫试剂盒（解放军总医院科技开发中心放免研究所提供），CRH 放射免疫试剂盒（海军放免技术中心北京海科锐生物技术中心提供），ACTH、CORT 放射免疫试剂盒（北京华英生物技术研究所提供）。

（4）仪器：DFM-96 型 16 管放射免疫 γ 计数器（上海核所日环光电仪器有限公司产品）、LU-418H 低温离心机（德国产品）、电热恒温水浴锅（上海医疗器械厂产品）。

2. 方法

（1）动物分组与处理

1）分组：同实验二十。

2）造模方法：同实验二十。

3）给药方法：同实验二十。

4）取材：实验第 11 天，从 C 组、S 组、SAI 组和 ZYFJ 组分别随机取出 10 只大鼠，于灌胃后 2h 立即断头处死，迅速在冰盘上剪开颅骨和脑膜，分离垂体和下丘脑，立即称重后分别于电热恒温水浴锅中的煮沸的生理盐水（1mL）中继续煮沸 3min，再加入 1mol/L 冰醋酸 0.5mL，于匀浆器中匀浆提取，然后再用 1mol/L NaOH 0.5mL 中和，4℃，3000r/min，离心 30min。取垂体和下丘脑提取后的上清液，贮存于 -20℃，分别待测 ACTH 和 CRH；断头取血，室温放置，3000r/min，离心 20min，取血清，-20℃冰箱保存待测 IL-1β、IL-2、IL-6、CORT 和 OCN。实验第 16 天，再从 C 组、S 组、SAI 组和 ZYFJ 组分别随机取出 10 只大鼠，于灌胃后 2h 断头处死，处理方法同实验第 11 天。实验第 21 天，将 C 组、S 组、SAI 组和 ZYFJ 组中剩余的大鼠于灌胃后 2h 断头处死，取血，取其中 2mL 置于已加入 0.3mol/L EDTA·2Na 40μL 和抑肽酶 40μL 的抗凝试管中，4℃，4000r/min，离心 20min，取血浆，-20℃冰箱保存待测 ACTH 和 CRH；其余血液室温放置，3000r/min，离心 20min，取血清，-20℃冰箱保存待测 IL-1β、IL-2、IL-6、CORT 和 OCN；其余处理方法同实验第 11 天。

（2）指标测定：IL-1β、IL-2、IL-6、ACTH、CRH、CORT 和 OCN 均采用放射免疫法测定，测定严格按试剂盒说明书方法进行。

（3）数据统计处理：所得数据均用 $\bar{x} \pm s$ 表示，用 SPSS 11.0 for windows 软件统计处理，先采用单因素方差分析进行检验，后进行组间比较，采用纽曼 - 科伊尔斯检验。

3. 结果

（1）中药方剂对模拟失重和辐射大鼠血清中细胞因子水平的影响

1）中药方剂对模拟失重和辐射大鼠血清中 IL–1β 水平的影响：如图 12–19 所示，实验第 11 天，与正常组比较，悬吊组和悬吊加辐射组大鼠血清中 IL–1β 水平明显升高（$P < 0.01$）；与悬吊组比较，悬吊加辐射组大鼠血清中 IL–1β 水平无显著性差异（$P > 0.05$）；与悬吊加辐射组比较，中药组大鼠血清中 IL–1β 水平降低（$P < 0.05$）。

实验第 16 天，与正常组比较，悬吊组和悬吊加辐射组大鼠血清中 IL–1β 水平明显升高（$P < 0.01$）；与悬吊组比较，悬吊加辐射组大鼠血清中 IL–1β 水平无显著性差异（$P > 0.05$）；与悬吊加辐射组比较，中药组大鼠血清中 IL–1β 水平降低（$P < 0.05$）。

实验第 21 天，与正常组比较，悬吊组大鼠血清中 IL–1β 水平明显升高（$P < 0.01$），悬吊加辐射组大鼠血清中 IL–1β 水平有升高趋势，但无显著性差异（$P > 0.05$）；与悬吊组比较，悬吊加辐射组大鼠血清中 IL–1β 水平无显著性差异（$P > 0.05$）；与悬吊加辐射组比较，中药组大鼠血清中 IL–1β 水平有降低趋势，但无显著性差异（$P > 0.05$）。

悬吊组大鼠血清中 IL–1β 水平在实验第 16 天较实验第 11 天明显升高（$P < 0.01$），实验第 21 天较实验第 16 天明显降低（$P < 0.01$），与实验第 11 天比较无显著性差异（$P > 0.05$）；悬吊加辐射组大鼠血清中 IL–1β 水平在实验第 11 天和第 16 天无显著性差异（$P > 0.05$），实验第 21 天较实验第 16 天明显降低（$P < 0.01$），与实验第 11 天比较无显著性差异（$P > 0.05$）。

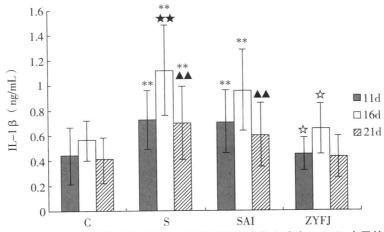

图 12–19　中药方剂对模拟失重和辐射不同时间点大鼠血清中 IL–1β 水平的影响

注：与正常组比较，＊＊，$P < 0.01$；与悬吊加辐射组比较，☆，$P < 0.05$；第 11 天同组比较，★★，$P < 0.01$；第 16 天同组比较，▲▲，$P < 0.01$。

2）中药方剂对模拟失重和辐射大鼠血清中 IL–2 水平的影响：如图 12–20 所示，

实验第 11 天，与正常组比较，悬吊组大鼠血清中 IL-2 水平有降低趋势，但无显著性差异（$P > 0.05$），悬吊加辐射组大鼠血清中 IL-2 水平明显降低（$P < 0.01$）；与悬吊组比较，悬吊加辐射组大鼠血清中 IL-2 水平无显著性差异（$P > 0.05$）；与悬吊加辐射组比较，中药组大鼠血清中 IL-2 水平明显升高（$P < 0.01$）。

实验第 16 天，与正常组比较，悬吊组和悬吊加辐射组大鼠血清中 IL-2 水平明显降低（$P < 0.01$）；与悬吊组比较，悬吊加辐射组大鼠血清中 IL-2 水平无显著性差异（$P > 0.05$）；与悬吊加辐射组比较，中药组大鼠血清中 IL-2 水平明显升高（$P < 0.01$）。

实验第 21 天，与正常组比较，悬吊组大鼠血清中 IL-2 水平降低（$P < 0.05$），悬吊加辐射组大鼠血清中 IL-2 水平有降低趋势，但无显著性差异（$P > 0.05$）；与悬吊组比较，悬吊加辐射组大鼠血清中 IL-2 水平无显著性差异（$P > 0.05$）；与悬吊加辐射组比较，中药组大鼠血清中 IL-2 水平有升高趋势，但无显著性差异（$P > 0.05$）。

悬吊组大鼠血清中 IL-2 水平在实验第 11 天、第 16 天和第 21 天无显著性差异（$P > 0.05$）；悬吊加辐射组大鼠血清中 IL-2 水平在实验第 16 天较实验第 11 天有降低趋势，但无显著性差异（$P > 0.05$），实验第 21 天较实验第 16 天明显升高（$P < 0.01$），与实验第 11 天比较无显著性差异（$P > 0.05$）。

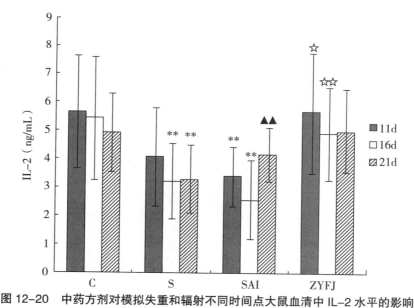

图 12-20　中药方剂对模拟失重和辐射不同时间点大鼠血清中 IL-2 水平的影响

注：与正常组比较，**，$P < 0.01$；与悬吊加辐射组，☆☆，$P < 0.01$；第 16 天同组比较，▲▲，$P < 0.01$。

3）中药方剂对模拟失重和辐射大鼠血清中 IL-6 水平的影响：如图 12-21 所示，实验第 11 天，与正常组比较，悬吊组大鼠血清中 IL-6 水平明显升高（$P < 0.01$），悬吊加辐射组大鼠血清中 IL-6 水平升高（$P < 0.05$）；与悬吊组比较，悬吊加辐射组大鼠血清中 IL-6 水平无显著性差异（$P > 0.05$）；与悬吊加辐射组比较，中药组大鼠血清中 IL-6 水平有降低趋势，但无显著性差异（$P > 0.05$）。

实验第 16 天，与正常组比较，悬吊组和悬吊加辐射组大鼠血清中 IL-6 水平明显升高（$P < 0.01$）；与悬吊组比较，悬吊加辐射组大鼠血清中 IL-6 水平无显著性差异（$P > 0.05$）；与悬吊加辐射组比较，中药组大鼠血清中 IL-6 水平明显降低（$P < 0.01$）。

实验第 21 天，与正常组比较，悬吊组和悬吊加辐射组大鼠血清中 IL-6 水平明显升高（$P < 0.01$）；与悬吊组比较，悬吊加辐射组大鼠血清中 IL-6 水平明显降低（$P < 0.01$）；与悬吊加辐射组比较，中药组大鼠血清中 IL-6 水平明显降低（$P < 0.01$）。

悬吊组大鼠血清中 IL-6 水平在实验第 16 天和第 11 天无显著性差异（$P > 0.05$），实验第 21 天较实验第 11 天升高（$P < 0.05$），与实验第 16 天比较无显著性差异（$P > 0.05$）；悬吊加辐射组大鼠血清中 IL-6 水平在实验第 11 天、第 16 天和 21 天无显著性差异（$P > 0.05$）。

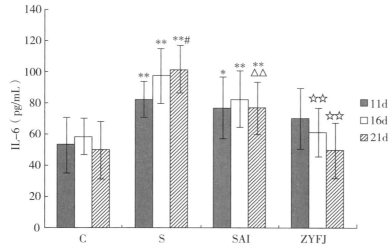

图 12-21　中药方剂对模拟失重和辐射不同时间点大鼠血清中 IL-6 水平的影响

注：与正常组比较，*，$P < 0.05$，**，$P < 0.01$；与悬吊组比较，△△，$P < 0.01$；与悬吊加辐射组比较，☆☆，$P < 0.01$；第 11 天同组比较，#，$P < 0.05$；n=8（第 11 天每组），n=9（第 16 天每组），n=10（第 21 天每组）。

（2）中药方剂对模拟失重和辐射大鼠血清中 OCN 水平的影响：如图 12-22 所示，实验第 11 天，与正常组比较，悬吊组和悬吊加辐射组大鼠血清中 OCN 水平明显降低（$P < 0.01$）；与悬吊组比较，悬吊加辐射组大鼠血清中 OCN 水平无显著性差异（$P > 0.05$）；与悬吊加辐射组比较，中药组大鼠血清中 OCN 水平升高（$P < 0.05$）。

实验第 16 天，与正常组比较，悬吊组和悬吊加辐射组大鼠血清中 OCN 水平明显降低（$P < 0.01$）；与悬吊组比较，悬吊加辐射组大鼠血清中 OCN 水平无显著性差异（$P > 0.05$）；与悬吊加辐射组比较，中药组大鼠血清中 OCN 水平明显升高（$P < 0.01$）。

实验第 21 天，与正常组比较，悬吊组大鼠血清中 OCN 水平明显降低（$P < 0.01$），悬吊加辐射组大鼠血清中 OCN 水平降低（$P < 0.05$）；与悬吊组比较，悬吊加辐射组大鼠血清中 OCN 水平无显著性差异（$P > 0.05$）；与悬吊加辐射组比较，中药组大鼠血清中 OCN 水平明显升高（$P < 0.01$）。

悬吊组大鼠血清中 OCN 水平在实验第 21 天较实验第 11 天和实验第 16 天降低（$P < 0.05$），实验第 11 天与实验第 16 天无显著性差异（$P > 0.05$）。悬吊加辐射组大鼠血清中 OCN 水平在实验第 11 天、第 16 天和 21 天无显著性差异（$P > 0.05$）。

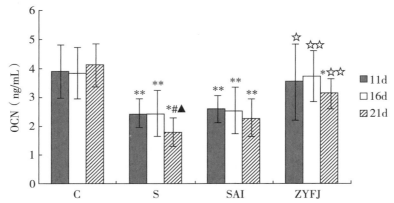

图 12-22　中药方剂对模拟失重和辐射不同时间点大鼠血清中 OCN 的影响

注：与正常组比较，*，$P < 0.05$，**，$P < 0.01$；与悬吊加辐射组比较，☆，$P < 0.05$，☆☆，$P < 0.01$；第 11 天同组比较，#，$P < 0.05$；第 16 天同组比较，▲，$P < 0.05$。

（3）中药方剂对模拟失重和辐射大鼠 HPA 轴的影响

1）中药方剂对模拟失重和辐射大鼠下丘脑中 CRH 水平的影响：如图 12-23 所示，实验第 11 天，与正常组比较，悬吊组和悬吊加辐射组大鼠下丘脑中 CRH 水平明显升高（$P < 0.01$）；与悬吊组比较，悬吊加辐射组大鼠下丘脑中 CRH 水平无显著性差异（$P > 0.05$）；与悬吊加辐射组比较，中药组大鼠下丘脑中 CRH 水平明显降低（$P < 0.01$）。

实验第 16 天，与正常组比较，悬吊组和悬吊加辐射组大鼠下丘脑中 CRH 水平明显降低（$P < 0.01$）；与悬吊组比较，悬吊加辐射组大鼠下丘脑中 CRH 水平无显著性差异（$P > 0.05$）；与悬吊加辐射组比较，中药组大鼠下丘脑中 CRH 水平明显升高（$P < 0.01$）。

实验第 21 天，与正常组比较，悬吊组和悬吊加辐射组大鼠下丘脑中 CRH 水平明显降低（$P < 0.01$）；与悬吊组比较，悬吊加辐射组大鼠下丘脑中 CRH 水平无显著性差异（$P > 0.05$）；与悬吊加辐射组比较，中药组大鼠下丘脑中 CRH 水平明显升高（$P < 0.01$）。

悬吊组大鼠下丘脑中 CRH 水平在实验第 16 天和第 21 天较实验第 11 天明显降低（$P < 0.01$），实验第 21 天较实验第 16 天升高（$P < 0.05$）；悬吊加辐射组大鼠下丘脑中 CRH 水平在实验第 16 天和第 21 天较实验第 11 天明显降低（$P < 0.01$），实验第 21 天较实验第 16 天升高（$P < 0.05$）。

2）中药方剂对模拟失重和辐射大鼠血浆中 CRH 水平的影响：如图 12-24 所示，与正常组比较，悬吊组大鼠血浆中 CRH 水平降低（$P < 0.05$），悬吊加辐射组大鼠血浆中 CRH 水平明显降低（$P < 0.01$）；与悬吊组比较，悬吊加辐射组大鼠血浆中 CRH 水平降低（$P < 0.05$）；与悬吊加辐射组比较，中药组大鼠血浆中 CRH 水平升高（$P < 0.05$）。

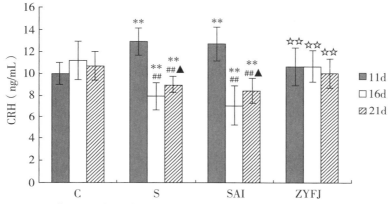

图 12-23　中药方剂对模拟失重和辐射不同时间点大鼠下丘脑中 CRH 水平的影响

注：与正常组比较，**，$P < 0.01$；与悬吊加辐射组比较，☆☆，$P < 0.01$；第 11 天同组比较，##，$P < 0.01$；第 16 天同组比较，▲，$P < 0.05$。

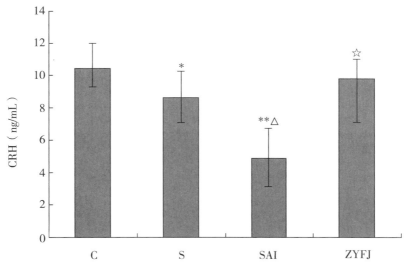

图 12-24　中药方剂对模拟失重和辐射大鼠血浆中 CRH 水平的影响

注：与正常组比较，*，$P < 0.05$，**，$P < 0.01$；与悬吊组比较，△，$P < 0.05$；与悬吊加辐射组比较，☆，$P < 0.05$。

3）中药方剂对模拟失重和辐射大鼠垂体中 ACTH 水平的影响：如图 12-25 所示，实验第 11 天，与正常组比较，悬吊组、悬吊加辐射组和中药组大鼠垂体中 ACTH 水平明显升高（$P < 0.01$）；与悬吊组比较，悬吊加辐射组大鼠垂体中 ACTH 水平无显著性差异（$P > 0.05$）；与悬吊加辐射组比较，中药组大鼠垂体中 ACTH 水平明显降低（$P < 0.01$）。实验第 16 天，与正常组比较，悬吊组、悬吊加辐射组和中药组大鼠垂体中 ACTH 水平明显升高（$P < 0.01$）；与悬吊组比较，悬吊加辐射组大鼠垂体中 ACTH 水平无显著性差异（$P > 0.05$）；与悬吊加辐射组比较，中药组大鼠垂体中 ACTH 水平明显降低（$P < 0.01$）。

实验第 21 天，与正常组比较，悬吊组和中药组大鼠垂体中 ACTH 水平升高（$P < 0.05$），悬吊加辐射组大鼠垂体中 ACTH 水平明显升高（$P < 0.01$）；与悬吊组比较，悬吊加辐射组大鼠垂体中 ACTH 水平无显著性差异（$P > 0.05$）；与悬吊加辐射组比较，中药组大鼠垂体中 ACTH 水平有降低趋势，但无显著性差异（$P > 0.05$）。

悬吊组大鼠垂体中 ACTH 水平在实验第 16 天和实验第 21 天较实验第 11 天明显降低（$P < 0.01$），实验第 21 天较实验第 16 天明显降低（$P < 0.01$）；悬吊加辐射组大鼠垂体中 ACTH 水平在实验第 16 天和实验第 21 天较实验第 11 天明显降低（$P < 0.01$），实验第 21 天较实验第 16 天明显降低（$P < 0.01$）。

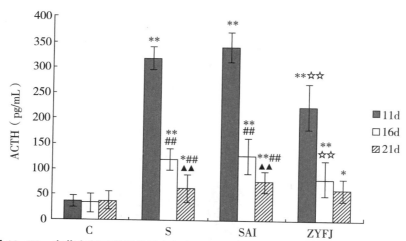

图 12-25　中药方剂对模拟失重和辐射不同时间点大鼠垂体中 ACTH 水平的影响

注：与正常组比较，*，$P < 0.05$，**，$P < 0.01$；与悬吊加辐射组比较，☆☆，$P < 0.01$；第 11 天同组比较，##，$P < 0.01$；第 16 天同组比较，▲▲，$P < 0.01$。

4）中药方剂对模拟失重和辐射大鼠血浆中 ACTH 水平的影响：如图 12-26 所示，实验第 21 天，与正常组比较，悬吊组和悬吊加辐射组大鼠血浆中 ACTH 水平明显升高（$P < 0.01$）；与悬吊组比较，悬吊加辐射组大鼠血浆中 ACTH 水平无显著性差异（$P > 0.05$）；与悬吊加辐射组比较，中药组大鼠血浆中 ACTH 水平明显降低（$P < 0.01$）。

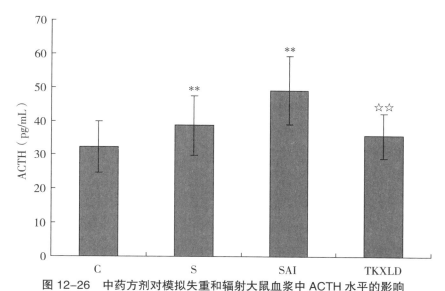

图 12-26　中药方剂对模拟失重和辐射大鼠血浆中 ACTH 水平的影响

注：与正常组比较，**，$P < 0.01$；与悬吊加辐射组比较，☆☆，$P < 0.01$。

5）中药方剂对模拟失重和辐射大鼠血清中 CORT 水平的影响：如图 12-27 所示，实验第 11 天，与正常组比较，悬吊组、悬吊加辐射组和中药组大鼠血清中 CORT 的水平明显升高（$P < 0.01$）；与悬吊组比较，悬吊加辐射组大鼠血清中 CORT 的水平升高（$P < 0.05$）；与悬吊加辐射组比较，中药组大鼠血清中 CORT 的水平明显降低（$P < 0.01$）。

实验第 16 天，与正常组比较，悬吊组大鼠血清中 CORT 的水平升高（$P < 0.05$），悬吊加辐射组大鼠血清中 CORT 的水平明显升高（$P < 0.01$）；与悬吊组比较，悬吊加辐射组大鼠血清中 CORT 的水平无显著性差异（$P > 0.05$）；与悬吊加辐射组比较，中药组大鼠血清中 CORT 的水平有降低趋势，但无显著性差异（$P > 0.05$）。

实验第 21 天，与正常组比较，悬吊组大鼠血清中 CORT 的水平升高（$P < 0.05$），悬吊加辐射组大鼠血清中 CORT 的水平明显升高（$P < 0.01$）；与悬吊组比较，悬吊加辐射组大鼠血清中 CORT 的水平无显著性差异（$P > 0.05$）；与悬吊加辐射组比较，中药组大鼠血清中 CORT 的水平降低（$P < 0.05$）。

悬吊组大鼠血清中 CORT 的水平在实验第 16 天较实验第 11 天降低（$P < 0.05$），实验第 21 天较实验第 11 天明显降低（$P < 0.01$），实验第 21 天与实验第 16 天比较无显著性差异（$P > 0.05$）；悬吊加辐射组大鼠血清中 CORT 的水平在实验第 16 天和实验第 21 天较实验第 11 天明显降低（$P < 0.01$），实验第 21 天与实验第 16 天比较无显著性差异（$P > 0.05$）。

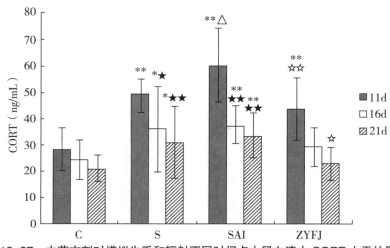

图 12-27 中药方剂对模拟失重和辐射不同时间点大鼠血清中 CORT 水平的影响

注：与正常组比较，*，$P < 0.05$，**，$P < 0.01$；与悬吊加辐射组比较，☆，$P < 0.05$，☆☆，$P < 0.01$；与悬吊组比较，△，$P < 0.05$；第 11 天同组比较，★，$P < 0.05$，★★，$P < 0.01$。

4.讨论　美国学者 Taylor 等人认为航天飞行环境下机体免疫功能变化主要与空间飞行所造成的应激状态下神经 – 内分泌功能失调有关。当处于应激状态时，机体可通过神经、内分泌和免疫三大系统共同作用影响机体内环境的平衡。目前有关航天飞行条件下的神经 – 内分泌 – 免疫网络变化及三者之间的关系的研究很少。本实验依据神经 – 内分泌 – 免疫网络调节的观点，选取 HPA 轴和相关免疫细胞因子作为观测指标，探讨中药方剂在航天飞行生理适应性反应中影响免疫系统的部分神经内分泌调节机制。

应激反应引起的生理变化包括自主神经活动改变，如交感神经活动增强和神经内分泌活动改变，如下丘脑多个内分泌轴的激活。HPA 轴是机体的内分泌轴之一，是高等动物参与应激的最重要的调控体系，它通过调控激素的分泌来调控机体的代谢、免疫及生长发育，对于维持机体的内稳态起着重要的作用。该系统涉及下丘脑、垂体和肾上腺三个水平，对于维持肾上腺的分泌功能具有重要的生理意义。HPA 轴激活及由此引起的 GC 分泌增加，是应激反应的最重要特征。关于模拟失重和模拟失重加辐射模型动物 HPA 轴中 CRH、ACTH 和 CORT 的变化规律目前尚未见报道。本实验观察到，在实验第 11 天，悬吊组和悬吊加辐射组大鼠下丘脑中 CRH 水平、垂体中 ACTH 水平和血清中 CORT 水平明显升高，实验第 16 天和第 21 天，大鼠下丘脑中 CRH 水平显著降低，垂体中 ACTH 水平和血清中 CORT 水平仍持续升高，其中，实验第 21 天大鼠血浆中 CRH 和 ACTH 的变化分别与其在下丘脑和垂体中变化基本一致。一般认为，血液中 GC 的浓度若高于生理水平，会产生对 HPA 轴的反馈抑制作用，同时，过高的 ACTH 水平对下丘脑也有反馈抑制作用，本实验观察到，在实验第 16 天和第 21 天，悬吊组和悬吊加辐射组大鼠下丘脑和血浆中 CRH 的水平均降低，可能是 CORT 和 ACTH 升高产生反馈抑制效应的结果。在实验第 16 天和第 21 天，悬吊组和悬吊加辐射组大鼠下丘脑中 CRH 水平较各自在实验第 11 天时降低，实验第 21 天悬吊组大鼠下丘脑中 CRH 水平较实验第 16 天升高；实验第 16 天和第 21 天，悬吊组和悬吊加辐射组大鼠垂体中 ACTH 水平和血清中 CORT 水平均呈不同程度降低。这与在人体卧床模拟失重 54 天的实验中曾观察到的血浆 ACTH 和 CORT 水平升高，但随实验时间延长逐渐降低的结果一致，提示随着对悬吊和辐射这样的应激环境的适应，内分泌功能逐渐趋于正常水平。CORT 和 ACTH 对下丘脑的反馈抑制效应在实验第 16 天时最为明显，随着实验时间的延长，这种效应逐渐减弱。ACTH 主要是由腺垂体分泌的激素，能促进肾上腺皮质激素的合成与释放，故在实验中，我们观察到 ACTH 和 CORT 的变化是相关的。理论上认为，ACTH 的合成和分泌受下丘脑分泌的 CRH 调控，但我们在本实验中观察到，实验第 16 天和第 21 天，悬吊组和悬吊加辐射组大鼠下丘脑中 CRH 含量降低，而垂体中 ACTH 的含量升高，两者表现出不一致的现象，提示机体调控 ACTH 的途径可能不限于下丘脑环节，或在悬吊和悬吊加辐射条件下的机体存在 HPA 轴调控的紊乱。本实验观察到，在实验第 11 天、第 16 天和第 21 天，中药方剂升高模拟失重加辐射大鼠下丘脑中 CRH 水平，降低垂体中 ACTH 水平和血清中 CORT 水平，表明中药方剂具有对抗模拟失重加辐射引起的 CRH、ACTH 和 CORT 异常改变的作用，提示失重加辐射可以引起机体 HPA 轴的调控紊乱，中药方剂能扭转这种紊乱，并且将对 HPA 轴的调控维持在一个适度范围内。

HPA 轴与免疫细胞因子之间存在着相互调节的关系。有文献报道，CRH 对免疫功能有增强作用，能刺激人外周血单核细胞分泌 IL-1、IL-2 和 IL-6，ACTH 和 GC 有免疫抑制作用，ACTH 能调节 IL-2 的生成，GC 能抑制 IL-1 和 IL-2 的生成和释放，可见 HPA 轴中的 CRH、ACTH 和 GC 对细胞因子有调节作用。本实验结果显示，在实验第 11 天、第 16 天和第 21 天，悬吊组和悬吊加辐射组大鼠血清中 IL-1 和 IL-6 的含量均升高，伴随血清中 CORT 的含量升高，而实验第 16 天和第 21 天，悬吊组和悬吊加辐射组大鼠下丘脑 CRH 水平升高，提示模型动物血清中 IL-2 水平降低是 ACTH 和 GC 持续升高导致的，而血清中 IL-1 和 IL-6 的含量变化与下丘脑 CRH 无关。

本实验发现，在实验第 11 天、第 16 天和第 21 天，中药方剂能升高模拟失重加辐射大鼠血清中 IL-2 的含量，降低模拟失重加辐射大鼠血清中 IL-1 和 IL-6 的含量。结合中药方剂对模拟失重加辐射大鼠 HPA 轴的作用，我们推测该方提高血清中 IL-2 含量可能与其减少垂体分泌 ACTH 和肾上腺分泌 CORT 有关，而其对血清中 IL-1 和 IL-6 的作用机制有待于进一步研究。

体内骨量的稳定有赖于两种不同细胞系（成骨细胞和破骨细胞）的平衡。其中，成骨细胞主要负责骨形成，而破骨细胞主要负责骨吸收。在生理状态下，成骨细胞的造骨量精确地补充了破骨细胞吸收的骨量，它们的这种精确"合作"维持了骨量的稳定。许多研究已证实，航天员在航天飞行中出现了骨代谢的失衡，发生骨质减少和骨力学特性的降低，多数研究认为航天员骨质减少的重要原因是成骨细胞功能降低，有关航天飞行期间骨吸收是否增加尚有争论。OCN 又称骨 γ-羧谷氨酸包含蛋白或骨依赖维生素 K 蛋白，是一种含量丰富的骨非胶原蛋白，是成骨细胞的特异性产物。OCN 水平能反映成骨细胞的活性和骨的转换水平，是骨形成的重要指标。以往研究发现，航天飞行 6 天的大鼠和尾部悬吊 14 天的大鼠血清中 OCN 均出现降低，骨质中 OCN mRNA 降低。本实验也观察到，在实验观察的各时间点，悬吊组血清中 OCN 水平均明显下降，再次证明失重引起体内骨形成降低。本实验还发现，在实验观察的各时间点，悬吊加辐射组大鼠血清 OCN 也出现降低，与悬吊组无明显差异，表明悬吊加辐射组大鼠体内骨形成也降低，但辐射对悬吊引起的骨形成降低无明显影响。在实验观察的各时间点，中药方剂可以使悬吊加辐射组大鼠血清中 OCN 的含量增加，说明本方能对抗模拟失重加辐射引起的骨形成降低，与本课题之前的研究结果一致。

成骨细胞的增殖分化受多种生物活性物质的影响，生理水平的 GC 有促进骨形成的作用，而高于生理水平的 GC 则有抑制骨形成的作用，能抑制成骨细胞的增殖与分化，导致成熟的、具有分泌基质功能的成骨细胞和支撑破骨细胞产生的成骨细胞数目减少。本实验观察到，悬吊组和悬吊加辐射组大鼠血清中 CORT 明显升高，提示模拟航天飞行环境中骨形成减少的原因之一是体内糖皮质激素含量的增加。

研究表明，IL-1 和 IL-6 等细胞因子参与骨代谢调节。IL-1 作为一种骨吸收因子，可使成骨细胞产生多种细胞因子，如 IL-6 等，进而促进破骨细胞活化，使破骨细胞前体细胞分化成熟，因此，就破骨细胞的形成而言，IL-1 是必不可少的"上游"因子。IL-6 主要由骨髓干细胞、单核巨噬细胞和成骨细胞分泌，破骨细胞也可分泌少量的 IL-6。IL-6 不但与破骨细胞的产生有关，也是破骨细胞主要的生长因子之一，还能增强破骨细胞的骨吸收功能。本实验发现，在实验第 11 天、第 16 天和第 21 天，悬吊组和悬吊加辐射组大鼠血清中 IL-1 和 IL-6 含量增加，OCN 含量显著降低，提示 IL-1 和 IL-6 水平的升高与模拟失重和辐射条件下的骨丢失存在某种内在联系，即 IL-1 和 IL-6 的增加促进了模拟失重和辐射条件下骨吸收增加，所以推测骨吸收的增加也参与了此种骨丢失。中药方剂在升高悬吊加辐射组大鼠血清 OCN 水平的同时，降低其血清中 CORT、IL-1 和 IL-6 水平，我们推测中药方剂对抗模拟失重加辐射条件下的骨丢失作用与其对 HPA 轴的调整和对免疫系统的调节有关。

（三）实验二十二：中药方剂对模拟失重和辐射大鼠脑组织 IL-1 受体 I 型表达的影响

1. 材料

（1）动物：健康雄性 Wistar 大鼠 16 只，级别 SPF/VAF，体重 180±10g，许可证号：SCXK（京）2002-0003，北京维通利华实验动物中心提供。所有动物提前 1 周购入，本实验室常规饲养 1 周。

（2）药物：实验用中药方剂的组成及制备同实验二十。

（3）试剂：水合三氯乙醛（分析纯，北京市旭东化工厂，批号：010713）、氯化钠（分析纯，北京化工厂，批号：781021）、多聚甲醛（分析纯，北京益利精细化学品有限公司，批号：20030407）、氢氧化钠（分析纯，北京化工厂，批号：20010108）、PBS 缓冲液（pH 7.2 ~ 7.6，武汉博士德生物工程有限公司）、0.01mol/L pH 6.0 枸橼酸盐缓冲液（武汉博士德生物工程有限公司）、大鼠抗兔的 IL-1β 受体一抗（武汉博士德生物工程有限公司）、苏木素（Sigma 公司）、即用型 SABC 试剂盒（武汉博士德生物工程有限公司）、DAB 显色试剂盒（武汉博士德生物工程有限公司）。

（4）仪器：石蜡切片机 Reichert-Jung（型号 820-Ⅱ，剑桥仪器公司）、电热鼓风干燥箱（北京医疗设备二厂）。

2. 方法

（1）动物分组及处理

1）分组：大鼠随机分为 4 组，正常组（C）、悬吊组（S）、悬吊加辐射组（SAI）、中药组（ZYFJ），每组 4 只，不限食水，光照 12 小时（8:00—20:00），室温 18±2℃环境下单笼饲养。

2）造模方法：S 组、SAI 组、ZYFJ 组大鼠采用头低位 -30° 尾部悬吊法模拟失重；SAI 组和 ZYFJ 组大鼠于悬吊第 8 天接受 ^{60}Co-γ 射线辐射（钴源由军事医学科学院放射医学研究所提供），总剂量为 4.5Gy；C 组大鼠不采取任何处理。

3）给药方法：ZYFJ 组从实验第一天开始按 7g（kg·d）给予中药方剂灌胃，其余各组大鼠灌胃等体积的生理盐水，连续灌胃 16 天。

4）取材：实验第 16 天，大鼠灌胃结束后 2h，经腹腔注射水合氯醛麻醉（按体重 0.1mL/100g），常规胸腹联合切口，经左心室插管，灌流，先用 100mL 生理盐水经升主动脉快速冲洗，再灌注 4% 多聚甲醛磷酸缓冲液（0.02mol/L，pH 7.2 ~ 7.6）400mL，维持 30min。注毕开颅取全脑。将脑组织修块后放在 4% 多聚甲醛磷酸缓冲液中固定 3 ~ 4h，经 70% 乙醇 3h、80% 乙醇 3h、90% 乙醇 2h、95% 乙醇 2h×2 次、100% 乙醇 1.5h×2 次脱水，100% 二甲苯 1h×2 次透明，62 ~ 65℃浸蜡 2h×2 次，石蜡包埋，切片。

（2）免疫组化染色程序

1）切片置烤箱 60℃ 2h，使其紧密贴附。

2）常规梯度乙醇脱蜡至水，各 1min。

3）30%H_2O_2 1 份＋蒸馏水 10 份混合，室温 10min 以灭活内源性酶。

4）蒸馏水洗 3 次。

5）热抗原修复。将切片浸入 0.01mol/L pH 6.0 枸橼酸盐缓冲液，微波加热至 92 ～ 98℃ 15min，冷却后 PBS 洗涤 15min。

6）滴加抗原修复液 I，室温 10min，PBS 洗涤 10min。

7）加入 1：50 稀释的大鼠抗兔 IL-1β 受体一抗，每张片子滴加 50μL 一抗，20℃ 2h。

8）PBS 洗 3 次，每次洗 5min，吸干液体。

9）滴加正常山羊血清封闭液，37℃，15min，甩去多余液体，不洗。

10）滴加生物素化山羊抗兔 IgG 抗体，室温放置 120min。

11）PBS 洗 3 次，每次洗 5min，吸干液体。

12）滴加试剂 SABC，37℃，15min。

13）PBS 洗 3 次，每次洗 5min，吸干液体。

14）DAB 显色，室温下作用 30 ～ 40min，蒸馏水洗 10min。

15）苏木素轻度复染 2min。

16）盐酸、乙醇分色 2min。

17）梯度乙醇脱水各 2min，二甲苯透明 2min×2。

18）树胶封片。

19）显微镜观察，胞质棕黄色为阳性结果。

用 PBS 代替一抗作阴性对照。

（3）图像的半定量分析：切片机冠状连续切片，切片厚度 6μm。每只大鼠相同层面各取 2 张切片，每张切片选取 2 个视野。所得免疫组化切片均用日产 Nikon H8-202 AN 显微镜连接 Polaroid 数码显微摄像机成像，再用美国 MIS-2000 SP 型 3Y 显微图像分析仪进行半定量分析。

（4）数据统计处理：所有数据均用 $\bar{x} \pm s$ 表示，采用 SPSS 11.0 for windows 软件统计处理，经单因素方差分析后，行多组间比较，采用纽曼－科伊尔斯检验。

3. 结果

（1）免疫组化图片的镜下观察：IL-1 受体 I 型免疫反应阳性细胞为棕黄色，定位于细胞质。Ⅰ型 IL-1 受体在正常组、悬吊组、悬吊加辐射组和中药组的大鼠脑内均有广泛的表达，几乎所有核团内均有分布，其中，室旁核、视上核、结节核、弓状核、正中隆起区比较明显。

（2）半定量分析

1）中药方剂对模拟失重和辐射大鼠脑组织 IL-1 受体Ⅰ型免疫反应阳性细胞数的影响：如图 12-28 所示，与正常组比较，悬吊组大鼠下丘脑室旁核的 IL-1 受体Ⅰ型免疫反应阳性细胞数减少（$P < 0.05$），悬吊加辐射组大鼠下丘脑室旁核的 IL-1 受体Ⅰ型免疫反应阳性细胞数明显减少（$P < 0.01$）；与悬吊组比较，悬吊加辐射组大鼠下丘脑室旁核的 IL-1 受体Ⅰ型免疫反应阳性细胞数无显著性差异（$P > 0.05$）；与悬吊加辐射组比较，中药组大鼠下丘脑室旁核的 IL-1 受体Ⅰ型免疫反应阳性细胞数明显增加（$P < 0.01$）。

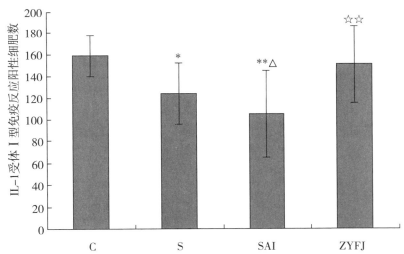

图 12-28　中药方剂对模拟失重和辐射大鼠脑组织 IL-1 受体Ⅰ型免疫反应阳性细胞数的影响

注：与正常组比较，*，$P < 0.05$，**，$P < 0.01$；与悬吊组比较，△，$P < 0.05$；与悬吊加辐射组比较，☆☆，$P < 0.01$。

2）中药方剂对模拟失重和辐射大鼠脑组织 IL-1 受体Ⅰ型免疫反应阳性染色细胞的光密度的影响：如图 12-29 所示，与正常组比较，悬吊组和悬吊加辐射组大鼠下丘脑室旁核的 IL-1 受体Ⅰ型免疫反应阳性染色细胞的光密度明显减弱（$P < 0.01$）；与悬吊组比较，悬吊加辐射组大鼠下丘脑室旁核的 IL-1 受体Ⅰ型免疫反应阳性染色细胞的光密度减弱（$P < 0.05$）；与悬吊加辐射组比较，中药组大鼠下丘脑室旁核的 IL-1 受体Ⅰ型免疫反应阳性染色细胞的光密度明显增强（$P < 0.01$）。

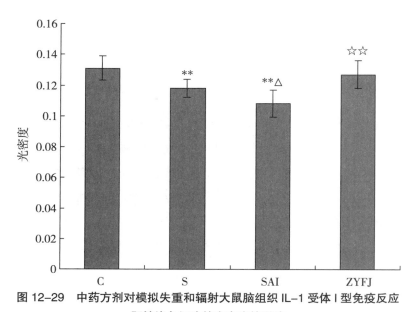

图 12-29　中药方剂对模拟失重和辐射大鼠脑组织 IL-1 受体 I 型免疫反应
阳性染色细胞的光密度的影响

注：与正常组比较，*，$P < 0.05$，**，$P < 0.01$；与悬吊组比较，△，$P < 0.05$；与悬吊加辐射组比
较，☆☆，$P < 0.01$。

4. 讨论　中枢神经系统和免疫系统的相互作用是个十分复杂的过程。目前，关于神经 - 免疫调节的研究很多，但对于脑内参与免疫反应调节的核团仍不十分清楚。目前已有用即早期基因和信号转导分子等作为标志物来研究这个问题的报道，细胞因子在神经和免疫两大系统之间的重要作用也已有许多实验证据。

在神经系统与免疫系统的相互作用中，IL-1β 具有非常重要的作用。免疫系统在免疫反应过程中可以产生大量的 IL-1β，在中枢神经系统中，IL-1β 可由某些神经元、胶质细胞、血管内皮细胞、巨噬细胞合成和分泌，并通过 IL-1 受体（IL-1R）对神经 - 内分泌系统的功能活动进行广泛调控，在神经 - 内分泌 - 免疫网络调节中发挥重要作用。IL-1R 是位于细胞膜上的单链糖蛋白，其细胞内结构域是介导信号转导和激活基因转录所必需的。脑内存在两种 IL-1R（IL-1 I 型受体，IL-1 II 型受体），IL-1 II 型受体与 T 细胞和成纤维细胞上 IL-1 受体的分子量相似，既能结合 IL-1α，又能结合 IL-1β，主要分布于嗅球、海马、小脑和大脑皮质。IL-1 II 型受体的细胞内结构域仅含 29 个氨基酸残基，不直接参与细胞内信号转导，是"伪受体"，所以，IL-1 的功能主要是通过 IL-1 I 型受体介导的。IL-1β 能与其 I 型受体结合形成 IL-1 受体相关激酶复合物（IRAK），该复合物能够激活 NIK/IKK 激酶参与转录因子 IκBα 的磷酸化与降解。而转录因子 IκBα 又可以引起环氧合酶 -2（cyclooxygenase 2，COX-2）与前列腺素 E2（prostaglandins E2，PGE-2）的转录，引起相应蛋白的表达来发挥调节免疫活动的作用。因此，研究 IL-1 I 型受体在模型动物脑内表达的变化，在一定程度上能为揭示神

经 – 内分泌系统参与免疫活动调控的部位提供重要的资料。

一般认为，IL–1 在脑内起作用的部位主要是下丘脑，但关于下丘脑是否存在 IL–1R 尚有争议。HPA 轴中 CRH 的主要分泌核团是下丘脑的室旁核，所以，探讨 HPA 轴与免疫细胞因子的作用关系，可以从下丘脑室旁核的 IL–1R 入手。然而，目前关于模拟航天飞行环境的模型动物脑内 IL–1R 的研究在国内外尚未见报道，故本研究利用免疫组织化学技术，检测模拟失重和辐射 16 天模型大鼠下丘脑室旁核中 IL–1 I 型受体表达，从受体角度探讨模拟失重和辐射大鼠体内 IL–1 对 HPA 轴的作用和中药方剂调节 HPA 轴激素分泌的作用机制。实验结果证实，正常组大鼠脑内有广泛分布的 IL–1R I 型免疫反应阳性细胞，细胞形态为圆形，在下丘脑，尤其是室旁核有大量 IL–1R I 型免疫反应阳性细胞表达，与文献报道一致。悬吊组和悬吊加辐射组大鼠下丘脑室旁核的 IL–1R I 型免疫反应阳性细胞数均显著减少；中药方剂则可显著提高悬吊加辐射条件下的大鼠下丘脑室旁核的 IL–1R I 型免疫反应阳性细胞数和阳性染色细胞的光密度，并使之接近正常。

有研究发现，给清醒、无应激的大鼠的静脉、腹腔及脑室内注射重组 IL–1 可引起 CRH 释放增加，但我们的前期实验结果显示，在实验第 16 天悬吊组和悬吊加辐射组大鼠血清中 IL–1 含量增加，大鼠下丘脑中 CRH 的含量反见下降。本次实验发现，悬吊组和悬吊加辐射组大鼠下丘脑室旁核中 IL–1R 表达降低，由于 IL–1R 的减少，增多的 IL–1 不能有效发挥其促进 CRH 合成、分泌及释放的功能，推测在模拟失重和辐射条件下，体内增多的 IL–1 未参与下丘脑 CRH 的改变，并确认了前期实验的推测——模拟失重和辐射 16 天大鼠下丘脑中 CRH 含量下降是由于血清中 CORT 的升高对下丘脑产生反馈抑制效应。本实验同时发现中药方剂在实验第 16 天可以提高悬吊加辐射组大鼠下丘脑室旁核的 IL–1R 的表达。IL–1 与其受体结合后，IL–1 由游离形式转变为结合形式，机体通过清除大分子复合物的途径加速 IL–1 分子在体内代谢，消除过量 IL–1 分子，而且前期实验结果表明，本方在实验第 16 天能降低悬吊加辐射组大鼠血清 IL–1 含量，所以推测本方提高下丘脑 IL–1R 表达可能是其调节血清 IL–1 含量的一个可能机制。

（四）实验二十三：中药方剂对模拟失重和辐射大鼠脾组织 GR mRNA 表达的影响

1. 材料

（1）动物：健康雄性 Wistar 大鼠 40 只，级别 SPF/VAF，体重 $180 \pm 10\,\mathrm{g}$，许可证号：SCXK（京）2002-0003，北京维通利华实验动物中心提供。所有动物提前 1 周购入，本实验室常规饲养 1 周。

（2）药物：实验用中药方剂的组成及制备同实验二十。

（3）试剂：实验用引物（奥科生物技术有限责任公司设计合成），Agrose（德国赛瓦公司），TRIzol 试剂（美国 GIBCO 公司），M–MLV 逆转录酶、dNTP、Rnasin、PCR

Mix（普洛麦格生物技术有限公司），100bp DNA Ladder（英杰）。

（4）仪器：倒置显微镜（日本 OLYMPAS 公司）、WHY-2A 恒温振荡水浴（江苏金坛望华仪器厂、月坛牌超净台（北京半导体设备厂）、EPS-301 电泳仪（安法玛西亚公司）、LNICAM 型紫外分光光度计（赛默飞）、SIM-F124 制冰机（日本三洋）、3K30 型离心机（西格玛）、FA1004 电子天平（上海天平仪器厂）、PTC-100™PCR 仪（MJ Research）、凝胶成像分析系统（安法玛西亚公司）。

2. 方法

（1）动物分组与处理

1）分组：大鼠随机分为 4 组，正常组（C）、悬吊组（S）、悬吊加辐射组（SAI）、中药组（ZYFJ），每组 10 只，不限食水，光照 12 小时（8:00—20:00），室温 18 ± 2℃环境下单笼饲养。

2）造模方法：S 组、SAI 组、ZYFJ 组大鼠采用头低位 -30° 尾部悬吊法模拟失重；SAI 组和 ZYFJ 组大鼠于悬吊第 8 天接受 ^{60}Co-γ 射线辐射（钴源由军事医学科学院放射医学研究所提供），总剂量为 4.5Gy；C 组大鼠不采取任何处理。

3）给药方法：ZYFJ 组从实验第 1 天开始按 7g/（kg·d）给予中药方剂灌胃，其余各组大鼠灌胃等体积的生理盐水，连续灌胃 21 天。

4）取材：实验第 21 天，各组大鼠灌胃结束后 2h，立即脱颈椎处死，在无菌条件下取脾，立即置于液氮中，并于- 70℃冰箱保存备用。

（2）检测方法及观察指标

1）总 RNA 提取：将保存在液氮中的脾组织块迅速取出，立即放入组织匀浆器中，加冰冷的 TRIzol 1mL，反复冰上研磨至匀浆，加氯仿 250μL，剧烈振荡 15s，室温放置 2 ~ 3min。4℃，3000r/min 离心 15min，取上层水相，加等体积的异丙醇，颠倒混匀，室温放置 10min。4℃，3000r/min 离心 15min。弃上清液，75% 乙醇漂洗 2 遍。真空抽吸干燥，加无 RNase 水 50μL 溶解。取样品 2μL，40 倍稀释，用紫外分光光度计测定核酸的浓度及纯度。另取样品 2μL，行 0.8% 琼脂糖凝胶电泳。余样品- 70℃冻存。

2）mRNA 反转录为 cDNA：取约 2μL 左右的样品，调整体积至 12μL，加 OligT 2μL，混匀，95℃，3min，变性，立即置于冰上。在上述反应体系中，依次加入缓冲液 5μL，dATP、dCTP、dTTP、dGTP 各 1.25μL，RNasin 0.5μL，M-MLV 0.5μL，混匀。42℃温育 60min，95℃，变性 3min，立即置于冰上，- 20℃冻存。

3）PCR 反应

①引物设计合成：寡核苷酸引物依照 GR cDNA 序列合成。扩增片段为 271bp。

上游引物 5′ > ACC CTG CTA CAG TAC TCA TGG A <3′

下游引物 3′ > CTT GGC TCT TCA GAC CTT CCT <5′

内参照为 β-actin。扩增片段为 498bp。

上游引物 5′ > CAT CCT GCG TCT GGA CCT <3′

下游引物 3′ > CAC ACA GAG TAC TTG CGC TCA <5′

②PCR：反应体系中依次加入 ddH$_2$O 8.5μL，PCR Mix 12.5μL，上下游引物各 1.0μL，RT 产物 2.0μL，总反应体系 25μL，反应条件为 94℃变性 2.5min 后，94℃ 30s，57℃ 30s，72℃ 60s，设定 25 个循环，72℃延伸 8min。扩增完毕行 1.2%琼脂糖凝胶电泳。

4）RT-PCR 扩增产物相对定量分析：取 PCR 产物 8μL 行 1.2%琼脂糖凝胶电泳 1h（100V），100bp marker 上样 2.5μL，用 ImageMaster VDS 图像摄录分析系统对电泳条带进行光密度扫描。以平均吸光度乘以条带面积表示总 A 值，将样品扩增产物的 A 值与 β-actin 扩增产物中条带的 A 值的比值作为 mRNA 表达水平的参数，对所有样品的 GC 受体 mRNA 的表达进行半定量分析。

（3）数据统计处理：所得数据均用 $\bar{x}\pm s$ 表示，用 SPSS 11.0 for windows 软件统计处理，先采用单因素方差分析进行检验，后进行多组间比较，采用纽曼-科伊尔斯检验。

3. 结果

（1）总 RNA 鉴定：提取的总 RNA 经琼脂糖凝胶电泳显示出 18s 和 28s 两条 RNA 电泳带，说明 RNA 完整。

（2）RT-PCR 分析：各组 GR 基因经 RT-PCR 扩增后，均获得了设计大小的 DNA 片段 271bp。如图 12-30 所示，与正常组比较，悬吊组大鼠脾组织 GR mRNA 表达增多（$P < 0.05$），悬吊加辐射组大鼠脾组织 GR mRNA 表达明显增多（$P < 0.01$）；与悬吊组比较，悬吊加辐射组大鼠脾组织 GR mRNA 表达无显著性差异（$P > 0.05$）；与悬吊加辐射组比较，中药组大鼠脾组织 GR mRNA 表达减少（$P < 0.05$）。

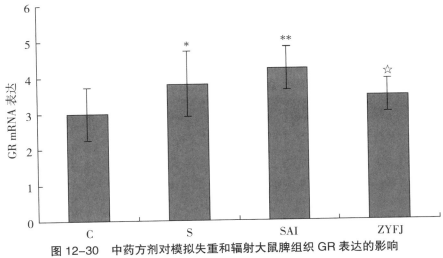

图 12-30　中药方剂对模拟失重和辐射大鼠脾组织 GR 表达的影响

注：与正常组比较，*，$P < 0.05$，**，$P < 0.01$；与悬吊加辐射组比较，☆，$P < 0.05$。

4. 讨论　GR 是由可溶性单链多肽组成的磷蛋白，是核受体超家族中的重要成员，也是一种典型的激素依赖性转录调节因子，有 4 种存在形式：激活的与非激活的未与配基结合的 GR，激活的与非激活的已与配基结合的 GR。GR 具有 2 个基本功能域：位于羟基末端的激素结合区和位于分子中部的 DNA 结合区。其中，激素结合区决定着受体与激素结合的特异性，而 DNA 结合区由 2 个锌指结构组成，决定着受体与靶基因相互作用的特异性。在已知生理状态下，GR 与热激蛋白等分子伴侣结合而存在于胞质中，GC 进入细胞后与 GR 的 C 端结合并使其活化，活化后的 GR 与 GC 一起移向核内，然后再与细胞核靶基因中特定的糖皮质激素应答元件（glucocorticoid response element，GRE）结合，诱导生成特异性 mRNA，指导蛋白质合成，GC 的主要作用是通过其受体对靶基因表达的调节发挥其生物效应。GR 与 GRE 的相互作用是一个非常复杂的过程，决定着激素作用的特异性。不管是激素结合区还是 DNA 结合区发生突变，均可导致受体失去激素结合活性或 DNA 结合活性，出现一系列病理反应。

GC 作为 HPA 轴的最终产物，可以从多方面影响机体的免疫功能，脾脏作为免疫系统的重要器官，其功能会受到体内分泌过多的 GC 的抑制，这种抑制作用是由脾脏 GR 介导的信号调节作用，GR 功能和数量上的改变必然会影响 GC 作用的发挥。研究证实，航天飞行环境的各种有害因素可以导致机体脾脏淋巴细胞功能降低，在失重等航天环境下，机体 GC 水平升高，但 GC 升高与脾脏免疫功能降低之间的确切机制还不清楚。本实验利用 RT-PCR 技术，探查到在实验第 21 天悬吊组和悬吊加辐射组大鼠脾细胞 GR mRNA 表达增多，两组间无明显差异，提示失重可能诱导脾细胞 GR 的增加，而辐射对其诱导作用无明显影响。结合之前的实验结果所显示的实验第 21 天悬吊组和悬吊加辐射组大鼠血清中 CORT 的含量升高，脾淋巴细胞功能降低，我们不难理解，脾淋巴细胞功能降低是体内增加的 GC 与脾细胞增加的 GR 结合的结果。本实验还观察到，中药组大鼠脾细胞 GR mRNA 表达降低，表明中药方剂在基因转录水平调控由模拟失重加辐射引起的大鼠脾细胞 GR 过度表达。实验结果也为本方改善模拟失重加辐射大鼠脾淋巴细胞分泌 IL-2 水平的下降提供了一定的分子医学证据。当然，基因表达和其功能实现涉及诸如 DNA → RNA →蛋白质的一系列复杂传递过程，其中任何一个环节异常，如 mRNA 翻译成蛋白质环节异常，或如上所述的 GR 的功能区域、亲和力等方面出现异常，都会影响 GC 的生物效应。因此，有关模拟失重和辐射大鼠脾细胞 GR 与免疫功能紊乱的关系及中药方剂精确的调控证据还有待进一步研究。

5. 结论

（1）模拟失重单一因素和模拟失重加辐射复合因素作用下的模型大鼠在实验第 11 天、第 16 天和第 21 天血清 OCN 显著降低与血清 IL-1、IL-6 和 CORT 的升高有关。

（2）模拟失重单一因素和模拟失重加辐射复合因素作用下的模型 HPA 轴功能紊乱，实验第 11 天 HPA 轴兴奋，实验第 16 天和第 21 天出现 ACTH 和 CORT 对下丘脑的反馈抑制作用。

（3）模拟失重单一因素和模拟失重加辐射复合因素作用下的模型大鼠在实验第 21 天血清 GC 升高及脾 GR 表达增强，与脾淋巴细胞功能的降低有关。

（4）与模拟失重单一因素作用相比，模拟失重加辐射复合因素在实验第 11 天对血清 CORT 含量的影响与在实验第 21 天对血清 IL-6 和血浆 CRH 含量的影响有明显差异。

（5）中药方剂可以纠正失重加辐射作用下的 HPA 轴功能的紊乱，调节血清免疫细胞因子含量，调节下丘脑 IL-1R 和脾细胞 GR 的表达。

第四节　中医药对长期卧床模拟失重的人体系统综合调节效应

长期载人航天的生理适应和再适应问题，是目前亟待解决的问题。为此，我们根据航天特殊环境条件下的机体整体功能状态与中医证候之间的相关性，运用中医理论，针对长期载人航天的机体生理适应性反应，提出中医防治原则和干预方药。本课题在前期研究的基础上，侧重从神经 – 内分泌 – 免疫相互关系的角度探讨中药方剂对长期卧床模拟失重的人体系统综合调节效应，揭示中药方剂作为长期航天飞行防护措施的神经 – 内分泌 – 免疫网络调控途径及调节机制，并从方证相关意义上验证长期航天飞行生理适应的中医药干预假说。

实验二十四：中医药对长期卧床模拟失重的人体系统综合调节效应

1. 研究方法

（1）中药方剂：由生黄芪、熟地黄、川芎等组成。全部购自北京同仁堂公司，并经北京中医药大学中药鉴定教研室鉴定。

（2）分组与方法：实验采用随机双盲设计，健康男性 16 人，年龄 18 ~ 21 岁，体重 64 ± 1.5kg，身高 172 ± 3.5cm。实验前将受试者按中医辨证分型结果排队，用随机数字表法，严格随机分为对照组和中药组，每组 8 人。受试者分 2 批进行 –6° 头低位（HDT）卧床，床位的分配也采用随机法。实验分 3 个阶段，共 29 天，对照期 3 天，卧床期 21 天，恢复期 5 天。受试者在对照期前 1 天住进卧床实验室。卧床期间除大便外，一切活动均卧床进行，身体只能沿纵轴方向转动。中药组于每日 7:00、20:30 分别口服中药煎剂 150mL，对照组同时口服安慰剂（由苦丁茶和红茶组成，颜色、口味、口感尽量调到与中药相近）。所有中药煎剂与安慰剂均采用棕色不透明包装袋包装，外观无差别。

（3）测定指标

1）长期卧床实验期间中医证型

①中医辨证：分别于 D-1（卧床前一天）、D1（卧床第 1 天，后依次类推）、D2、D3、D4、D5、D6、D7、D9、D11、D13、D15、D17、D19、D21、R+1（恢复期第 1 天，后依次类推）、R+3、R+5 早 9:00，运用中医望闻问切的诊断方法，收集每位受试者相关的中医症状，并进行辨证。

②症状评分：无症状或已恢复正常，计 0 分；症状轻或偶尔出现，计 1 分；症状时轻时重，计 2 分；症状较重，计 3 分。

③证候的评定：参照普通高等教育"十五"国家级规划教材新世纪全国高等中医药院校规划教材《中医诊断学》的有关内容进行。

2）体能：分别于 D-1、D11、D21 进行测试。

①运动测试程序：采用短时间（即整个运动过程 9min）、少次数（D-1、D11、D21）的负荷递增方案。测试中使用卧位自行车，始终保持 -6° HDT 的体位不变。

被试者平卧于卧位自行车功量计上，安静 10min，然后转为 -6° HDT，3min 测 HDT 的对照值（0W），并在同样条件下，分别以 50W、100W、150W 的功率各踏车 3min，踏车速度为 60r/min。恢复期 5min，取 1min（r1）和 3min 值（r3）。

②测试指标：心率（HR）、收缩压（SBP）、舒张压（DBP）、静息每分钟通气量（VE）、耗氧量（VO_2）、公斤耗氧量（VO_2/kg）、氧脉搏（O_2PULS）、二氧化碳排出量（VCO_2）、呼吸交换率（R）、氧通气当量（EQO_2）、二氧化碳通气当量（$EQCO_2$）、无氧阈（AT）。

③仪器设备：2900 运动心肺仪（美国）、卧式自行车功量计（Ergometer ango）（荷兰）、Coline 运动血压仪（日本）。

④统计分析：数据用 $\bar{x} \pm s$ 表示，采用 t 检验法进行统计学处理。

3）心脏超声

①分别于 D-2、D11、D21，采用 GE-Vivid7 彩色多普勒显像仪，探头频率 1.7M ～ 3.4MHz，探测深度 15 ～ 18cm，扫描角度 90 ～ 120°，帧频 > 60 幅 /s，获取图像和频谱信号。

②在同步心电图触发下，存储心尖四腔图、心尖左心室两腔图和心尖左心室长轴图。采集图像时，尽量使二尖瓣口前向血流方向与声束平行，设置自动存储 3 个心动周期的动态图像，存入硬盘或 CD 磁盘。

③对储存图像和信号进行处理分析。

4）心率变异

①分别于 D-1、D1、D2、D4、D7、D14、D20、R+3、R+5，用遥测心电监护仪采集心电信息，采样频率为 500，每次采集 5min，卧床前、后采集时受试者均取平卧位，

卧床期间采集时均取 –6° HDT。

②采用 PSAS 2.0 分析软件分析时域和频域指标。时域指标包括 RR 间期均值（RRm）、标准差（SD）和相邻 RR 间期差值均方根（rMSSD）；频域指标采用 AR 模型分析，包括总功率（TP）、低频成分（LF）、高频成分（HF）、LF 与 HF 的校正单位（LFn.u. 与 HFn.u.）及 LF/HF。

LFn.u.=LF/TP × 100

HFn.u.=HF/TP × 100

5）立位耐力检查

①采用仰卧位 10min、立位 20min、再仰卧位 10min 的程序，分别于 D–2、D21 用立位床进行测试。检查中，监测受试者的血压、心率、主诉、症状和立位时间。计算正立位 75° 结束和正立位 0° 即刻的收缩压、舒张压的分值，心率的分值，记录主诉、症状及耐受时间。

②数据处理及统计方法：数据用 $\bar{x} \pm s$ 表示，应用 SPSS 10.0 软件，采用协方差分析进行统计学处理。两组间采用配对 t 检验，差值采用团体 t 检验。

6）磁共振（MR）脑功能：分别于 D–4、R+1 采用功能磁共振成像技术测试。

①磁共振功能成像（fMRI）任务设计：采用修订的 Simon 效应认知任务，共有中立和冲突 2 种任务，类似于斯特鲁普效应。程序设计采用事件相关设计，使用 DMDX 软件，1 次 fMRI 扫描序列有 2 种任务，各 12 个，需左手和右手按键各 12 次。次序以伪随机形式呈现。计算机屏幕为白色背景，黑色字体。指令字符呈现 1s，刺激间隔 9 ~ 15s 不等，间隔时屏幕中心为 "+" 或 "–" 注视点。要求受试者根据呈现在屏幕中央的 "+" 或 "–" 和随后出现的 "左" 或 "右" 正确地按手中反应盒的左或右键。在 "+" 后按与 "左" 或 "右" 指令相同的键，即见 "左" 按左键，称中性任务；在 "–" 后按相反的键，即见 "左" 按右键，称冲突任务。要求被试者尽快完成任务，实时记录正确率及反应时间。实验开始前，仔细向被试者交代并练习数分钟，直至被试者完全理解实验要求。

② fMRI 数据采集：采用全身扫描仪（2T prestige，GE/Elscint，Haifa，Israel）标准头线圈获取功能图像数据。功能像采用单次激发梯度回波 T2* 加权序列，主要参数为：TR（重复时间）=3000ms，TE（回波时间）=45ms，Flip=90o，FOV（视野）为 373mm × 212mm，矩阵大小 = 128 × 72。轴位切面，层厚 6mm，无间隔。每 3s 可获得 20 层无间隔覆盖全脑图像，连续扫描后可获得 131 个时间点图像。

③功能影像数据分析：采用在 Matlab 程序环境下运行的 SPM99（Statistical Parametric Mapping）软件包。首先将所有功能像与扫描时间点最接近 3D 解剖像的功能像应用正弦 sinc 插值法进行头动校正，之后以脑内灰质、白质及脑脊液的信号作为对比将图像进行去头皮分割，其中，灰质分割数据将用于解剖结构像与功能像的对齐。对齐后的图像与

MNI 模板进行空间标准化。在确认以上步骤均无图像扭曲变形的情况下，将标准化后的数据以 Gaussian 核心法（7×7×7）进行平滑，并进行统计学分析。统计结果的计算采用每一刺激开始后延迟 6s 的延迟半正弦法（delayed half-sine design）以计算血红蛋白动态反应的延迟。为保证机器状态的稳定性并排除机器信号漂移，减少血流动力学对脑区信号的影响，功能扫描的前 3 个采样点（前 9s 内）的数据弃除。

标准化激活情况的判定：不同任务间的激活情况对比采用 SPM99 使用的普通线性模型（general linear model）进行随机效应统计。对每组内个体数据的所有体素（voxel）逐个计算，在不同情况下依据任务不同所致的 BOLD 效应的不同，每个体素均与各自的静息状态进行 t 检验来判定激活。矫正后 $P < 0.01$，激活区＞3 个相连体素以上视为激活脑区。

④行为数据统计分析：记录对刺激的反应时间和正确率，数据进行配对 t 检验。

7）骨密度：分别于 D-1、R+1、R+5 采用 DEXA 双能 X 线骨密度吸收测量仪测试腰椎（L1 ～ L3）及双侧股骨头声波速度。

8）长期卧床实验期间神经 - 内分泌 - 免疫系统生化指标的变化：分别于 D-3、D2、D3、D5、D7、D14、D21 于上肢肱动脉处采血 10mL，根据需要采用适当试剂抗凝，测定以下指标。

①神经递质

A. 单胺类递质：高香草酸（homovanillic acid，HVA）。

B. 吲哚类递质：5-HT、5-HIAA。

均应用 Waters510 高效液相色谱仪、电化学分析仪，采用高效液相色谱电化学法检测，HVA、5-HT、5-HIAA 标准品由 Sigma 公司提供。

②内分泌激素：

A. 下丘脑 - 垂体 - 甲状腺轴：血清促甲状腺激素（thyroid stimulating hormone，TSH)、血清三碘甲状腺原氨酸 (triiodotyronine，T3)、四碘甲状腺原氨酸（tetraiodothyronine，T4）、游离三碘甲状腺原氨酸（free triiodothyronine，FT3）、游离四碘甲状腺原氨酸（free tetraiodothyronine，FT4），全部采用荧光免疫分析法，按试剂盒（芬兰 Wallacoy 公司提供）说明书，采用 autodelfia 仪器进行测定。

B.HPA 轴：ACTH 的测定采用放射免疫法，按放射免疫分析测定盒说明书（北京北方生物技术研究所提供）进行；CORT 的测定采用放射免疫法，按放射免疫分析测定盒说明书（北京市福瑞生物工程公司提供）进行。

③免疫指标

A. 细胞免疫

a. 外周血淋巴细胞亚群：采用 epics elite 流式细胞仪（美国 Backman-Coulter 公司提

供）进行测定。

试剂：单克隆抗体（美国 Backman–Coulter 公司提供），包括同型阴性对照（IgG1–FITC/IgG1–PE/IgG1–Pc5）和淋巴细胞亚群单抗 [CD4–FITC/CD3–Pc5（T、Th、Ts）、CD3–FITC/CD（16+56）–PE（T、NK）]；溶血素，OptiLyse C（美国 Backman–Coulter 公司提供）。

步骤如下：

·抗凝血样用 2% EDTANa$_2$ 抗凝，抗凝剂与标本按 1 : 9，立即混匀。

·加标本：按单抗设计方案，将所需抗体加入不同试管。

·加细胞：吸取全血 100μL，分别加入上述试管，充分混匀，避光室温孵育 30min。

·溶红细胞：加入溶血素，充分混匀，孵育 10min。

·洗细胞：离心（1500r/min，10min），去掉上清液。每管加入 PBS 500μL，混匀。

·流式细胞仪测定：应用流式细胞仪三色分析法，采取 FSvSS 设门方法，确定淋巴细胞群，应用 EXPO™MultiCOMP 软件分析淋巴细胞表达。打印测定结果。

b. 细胞因子：IL–1、IL–2、IL–6 均采用放射免疫法，按放射免疫测定盒（解放军总医院科技开发中心放免所提供）说明书进行测定。

B. 体液免疫：IgA、IgG 采用放射免疫法，利用放射免疫测定盒（中国原子能科学研究院同位素研究所提供）说明书进行测定。

9）骨代谢指标

① OCN、甲状旁腺激素（PTH）：使用试剂盒（Biosource Europe S.A., 8–B–1400 Nivelles–Belgium 公司提供）测定。

②降钙素（calcitonin，CT）：使用试剂盒（原子高科股份有限公司提供）测定。

③钙（Ca）、肌酐（Cr）：Ca 采用邻甲酚酞络合酮比色法，Cr 采用苦味酸法，均使用试剂盒（中生北控生物科技股份有限公司提供）在分光光度计 S21A（上海）上测定。

④ 25（OH）–D$_3$：使用试剂盒（美国 Biasorin 公司提供）测定。

⑤血、尿羟脯氨酸（hydroxyproline，HYP）：用郑少雄等改进的血、尿羟脯氨酸测定方法测定。

⑥血清磷（phosphorus，PHOS）、血清碱性磷酸酶（alkaline phosphatase，ALKP）。

10）脂肪含量检测。

11）肌肉含量检测。

（4）数据处理：所有数据均以 $\bar{x}\pm s$ 表示，除特殊说明外，生理指标均应用 SPSS 10.0 统计分析软件，采用重复测量的方差分析进行统计学处理。生化指标采用 SAS 6.12 统计分析软件进行一元方差分析。

2.研究结果

（1）长期卧床实验期间中医证型的变化

1）中医证型：对两组被试者卧床期间出现的症状与体征进行中医辨证，主要有以下几种证型：肝胆气逆、胃肠气滞、气滞血瘀（或气血不畅）、脾胃气虚、肝肾不足。肝胆气逆证主要表现有头晕、头胀痛、目胀痛、目赤、流泪、口苦，胃肠气滞证主要表现有胃胀满、胃痛、腹胀痛、嗳气、反酸、烧心、肠鸣、矢气、苔厚、苔腻，气血不畅（或气滞血瘀）证主要表现有鼻塞、鼻衄、耳痛、颈肩背痛、肢体麻痛、胸胀痛、舌暗、舌瘀斑、舌瘀点等，脾胃气虚证主要表现有神疲乏力、肢软无力、食欲欠佳、纳差、溏泻、舌胖、齿痕，肝肾不足证主要表现有目干涩、眼疲劳、失眠、手足心汗、腰膝酸软冷痛、足跟痛。

2）两组被试者各证型发展趋势及中医辨证论治结果：如图 12-31 至图 12-36 所示，特别是图 12-31、图 12-33、图 12-34，我们可以看出，对照组各证候反应曲线很不规则，这表明在模拟失重状态下对照组的被试者机体内环境很不稳定，多脏器、多系统受干扰，而中药组各证候反应曲线很有规律，均在卧床的第 1 天或第 5 天达到高峰，继而开始恢复，除个别证候外，至卧床第 21 天各证候反应曲线均恢复到正常水平。这表明中药方剂对模拟失重引起的各证候有明显的对抗作用。

从图 12-31 至图 12-35 还可以看出，被试者普遍于卧床第 1 天和起床第 1 天各证候反应较明显，这是因为体位的突然变化，即被试者由正常体位突然变为头低位模拟失重状态，持续 21 天后又改为正常体位，触发了机体的适应性反应机制，产生了一系列的调节性反应，因此出现了一系列的主、客观症状和体征。

从各证候的反应曲线还可以看出，在不同时期，长期模拟失重状态下各证候的反应轻重不同。被试者头低位卧床 1 到 3 天反应最强烈，症状和体征多且重，被称为急性反应期；3 到 7 天反应相对较轻，症状和体征较少，被称为亚急性反应期；7 到 21 天普遍反应平稳，逐渐恢复正常，此期被称为适应期；起床后 1 到 5 天被称为后恢复期（或再适应期），这与相关教材记载的适应期与再适应期的时间段基本一致。

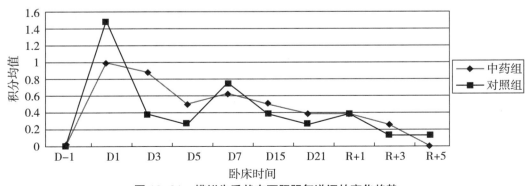

图 12-31　模拟失重状态下肝胆气逆证的变化趋势

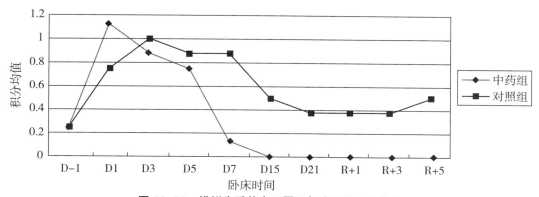

图 12-32　模拟失重状态下胃肠气滞证的变化趋势

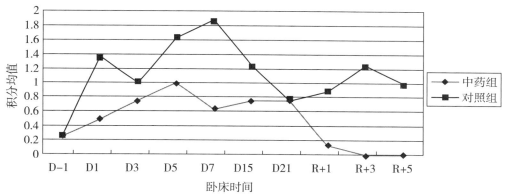

图 12-33　模拟失重状态下气滞血瘀证的变化趋势

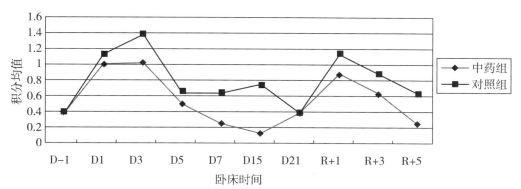

图 12-34　模拟失重状态下脾胃气虚证的变化趋势

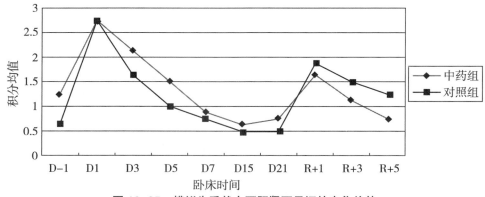

图 12-35　模拟失重状态下肝肾不足证的变化趋势

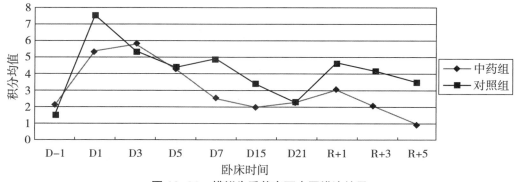

图 12-36　模拟失重状态下中医辨治结果

从图 12-31 的卧床第 3 天至起床后第 3 天和图 12-32 的卧床第 1 天可以看出，中药组的反应点均高于对照组，这可能与中药方剂中个别药物的选用有关。

从图 12-35 可以看出，卧床的第 3 天至 21 天中药组的反应点均稍高于对照组，这与卧床前两组的基数数值有关。但从实际比例来看，中药组的反应仍轻于对照组。

（2）体能（运动负荷能力）

1）心率、血压的变化

①心率的变化：对照组和中药组运动前心率在卧床过程中有增加趋势。在卧床第 11 天和 21 天，两组在 100W、150W 负荷下和恢复过程中的心率均较卧床前显著增加。两组间比较差异不显著。

②收缩压和舒张压的变化：两组运动前测量的收缩压的变化在卧床过程中不同。对照组在卧床第 11 天和 21 天同卧床前相比无显著变化，而中药组则显著增加。卧床第 11 天，中药组在负荷 150W 时的收缩压明显高于卧床前。

两组运动前舒张压的变化在卧床过程中也不同。对照组舒张压在卧床第 11 天和第 21 天与卧床前比分别有增加的趋势和显著增加，而中药组则无显著变化。中药组卧床第

11 天在负荷 100W 时，舒张压与卧床前相比有增加的趋势，第 21 天则显著增加。中药组在卧床第 21 天运动后恢复 3min 时舒张压较卧床前明显增加。

2）氧耗量、公斤氧耗量、氧脉搏、二氧化碳排出量、呼吸交换率的变化：从表 12-4 中可以看出，在卧床过程中，两组耗氧量和公斤耗氧量在不同负荷水平均无显著变化。

由表 12-5 可见，在卧床第 11 天和第 21 天，运动前氧脉搏同卧床前比无显著变化。在卧床第 21 天负荷 100W 时中药组氧脉搏较卧床前有减少的趋势，而在负荷 150W 和恢复 1 分钟时则显著减少。

表 12-4　卧床不同时间运动过程中氧耗量和公斤氧耗量的变化

负荷	分组	VO_2（mL/min）			VO_2/kg[mL/（min·kg）]		
		D-1	D11	D21	D-1	D11	D21
0w	对照组	382±114	432±82	426±86	5.8±2.1	6.6±1.1	6.5±1.2
0w	中药组	454±110	453±51	479±35	6.5±1.6	6.5±0.8	6.9±0.4
50w	对照组	1247±170	1333±123	1292±146	18.8±3.2	20.3±1.7	19.8±2.1
50w	中药组	1369±192	1360±104	1405±84	19.7±2.5	19.5±1.1	20.3±1.1
100w	对照组	1965±212	2009±147	1993±190	29.6±4.2	30.7±2.9	30.6±3.3
100w	中药组	2032±220	2104±140	2163±110*	29.3±2.9	30.3±2.0	31.2±1.1*
150w	对照组	2710±278	2793±191	2762±213	40.8±5.5	42.7±4.5	42.5±4.8
150w	中药组	2826±244	2859±185	2972±102	40.7±3.3	41.1±2.4	42.9±1.8*
r1	对照组	1686±683	1566±244	1403±228	25.3±9.7	24.0±4.6	21.6±3.7
r1	中药组	1495±165	1490±303	1366±267	21.5±2.5	21.3±3.6	19.8±4.5
r3	对照组	591±127	620±43	616±94	8.9±1.8	9.5±0.9	9.5±1.8
r3	中药组	613±83	658±52	656±46	8.8±1.3	9.5±0.9	9.5±0.6

注：与卧床前相比，*，$P < 0.1$。

表 12-5　卧床不同时间运动过程中氧脉搏的变化（mL/b）

负荷	分组	D-1	D11	D21
0w	对照组	6.3±2.0	6.6±1.3	6.3±1.4
0w	中药组	7.6±1.8	7.0±1.0	6.8±1.0
50w	对照组	14.1±2.0	14.2±1.8	13.8±2.1
50w	中药组	15.9±4.1	14.8±2.1	14.4±1.6
100w	对照组	17.7±2.4	16.8±1.8	16.1±1.8*

负荷	分组	D−1	D11	D21
100w	中药组	19.1 ± 3.1	18.5 ± 2.4	$17.8 \pm 2.1^{*}$
150w	对照组	19.7 ± 3.7	18.5 ± 2.4	17.7 ± 1.4
150w	中药组	21.3 ± 1.9	20.6 ± 2.5	$19.3 \pm 1.8^{**}$
r1	对照组	18.9 ± 10.8	14.6 ± 3.0	12.5 ± 2.6
r1	中药组	17.4 ± 2.8	15.0 ± 4.1	$12.7 \pm 3.2^{**}$
r3	对照组	7.2 ± 1.8	6.8 ± 0.9	6.3 ± 0.7
r3	中药组	7.5 ± 0.7	7.5 ± 0.8	7.0 ± 0.8

注：与卧床前相比，*，$P < 0.1$，**，$P < 0.05$。

由表 12-6 可见，在卧床第 11 天和第 21 天，两组运动前二氧化碳排出量同卧床前比无明显变化。在卧床第 11 天，对照组在负荷 50W、100W 时二氧化碳排出量较卧床前显著增加。在卧床第 21 天，中药组负荷 150W 时二氧化碳排出量与卧床前相比增加显著。

由表 12-7 可见，在卧床第 21 天，中药组运动前呼吸交换率较卧床前显著增加，而对照组则无明显变化。在卧床第 11 天，两组负荷 50W 时呼吸交换率均较卧床前显著增加。

表 12-6　卧床不同时间运动过程中二氧化碳排出量的变化（mL/min）

负荷	分组	D−1	D11	D21
0w	对照组	249 ± 77	298 ± 65	282 ± 50
0w	中药组	278 ± 68	288 ± 43	311 ± 25
50w	对照组	739 ± 86	$881 \pm 72^{**}$	$830 \pm 84^{*}$
50w	中药组	852 ± 124	885 ± 65	910 ± 70
100w	对照组	1356 ± 91	$1468 \pm 86^{**}$	1423 ± 129
100w	中药组	1428 ± 165	1521 ± 87	$1538 \pm 82^{*}$
150w	对照组	2102 ± 147	2213 ± 110	2179 ± 210
150w	中药组	2137 ± 153	2223 ± 148	$2294 \pm 79^{**}$
r1	对照组	1496 ± 330	1501 ± 196	1383 ± 180
r1	中药组	1421 ± 110	1505 ± 199	1443 ± 151
r3	对照组	585 ± 153	630 ± 98	631 ± 155
r3	中药组	575 ± 102	586 ± 88	581 ± 58

注：与卧床前相比，*，$P < 0.1$，**，$P < 0.05$。

表 12-7　卧床不同时间运动过程中呼吸交换率的变化

负荷	分组	D-1	D11	D21
0w	对照组	0.65 ± 0.07	0.69 ± 0.07	0.67 ± 0.04
0w	中药组	0.61 ± 0.03	0.64 ± 0.04	$0.65 \pm 0.05^{**}$
50w	对照组	0.60 ± 0.04	$0.66 \pm 0.04^{**}$	$0.64 \pm 0.03^{**}$
50w	中药组	0.62 ± 0.03	$0.65 \pm 0.04^{**}$	$0.65 \pm 0.03^{**}$
100w	对照组	0.69 ± 0.04	$0.73 \pm 0.03^{*}$	0.71 ± 0.03
100w	中药组	0.70 ± 0.03	0.73 ± 0.04	0.71 ± 0.03
150w	对照组	0.78 ± 0.05	0.79 ± 0.04	0.79 ± 0.05
150w	中药组	0.76 ± 0.02	0.78 ± 0.05	0.77 ± 0.03
r1	对照组	0.95 ± 0.19	0.97 ± 0.11	1.00 ± 0.13
r1	中药组	0.96 ± 0.07	$1.02 \pm 0.11^{*}$	$1.07 \pm 0.10^{**}$
r3	对照组	0.98 ± 0.10	1.01 ± 0.13	1.02 ± 0.11
r3	中药组	0.94 ± 0.10	0.89 ± 0.08	0.89 ± 0.07

注：与卧床前相比，$*$，$P < 0.1$，$**$，$P < 0.05$。

3）通气量、氧通气当量和二氧化碳通气当量的变化：由表 12-8 可见，在卧床第 11 天，对照组运动前通气量较卧床前有增加的趋势，负荷 50W、100W、150W 时较卧床前增加显著。在卧床第 21 天，中药组运动前、负荷 50W、负荷 100W、负荷 150W、恢复 1min 的通气量较卧床前显著增加。

由表 12-9 可见，在卧床第 11 天，对照组运动前氧通气当量同卧床前相比无明显变化，在负荷 50W、100W、150W 时，同卧床前相比增加显著。在卧床第 11 天，中药组负荷 100W、恢复 1min 的氧通气当量同卧床前相比有显著增加。在卧床第 21 天，对照组在负荷 50W、150W 时氧通气当量较卧床前显著增加，中药组在运动前、负荷 50W、负荷 100W、恢复 1min 的氧通气当量较卧床前显著增加，在负荷 150W 时有增加的趋势。

由表 12-9 可见，在卧床第 11 天，对照组负荷 150W 的二氧化碳通气当量同卧床前相比显著增加，在恢复 1min 时仍有增加的趋势。在卧床第 21 天，对照组在负荷 150W 时二氧化碳通气当量同卧床前相比有增加的趋势，而在恢复 1min 时同卧床前相比增加显著。在卧床第 21 天，中药组在恢复 1min、3min 时二氧化碳通气当量同卧床前相比显著增加。

表 12-8　卧床不同时间运动过程中通气量的变化

负荷	分组	D-1	D11	D21
0w	对照组	13.4±2.2	15.1±2.4*	15.1±2.4
0w	中药组	13.1±2.7	14.0±1.1	15.5±1.1**
50w	对照组	27.8±3.9	33.2±2.6**	31.3±4.4*
50w	中药组	30.0±4.3	31.8±3.0	33.6±2.9**
100w	对照组	45.6±4.1	51.3±3.8**	49.2±5.9
100w	中药组	45.4±6.9	49.4±4.2	50.8±4.5**
150w	对照组	69.7±7.3	79.8±6.5**	77.5±9.7*
150w	中药组	65.6±8.7	70.6±7.5	73.7±9.5**
r1	对照组	47.8±10.9	50.5±5.6	47.4±6.9
r1	中药组	43.6±5.7	48.7±8.0	48.8±4.1**
r3	对照组	25.6±6.7	27.8±4.2	28.4±6.3
r3	中药组	23.5±4.7	25.1±3.1	25.9±2.8

注：与卧床前相比，*，$P < 0.1$，**，$P < 0.05$。

表 12-9　卧床不同时间运动过程中氧和二氧化碳通气当量的变化

负荷	分组	EQO$_2$			EQCO$_2$		
		D-1	D11	D21	D-1	D11	D21
0w	对照组	36.8±8.5	35.4±4.9	35.9±4.2	56.2±9.9	51.7±6.4	53.8±4.8
0w	中药组	29.2±2.6	31.0±2.3*	32.5±3.3**	47.9±5.3	49.0±4.1	50.1±5.6
50w	对照组	22.4±2.4	25.0±2.1**	24.3±2.0**	37.7±4.1	37.7±1.9	37.6±2.2
50w	中药组	22.0±2.4	23.5±2.6	24.0±2.2**	35.3±2.7	36.1±3.7	37.0±2.7*
100w	对照组	23.3±2.1	25.6±2.3**	24.7±2.4*	33.7±2.9	35.0±2.3	34.6±2.5
100w	中药组	22.3±2.6	23.6±2.3**	23.6±2.6**	31.7±3.1	32.5±2.6	33.1±3.1
150w	对照组	25.9±3.4	28.7±2.8**	28.1±3.0**	33.2±3.3	36.1±2.7**	35.6±3.2*
150w	中药组	23.3±2.9	24.8±2.9	24.9±3.6*	30.7±3.5	31.8±3.1	32.1±3.7
r1	对照组	30.4±6.3	32.6±3.9	34.1±4.5	32.0±1.5	33.8±2.5*	34.3±2.7**
r1	中药组	29.2±2.7	33.1±3.4**	36.6±6.0**	30.6±2.6	32.4±3.2	34.0±3.9**

负荷	分组	EQO$_2$			EQCO$_2$		
		D-1	D11	D21	D-1	D11	D21
r3	对照组	43.1±5.3	44.8±5.9	45.8±4.9	43.7±2.3	44.3±2.8	45.3±4.4
r3	中药组	38.3±4.8	38.1±3.4	39.5±3.4	40.9±3.6	43.2±4.3	44.7±2.9**

注：与卧床前相比，*，$P<0.1$，**，$P<0.05$。

4）无氧阈的变化：由表 12-10 可见，同卧床前相比，卧床第 11 天、第 21 天无氧阈无显著变化。

表 12-10　卧床不同时间无氧阈的变化

分组	D-1	D11	D21
对照组	26.1±4.1	27.4±3.4	26.2±2.5
中药组	25.7±4.1	24.3±3.2	24.9±2.6

（3）心脏超声

如图 12-37～图 12-40 所示，卧床前，中药组与对照组的射血分数（EF）、每搏输出量（SV）、心输出量（CO）、心率（HR）均无显著差异；同卧床前比，卧床第 11、21 天两组 EF、SV、HR 均无显著变化。

对照组 CO 在卧床第 11、21 天时呈下降趋势，而中药组 CO 在卧床第 11 天与对照组相比差异显著，但卧床第 21 天两组间 CO 无显著差异。

卧床前两组间心脏指数（CI）无显著差异；与卧床前比较，对照组受试者在卧床第 11、21 天时 CI 及其变化率均无显著变化。

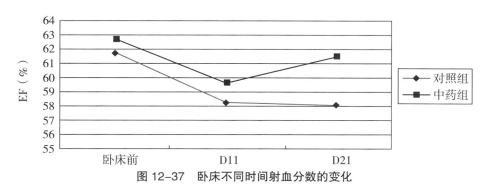

图 12-37　卧床不同时间射血分数的变化

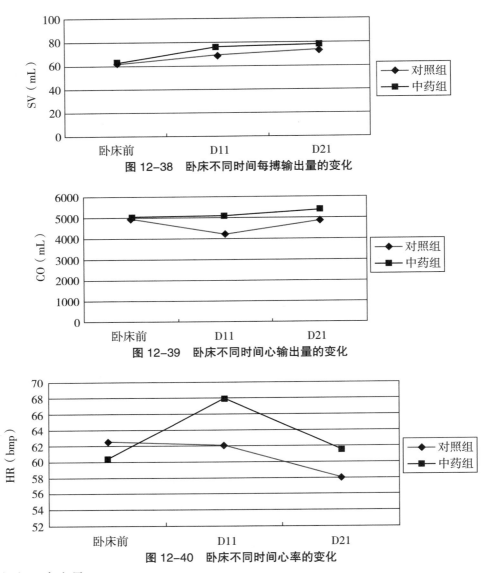

图 12-38　卧床不同时间每搏输出量的变化

图 12-39　卧床不同时间心输出量的变化

图 12-40　卧床不同时间心率的变化

（4）心率变异

1）时域分析

① RR 间期均值（RRm）的变化：如图 12-41 所示，在卧床第 1 ~ 2 天，对照组 RRm 有上升趋势，而后逐渐下降；中药组 RRm 在卧床第 1 ~ 4 天基本保持卧床前水平，第 7 天显示下降趋势，第 14 天出现上升趋势；与卧床前相比，两组 RRm 均在卧床第 20 天显著下降（$P < 0.05$ 和 $P < 0.01$），且至起床后第 5 天仍无恢复趋势。

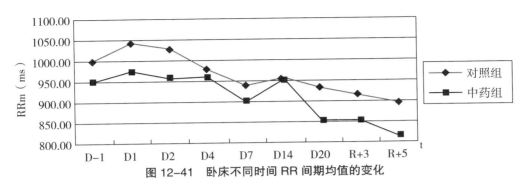

图 12-41 卧床不同时间 RR 间期均值的变化

② RR 间期标准差（SD）的变化：如图 12-42 所示，在卧床第 1 天，对照组 SD 略上升，第 2 天开始下降，第 4 天达最低点，与卧床前相比差异显著；中药组 SD 在卧床第 1～2 天表现为上升趋势，第 4 天开始下降，第 7 天达最低点，但无显著差异；两组 SD 在卧床后期均有上升趋势，至恢复期第 5 天仍未恢复。

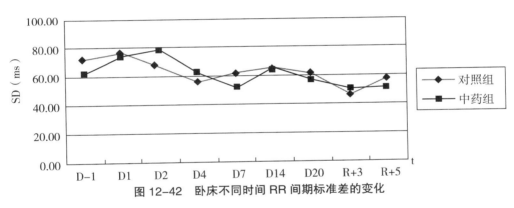

图 12-42 卧床不同时间 RR 间期标准差的变化

③ RR 间期差值均方根（rMSSD）的变化：如图 12-43 所示，在卧床第 1 天，对照组的 rMSSD 略有上升，此后和中药组一样持续下降，第 4 天即有显著差异，至起床后第 5 天仍无恢复趋势。

2）频域分析

① 总功率、低频和高频功率的变化：如图 12-44 至图 12-46 所示，在卧床第 1 天，对照组和中药组的总功率（TP）均略上升，此后开始下降，对照组第 1 个最低点出现在第 4 天，而中药组出现在第 7 天，与卧床前比均有显著差异，两组在起床后第 5 天仍未恢复。低频功率（LF）和高频功率（HF）的变化与 TP 基本一致，只是 HF 下降更明显。

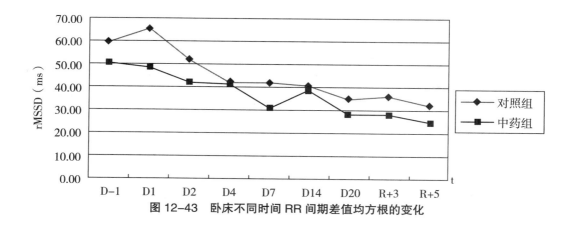

图 12-43　卧床不同时间 RR 间期差值均方根的变化

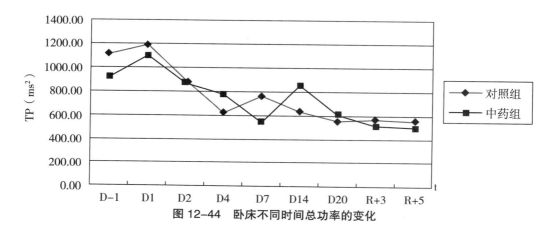

图 12-44　卧床不同时间总功率的变化

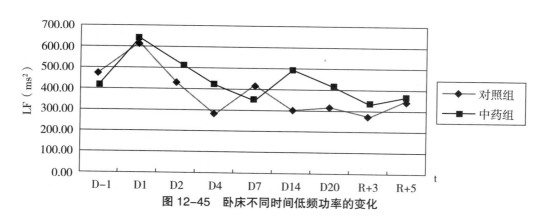

图 12-45　卧床不同时间低频功率的变化

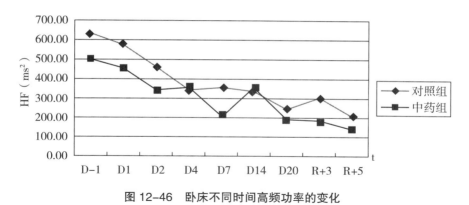

图 12-46　卧床不同时间高频功率的变化

② LFn 和 HFn 的变化：如图 12-47、图 12-48 所示，两组 LFn 均表现为逐渐上升趋势，与卧床前相比，中药组在第 2 天、第 4 天、第 7 天、第 20 天及起床后第 5 天均有显著差异，而对照组无显著差异，两组在起床后第 5 天仍未恢复。两组 HFn 均表现逐渐下降趋势，中药组在上述时间点有显著差异，而对照组无显著差异。

③ LF/HF 的变化：如图 12-49 所示，两组 LF/HF 均表现为逐渐上升趋势，对照组在起床后第 5 天与卧床前相比差异显著，中药组在第 1 天、第 2 天、第 4 天、第 7 天和起床后第 5 天与卧床前比均差异显著。

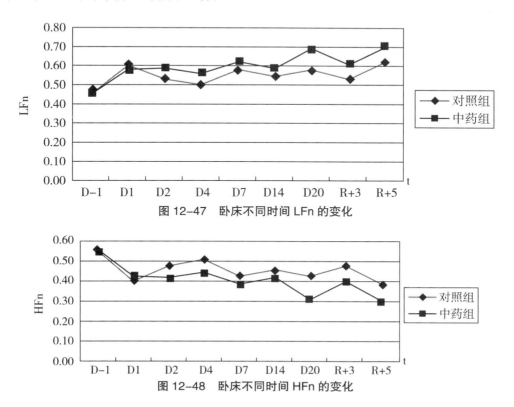

图 12-47　卧床不同时间 LFn 的变化

图 12-48　卧床不同时间 HFn 的变化

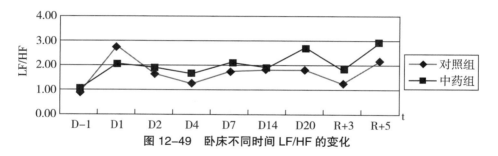

图 12-49 卧床不同时间 LF/HF 的变化

3）心率变异性分析

①对照组和中药组的比较：在各个时间点进行比较，对照组和中药组心率变异性分析的时域和频域指标均无明显差异，但是，SD、TP、LF、HF 的变化在对照组和中药组均表现出相似的趋势，且对照组这 4 个指标在卧床第 4 天达到最低点，而中药组是在卧床第 7 天达到最低点，似乎有延迟的效应。

②不同时间点的比较：结果显示，RRm、SD、rMSSD、TP、LF、HF 和 HFn 随卧床时间的延长而逐渐降低，LFn 和 LF/HF 却逐渐升高，并且在起床后第 5 天尚未恢复至卧床前水平；卧床第 20 天与卧床前比较，RRm、rMSSD 、TP、HF、LFn、HFn 和 LF/HF 的变化有显著性差异。

（5）立位耐力：卧床前、后立位耐力检测结果显示，卧床前，16 名被试人员均顺利通过 20min 的 +75° 立位耐力检查，生理指标正常；卧床后的结果明显不同（见表 12-11 至表 12-13）。

1）立位终止时的收缩压、舒张压：21 天卧床实验后，两组的收缩压分值比卧床前有显著的下降（$P < 0.05$），两组比较无显著差异，见表 12-11。21 天卧床实验后，两组的舒张压分值比卧床前有显著的下降（$P < 0.05$），与对照组相比，中药组下降程度较小，但无显著差异，见表 12-12。

表 12-11　中药方剂对收缩压分值的影响

分组	D-2		D21	
	结束	即刻	结束	即刻
对照组	8.50 ± 1.07	7.50 ± 1.93	$7.00 \pm 3.70^*$	$7.63 \pm 2.56^*$
中药组	8.63 ± 0.74	7.25 ± 1.16	$6.75 \pm 3.15^*$	$6.88 \pm 3.04^*$

注：与 D-2 相比，*，$P < 0.05$。

表 12-12　中药方剂对舒张压分值的影响

分组	D-2		D21	
	结束	即刻	结束	即刻
对照组	8.50 ± 1.41	6.25 ± 2.87	$5.00 \pm 4.28^*$	$4.63 \pm 4.00^*$
中药组	8.75 ± 0.77	6.00 ± 2.87	$6.75 \pm 3.41^*$	$4.50 \pm 3.38^*$

注：与 D-2 相比，*，$P < 0.05$。

2）心率：在 21 天卧床实验后，两组的心率分值比卧床前有显著的下降（$P <$ 0.05），与对照组相比，中药组下降程度较小，但无显著差异，见表 12–13。

3）主诉和体征：在卧床前的立位中，16 人均无明显症状。卧床后出现晕厥前症状的，对照组有 3 人，中药组有 2 人。不论从通过立位检查的人数，还是检查中的生理反应，中药组均好于对照组。这说明中药方剂能提高卧床后被试者的立位耐力。

4）立位耐受时间：卧床后，对照组有 3 人未能通过 20min 立位耐力检查，平均立位时间为 15.75 ± 5.90min；中药组有 2 人未能通过，平均立位时间为 17.06 ± 4.47min，见表 12–13。

表 12–13　中药方剂对心率分值和耐受时间的影响

分组	D–2		D21	
	心率分值	耐受时间（min）	心率分值	耐受时间（min）
对照组	6.63 ± 2.83	20	1.88 ± 1.81[*]	15.75 ± 5.90
中药组	6.50 ± 3.30	20	2.88 ± 2.30[*]	17.06 ± 4.47

注：与 D–2 相比，*，$P < 0.05$。

（6）磁共振（MR）脑功能

1）脑激活图组分析：如图 12–50 ~ 图 12–55、表 12–14、表 12–15 所示，在卧床前完成脑执行功能实验任务时，所有被试者双侧额叶、前扣带回和丘脑均出现了显著的激活，中性任务和冲突任务激活的脑区部位相似，但信号强度和范围依任务难度有所变化。在完成难度较大的冲突任务时，激活的脑区范围大于较容易的中性任务，信号强度更强。在卧床后完成相同实验任务时，所有被试者被激活的脑区范围和信号强度均有显著变化，双侧额叶、前扣带回激活区的范围较卧床前显著减小，信号强度显著减弱，丘脑激活消失，受试者间激活信号无显著差异。中药组受试者在上述部位的激活范围大于对照组，信号强度更强，与卧床前的激活图相似，尤其是扣带回的激活区更接近于卧床前的状态。与中药组相比，对照组扣带回激活区的范围显著减小，信号强度显著减弱，丘脑则无激活。激活脑区的范围和信号强度与任务难度的相关性同卧床前所见。

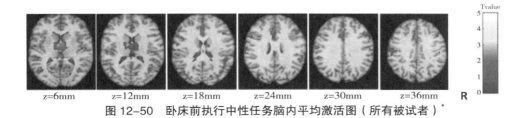

图 12–50　卧床前执行中性任务脑内平均激活图（所有被试者）*

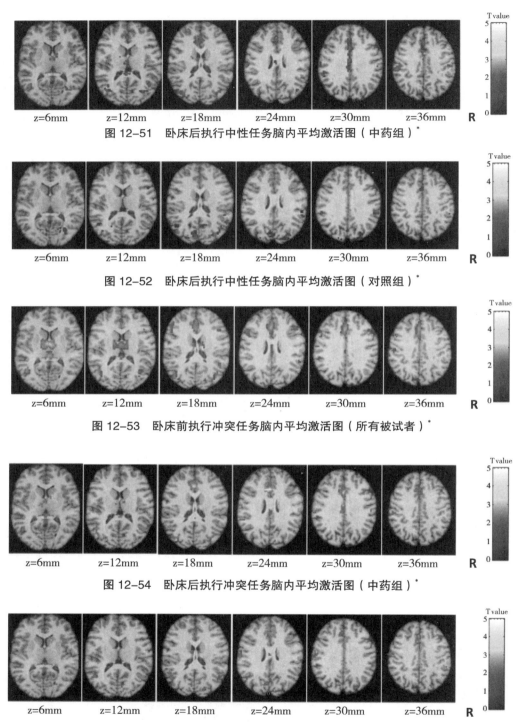

图 12-51 卧床后执行中性任务脑内平均激活图（中药组）*

图 12-52 卧床后执行中性任务脑内平均激活图（对照组）*

图 12-53 卧床前执行冲突任务脑内平均激活图（所有被试者）*

图 12-54 卧床后执行冲突任务脑内平均激活图（中药组）*

图 12-55 卧床后执行冲突任务脑内平均激活图（对照组）*

注：图 12-50 至图 12-55 为被试者完成中性或冲突任务时脑内的平均激活图（$P < 0.01$，激活范围 > 3 个相连体素，其 t 值范围由图右侧的色度尺表示）。图下方的数字代表 MNI 坐标的 z 轴坐标值。

表12-14　被试者完成中性任务时的脑内平均激活兴奋区的解剖部位、BA 定位、体素大小与 t 值

任务分组	激活脑区	BA 分区	体素 （voxels）	t 值	MNI 脑坐标（mm）		
					x	y	z
卧床前（n=16）	扣带回	32	338	7.17	0	30	33
	丘脑	—	286	6.92	−3	−3	6
	左额下回	45	63	5.02	−54	27	18
	右额中回	9	52	4.56	51	24	30
卧床后 （中药组，n=8）	扣带回	24	348	13.45	3	6	36
	左额下回	—	9	4.80	−42	6	6
	丘脑	—	68	9.52	−3	−6	9
卧床后 （对照组，n=8）	扣带回	32	20	4.20	3	18	36
	左额下回	45	7	3.92	−42	21	−9

表12-15　被试者完成冲突任务时的脑内平均激活兴奋区的解剖部位、BA 定位、体素大小与 t 值

任务分组	激活脑区	BA 分区	体素 （voxels）	t 值	标准脑坐标（mm）		
					x	y	z
卧床前（n=16）	扣带回	32	445	7.85	0	27	33
	丘脑	—	427	7.81	3	−6	6
	右额中回	46	39	3.68	51	30	27
	左额下回	45	45	4.55	−51	27	21
卧床后 （中药组，n=8）	扣带回	32	303	9.46	−6	24	24
	右额中回	9	25	5.59	42	23	36
	右丘脑	—	5	3.70	3	−18	9
卧床后 （对照组，n=8）	扣带回	32	68	7.89	−3	18	39
	右额中回	46	7	3.63	42	30	33
	左额下回	44	4	6.97	−54	12	33

2）行为学数据分析结果：卧床前，被试者完成中性任务的平均反应时间为 617.43 ± 104.68s，冲突任务的反应时间为 750.66 ± 106.37s，完成冲突任务的反应时间明显延长，差异有显著性（$P < 0.01$），存在斯特鲁普效应。卧床后，被试者完成中性任务反应时间为 565.37 ± 106.37s，冲突任务的反应时间为 671.02 ± 91.99s，差异有显著性（$P < 0.01$），存在斯特鲁普效应。卧床后完成同样任务的反应时间有所缩短，但差异无显著性。

（7）骨密度

1）中药方剂对腰椎骨密度的影响：在 21 天卧床实验后，腰椎部位的骨密度与卧床前比，并无显著差异，甚至有一定的升高，中药组升高趋势较为明显，但都未达到显著性差异水平，两组间无显著差异（表 12-16、表 12-17）。

表 12-16　中药方剂对腰椎骨密度的影响

分组	D-1		R+1		R+5	
	BMD（g/cm²）	BMC（g/cm）	BMD（g/cm²）	BMC（g/cm）	BMD（g/cm²）	BMC（g/cm）
对照组	0.98 ± 0.08	65.93 ± 8.78	0.97 ± 0.07	66.41 ± 8.11	0.99 ± 0.09	65.52 ± 8.99
中药组	1.02 ± 0.08	67.44 ± 6.14	1.03 ± 0.08	69.68 ± 7.43	1.04 ± 0.09	69.07 ± 6.81

表 12-17　中药方剂对腰椎骨密度差值的影响

分组	D-1 ~ R+1		R+1 ~ R+5		D-1 ~ R+5	
	BMD（g/cm²）	BMC（g/cm）	BMD（g/cm²）	BMC（g/cm）	BMD（g/cm²）	BMC（g/cm）
对照组	0.01 ± 0.03	−0.48 ± 2.47	−0.02 ± 0.03	0.89 ± 1.69	−0.02 ± 0.04	0.41 ± 2.26
中药组	−0.01 ± 0.02	−2.25 ± 3.33	−0.01 ± 0.03	0.62 ± 2.84	−0.02 ± 0.03	1.63 ± 3.33

2）中药方剂对左侧股骨骨密度的影响：与卧床前比较，两组的左侧股骨骨密度较实验前有一定的下降，未达到统计学水平，左侧股骨部位的扫描区域全骨密度的差值在中药组和对照组之间表现出具有统计学意义的差别，$P < 0.05$，对照组的骨丢失要明显大于中药组（表 12-18、表 12-19）。

表 12-18　中药方剂对左侧股骨骨密度的影响

分组	D-1		R+1		R+5	
	BMD（g/cm²）	BMC（g/cm）	BMD（g/cm²）	BMC（g/cm）	BMD（g/cm²）	BMC（g/cm）
对照组	1.07 ± 0.13	41.19 ± 8.50	1.04 ± 0.13	38.65 ± 8.44	1.03 ± 0.12	37.63 ± 6.75
中药组	1.07 ± 0.12	40.19 ± 3.37	1.06 ± 0.11	40.34 ± 2.49	1.04 ± 0.12	39.02 ± 3.70

表 12-19　中药方剂对左侧股骨骨密度差值的影响

分组	D-1 ~ R+1		R+1 ~ R+5		D-1 ~ R+5	
	BMD（g/cm²）	BMC（g/cm）	BMD（g/cm²）	BMC（g/cm）	BMD（g/cm²）	BMC（g/cm）
对照组	0.03 ± 0.02	2.54 ± 2.74	0.01 ± 0.01	1.02 ± 1.97	0.04 ± 0.03	3.56 ± 2.76
中药组	0.01 ± 0.02	0.15 ± 2.85	0.02 ± 0.03*	1.32 ± 3.18	0.03 ± 0.01*	1.17 ± 0.85

注：与对照组比较，*，$P < 0.05$。

4）中药方剂对右侧股骨骨密度的影响：与卧床前比较，两组的右侧股骨骨密度较实验前有一定的下降，未达到统计学水平，对照组的骨丢失总体大于中药组，但未达到统计学差异的水平（表 12-20、表 12-21）。

表 12-20　中药方剂对右侧股骨骨密度的影响

分组	D-1		R+1		R+5	
	BMD（g/cm²）	BMC（g/cm）	BMD（g/cm²）	BMC（g/cm）	BMD（g/cm²）	BMC（g/cm）
对照组	1.06 ± 0.10	39.61 ± 2.95	1.04 ± 0.10	39.12 ± 3.16	1.04 ± 0.10	40.09 ± 2.93
中药组	1.07 ± 0.10	39.31 ± 2.95	1.05 ± 0.10	39.56 ± 3.16	1.05 ± 0.10	39.64 ± 2.93

表 12-21　中药方剂对右侧股骨骨密度差值的影响

分组	D-1 ~ R+1		R+1 ~ R+5		D-1 ~ R+5	
	BMD（g/cm²）	BMC（g/cm）	BMD（g/cm²）	BMC（g/cm）	BMD（g/cm²）	BMC（g/cm）
对照组	0.01 ± 0.02	0.49 ± 2.59	0.00 ± 0.02	-0.96 ± 0.86	0.01 ± 0.03	-0.47 ± 2.53
中药组	-0.00 ± 0.01	0.25 ± 1.53	-0.00 ± 0.01	-0.09 ± 1.61	0.01 ± 0.01	-0.34 ± 0.78

（8）中药方剂对脂肪的影响：两组实验后和恢复期的脂肪含量较实验前均有显著的增加（P 均 < 0.05），中药组的脂肪含量增加趋势大于对照组，统计学分析显示两组之间没有明显差异（表 12-22、表 12-23）。

表 12-22　中药方剂对脂肪的影响

分组	D-1（g）	R+1（g）	R+5（g）
对照组	8759.3 ± 2435.22	9578.0 ± 2212.55*	9713.2 ± 2383.18*
中药组	9902.0 ± 2830.42	11100.78 ± 2898.38*	11348.48 ± 3174.45*

注：与 D-1 比较，*，$P < 0.05$。

表 12-23　中药方剂对脂肪差值的影响

分组	D-1 ~ R+1（g）	R+1 ~ R+5（g）	D-1 ~ R+5（g）
对照组	-818.78 ± 694.27	-135.19 ± 657.55	-953.963 ± 712.95
中药组	-1198.76 ± 547.04	-247.70 ± 563.34	-1446.46 ± 821.13

（9）中药方剂对肌肉的影响：两组实验后的肌肉含量较实验前有显著的下降，$P <$ 0.05，中药组肌肉含量的丢失较对照组高，统计学分析显示两组之间没有显著差异（表 12-24、表 12-25）。

表 12-24　中药方剂对肌肉的影响

分组	D−1（g）	R+1（g）	R+5（g）
对照组	53350.15±4864.45	51548.98±5098.72[*]	52909.60±4930.55
中药组	56047.53±1629.95	53914.70±1791.83[*]	55157.30±1841.72

注：与 D−1 比较，*，$P < 0.05$。

表 12-25　中药方剂对肌肉差值的影响

分组	D−1 ~ R+1（g）	R+1 ~ R+5（g）	D−1 ~ R+5（g）
对照组	1801.175±838.24	−1360.63±1119.80	440.55±1208.94
中药组	2132.825±1179.81	−1242.60±1158.54	890.225±1113.66

（10）生化指标

1）中药方剂对卧床实验受试者外周血中神经递质的影响

①中药方剂对卧床实验受试者外周血中 HVA 的影响：由表 12-26 可见，与卧床前相比，对照组和中药组从卧床第 2 天起，受试者血中 HVA 显著降低，$P < 0.05$，从卧床第 5 天开始，该指标又呈升高趋势，对照组在卧床第 14 天、第 21 天时，该指标与卧床第 2 天、第 3 天相比，均有统计学上的显著差异。而中药组该指标虽也有同对照组一样先降后升的趋势，但没有具有统计学意义的改变。

②中药方剂对卧床实验受试者外周血中 5−HT 的影响：由表 12-27 可见，与卧床前相比，对照组从卧床第 2 天起，受试者血中 5−HT 呈逐渐降低趋势，在卧床第 21 天时，该指标显著降低，与卧床前和卧床第 3 天、第 7 天相比，均有显著统计学差异。而中药组该指标相对较为平稳。

③中药方剂对卧床实验受试者外周血 5−HIAA 的影响：由表 12-28 可见，与卧床前相比，无论是对照组还是中药组，从卧床第 2 天起，受试者血中 5−HIAA 水平都明显降低，$P < 0.05$，此后一直维持在较低水平。对照组卧床第 5 天、第 7 天的 5−HIAA 水平与卧床第 2 天相比也显著降低，$P < 0.05$，卧床第 21 天时，该指标降低更为明显，与第 2 天、第 3 天、第 5 天、第 7 天、第 14 天相比，均有统计学意义。而中药组该指标变化则相对平稳。

2）中药方剂对卧床实验受试者外周血内分泌激素的影响

①中药方剂对卧床实验受试者外周血中甲状腺功能指标的影响：由表 12-29 可见，与卧床前相比，卧床第 2 天对照组和中药组受试者血中 T3 显著降低，$P < 0.05$，从第 3 天至第 14 天，该指标又呈升高趋势，然而到卧床第 21 天时，该指标又显著降低，与卧

床第 7 天、第 14 天相比，均有显著的统计学差异。

由表 12-30 可见，与卧床前相比，卧床第 2 天对照组受试者血中 T4 显著降低，$P < 0.05$，从第 3 天开始，该指标又有升高趋势，到卧床第 14 天、第 21 天时，该指标与卧床第 2 天相比，均有显著升高，具有统计学差异。而中药组该指标较为平稳，波动很小。

由表 12-31 可见，与卧床前相比，从卧床第 2 天起，对照组和中药组受试者血中 FT3 显著降低，$P < 0.05$，并维持较低水平，直到第 21 天时，该指标才又呈升高趋势，与第 7 天、第 14 天相比，有显著的统计学差异。两组变化规律相同。

由表 12-32 可见，与卧床前相比，卧床第 2 天对照组受试者血中 FT4 显著降低，$P < 0.05$，从第 3 天开始，该指标又呈升高趋势，然而从第 7 天开始，该指标再次呈降低趋势，在卧床第 14 天时，与卧床第 3、5 天相比，均有显著的统计学差异。中药组该指标变化趋势与对照组相同，但变化幅度较小。

由表 12-33 可见，与卧床前相比，从卧床第 2 天起，对照组和中药组受试者血中 TSH 呈升高趋势，第 3 天时，升高显著，与卧床前相比，$P < 0.05$，此后又呈降低趋势，直到第 21 天时，再次升高，与卧床前及卧床第 7 天、第 14 天相比，均有显著的统计学差异。两组变化规律相同，且两组之间无显著差异。

②中药方剂对卧床实验受试者外周血中 HPA 轴指标的影响：由表 12-34 可见，与卧床前相比，对照组受试者血中 ACTH 从卧床第 2 天起呈上升趋势，卧床第 7 天起该指标才有逐渐恢复趋势，到第 21 天时，ACTH 再次呈升高趋势。中药组 ACTH 总体上呈升高趋势，但波动不如对照组明显。自始至终该指标的变化均无统计学意义。

由表 12-35 可见，与卧床前相比，对照组和中药组受试者血中 CORT 从卧床第 2 天起呈下降趋势，第 3 天较第 2 天略有升高，到第 14 天时，再次呈现下降趋势，并维持至第 21 天。但该指标始终未发生具有统计学意义的改变。

3）中药方剂对卧床实验受试者外周血及尿中免疫指标的影响

①中药方剂对卧床实验受试者外周血中细胞因子 IL-1、IL-2、IL-6 的影响：由表 12-36 可见，-6° 头低位卧床 14 天，受试者外周血 IL-1 活性较卧床前变化不大，卧床第 21 天明显升高。中药组也有这种趋势，卧床第 21 天外周血 IL-1 活性高于对照组。

表 12-26 中药方剂对卧床实验受试者外周血中 HVA 的影响（ng/mL）

分组	D-3	D2	D3	D5	D7	D14	D21
对照组	218.63±121.74	94.94±36.62*	91.30±39.99*	128.50±38.16*	136.46±46.45*	178.91±136.07#△	181.93±98.05#△
中药组	164.65±87.21	86.13±35.34	113.46±33.64	108.28±27.21	101.64±55.23	112.40±119.93	115.54±63.04

注：与 D-3 相比，*，$P < 0.05$；与 D2 相比，#，$P < 0.05$；与 D3 相比，△，$P < 0.05$。

表 12-27 中药方剂对卧床实验受试者外周血中 5-HT 的影响（ng/mL）

分组	D-3	D2	D3	D5	D7	D14	D21
对照组	90.51±46.35	74.94±43.51	77.66±41.99	71.69±21.50	78.35±47.89	67.65±24.17	46.69±30.33△○
中药组	53.29±20.99	58.46±36.78	69.50±19.04	71.29±43.01	63.69±31.93	54.83±28.55	44.90±21.53

注：与 D-3 相比，*，$P < 0.05$；与 D3 相比，△，$P < 0.05$；与 D7 相比，○，$P < 0.05$。

表 12-28 中药方剂对卧床实验受试者外周血中 5-HIAA 的影响（ng/mL）

分组	D-3	D2	D3	D5	D7	D14	D21
对照组	4.06±1.02	3.74±0.73	3.16±0.86*	2.88±1.02#	2.83±0.84*#	3.31±1.04*	2.08±0.58*#△▲○
中药组	3.54±1.00	2.82±0.78*	2.61±0.37*	2.36±0.92*	2.56±0.62*	2.42±0.56*	2.09±0.67*#

注：与 D-3 相比，*，$P < 0.05$；与 D2 相比，#，$P < 0.05$；与 D3 相比，△，$P < 0.05$；与 D5 相比，▲，$P < 0.05$；与 D7 相比，○，$P < 0.05$；与 D14 相比，●，$P < 0.05$。

表 12-29 中药方剂对卧床实验受试者外周血中 T3 的影响（ng/mL）

分组	D-3	D2	D3	D5	D7	D14	D21
对照组	124.63±15.65	110.88±11.97*	116.63±12.54*	116.50±10.23*	121.00±14.00*	122.00±16.38*	109.00±6.14*●
中药组	118.63±18.24	113.50±20.51*	123.75±24.21*	126.25±19.94*	115.75±15.04○	127.75±14.97○	113.88±15.88#○

注：与 D-3 相比，*，$P < 0.05$；与 D7 相比，○，$P < 0.05$；与 D14 相比，●，$P < 0.05$。

表12-30 中药方剂对卧床实验受试者外周血中 T4 的影响

分组	D-3	D2	D3	D5	D7	D14	D21
对照组	9.00±1.70	8.27±1.48*	8.73±1.52	8.64±1.79	8.47±1.64	9.02±2.05#○	9.07±1.65#○
中药组	8.65±1.05	8.61±1.30	8.91±1.29	8.80±1.29	8.32±1.29△	8.85±1.18	8.76±1.49

注：与 D-3 相比，*，P < 0.05；与 D2 相比，#，P < 0.05；与 D3 相比，△，P < 0.05；与 D7 相比，○，P < 0.05。

表12-31 中药方剂对卧床实验受试者外周血中 FT3 的影响

分组	D-3	D2	D3	D5	D7	D14	D21
对照组	7.36±0.71	6.38±0.61*	6.58±0.89*	6.61±0.66*	6.30±0.42*	6.28±0.29*	6.78±0.56#○●
中药组	6.99±0.65	6.16±0.54*	6.48±0.85*	6.49±0.64*	6.14±0.43*	6.59±0.57	6.75±0.30○●

注：与 D-3 相比，*，P < 0.05；与 D7 相比，○，P < 0.05；与 D14 相比，●，P < 0.05。

表12-32 中药方剂对卧床实验受试者外周血中 FT4 的影响

分组	D-3	D2	D3	D5	D7	D14	D21
对照组	16.76±1.01	15.66±0.97*	16.21±0.97	16.34±1.43	16.09±1.39	15.38±1.01*▲	15.76±1.00*
中药组	16.15±1.43	15.55±1.93	16.01±1.22	16.00±1.93	15.27±1.60*	15.45±1.57	15.30±1.81*

注：与 D-3 相比，*，P < 0.05；与 D3 相比，△，P < 0.05；与 D5 相比，▲，P < 0.05。

表12-33 中药方剂对卧床实验受试者外周血中 TSH 的影响

分组	D-3	D2	D3	D5	D7	D14	D21
对照组	1.75±0.71	2.13±0.90	2.44±1.19*	2.20±1.04	2.11±1.06	2.11±1.13	2.52±1.65*○●
中药组	1.96±0.53	2.19±0.97	2.47±0.97	2.26±0.84	2.27±0.72	2.08±0.66△	2.67±0.97#▲○

注：与 D-3 相比，*，P < 0.05；与 D3 相比，#，P < 0.05；与 D5 相比，▲，P < 0.05；与 D7 相比，△，P < 0.05；与 D7 相比，○，P < 0.05；与 D14 相比，●，P < 0.05。

由表 12-37 可见，-6° 头低位卧床 21 天，对照组受试者外周血 IL-2 活性逐渐降低；中药组受试者外周血 IL-2 活性在卧床前 3 天逐渐升高，之后呈下降趋势，但均高于对照组。

由表 12-38 可见，-6° 头低位卧床 21 天，随卧床时间增加，对照组受试者外周血 IL-6 活性与卧床前相比明显降低；中药组也有此趋势，与对照组相比，相应时间中药组外周血 IL-6 活性略有增强。

②中药方剂对卧床实验受试者 T 细胞亚群的影响：由表 12-39 可见，-6° 头低位卧床 21 天，随卧床时间增加，对照组与中药组受试者辅助性 T 细胞（helper T cell，Th 细胞）数量均呈上升趋势；中药组卧床第 7 天、第 14 天、第 21 天辅助性 T 细胞数量与卧床前相比明显升高。

由表 12-40 可见，-6° 头低位卧床 21 天，对照组受试者细胞毒性 T 细胞（cytotoxic T lymphocyte，CTL）数量开始呈下降趋势，至卧床第 21 天恢复到卧床前水平；中药组受试者 CTL 数量高于卧床前水平，在卧床第 7 天较卧床前明显升高。

由表 12-41 可见，-6° 头低位卧床 21 天，对照组受试者 $CD4^+/CD8^+$ 比值逐渐增大，卧床第 14 天较卧床前显著增大，卧床第 21 天略有下降；而中药组受试者 $CD4^+/CD8^+$ 比值随时间延长而增大，卧床第 14 天、第 21 天增大显著。

③中药方剂对卧床实验受试者自然杀伤细胞（natural killer cell，NK 细胞）的影响：由表 12-42 可见，-6° 头低位卧床 21 天，对照组受试者外周血 NK 细胞数量在卧床第 7 天、第 14 天明显低于对照组，卧床第 21 天有所升高，但仍未恢复到卧床前水平；而中药组受试者外周血 NK 细胞数量较卧床前升高。

④中药方剂对卧床实验受试者免疫球蛋白的影响：由表 12-43 可见，-6° 头低位卧床 21 天，对照组受试者尿 IgG 含量随卧床时间的延长而略有下降；中药组随时间的变化不大。

由表 12-44 可见，-6° 头低位卧床 21 天，对照组受试者尿 IgA 含量随卧床时间的延长而增加，卧床第 5 天、第 21 天增加显著；与卧床前相比，中药组卧床第 5 天尿 IgA 含量增加显著，除第 2 天外，中药组尿 IgA 含量均略高于对照组。

由表 12-45 可见，-6° 头低位卧床 21 天，对照组受试者外周血 IgG 含量随卧床时间的延长而有所增加，卧床第 14 天增加显著；而中药组也有随卧床时间的延长而增加的趋势，在卧床第 5 天、第 21 天增加显著。

4）中药方剂对卧床实验受试者外周血中骨代谢指标的影响：由表 12-46 可见，从卧床第 2 天起，对照组受试者血 Ca 含量明显升高，$P < 0.05$，并一直维持在较高水平；

而中药组受试者该指标表现平稳，直到卧床第 14 天时，与卧床前相比，该指标才发生了有意义的升高。

由表 12-47 可见，卧床第 14 天起，对照组受试者血 P 含量与卧床第 2 天相比有所升高，$P < 0.05$，至第 21 天，又较第 14 天明显降低，$P < 0.05$；中药组该指标变化规律与对照组相同，但从第 3 天起，就较第 2 天明显升高，$P < 0.05$，并一直维持较高水平。

由表 12-48 可见，对照组受试者血中 ALP 含量在卧床初期表现平稳，至卧床第 7 天开始呈降低趋势，到第 14 天，与卧床第 3 天相比，已发生了有统计学意义的降低，到第 21 天，降低更为显著，与卧床前及卧床第 2 天、第 3 天、第 5 天、第 7 天相比，P 均 < 0.05；而中药组该指标相对较为平稳，直到第 21 天，才发生了与卧床第 2 天、第 5 天有显著差异的降低。

由表 12-49 可见，从卧床第 7 天起，中药组受试者血中 OCN 含量即显著升高，与卧床前相比，$P < 0.05$，并一直维持在较高水平，至第 21 天；两组变化趋势一致，但对照组受试者血中 OCN 含量在卧床第 14 天时才发生了有统计学意义的升高，与卧床前相比，$P < 0.05$。

由表 12-50 可见，与卧床前相比，无论是对照组还是中药组，从卧床第 2 天起，受试者血中 Ca/Cr 都先呈降低趋势，继而升高，在第 14 天、第 21 天，与卧床前及卧床第 7 天相比，$P < 0.05$。

由表 12-51 可见，与卧床前相比，中药组受试者在卧床第 7 天时，血中 HYP/Cr 有增高的趋势，从卧床第 14 天起，无论是对照组还是中药组，受试者血中 HYP/Cr 都明显降低，$P < 0.05$，此后一直维持在较低水平，至第 21 天。

由表 12-52 可见，与卧床前相比，无论是对照组还是中药组，从卧床第 2 天起，受试者血中 PTH 都未发生有统计学意义的变化，相对比较平稳。

由表 12-53 可见，与卧床前相比，从卧床第 7 天起，中药组受试者血中 CT 含量呈降低趋势，而第 14 天时，中药组该指标降低显著，与卧床前相比，$P < 0.05$，此后一直维持在较低水平，至第 21 天时，与第 7 天相比，又发生了有显著意义的降低。

由表 12-54 可见，与卧床前相比，无论是对照组还是中药组，从卧床第 2 天起，受试者血中 25（OH）$-D_3$ 含量都呈升高趋势，并持续升高，在第 14 天，对照组该指标与卧床前及卧床第 7 天相比，$P < 0.05$；而中药组该指标变化则相对平缓，直到第 21 天才发生了有统计学显著意义的升高。

表 12-34　中药方剂对卧床实验受试者外周血中 ACTH 的影响

分组	D-3	D2	D3	D5	D7	D14	D21
对照组	41.36±2.34	47.39±9.70	47.85±5.53	47.89±5.25	41.89±9.54	43.46±7.16	50.56±6.54
中药组	47.06±13.24*	48.15±15.46*	50.63±15.88*	50.65±5.68*	53.60±16.93**	50.98±12.60*	55.32±7.52*

注：与对照组相比，*，$P < 0.05$，**，$P < 0.01$。

表 12-35　中药方剂对卧床实验受试者外周血中 CORT 的影响

分组	D-3	D2	D3	D5	D7	D14	D21
对照组	339.30±80.51	302.72±60.03	330.05±61.30	333.22±72.91	324.99±45.47	314.49±47.15	311.46±66.76
中药组	313.84±53.71	275.40±36.34	311.97±78.34	290.41±45.11	313.09±93.87	308.93±39.78	286.55±55.76

表 12-36　中药方剂对卧床实验受试者外周血中 IL-1 的影响（ng/ml）

分组	D-3	D2	D3	D5	D7	D14	D21
对照组	0.23±0.05	0.25±0.04	0.28±0.08	0.27±0.03	0.31±0.07	0.25±0.13	0.32±0.06*
中药组	0.20±0.07	0.22±0.08	0.22±0.07	0.24±0.11	0.25±0.07	0.25±0.08	0.36±0.33*

注：与 D-3 相比，*，$P < 0.05$。

表 12-37　中药方剂对卧床实验受试者外周血中 IL-2 的影响（ng/ml）

分组	D-3	D2	D3	D5	D7	D14	D21
对照组	6.10±1.70	5.62±0.84	5.67±0.87	5.30±0.55	5.23±0.55	5.60±0.77	5.00±0.80
中药组	5.96±1.55	6.36±1.13	6.85±4.95	6.19±1.06	6.06±1.02	5.98±0.87	5.63±1.10

表 12-38　中药方剂对卧床实验受试者外周血中 IL-6 的影响（pg/ml）

分组	D-3	D2	D3	D5	D7	D14	D21
对照组	517.54±147.43	391.95±96.55*	370.85±71.55*	299.11±129.81*	131.29±37.14*	158.65±51.84*	80.35±41.80*
中药组	490.72±112.44	408.91±122.47*	367.52±77.66*	337.17±141.02*	149.72±62.59*	165.51±34.28*	85.98±33.53*

注：与 D-3 相比，*，$P < 0.05$。

表 12-39 中药方剂对卧床实验受试者辅助性 T 细胞（Th）的影响（个/uL）

分组	D-3	D7	D14	D21
对照组	793.00±237.50	819.10±277.97	838.34±282.33	859.89±282.05
中药组	585.49±102.44	743.69±133.88*	708.96±103.48*	739.65±174.64*

注：与 D-3 相比，*，$P < 0.05$。

表 12-40 中药方剂对卧床实验受试者细胞毒性 T 细胞（CTL）的影响（个/uL）

分组	D-3	D7	D14	D21
对照组	536.08±83.47	529.29±145.18	517.29±131.62	540.20±145.37
中药组	462.76±141.52	556.39±156.85*	498.23±178.98	514.64±173.25

注：与 D-3 相比，*，$P < 0.05$。

表 12-41 中药方剂对卧床实验受试者淋巴细胞 CD4⁺/CD8⁺ 的影响

分组	D-3	D7	D14	D21
对照组	1.54±0.62	1.63±0.66	1.80±0.72*	1.68±0.68
中药组	1.38±0.49	1.44±0.49	1.61±0.62*	1.63±0.54*

注：与 D-3 相比，*，$P < 0.05$。

表 12-42 中药方剂对卧床实验受试者 NK 细胞的影响（个/uL）

分组	D-3	D7	D14	D21
对照组	333.28±249.56	262.94±129.92*	258.18±161.44*	301.10±231.66
中药组	167.35±74.90	231.18±125.58	187.19±90.69	197.99±77.82

注：与 D-3 相比，*，$P < 0.05$。

表 12-43 中药方剂对卧床实验受试者尿 IgG 的影响（μg/mL）

分组	D-3	D2	D3	D5	D7	D14	D21
对照组	2.50±0.19	2.38±0.78	2.42±0.69	2.13±0.59	2.49±0.32	2.22±0.56	1.75±0.88
中药组	2.03±0.46	2.17±0.63	2.32±0.69	2.17±0.69	2.07±0.80	2.09±0.55	2.07±0.87

注：与 D-3 相比，*，$P < 0.05$。

表 12-44 中药方剂对卧床实验受试者尿 IgA 的影响（μg/mL）

分组	D-3	D2	D3	D5	D7	D14	D21
对照组	0.16±0.08	0.44±0.44	0.19±0.13	0.50±0.43*	0.33±0.28	0.30±0.16	0.47±0.40*
中药组	0.35±0.22	0.39±0.34	0.59±0.50	0.62±0.54*	0.41±0.49	0.43±0.30	0.55±0.41

注：与 D-3 相比，*，$P < 0.05$。

表 12-45 中药方剂对卧床实验受试者血 IgG 的影响（μg/mL）

分组	D-3	D2	D3	D5	D7	D14	D21
对照组	23.58±8.24	26.85±8.30	22.61±10.62	29.03±9.96	29.37±8.29	38.38±8.64*	29.37±14.07
中药组	24.68±11.96	23.19±7.05	24.28±5.96	35.15±8.17*	31.88±3.89	32.44±7.04	36.93±12.03*

注：与 D-3 相比，*，$P < 0.05$。

表 12-46 中药方剂对卧床实验受试者血 Ca 的影响

分组	D-3	D2	D3	D5	D7	D14	D21
对照组	2.22±0.16	2.33±0.04*	2.35±0.05*	2.35±0.04*	2.35±0.05*	2.40±0.07#	2.36±0.05*
中药组	2.32±0.08	2.34±0.06	2.36±0.04	2.35±0.02	2.33±0.03	2.39±0.04*	2.36±0.04

注：与 D-3 相比，*，$P < 0.05$；与 D2 相比，#，$P < 0.05$。

表 12-47　中药方剂对卧床实验受试者血 P 的影响

分组	D-3	D2	D3	D5	D7	D14	D21
对照组	1.42±0.08	1.38±0.17	1.41±0.13	1.39±0.14	1.41±0.16	1.47±0.16▲	1.38±0.12●
中药组	1.41±0.18	1.39±0.18	1.46±0.14#	1.49±0.13*	1.46±0.15#	1.54±0.16*#▲○	1.43±0.10●

注：与 D-3 相比，*，$P < 0.05$；与 D2 相比，#，$P < 0.05$；与 D3 相比，△，$P < 0.05$；与 D5 相比，▲，$P < 0.05$；与 D7 相比，○，$P < 0.05$；与 D14 相比，●，$P < 0.05$。

表 12-48　中药方剂对卧床实验受试者血 ALP 的影响

分组	D-3	D2	D3	D5	D7	D14	D21
对照组	102.88±17.00	103.38±24.00	103.38±20.22	102.38±20.56	97.63±16.73	93.13±14.66*#△	88.63±10.99*#△○
中药组	85.5±12.22	91.13±9.88	88.88±10.81	90.00±9.83	87.50±10.27	85.25±10.29	82.88±9.30#▲

注：与 D-3 相比，*，$P < 0.05$；与 D2 相比，#，$P < 0.05$；与 D3 相比，△，$P < 0.05$；与 D5 相比，▲，$P < 0.05$；与 D7 相比，○，$P < 0.05$。

表 12-49　中药方剂对卧床实验受试者血 OCN 的影响

分组	D-3	D7	D14	D21
对照组	15.23±9.75	18.21±11.04	20.63±12.60*	18.95±12.37
中药组	13.75±6.31	17.68±10.32*	19.20±13.17*	18.98±11.05*

注：与 D-3 相比，*，$P < 0.05$。

表 12-50　中药方剂对卧床实验受试者血 Ca/Cr 的影响

分组	D-3	D7	D14	D21
对照组	123.05±79.20	98.61±48.60	199.29±66.80○	216.00±57.09○
中药组	115.46±43.94	111.73±60.82	178.52±84.05○	198.34±33.33○

注：与 D-3 相比，*，$P < 0.05$；与 D7 相比，○，$P < 0.05$。

表 12-51 中药方剂对临床实验受试者血 HYP/Cr 的影响

分组	D-3	D7	D14	D21
对照组	26.04±5.56	27.55±3.92	16.39±7.79○	20.61±8.64
中药组	28.46±11.17	33.01±19.63	17.92±6.11*○	19.90±6.14○

注：与 D-3 相比，*，$P < 0.05$；与 D7 相比，○，$P < 0.05$。

表 12-52 中药方剂对卧床实验受试者血 PTH 的影响

分组	D-3	D7	D14	D21
对照组	15.00±1.63	14.30±2.56	14.13±1.74	14.33±2.41
中药组	16.52±3.17	14.93±2.39	13.77±1.73	14.63±1.54

表 12-53 中药方剂对卧床实验受试者血 CT 的影响

分组	D-3	D7	D14	D21
对照组	27.74±8.74	29.78±7.93	25.35±13.14	22.88±7.71
中药组	42.97±8.45	36.44±11.44	30.73±11.20*	25.74±16.01*○

注：与 D-3 相比，*，$P < 0.05$；与 D7 相比，○，$P < 0.05$。

表 12-54 中药方剂对卧床实验受试者血 25 (OH) -D_3 的影响

分组	D-3	D7	D14	D21
对照组	24.45±4.72	26.45±3.47	33.65±13.57○	31.51±8.79*
中药组	23.69±3.30	28.28±3.86	29.23±5.73	35.50±6.58*○●

注：与 D-3 相比，*，$P < 0.05$；与 D7 相比，○，$P < 0.05$；与 D14 相比，●，$P < 0.05$。

3. 讨论

（1）长期卧床实验期间中医证型的变化：中医理论认为，肝喜调达，胃气以降为顺，各脏腑各司其职，气血调和，阴阳平衡而无病。人体模拟失重卧床实验是取头低脚高位，与人们常态姿势颠倒。中医认为，头在上为阳，脚在下为阴，实验将阴阳颠倒，势必造成阴阳失衡，气血逆乱，脏腑阴阳气血失调，加之卧床期间被试者运动负荷减少，进而引起各种证候。

中医药具有长期的经验基础，中医辨证论治强调以疾病的时空变化特征为辨证依据，以由多味药组成的中药方剂为治疗手段，以协同增效、纠偏减毒为其特点。以多种化学成分共存为基础的中药方剂具有多系统、多层次、多靶点等整合意义上的综合调节优势，提示中医药调节原理与航天条件下机体复杂、多系统的适应机制相一致。此次实验研究从中医整体辨证论治结果来看，中药方剂对被试者在模拟失重状态各个阶段表现出的各种中医证候均有有效的调节作用。

（2）长期卧床实验期间生理指标的变化

1）体能（运动负荷能力）：运动心肺功能检查是评价心肺功能和运动能力的方法之一。本实验观察到，在卧床第 11 天、第 21 天运动时，两组心率均出现了明显的增加。对照组通气量在卧床第 11 天负荷 50W、100W、150W 时同卧床前相比显著增加，中药组通气量在卧床第 21 天运动前、负荷 50W、负荷 100W、负荷 150W、恢复 1min 时同卧床前相比也显著增加。这些变化与以往卧床研究结果相同。Golovkina 等通过 3 天干浸方式研究了失重对呼吸和气体交换的影响，结果发现模拟失重后肺容量、肺活量和最大通气量下降。我们认为这种变化与循环紊乱引起的生理性无效腔增加、有效肺泡量减少有关，是引起模拟失重后运动耐力下降的原因之一。Convertino 等观察到，10 天的 −6° 头低位卧床后，受试者在极量、亚极量运动中的心率显著增加。其他一些研究也观察到在卧床后运动时受试者心率和通气量增加。本实验受试者在卧床过程中运动时心率和通气量增加，说明两组受试者的运动耐力均出现了下降。

我们在实验中观察到，受试者在运动过程中通气量、氧通气当量增加，说明卧床使肺功能受到了损害。除了上述的生理性无效腔增加、有效肺泡量减少外，一些研究发现，卧床过程中肺弥散功能下降也是引起肺功能下降的原因。Schulz 和 Hillebrecht 等观察到，受试者在 10 天卧床过程中肺弥散功能逐渐下降，在卧床第 7 天时比对照值低 4% ~ 5%。Montmerle 等观察到受试者在 120 天卧床后的肺—氧化碳弥散量同卧床前比下降了 20%。

在卧床第 11 天负荷 50W、100W 时，对照组二氧化碳排出量较卧床前明显增加。在运动的不同阶段，二氧化碳排出量的变化不同。运动初期，由大脑皮质引起的暂时性过度通气状态、摄氧量落后于氧的需要量和乳酸形成均可增加二氧化碳排出。本实验观察到，在卧床第 11 天负荷 50W、100W、150W 时，对照组通气量较卧床前显著增加，提示二氧化碳排出量增加与通气量增加有关，二氧化碳通气当量的结果支持该结论。在卧床第 11 天负荷 50W、100W 时，二氧化碳通气当量同卧床前比无显著变化，提示二氧化碳排出量随通气量增加而增加，在负荷 150W 时二氧化碳通气当量同卧床前比显著增加，是因为此水平的二氧化碳排出量主要是由有氧代谢和乳酸增加引起的，受通气量增加的影响较少。

在卧床第 11 天负荷 50W 时，对照组呼吸交换率同卧床前比增加显著，在负荷 100W 时有增加的趋势，在负荷 150W 时同卧床前比则无显著变化，参照卧床第 11 天氧耗量同卧床前比无显著变化，说明对照组呼吸交换率在卧床第 11 天运动过程中的变化是由二氧化碳排出量的变化引起的。中药组呼吸交换率在卧床期间出现的显著变化也是因为通气量增加引起的二氧化碳排出量增加。

从卧床第 11 天、第 21 天氧通气当量的变化上看，在运动过程中，对照组和中药组肺功能均出现了下降。但两组通气量的变化有明显差异，同卧床前比，对照组在卧床第 11 天负荷 50W、100W、150W 时肺通气量均显著增加，在卧床第 21 天仍保持这种趋势，而中药组在卧床第 11 天同卧床前比无显著变化，在卧床第 21 天运动前、负荷 50W、负荷 100W、负荷 150W、恢复 1min 时同卧床前比才出现显著差异。这表明两组肺通气功能在卧床过程中的变化存在时间上的差异，中药组通气功能在卧床第 11 天运动时仍保持在卧床前水平，在卧床第 21 天时才出现了显著下降，提示中药组在运动过程中的肺功能状态要明显好于对照组，中药方剂对肺功能起到了一定的调理作用。

Trappe 等观察到，受试者在 17 天头低位卧床后第 3 天，最大氧耗量同卧床前比下降了 6.6%。Convertino 等发现，受试者在 10 天卧床后，最大氧耗量下降了 7%，无氧阈下降了 18%，他们在另一个研究中观察到，受试者在 10 天卧床后最大氧耗量下降了 8.7%。本实验没有测量受试者在卧床期间运动时最大氧耗量，而是观察了定量负荷下氧耗量和无氧阈的变化，结果表明，对照组和中药组在卧床第 11 天、第 21 天定量负荷下的氧耗量、公斤氧耗量和无氧阈同卧床前比无显著变化。此结果可能与采用的负荷方法有关。

综上所述，本实验观察到卧床第 11 天、第 21 天受试者运动时心率和肺通气量均较卧床前明显增加，提示运动耐力下降，但测得的不同负荷水平的氧耗量和无氧阈同卧床前比没有出现显著变化。通过比较，没有发现对照组和中药组在运动能力上的差异。

2）心脏超声：卧床前安静状态下，对照组与中药组间 EF、SV、CO、HR 均无显著差异；同卧床前比，在卧床第 11 天、第 21 天时，两组的 EF、SV、HR 均无显著变化。对照组 CO 在卧床第 11 天、第 21 天时呈下降趋势，表明模拟失重效应使心脏泵血功能降低，这与国内外文献报道一致，而在卧床第 11 天，中药组该指标与对照组相比差异显著，表明中药方剂显著提高了模拟失重效应下的心脏泵血功能，但在卧床第 21 天时，两组间该指标无显著差异，表明随着卧床时间的延长，中药方剂对心脏泵血功能的保护作用减弱。

卧床前两组间 CI 无显著差异，与卧床前比较，对照组受试者在卧床第 11 天、第 21 天时该指标及 CI 的变化率均无显著变化，表明模拟失重对心脏的收缩功能无明显影响。各不同时间点两组间该指标也无显著差异。

3）心率变异：RRm 反映平均心率，从实验结果可知，卧床早期受试者心率保持卧床前水平或略降低，卧床中后期心率逐渐增快，与文献报道一致，俄罗斯航天员在太空飞行中的心率明显低于待发段，而略高于日常安静平均值。本实验显示卧床期间 SD、TP、LF、HF 降低，反映了心率变异性的降低，即自主神经调节强度减小；rMSSD、HFn 降低，反映了迷走神经活性的降低；LFn 和 LF/HF 增高，反映了自主神经的均衡性以交感神经活性占优势；而 HF 的降低比 LF 更为显著，提示受试者在 –6° 头低位卧床期间，以迷走神经活动减少为主，交感神经活动相对增高。起床后第 5 天各项指标均未恢复到卧床前水平，提示 –6° 头低位卧床 21 天模拟失重后的心率变异恢复过程比较缓慢。

我们的结果与文献报道基本一致，即头低位卧床模拟失重期间，迷走神经活性指标降低，交感神经活性指标增高或不变。Crandall 等比较了 8 名被试者头低位前后心率变异性（heart rate variability，HRV）指标的变化，发现头低位后反映迷走神经活性的 HF 和相关的时域指标都比头低位前下降显著，而反映交感神经活性的 LF/HF 无明显变化。Hirayanagi K 等报道，在 14 天 –6° 头低位卧床实验后期，RR 间期变异性的 HF 明显下降，并持续到起床后初期阶段。Dominique S 等报道心率变异性在 42 天头低位卧床期间明显降低，表现为副交感神经指标下降，而交感神经指标无明显变化。Baevsky RM 等报道，在 7 天头低位卧床实验中观察到自主神经系统的交感神经活性增高和调节机制的功能储备减少。

文献报道，在航天飞行 8 ~ 14 天后，卧位 LF 和 LF/HF 较飞行前明显增高，表明交感神经活动增强。另据报道，航天员在太空飞行 8 ~ 16 天返回后平均心率增高，持续到第 15 天仍未恢复至飞行前水平。心率变异性分析提示太空飞行后 LF 和 HF 均降低，压力反射敏感性（baroreflex sensitivity，BRS）也降低。

在各个时间点，中药组与对照组的各心率变异性指标均无显著差异，卧床期间的变化趋势也基本一致。但 SD、TP、LF、HF 在卧床期间的动态变化提示，中药对这 4 个指标的下降似乎有推迟效应，这对减轻卧床早期的模拟失重效应可能会有帮助，需要与其他指标相互印证。中药组卧床期间的 LFn、HFn 和 LF/HF 与卧床前比有显著差异，而对照组没有。两者的差别可能与用药有关，有待进一步研究。

RRm、SD、rMSSD、TP、LF、HF 在卧床第 1～2 天的改变与中后期的变化相反，反映第 1～2 天是急性适应期，Hirayanagi K 等也报道在 14 天 –6° 头低位卧床中，BRS 在卧床当天一过性地明显增高。而 BRS 评价与心率呈负相关，与高频呈正相关。

模拟失重状态下，体液头向转移，刺激颈动脉窦压力感受器，传入冲动增加，反射性地引起交感神经抑制而迷走神经兴奋，心率下降，这已在 45min 的 –30° 头低位检查中得到证实。急性适应期过后，压力感受器敏感性下降，自主神经调节程度减小，迷走神经兴奋性明显下降，而交感神经兴奋性相对增高。压力感受器敏感性的下降也是卧床或太空飞行后立位耐力降低的主要原因之一。

4）立位耐力：失重引起心血管系统功能失调的主要表现之一是返回后立位耐力降低，严重者出现晕厥前或晕厥症状。立位耐力降低主要表现为休息时心率较飞行前增快、体位性低血压等。在站立、75° 头高位倾斜和下体负压等立位应激实验中，航天员可出现心率增快、血压降低、脉压差减少，严重者发生晕厥前和晕厥症状。为此，各国都在积极研究对抗措施，如下体负压锻炼、人工重力、套带、补充盐水等，以保证航天员的健康与安全。下体负压锻炼被认为是防止微重力或头低位卧床所致心血管系统功能失调的有效对抗措施之一，但目前其对抗效果差异较大，不同方案的治疗效果仍需要进一步验证。我们前期的研究结果表明，采用中医辨证论治方法，发挥中医药整体调节优势，对抗失重引起的机体生理紊乱，在许多方面都取得了很好的效果，对模拟失重引起的立位耐力降低也具有显著的防护作用。

本实验结果表明，21 天头低位卧床可引起立位耐力显著降低，心脏泵血功能显著降低。对照组 3 名被试者在卧床后不能通过立位耐力检查，出现晕厥前或晕厥症状，舒张压、心率分值、耐受时间均较卧床前显著下降。与对照组相比，中药组下降程度小，耐受时间长，提示中药方剂可改善立位耐力。

导致机体立位耐力降低的病理生理机制包括血浆容量减少、心血管系统功能改变、压力感受器反射功能减弱、骨骼肌萎缩、下肢静脉顺应性增加和反应性降低等。中药方剂改善模拟失重状态下机体立位耐力降低，可能是从整体上对机体各系统进行调节，提高了机体适应外界不良环境、抵御不良刺激的能力，对抗了头低位卧床引起的心脏泵血降低，这同心脏超声的结果一致。

5）磁共振（MR）脑功能：微重力环境对人脑认知功能的影响是航天医学的重要课题。以往对微重力条件下认知功能改变的研究方法主要有 2 种：①采用信息加工的观点，在失重或地面模拟失重条件下，研究特定认知过程的变化，如空间定向、物体识别、运动协调和学习记忆等；②采用心理测量的方法，在飞行前、中、后各阶段对不同的认知功能进行多次评定，包括注意、学习记忆、推理和计算等，以探讨在航天过程中认知操作的总体变化，又称为操作监控。

fMRI 作为 90 年代发展起来的脑功能成像技术，利用人体血管内的血红蛋白作为内源性对比剂，通过血氧饱和度的变化而成像，可在活体实时地观察脑的激活区，对人脑进行功能定位。其成像原理为：当神经元活动时，其邻近血管床的血流量和血流容积增加，导致神经元活动区局部氧合血红蛋白量增加，因而在神经元活动区的毛细血管床和静脉血中氧合血红蛋白量多于非活动区，因此，在 T2 加权像上神经元活动区的信号强度高于非活动区的信号强度。虽然这一信号差别很微小（约 2% ~ 5%），无法用肉眼观察到，但统计学处理可以将其提取出来并明确显示。目前，国内外尚未见有应用 fMRI 技术研究微重力环境对于人脑认知功能影响的报告。

在以往的研究中，对模拟失重或失重状态前后认知功能的影像存在不同的结论。和平号空间站的 2 次研究结果表明，失重没有改变记忆的循环过程，航天员的行为随着训练而熟练，与地面对照组受试者的行为表现相似，提示失重没有损害潜在的学习能力。但是，一些现象却表明失重可降低学习记忆能力，例如，俄罗斯航天员报告在飞行的前半个月出现紧张、有效记忆能力减退、忘记 5min 前发生的事情、遗忘地面上已掌握的知识等现象，半个月后航天员头脑开始清醒，身体状况也得以好转；Manzey 重复记录了 8 天飞行中 1 名航天员飞行前、中、后的行为变化，发现单项跟踪任务和双项任务明显受损，因此提出航天时的精神活动过程和较高级的注意能力特别易于受到扰乱。

魏金河等研究表明，在头低位倾斜条件下，受试者在视觉选择性反应任务中的正慢电位变化与头高位时有所不同，提示在模拟失重条件下，与注意相关的脑功能发生了某些变化，如主动抑制功能降低。吴大蔚等发现将大鼠尾部悬吊后，与对照组相比，它们在水迷宫和跳台实验中的成绩下降，尤其是早期尾部悬吊后，这表明模拟失重条件对大鼠的学习记忆能力有不同程度的影响。

额叶是人类高级认知活动的主要活动脑区，背侧前扣带回和丘脑在认知、注意过程中起到重要作用。本研究发现，受试者在正常重力状态下完成执行功能的认知任务时，双侧额叶、扣带回和丘脑均出现了显著的激活，激活强度与任务难度相关。这与其他同类脑功能成像研究的结果一致。同时，本研究发现了失重状态下人脑激活状态的客观变化。受试者在模拟失重状态完成与非失重状态下同等难度的认知任务时，激活脑区的范围和强度显著下降，提示失重状态下人体血液的头向分布对于兴奋脑区的血流动力学反应具有明确的负性影响。这种影像学明确显示的差异在行为学数据中未能被观察到，提示 fMRI 可能是一种更为敏感的实验手段。

本实验应用 fMRI 方法，对受试者进行脑的认知功能测试，直观、客观地显示了模拟失重前后脑部激活状态的变化，并评价了中药方剂对于维持正常脑功能状态的作用。结果提示，失重状态时，脑区的激活范围和强度明显减少，而中药组在各部位的激活范围和强度均高于对照组，激活图与卧床前相似，尤其是扣带回的激活区更接近于卧床前的状态。这表明中药方剂可以使脑内的激活区更接近于正常功能状态，有利于在失重状态下维持正常的认知能力、注意力和执行功能。同时，作为一种敏感、无创的神经影像技术，fMRI 可能成为航天医学研究的新手段，应用于失重状态下人脑功能变化的基础研究和干预防护措施的效果评价。

6）骨密度：长期失重或模拟失重时出现的骨代谢负平衡是以骨形成减弱为主和骨吸收相对增强为辅的一种生理性变化，肌肉系统也会发生废用性萎缩。本实验利用人头低位卧床模拟失重，观察了中药方剂对骨密度及肌肉、脂肪含量的影响。结果表明，与卧床前相比，头部的骨密度有一定的升高，腰椎部位的骨密度无显著变化，或有一定的升高，两侧股骨骨密度有一定的下降，这与相关资料吻合，可能与失重状态下体液头向分布有关。与卧床前相比，起床后和恢复期脂肪含量显著增加，肌肉含量显著下降。

卧床过程中骨密度降低表明失重影响了骨矿盐沉积，引起了骨密度和强度的降低，与对照组相比，中药组受试者骨丢失较少，尤其在左侧股骨骨密度的变化上具有显著性差异，说明中药方剂可以对抗模拟失重下的骨矿盐丢失，对骨丢失具有预防作用。

肌肉萎缩可能是由于低重力状态机体活动减少，能量消耗减少，大部分能量转换为脂肪储存起来。但本实验发现，中药组肌肉含量减少及脂肪含量增加均强于对照组，其原因需进一步深入探讨。

7）长期卧床实验期间生化指标的变化

①中药方剂对卧床实验受试者外周血中神经递质的影响：神经递质、神经肽是神经–内分泌–免疫网络功能性环路的作用基础。经典的神经递质包括单胺类递质，如多巴胺、去甲肾上腺素、肾上腺素及其代谢产物 HVA 等，和吲哚类递质，如 5–HT 及其代谢产物 5–HIAA。这些神经递质在神经系统、内分泌系统和外周血中起着十分重要的生理作用，各类神经递质间的平衡失调，可能是神经–内分泌细胞功能下降乃至整个神经–内分泌–免疫系统功能下降的主要原因之一。

许多神经、精神活动与 5–HT 及 5–HIAA 密切相关，它们还可以通过受体作用于 T 细胞、B 细胞、自然杀伤细胞、巨噬细胞等多种免疫细胞，并通过影响白细胞介素等细胞因子及其受体的表达参与免疫调节，是神经–内分泌–免疫调节网络的重要成分。

机体通过神经–内分泌–免疫网络控制和维持生理稳态的动态稳定，因此，调节神经递质功能紊乱即可对神经、内分泌及免疫进行同步的整体性调节。从本实验结果可见，中药方剂对神经细胞功能确有调整作用，有效抑制了神经递质的异常变化，对神经递质的分泌起到了调节和稳定的作用，进而影响内分泌和免疫系统，起到了维持机体稳态平衡的作用。

②中药方剂对卧床实验受试者外周血中内分泌激素的影响

a. 中药方剂对卧床实验受试者外周血中甲状腺功能指标的影响：在下丘脑–垂体–

甲状腺－胸腺轴（HPTT）调节环路中，由垂体分泌的 TSH 的促进免疫应答作用已比较明确，甲状腺激素也可直接作用于胸腺上皮细胞，促进其分泌胸腺因子，提高机体胸腺依赖性免疫功能。

失重时航天员血液中甲状腺激素的含量发生改变，天空实验室、礼炮号和和平号空间站航天员飞行时血浆中甲状腺激素的浓度均较飞行前发生了有意义的变化。甲状腺激素水平的变化有可能进一步影响 HPTT 调节环路，从而影响免疫功能。

由此可见，中药方剂具有调节甲状腺激素分泌的作用，使模拟失重因素引起的甲状腺激素波动趋于平稳，避免过度应激导致机体 HPTT 轴功能紊乱，增强机体对刺激的抵抗力。其改善免疫功能的作用，可能与此有关。

b. 中药方剂对卧床实验受试者外周血中 HPA 轴指标的影响：HPA 轴的激活及由此引起的 CORT 分泌增加，是应激反应的最重要特征。有资料表明，航天飞行时，皮质醇和其他肾上腺类固醇普遍具有上升趋势，表明 HPA 轴被激活。在本实验中，人体头低位卧床第 2 天起，受试者血中 ACTH 呈上升趋势，表明模拟失重引起了人体 HPA 轴的兴奋，随着卧床天数的增加，人体处于一个逐渐适应的过程，因而第 7 天起该指标又有逐渐恢复的趋势，而长达 21 天的长期头低位卧床，又使机体遭受慢性长久的刺激，因此到第 21 天时，ACTH 再次升高。而中药组该指标变化波动较小，表明中药方剂对 HPA 轴的兴奋性有一定的抑制作用，对维持内环境的稳定具有重要意义。

HPA 轴是人体感知内环境稳态失衡威胁时的反应部位，其功能结构是一个经典的神经－内分泌环。它是神经－内分泌网络的枢纽，作为该轴终末产物的 CORT 是最经典、最重要的指标之一，ACTH 是主要调节物质。低水平的 CORT 刺激各种成熟淋巴细胞的活性，加速未成熟前淋巴细胞发育为效应淋巴细胞。低水平 CORT 还能增加胸腺激素的分泌，进而影响淋巴细胞的成熟。在本实验过程中，中药组受试者血中 CORT 虽有波动，但总体上呈明显的下降趋势，表明中药方剂有可能通过降低 CORT 来调节 HPA 轴，进一步调节神经－内分泌－免疫网络而改善免疫系统功能。

③中药方剂对卧床实验受试者外周血、尿中免疫指标的影响：失重是载人航天中最独特的因素，与地面 1G 重力对人体的作用不大相同，且在航天过程中一直起作用。国内外研究资料表明，短期飞行对 T 细胞活性的影响不一致，长期飞行的影响比较一致，即航天可引起 T 细胞免疫功能下降，主要表现在：飞行后，具有增强免疫功能作用的细胞（辅助性 T 细胞、细胞毒性 T 细胞、自然杀伤细胞）组分减少，具有抑制作用的细胞（抑制性 T 细胞）组分增加；淋巴细胞活性降低。而航天中和航天后测试的结果显示免疫球蛋白的含量未出现明显变化。

免疫细胞因子是重要的免疫调节物质，在免疫应答中对于细胞间的相互作用、细胞的生长和分化起重要的调节作用，而且可影响神经、内分泌的各项功能。IL-1 是一种重要的免疫调节因子，它主要由外周血白细胞产生，如淋巴细胞、巨噬细胞、单核细胞等，在炎症反应、免疫调节和造血中发挥重要作用。IL-2 主要是由 Th 细胞（CD4$^+$）分泌的 T 细胞生长因子，主要刺激 T 细胞、B 细胞增殖，增强 NK 细胞活性和巨噬细胞杀伤活性，促进淋巴因子分泌和 IgG 的产生，诱导 IFN 产生，起到抗病毒和抗肿瘤作用。IL-1、IL-2 还可通过如下途径激活 HPA 轴，即诱导下丘脑合成和释放促皮质激素释放因子，诱导垂体合成和释放 ACTH，诱导肾上腺合成和释放 CORT，而血清 CORT 的增多反过来又可抑制 IL-1、IL-2 的合成和分泌。

IL-6 是一种重要的多功能细胞因子，它对机体免疫、神经－内分泌系统及细胞因子网络都起着重要的调节作用，对维持机体生理平衡具有十分重要的作用。IL-6 能促进 B 细胞分化，刺激 IgG 分泌，对 T 细胞和造血干细胞也有广泛的作用。IL-6 升高不仅与多器官损伤有关，还能调节 HPA 轴激素的分泌。IL-6 不仅能作为 IL-1 和 TNF 的第二介质而发挥作用，而且还可独自抑制甲状腺细胞过氧化酶基因表达、环腺苷酸（cAMP）产生和 T3 分泌。

另外，IL-1 是破骨细胞性骨吸收的强大刺激剂，对破骨细胞有多点调节作用。IL-6 是介导破骨细胞性骨吸收的中心因子，它能刺激多能干细胞的成熟和增殖，刺激粒－巨噬细胞集落形成单位（colony-forming unit-granulocyte/macrophage，CFU-GM）克隆早期破骨细胞前体的形成，还能促进未成熟破骨细胞的分化和成熟，增加破骨细胞的数量并提高其活性。

本实验结果显示，受试者外周血 IL-1 活性较卧床前变化不大，其中，第 21 天增加明显，这一点与骨密度测定结果有相似之处；-6° 头低位卧床 21 天后，受试者外周血 IL-2、IL-6 活性与卧床前相比有所降低，中药组外周血 IL-2、IL-6 活性均高于相应时间的对照组。这 3 种细胞因子不仅参与免疫调节，在神经－内分泌系统的反馈调节中也发挥一定的作用，而本实验结果表明，在细胞因子活性发生变化的同时，神经－内分泌激素也发生相应的不同改变，提示 - 6° 头低位卧床 21 天外周血细胞因子 IL-1、IL-2、IL-6 的变化可能与神经－内分泌系统的 HPA 轴和下丘脑－垂体－甲状腺轴激素调节有关。

T 细胞亚群是机体免疫系统内功能最重要的一群细胞，按功能和表面标志，可将 T 细胞分为辅助性 T 细胞（Th）、抑制性 T 细胞（Ts）、细胞毒性 T 细胞（Tc，CD8$^+$）及迟发型超敏反应性 T 细胞。CD4 是 Th 细胞的标志，CD8 存在于 Ts、Tc 细胞的表面。在正常情况下，CD4、CD8 细胞之间保持着严格的比例，Th 细胞经抗原刺激作用后变成活化的细胞，具有增强细胞免疫、辅助抗体及细胞因子（包括 IL-2、IFN）产生等功能。在本实验中，受试者外周血 CD4$^+$ 随卧床时间的延长而明显升高，CD8$^+$ 则变化不大，作为免疫状态评价依据的 CD4$^+$/CD8$^+$ 比值升高，提示免疫功能发生紊乱。而中药组能明显提高 CD4$^+$/CD8$^+$，使比值趋于卧床前水平，从而维持机体正常的免疫功能。在本实验中，CD4$^+$ 升高及 CD4$^+$ 数量随卧床时间延长而升高，而外周血 IL-2 活性却降低，与大多国内外研究结果不一致，分析其原因可能与神经 – 内分泌激素的调节有关。

NK 细胞是大颗粒淋巴细胞，在免疫监视中起重要作用，且能抑制 B 细胞分泌免疫球蛋白，其活性受 IL-2 和 IFN 调节，IL-2 和 IFN 不仅可促进 NK 细胞增殖、分化，还可增强杀伤效应。活化的 NK 细胞本身即可产生 IL、IFN 及 TNF，能调节细胞免疫的进行。在本实验中，受试者– 6° 头低位卧床 21 天，其 NK 细胞数量较卧床前降低，说明卧床使受试者免疫监视功能降低，推断这可能与 IL-2 活性降低有关。而中药组 NK 细胞数量随卧床时间的延长而明显增加。

体液免疫是机体免疫应答的重要过程，主要以 B 细胞为介导，涉及多种相互作用，最终产生抗体清除异己分子或对其他免疫应答进行免疫调节。IgG、IgA、IgM、IgE 在激活补体、增强细胞吞噬功能及抗体依赖性细胞介导的细胞毒作用中都各自发挥着极其重要的作用，这些抗体水平的下降必然导致人体抵抗力的降低。其中，IgG 是血液中含量最高的一类抗体，在体液免疫应答过程中占有举足轻重的地位。大多数实验研究表明，航天对体液免疫的影响与对细胞免疫的影响不同，不是抗体下降，而是抗体不变或升高。本实验结果表明，受试者– 6° 头低位卧床 21 天，其尿 IgG 含量随卧床时间延长而略有下降，中药组随时间的变化不大；而尿 IgA、血 IgG 含量随卧床时间的延长而略有增加，卧床第 14 天、第 21 天增加显著；中药组也有随卧床时间的延长而增加的趋势。

– 6° 头低位卧床实验是地面模拟失重的一种典型实验，机体各系统出现了与失重相似的变化，相对于地面 1G 重力处于一种不协调状态，而机体的不协调状态或内环境稳定受到威胁被认为是一种应激。应激引起免疫系统功能变化，淋巴细胞被激活，释放各种细胞因子，而后者反过来又可作用于中枢神经系统，影响中枢神经系统的免疫调节作用。已证明细胞因子是体内继神经递质、激素之后的第三大调节因子，形成神经 – 内分泌 – 免疫系统轴心，调节整体的生理活动。本实验结果表明，机体的免疫功能发生紊乱，免疫监视能力降低，分析其原因，其一可能是– 6° 头低位卧床应激，其二可能是卧床影响机体神经、内分泌系统的调节，进而影响免疫系统的变化。药物可不同程度地使机体维持正常免疫功能状态。

④中药方剂对卧床实验受试者外周血中骨代谢指标的影响：失重时骨骼脱负荷，体液头向转移，可能影响机体的神经和内分泌系统，如 HPA 轴功能紊乱、甲状旁腺功能增强，进而导致体内离子、蛋白质等代谢的变化，引起骨丢失。

失重或模拟失重时骨代谢负平衡是一种以骨形成减弱为主和骨吸收相对增强为辅的生理性变化。本实验利用人体长期头低位卧床条件，观察了中药方剂对血中骨代谢相关生化指标的影响。

实验检测的骨代谢生化指标可分为以下几类：与骨矿化有关的指标，血 Ca、P；与骨形成有关的指标，血清 OCN、ALP；与骨吸收有关的指标，HYP；与骨代谢调节有关的指标，血清 PTH、CT。这些指标的检测可以较客观地反映模拟失重条件下机体整体骨丢失的情况，并揭示中药方剂对骨丢失的影响机制。

正常情况下，血中 Ca、P 通过 PTH 的调节与骨中 Ca、P 不断交换，骨的沉积和脱钙不断进行，维持体内的动态平衡。在本实验中，从卧床第 2 天起，对照组受试者血 Ca 明显升高，$P < 0.05$，并一直维持在较高水平，显然是由于骨盐吸收引起了血 Ca 升高；而中药组受试者该指标表现平稳，直到卧床第 14 天时，该指标与卧床前相比，才发生了有意义的升高，表明中药方剂抑制了骨 Ca 的吸收。血 P 水平影响骨吸收速度，血 P 下降可刺激破骨细胞，促进骨吸收，使成骨细胞胶原合成速率降低，限制骨矿化的速度。维生素 D_3 对骨的生物和矿化作用很可能是靠血 P 的水平完成的。本实验中药组受试者从卧床第 3 天起，血 P 就较第 2 天明显升高，$P < 0.05$，并一直维持较高水平，提示中药方剂有提高血 P 的作用，可有效地抑制骨吸收，有利于骨矿化。

OCN 是由成骨细胞特异性合成、分泌的一种维生素 K 依赖性钙结合蛋白，是反映机体骨更新状态和骨形成的特异指标，具有调节矿盐结晶生成，促进骨基质矿化的作用。本实验结果表明，从卧床第 2 天起，中药组受试者血中 OCN 即显著升高，与卧床前相比，$P < 0.05$，并一直维持在较高水平，至第 21 天；而对照组受试者血中 OCN 升高较晚，在卧床第 14 天时，才发生了有统计学意义的升高。中药提高血清 OCN 含量，提示其具有提高成骨细胞活性、促进矿盐沉积的作用。

ALP 由成骨细胞合成并释放，其含量及活性与成骨细胞的活性呈正相关，因此可作为成骨细胞活性的指标。其在骨中的生理作用是：催化无机磷酸盐水解，提供充分的无机磷作为骨盐结晶的原料，从而降低焦磷酸盐浓度，有利于骨的矿化作用。肠 ALP 具有水解磷酸单酯键的功能，以利于钙离子的吸收。由此可见，该酶活性和 Ca、P 吸收有一定关系，活性升高，可使 Ca、P 吸收增加。本实验受试者血中 ALP 在卧床初期表现平稳，至卧床第 7 天时，开始呈降低趋势，到第 14 天时，对照组与卧床第 3 天相比，已发生了有统计学意义的降低，到第 21 天时，降低更为显著，与卧床前及卧床第 2 天、第 3 天、第 5 天、第 7 天相比，P 均 < 0.05；而中药组该指标相对较为平稳，直到第 21 天，才发生了与卧床第 2 天、第 5 天相比有显著差异的降低。实验结果表明，中药对 ALP 活性的降低起到了一定的抑制作用，提示该方可以增强成骨细胞活性，促进骨矿化，增加小肠对 Ca、P 的吸收。本实验中血 Ca 表现平稳及 OCN 的增加即是中药方剂抑制该酶活性降低的结果。

HYP 占骨胶原氨基酸的 14%，而且它仅存在于胶原和弹性蛋白中（微量），因此其变化可以说明骨胶原的改变。在本实验中，从卧床第 14 天起，受试者血中 HYP/Cr 明显降低，$P < 0.05$，此后一直维持在较低水平，至第 21 天，表明骨胶原的合成减慢，降解加快，更新速度降低；而中药组受试者在卧床第 7 天时，血中 HYP/Cr 有增高的趋势，表明中药有抑制骨胶原降解趋势的作用，从而具有抑制骨丢失趋势的作用。

失重性骨丢失主要表现为骨质疏松。根据"肾主骨"理论，中医认为其发生发展以肾虚筋骨失养为主。现代研究表明，"肾主骨"主要表现在肾的羟化酶系统、垂体分泌的甲状旁腺激素（PTH）及降钙素（CT）等对骨的调节功能，各内分泌腺所分泌的相应激素也是中医"肾主骨"的物质基础。

研究表明，甲状腺疾病史与骨量减少的发生呈现出较强的效应关系，尤其甲状腺激素水平的波动对骨结构和骨密度有潜在的影响。甲状腺及甲状旁腺分泌的 CT 可抑制破骨细胞活性，促进生骨细胞变为成骨细胞，促进生骨作用；甲状旁腺分泌的 PTH 则促进生骨细胞变为破骨细胞，促进溶骨作用，增加骨钙重吸收。在卧床实验过程中，受试者血中 PTH 并未发生有统计学意义的变化，相对比较平稳；与卧床前相比，从卧床第 7 天起，中药组受试者血中 CT 呈降低趋势，而第 14 天时，中药组该指标降低显著，与卧床前相比，$P < 0.05$，此后一直维持在较低水平，至第 21 天时，与第 7 天相比，又发生了有显著意义的降低，表明中药方剂可以通过促进甲状腺及甲状旁腺分泌 CT，从而抑制骨吸收，促进生骨作用。

骨代谢生化指标能反映整体的骨丢失情况，中药方剂可显著改善血清骨代谢相关生化指标，从而从整体上有效地对抗骨丢失。其作用机制涉及以下 3 个方面：中药方剂能提高 ALP 活性，促进小肠对 Ca、P 的吸收；改善模拟失重条件下成骨细胞的功能，提高 ALP 和 OCN 含量，有利于钙盐沉积；通过调节神经、内分泌系统的功能而维持体内激素水平正常，间接促进骨的正常代谢活动。

4. 结论

（1）21 天头低位卧床模拟失重实验过程中，受试者出现了肝胆气逆、胃肠气滞、气滞血瘀（或气血不畅）、脾胃气虚、肝肾不足 5 种中医证候类型。中药方剂对实验各阶段表现出的各种中医证候均有有效的调节作用。

（2）从所测试的生理指标来看，与卧床前相比，卧床中、后期，受试者心肺功能降低，心脏泵血能力减弱，运动时心率和肺通气量增加，运动耐力下降；心率变异性降低，迷走神经抑制，交感神经相对兴奋；起床后立位耐力降低；脑功能结果显示脑区的激活范围和强度均明显下降；下肢承重骨骨密度降低。而中药方剂显著提高了心脏泵血能力，改善了肺功能，使心率变异性相关指标变化延迟，提高了起床后立位耐力，同时中药方剂还增加了各脑区的激活范围和强度，有效地对抗了股骨骨密度降低。

（3）从生化指标来看，在整个卧床实验过程中，受试者外周血中神经递质 5-HT 及其代谢产物 5-HIAA 含量都有逐渐降低的趋势；甲状腺功能指标 T3、T4、FT3、FT4 均先降后升，波动显著；HPA 轴激活，ACTH 和 GC 都发生了有意义的变化；卧床 21 天免疫功能发生紊乱，外周血 CD4$^+$/CD8$^+$ 比值升高，细胞因子 IL-2、IL-6 活性有所降低，NK 细胞数量减少，体液免疫指标尿 IgA、血 IgG 含量随卧床时间延长而略有增加趋势；骨代谢相关指标反映骨矿盐丢失，骨代谢负平衡。而中药方剂有效地抑制了神经递质的异常变化，对神经递质的分泌起到了调节和稳定的作用；调节甲状腺激素分泌，使其由模拟失重因素引起的波动趋于平稳；避免过度应激引起的机体 HPA 轴功能紊乱；进一步影响免疫和骨代谢，使机体不同程度地维持正常的免疫功能状态，增强机体对刺激的抵抗力；促进骨的正常代谢活动，对抗骨丢失。

综上所述，航天失重引起的机体功能紊乱是一个从分子、细胞到器官、系统多个层次的综合生理学问题，而中医药调节原理恰好与航天条件下机体复杂、多系统的适应机制一致。我们的研究结果表明，中药方剂通过调节神经－内分泌－免疫网络动态平衡，起到了维持机体稳态平衡的作用，进而调节和改善了心肺功能、脑认知功能、免疫功能和骨代谢。

第五节　神经－内分泌－免疫网络与机体内稳态

一、神经－内分泌－免疫网络学说概述

Basedovsky 于 1977 年提出的神经－内分泌－免疫网络学说为人们研究复杂的航天生理适应问题提供了新的思路。他认为神经、内分泌、免疫三个系统具有共同的功能，内外环境信息（包括各类理化、生物和心理因素的刺激信息）均可直接或间接地由三个系统感受和传递。三个系统间又通过各类信息分子（包括神经递质、神经肽、激素及免疫分子等）产生广泛而密切的相互联系，在细胞、分子和基因水平上构成了一个动态平衡的完整的网络系统，通过相互刺激、相互制约，达到系统内部的自我调节和相对稳定。

生物的内稳态是由体内各种调节机制调控而维持的一种动态平衡，是机体从进化适应中获得的维持机体生存的基本条件。事实上，机体是一个极复杂的线性加非线性的网状巨系统，稳态是众多子系统相互作用并达成它们之间动态平衡的结果。近半个多世纪以来，针对以神经－内分泌系统调节为中心的稳态机制的研究不断深入，取得了许多重要的成果。神经－内分泌－免疫网络就是其中最重要的调控系统。

神经系统、内分泌系统、免疫系统是有机体的三个重要组成部分，在机体内发挥着

各自的重要生理功能，但它们的作用并非各成体系，而是相互作用、相互联系的。首先，它们拥有共同的神经肽、激素、细胞因子和共同的受体，可使系统内、系统间得以相互沟通与调节。其次，机体的细胞免疫与体液免疫借助血液循环、淋巴循环及组织液进行和实现免疫反应生理过程，而神经、内分泌系统的调控最终也通过循环血液和组织液完成，在此交汇路上势必会发生交叉性影响。第三，神经系统、内分泌系统与免疫系统在信息分子与细胞表面标志、信息储存与记忆周期性变化、正反馈与负反馈调节机制、衰老与性别差异等方面均有程度不等的相似之处。第四，各种生物活性物质对神经系统、免疫系统与内分泌系统的作用常常是以比较完整的正反馈与负反馈调节环路为基础的，形成精确调节、放大效应、整合效应、自限性及级联反应等。

由此可见，三大系统既各司其职，又相互调节，借助共同的信息分子，并通过共同的交汇点相互作用和反作用，构成了完整的神经－内分泌－免疫网络，神经、内分泌、免疫系统的共同化学信号分子与相应受体结合，共同构成双向调节环路，一个系统对另一个系统产生调节，而另一个系统常常直接或间接地影响这个系统的功能。神经－内分泌系统对免疫系统的调控主要通过神经递质、神经肽、激素与免疫组织器官上存在的相应受体结合等途径实现对免疫功能的调节；免疫系统则通过调节免疫应答反应产生的各种生物活性分子实现对神经内分泌系统的反馈调节。神经－内分泌－免疫网络相互关系如下。

1. 神经内分泌系统激素对免疫系统的调节作用　在神经－内分泌－免疫网络中，HPA 轴对免疫反应有很大的影响，而且它们之间有双向的交流。GC 作为 HPA 轴的最终产物，由肾上腺皮质产生，在免疫调节中起着重要作用。它能抑制白细胞、单核细胞及巨噬细胞向炎症区域聚集，并能明显抑制这些细胞产生和释放细胞因子，如 IL-1 等，促进胸腺内未成熟的淋巴细胞的凋亡，抑制巨噬细胞对抗原的吞噬及处理，干扰淋巴细胞的识别，阻断淋巴细胞增殖，减少血中淋巴细胞，干扰体液免疫，使抗体生成减少。

ACTH 不仅通过刺激肾上腺分泌 GC 来调节免疫功能，而且可直接作用于免疫细胞，ACTH 能够抑制 T 细胞产生 IFN-γ，以及 IFN-γ 对巨噬细胞的激活作用。CRH 对免疫功能的影响也是通过两条途径实现的，一是刺激 ACTH 释放进而使 GC 分泌，ACTH 和 GC 共同发挥作用；二是直接与免疫细胞上受体结合，影响免疫细胞的功能。

2. 免疫细胞产生的细胞因子对神经内分泌系统的调节　免疫细胞因子是重要的免疫调节物质，可影响神经、内分泌系统的各项功能。已证明细胞因子是体内继神经递质、激素之后的第三大调节因子，三者共同形成神经－内分泌－免疫系统轴心，调节整体的生理活动。而 IL-1 是一种重要的免疫调节因子，它主要由外周血白细胞产生，如淋巴细胞、巨噬细胞、单核细胞等，在炎症反应、免疫调节和造血发生中发挥重要作用。目前在丘脑、室旁核等区域均发现有 IL-1 样免疫活性物质，并在脑的许多区域发现 IL-1

受体，这表明 IL-1 对神经内分泌系统的调节是多方面的。IL-1 不仅能促进免疫功能，而且对 HPA 轴也有显著的活化作用，直接或间接地作用于 HPA 轴的各个水平，而使 CRH、ACTH 和 CORT 增加，免疫组织化学也证实 HPA 轴存在 IL-1 免疫活性。

3.GR 对神经内分泌系统和免疫系统的杠杆作用　免疫细胞膜上有多种神经递质和内分泌激素受体，来自神经内分泌系统的激素和免疫细胞自身分泌的免疫活性肽均可与相应的受体结合发挥有效的调节作用。内分泌对免疫的影响首推 GC。GR 是由可溶性单链多肽组成的磷蛋白，是一种核转录调控因子，通过激活或抑制基因转录而实现其作用。GR 至少由 GC 结合区、DNA 结合区、免疫反应区和折区四个不同的功能区组成，GC 与 GR 结合，形成 GC-GR 复合物，使 GR 活化，活化的 GR 与 GC 一起进入细胞核，与 DNA 的特异结合部位结合，从而促进或抑制基因的转录。

GR 作为 GC 生物学作用的介导者，其表达水平和活性直接影响组织和细胞对 GC 的敏感性。就免疫而言，GR 介导的信号调节作用主要包括：①调节淋巴细胞循环，诱导 CD4 细胞清除；②抑制淋巴细胞的活性及细胞因子产生，抑制激活淋巴细胞的克隆扩增；③诱导不成熟淋巴细胞的凋亡；④调节 AP-1、NF-κB 等转录因子的合成和活性。GR 对神经内分泌系统亦有影响。GR 对 HPA 轴的影响主要在于下丘脑合成 CRH 水平，GR 与 GC 结合后形成转录调节复合体，直接抑制 CRH 的表达。GR 下调可降低肾上腺对 ACTH 的敏感性，导致 GC 分泌减少，对下丘脑的抑制减弱，促进 CRH 的分泌。

GR 是内分泌与免疫相互调节的杠杆，淋巴细胞 GR 含量不仅受免疫活性的调节，同时也受其配体 GC 的调节。当免疫增强时，免疫细胞 GR 表达上升，对 GC 的敏感性也相应增强，从而发挥 GC 的免疫抑制作用，保护机体免受过强免疫反应损害；反之，当免疫功能受到抑制时，机体通过下调 GR 表达，降低对 GC 的敏感性，使 GC 的免疫抑制效应减弱，从而保持一定的免疫反应能力，维护机体的正常生理功能。

二、神经－内分泌－免疫网络与机体内稳态调控实验研究

航天复合因素，尤其是应激和精神、内分泌因素，与免疫功能间相互影响，神经－内分泌－免疫网络学说与这一事实相吻合，由此人们越来越重视神经－内分泌－免疫网络调节在航天飞行生理适应中的作用。因此，我们从神经－内分泌－免疫网络的角度探讨中药作为长期航天飞行防护措施对机体内稳态的整合调控机制与效应。

1.模拟失重和辐射对大鼠 HPA 轴与免疫功能的影响　HPA 轴是感知内环境稳态失衡威胁时的反应部位，其功能结构是一个经典的神经内分泌环。该轴的主要调节物质有 GC、ACTH、CRH。GC 受脑垂体内促肾上腺皮质细胞分泌的 ACTH 刺激而产生；而促肾上腺皮质细胞又受下丘脑室旁核小细胞神经元合成和分泌的、通过下丘脑－垂体门脉

系统循环转运的 CRH 的控制。另一方面，GC 又分别负反馈作用于垂体和下丘脑（长反馈），促进海马对下丘脑的抑制，ACTH 也反馈抑制下丘脑（短反馈），从而构成 HPA 轴。关于神经 – 内分泌 – 免疫网络的研究表明，下丘脑是机体重要的整合中枢，参与神经 – 内分泌 – 免疫系统的调节。

模拟失重大鼠 ACTH、CORT 动态变化：以大鼠尾部悬吊这种地面模拟失重的经典模型，悬吊时间从 3 小时到 14 天，动物分别受到急性应激和慢性应激，观察模拟初期反应期和基本适应期大鼠 ACTH、CORT 的动态变化，结果显示，除悬吊 8 小时外，其他悬吊时间大鼠血浆 ACTH 均高于正常组，其中，悬吊 3 小时大鼠的 ACTH 升高，悬吊 18 小时大鼠升高最明显，悬吊 1 天、2 天、3 天、7 天、14 天大鼠的 ACTH 呈上升趋势，悬吊 14 天大鼠升高达到峰值；悬吊不同时间大鼠血浆 CORT 均高于正常组，悬吊 3 小时、8 小时、18 小时大鼠血浆 CORT 逐渐上升，悬吊 18 小时大鼠增加最为明显，悬吊 1 天、2 天大鼠略有下降，悬吊 3 天、7 天、14 天大鼠血浆 CORT 又逐渐上升，悬吊 14 天大鼠达到高峰，提示大鼠血中 ACTH 和 CORT 的增加与 HPA 轴兴奋性增强有关，是机体对受到刺激的一种反应。

空间飞行期间，航天员会遇许多特殊环境因素，如失重、辐射、环境狭小、孤独、精神紧张、昼夜节律变化，可影响人的精神活动，引起神经内分泌系统发生改变。古洛吉斯基根据航天飞行中的生理变化，将生理系统的适应过程分为 4 个时期：初期反应期、基本适应期、基本适应完成期、相对稳定期。初期反应期出现于失重的即刻，这个时期大约持续 1 周左右，表现为前庭神经系统反应，在 3 ~ 5 天明显，1 周内基本消失；基本适应期，机体的功能及其调节发生改变，初期的反应逐渐消失，持续时间 1 周，表现为体液和电解质反应、免疫系统变化；基本适应完成期，适应性反应继续发展，大部分系统达到反应的最高峰，约持续 4 ~ 6 周，表现为心血管系统、血液系统变化；相对稳定期，机体的功能形成新的稳定水平，机体适应环境达到稳态后再回到地面就出现了对 1G 重力状态的再适应过程，表现为骨骼、肌肉系统持续发展，多数系统的功能形成新的水平。

大量研究显示，航天飞行时 CORT 和其他肾上腺类固醇普遍具有上升趋势，表明 HPA 轴被激活。应激原的刺激会使 CRH 通过门脉血液释放到垂体，导致垂体释放 ACTH，ACTH 激活了肾上腺皮质细胞合成释放 GC，并形成负反馈。失重或模拟失重属于刺激，ACTH 和皮质类固醇是很重要的应激激素。

大鼠悬吊 14 天属于慢性刺激，慢性应激一般指超过 24 小时的持续或反复应激，该状态起因于持久的内激起，HPA 轴反应的特点是血浆 ACTH 正常或略升高，主要伴有神经、内分泌、免疫和行为等变化。目前，慢性应激状态下的 HPA 轴已成为应激反应生理病理机制的研究焦点。许多疾病的发生发展与慢性应激的累积性影响有关，故对慢性应激的研究具有重要意义。

2. 模拟失重与辐射对大鼠下丘脑－垂体－肾上腺皮质与单核巨噬细胞环路的影响 失重是航天飞行过程中始终存在的一种特殊的环境因素。国内外许多研究资料表明，失重或模拟失重可导致免疫系统功能发生紊乱，其中，空间电离辐射对人体免疫的影响是不能被忽略的。这些综合刺激经过中枢神经系统后引起下丘脑、垂体和靶器官的激素释放，而且这种应激是长期的，机体在产生应激反应时出现的内分泌和神经系统的一系列变化将间接影响机体免疫应答反应。神经、内分泌、免疫系统构成机体内多维立体网络调控，对于在整体水平上维持机体的正常生理功能和健康具有极其重要的意义。

下丘脑－垂体－肾上腺皮质与单核巨噬细胞环路是典型的神经－内分泌－免疫调节环路之一。为了观察航天特殊复合因素对大鼠下丘脑－垂体－肾上腺皮质与单核巨噬细胞环路的影响，我们在将大鼠尾悬吊模拟失重的同时，给予大鼠 ^{60}Co 辐射模拟空间辐射效应。

模拟失重与辐射 14 天，初步研究中药方剂对模拟失重大鼠下丘脑－垂体－肾上腺皮质与单核巨噬细胞环路的影响，结果表明，模拟失重引起大鼠下丘脑 CRH、血浆 ACTH 和 CORT 分泌增加，表明模拟失重大鼠 HPA 轴功能亢进，而中药方剂对 HPA 轴的亢进状态有一定的抑制作用，说明中药方剂可有效参与 HPA 轴的调节。在 HPA 轴功能亢进的同时，大鼠腹腔巨噬细胞功能明显下降，其分泌的 IL-1 显著减少，同时还观察到胸腺指数、脾脏指数均下降，脾 T 细胞受到有丝分裂原 ConA 刺激后，增殖反应下降，IL-2 产生减少，提示免疫系统受到抑制，而且这种免疫抑制与 HPA 轴功能的亢进有关。中药方剂能够提高巨噬细胞免疫功能及 IL-1 分泌与脾 T 细胞反应及 IL-2 分泌，促进免疫功能的效应，我们分析其机制与其激活淋巴细胞产生细胞因子或免疫激素有关。

GR 是神经内分泌系统向免疫系统传递信息的一个重要窗口，可以介导 GC 的免疫调节效应，免疫细胞也通过改变 GR 表达水平来调节自身对 GC 的敏感性。模拟失重大鼠免疫功能受到抑制，白细胞、GR 数减少，神经－内分泌－免疫网络内部的联络调节、整合能力有所减弱，机体通过下调 GR 表达，降低对 GC 的敏感性，使 GC 的免疫抑制效应减弱，从而保持一定的免疫反应能力，维护机体的正常生理功能。中药方剂能够上调 GR 数，增强对 GC 的敏感性，从而使内源性皮质醇可以较好地发挥作用，保护机体免受过强免疫反应损害，以维持内分泌与免疫之间的平衡。

研究发现，此环路的中心成分为 CRH-ACTH-GC-IL-1，具体环节如下：①下丘脑的 CRH 促进垂体释放 ACTH，后者刺激 GC 大量分泌，引起血中 GC 浓度升高；② ACTH 及 GC 可分别抑制 Mo-Mφ 的功能，减少 IL-1 的生成；③ ACTH 及 GC 限制 IL-1 的进一步生成，且 ACTH 前体 POMC 还可裂解释放 α-MSH，而 α-MSH 可在中枢水平对抗 IL-1 对 CRH 分泌的刺激效应。HPA 轴是神经 - 内分泌 - 免疫网络的枢纽，维持机体内环境平衡，其分泌的 CRH、ACTH、CORT 在机体适应和代偿中起十分重要的作用。在航天生理中，HPA 轴与应激反应最为相关。在航天飞行中，失重和模拟失重使内分泌激素发生了一系列变化，中枢神经系统肾上腺皮质通路可被激活，表现为两个典型的应激标志—CORT 和泌乳素增加。人和动物在失重和模拟失重后的血、尿分析结果也显示垂体 - 肾上腺轴的功能增强，说明长期航天飞行可引起 ACTH、CORT 的升高。

3. 中药方剂对模拟失重和辐射大鼠神经 - 内分泌 - 免疫网络的作用

（1）中药方剂对模拟失重和辐射大鼠免疫功能的影响：我们采用国际公认的模拟失重动物模型——- 30°头低位尾部悬吊，着重观察失重和辐射复合因素作用下模型动物的免疫系统在不同时间点的反应，探讨依据中医理论辨证组方的中药方剂对该模型动物免疫功能的作用。

1）对脾 T 细胞增殖功能与其分泌 IL-2 水平影响：实验结果表明，模拟失重单因素和模拟失重加辐射复合因素作用下的大鼠在实验第 11 天、第 16 天和第 21 天脾 T 细胞功能降低，腹腔巨噬细胞功能过度升高；在实验第 16 天胸腺细胞凋亡增加；在实验第 11 天辐射加强了模拟失重对脾 T 细胞功能的抑制作用；在实验第 16 天和第 21 天辐射降低了模拟失重对腹腔巨噬细胞功能的过度升高。

淋巴细胞是构成免疫器官的基本单位，它的功能即能反映机体免疫系统的功能。机体淋巴细胞在受到抗原的刺激以后，细胞增殖、分化发生免疫应答反应。有丝分裂原作为特异刺激剂，其活化的 T 细胞或 B 细胞不是抗原特异的单个细胞及克隆，而是细胞群体。本实验将 T 细胞刺激原 ConA 作为活化剂，采用 MTT 比色法间接反映淋巴细胞的增殖能力。IL-2 是促使 T 细胞从 G1 期转至 S 期的关键性因子，主要由被抗原或丝裂原激活的 T 细胞产生，对 T 细胞的分化和增殖起主要促进作用。曾有研究证明航天因素可以引起淋巴细胞活性降低，如人卧床模拟失重 2 天后，T 细胞受到 PHA 刺激后增殖明显下降，但卧床模拟失重 6 天后，淋巴细胞增殖恢复正常。大鼠尾部悬吊 14 天，脾 T 细胞增殖能力及其产生 IL-2 的能力降低，本实验观察到，单纯悬吊 11 天、16 天和 21 天的大鼠脾 T 细胞的增殖功能及其分泌的 IL-2 水平均持续降低，表明悬吊模拟失重大鼠脾 T 细胞功能始终处于抑制状态。汪涛等曾观察到经单次 2Gy ^{60}Co- γ 照射后悬吊 7 天的大鼠脾淋巴细胞增殖能力和其产生 IL-2 的功能明显降低，本实验于悬吊第 8 天用 4.5Gy ^{60}Co- γ 辐射后继续悬吊，观察到辐射后第 3 天、第 8 天和第 13 天不同时间点大鼠脾 T 细胞的增殖功能及其分泌的 IL-2 水平均明显降低，表明悬吊加辐射可以引起脾 T 细胞功能持续降低。

理论上认为，单纯模拟失重或单纯辐射均可引起免疫功能的降低，但本实验观察到，单纯模拟失重和模拟失重加辐射对大鼠脾T细胞的抑制作用无明显不同，提示模拟失重和辐射两个刺激因素之间对脾脏T细胞功能的影响无叠加作用。T细胞的活化增殖是发挥免疫应答的必要条件，静止T细胞在接受抗原等刺激后，可发生增殖活化而形成效应细胞，并分泌IL-2，IL-2又可进一步促进T细胞活化而进入增殖状态。模拟失重和模拟失重加辐射引起T细胞增殖能力和分泌IL-2的减少，提示模拟失重及其加辐射引起的脾T细胞增殖功能降低与T细胞分泌IL-2水平下降之间有必然联系。

2）对大鼠腹腔巨噬细胞的吞噬活性与其分泌IL-1、IL-6影响：实验结果表明，实验第11天、第16天和第21天悬吊组和悬吊加辐射组大鼠腹腔巨噬细胞的吞噬活性及其分泌IL-1的水平均呈不同程度升高，其中，第16天和第21天升高明显，悬吊加辐射组大鼠腹腔巨噬细胞吞噬活性在实验第16天和第21天有不同程度降低，但仍明显高于正常组。这与以往研究观察到的小鼠尾部悬吊4天腹腔巨噬细胞吞噬功能增强、大鼠尾部悬吊7天腹腔巨噬细胞生成IL-1的能力增强、单次2Gy ^{60}Co-γ照射后悬吊7天的腹腔巨噬细胞生成IL-1的水平有增强趋势等结果基本一致。本实验结果表明，悬吊和悬吊加辐射能过度提高大鼠巨噬细胞的吞噬活性及其分泌IL-1的功能。

曾有报道尾吊3天的小鼠脾细胞分泌的IL-6水平无明显变化，悬吊7天呈升高的趋势。本实验观察到，悬吊和悬吊加辐射组大鼠腹腔巨噬细胞分泌IL-6的水平在实验第11天无明显变化，在实验第16天和21天升高，与以往的报道有所不同，但证明了脾和腹腔巨噬细胞分泌的IL-6水平都呈现升高现象。

综上，悬吊能降低大鼠脾淋巴细胞增殖功能及其分泌IL-2的水平，增加腹腔巨噬细胞吞噬功能及其分泌IL-1和IL-6的水平。辐射可进一步加重悬吊引起的脾淋巴细胞增殖功能的降低，部分对抗由悬吊引起的腹腔巨噬细胞吞噬功能的升高和其分泌IL-6的水平，对悬吊引起的脾淋巴细胞分泌IL-2功能下降和腹腔巨噬细胞分泌IL-1功能的升高无甚影响。这些结果提示，失重和失重加辐射均能引起大鼠免疫功能的改变，但综合作用的效应有所不同。作为航天特因环境下的刺激因素，失重和辐射引起机体免疫系统的变化常被视作机体的一种适应性反应，但对其意义还不清楚。本研究中观察到，悬吊加辐射加重悬吊引起的大鼠脾淋巴细胞增殖抑制，对抗由悬吊引起的大鼠腹腔巨噬细胞吞噬功能的升高及其分泌IL-6的水平，对机体健康的影响及其生物学意义，有待研究。

淋巴细胞和巨噬细胞（MΦ）是特异性和非特异性免疫的重要细胞。MΦ具有非特异性直接消除各种异物、杀伤细胞内寄生的病原体和肿瘤细胞功能。另外，MΦ通过将抗原提呈给抗原特异性淋巴细胞，激活免疫应答；MΦ过度活化可成为抑制性MΦ，抑制免疫应答。IL-1可由多种细胞分泌，最主要是活化的单核巨噬细胞，它具有广泛的生物学效应，可参与免疫调节，能促进T细胞增殖、IL-2和IL-2R表达。多种免疫细胞包括 T 细胞、B 细胞和单核巨噬细胞等，都能自发地或在各种因素刺激下产生 IL-6，IL-6 能刺激 PHA 或 ConA 激活的 T 细胞增殖生长。

3）对胸腺细胞凋亡的影响：本实验研究采用 Annexin-V 和 PI 双染的流式细胞仪方法在实验第 16 天定量检测了各组大鼠胸腺细胞凋亡情况。结果显示，正常组大鼠胸腺细胞存在一定程度的凋亡，但与正常组比较，悬吊组和悬吊加辐射组大鼠胸腺细胞凋亡率明显升高。曾有报道，尾部悬吊 1 天小鼠的胸腺细胞总凋亡细胞数及早期凋亡细胞数呈增加趋势，悬吊 2 天早期凋亡细胞数明显升高，总凋亡细胞数极显著增加，与本实验观察到的大鼠单纯悬吊 16 天胸腺细胞凋亡率升高的结果相近。有研究发现，在体大鼠胸腺细胞经 ^{60}Co-γ 射线辐射后 2 小时即出现明显的细胞凋亡，4 ~ 8 小时达高峰，后渐减少；2.0Gy、4.0Gy、6.0Gy 3 个剂量辐射后 10 天的胸腺细胞凋亡率基本接近正常。本实验观察到在悬吊中接受 4.0Gy ^{60}Co-γ 射线辐射后第 8 天的大鼠胸腺细胞凋亡率升高，而且悬吊和悬吊加辐射组之间无明显差异，提示辐射对悬吊条件下的胸腺细胞凋亡没有产生叠加效应。

胸腺是机体重要的免疫器官，是 T 细胞发育和成熟的场所，在整个免疫系统中起着中枢作用，其损伤必将导致免疫功能障碍而引发一系列疾病。因此，胸腺及其功能也是航天医学研究的重视对象。以往的研究曾发现，宇宙 1129 号飞船上的大鼠飞行后胸腺的平均重量是 252mg，显著低于地面对照组大鼠的平均胸腺重量 394mg；组织学检查还发现飞行大鼠的胸腺发生萎缩，皮质淋巴细胞数目减少，淋巴滤泡中含有少量不成熟的淋巴细胞。模拟失重加辐射大鼠的胸腺发生萎缩。研究提示失重、辐射可能引起胸腺萎缩。目前有关悬吊加辐射引起胸腺功能变化的研究尚未见报道。

细胞凋亡是细胞的基本特征之一，是个体发育过程中由基因调控的细胞自杀活动，是多细胞有机体为调控机体发育、维护内环境稳定，由基因编码程序的细胞主动死亡过程。细胞首先接收、识别某些特殊的生理或病理性刺激信号，然后启动细胞特有的基因或基因群，通过 mRNA 转录，合成一组具有致死效应的蛋白质，从而导致细胞解体、死亡，是机体对外界刺激进行主动应答的过程。它可见于胚胎发育、正常组织代谢和某些病理情况。正常胸腺细胞可发生凋亡，骨髓淋巴干细胞进入胸腺后，经过初期、中期、后期的分化，绝大部分（> 95%）未成熟为 T 细胞的胸腺细胞将在分化过程中死亡，只有极少数胸腺细胞完成其发育过程，从胸腺中输出成为成熟的具有免疫功能的 T 细胞，未能分化成熟的细胞主要通过凋亡的途径被清除，因此凋亡参与了胸腺淋巴细胞的选择（负向选择）过程。胸腺细胞凋亡作为影响机体免疫调节重要途径之一，引起了人们的高度重视。

实验结果表明，在实验第 11 天和第 16 天，中药方剂能提高悬吊加辐射组大鼠脾淋巴细胞的增殖功能，在实验第 11 天、第 16 天和第 21 天能提高大鼠脾淋巴细胞分泌

IL-2 的水平，在实验第 11 天和第 21 天降低大鼠腹腔巨噬细胞吞噬功能及其分泌 IL-1 和 IL-6 的水平。在实验第 16 天，中药方剂还能显著降低悬吊加辐射组大鼠胸腺细胞凋亡率。结果表明，中药复方具有改善模拟失重加辐射引起的大鼠脾淋巴细胞增殖及其分泌 IL-2 功能的降低，抑制腹腔巨噬细胞吞噬及分泌 IL-1 和 IL-6 功能的增强，降低胸腺细胞凋亡的增加等作用。本实验证明，失重加辐射可引起机体免疫功能的失调，中药方剂能对抗这种由模拟失重加辐射引起的免疫功能失调，促进失调的免疫功能趋于正常。

（2）中药方剂对模拟失重和辐射大鼠 HPA 轴的作用：实验结果表明，悬吊组大鼠下丘脑中 CRH 水平在实验第 16 天和第 21 天较实验第 11 天明显降低（$P < 0.01$），实验第 21 天较实验第 16 天升高（$P < 0.05$）；悬吊加辐射组大鼠下丘脑中 CRH 水平在实验第 16 天和第 21 天较实验第 11 天明显降低（$P < 0.01$），实验第 21 天较实验第 16 天升高（$P < 0.05$）。

悬吊组大鼠垂体中 ACTH 水平在实验第 16 天和实验第 21 天较实验第 11 天明显降低（$P < 0.01$），实验第 21 天较实验第 16 天明显降低（$P < 0.01$）；悬吊加辐射组大鼠垂体中 ACTH 水平在实验第 16 天和实验第 21 天较实验第 11 天明显降低（$P < 0.01$），实验第 21 天较实验第 16 天明显降低（$P < 0.01$）。

悬吊组大鼠血清中 CORT 的水平在实验第 16 天较实验第 11 天降低（$P < 0.05$），实验第 21 天较实验第 11 天明显降低（$P < 0.01$），实验第 21 天与实验第 16 天比较无显著性差异（$P > 0.05$）；悬吊加辐射组大鼠血清中 CORT 的水平在实验第 16 天和实验第 21 天较实验第 11 天明显降低（$P < 0.01$），实验第 21 天与实验第 16 天比较无显著性差异（$P > 0.05$）。

本实验依据神经 - 内分泌 - 免疫网络调节的观点，选取 HPA 轴和有关免疫细胞因子作为观测指标，探讨中药方剂在航天飞行生理适应性反应中对免疫系统影响的部分神经内分泌调节机制。

应激反应引起的生理变化包括自主神经活动改变如交感神经活动增强和神经内分泌活动改变，如下丘脑多个内分泌轴的激活。HPA 轴是机体内分泌轴之一，是高等动物参与应激的最重要的调控体系，它通过调控激素的分泌来调控机体的代谢、免疫以及生长发育，对于维持机体的内稳态起着重要的作用。该系统涉及下丘脑、垂体和肾上腺三个水平，对于维持肾上腺皮质的分泌功能具有重要的生理意义。HPA 轴激活及由此引起的 GC 分泌增加，是应激反应的最重要特征。关于模拟失重和模拟失重加辐射模型动物 HPA 轴中 CRH、ACTH 和 CORT 的变化规律目前尚未见报道。本实验观察到，在实验第 11 天，悬吊组和悬吊加辐射组大鼠下丘脑中 CRH 水平、垂体中 ACTH 水平和血清中 CORT 水平明显升高，实验第 16 天和第 21 天下丘脑中 CRH 水平显著降低，垂体中 ACTH 水平和血清中 CORT 水平仍持续升高，其中，实验第 21 天大鼠血浆中 CRH 和 ACTH 的变化分别与其在下丘脑和垂体中变化基本一致。一般认为，血中的 GC 浓度高于生理水平，会产生对 HPA 轴的反馈抑制作用，同时，过高的 ACTH 对下丘脑也有反馈抑制作用，本实验观察到，实验第 16 天和第 21 天悬吊组和悬吊加辐射组大鼠下丘脑和血浆中 CRH 的水平均降低，可能是 CORT 和 ACTH 升高产生反馈抑制效应的结果。在实验第 16 天和第 21 天，悬吊组和悬吊加辐射组大鼠下丘脑中 CRH 水平较各自在实验第 11 天时降低，实验第 21 天悬吊组大鼠下丘脑中 CRH 水平较实验第 16 天升高；实验第 16 天和第 21 天，悬吊组和悬吊加辐射组大鼠垂体中 ACTH 水平和血清中 CORT 的水平均呈不同程度降低。这与在人体卧床模拟失重 54 天的实验中曾观察到的血浆 ACTH 和 CORT 升高，但随实验时间延长逐渐降低的结果一致，提示随着对悬吊和辐射这样的应激环境的适应，内分泌功能逐渐趋于正常水平。CORT 和 ACTH 对下丘脑的反馈抑制效应在实验第 16 天时最为明显，随着实验时间的延长，这种效应逐渐减弱。ACTH 主要是由腺垂体分泌的激素，能促进肾上腺皮质激素的合成与释放，故在实验中，我们观察到 ACTH 和 CORT 的变化是相关的。

理论上认为，ACTH 的合成和分泌受下丘脑分泌的 CRH 调控，但我们在本实验中观察到，实验第 16 天和第 21 天，悬吊组和悬吊加辐射组大鼠下丘脑中 CRH 含量降低，而垂体中 ACTH 的含量升高，两者表现出不一致的现象，提示机体调控 ACTH 的途径可能不限于下丘脑环节，或在悬吊和悬吊加辐射条件下的机体存在 HPA 轴调控的紊乱。本实验观察到，在实验第 11 天、16 天和第 21 天，中药方剂升高模拟失重加辐射大鼠下丘脑中 CRH 水平，降低垂体中 ACTH 水平和血清中 CORT 水平，表明中药方剂具有对抗模拟失重加辐射引起的 CRH、ACTH 和 CORT 异常改变的作用，提示失重加辐射可以引起机体 HPA 轴的调控紊乱，中药方剂能扭转这种紊乱，并且将对 HPA 轴的调控维持在一个适度范围内。

HPA 轴与免疫细胞因子之间存在着相互调节的关系。有文献报道，CRH 对免疫功能有增强作用，能刺激人外周血单核细胞分泌 IL-1、IL-2 和 IL-6，ACTH 和 GC 有免疫抑制作用，ACTH 能调节 IL-2 的生成，GC 能抑制 IL-1 和 IL-2 的生成和释放，可见 HPA 轴中的 CRH、ACTH 和 GC 对细胞因子有调节作用。

本实验结果显示，在实验第 11 天、第 16 天和第 21 天，悬吊组和悬吊加辐射组大鼠血清中 IL-1 和 IL-6 的含量均升高，伴随血清中 CORT 的含量升高，而第 16 天和第 21 天悬吊组和悬吊加辐射组大鼠下丘脑 CRH 水平升高，提示模型动物血清中 IL-2 水平降低是 ACTH 和 GC 持续升高导致的，而血清中 IL-1 和 IL-6 的含量变化与下丘脑 CRH 无关。

本实验发现，在实验第 11 天、第 16 天和第 21 天，中药方剂能升高模拟失重加辐射大鼠血清中 IL-2 的含量，降低模拟失重加辐射大鼠血清中 IL-1 和 IL-6 的含量。结合中药方剂对模拟失重加辐射大鼠 HPA 轴的作用，我们推测该方提高血清中 IL-2 含量可能与其减少垂体分泌 ACTH 和肾上腺分泌 CORT 有关。

（3）中药方剂对模拟失重和辐射大鼠脾组织 GR mRNA 表达的影响：与正常组比较，悬吊组大鼠脾组织 GR mRNA 表达增多（$P < 0.05$），悬吊加辐射组大鼠脾组织 GR mRNA 表达明显增多（$P < 0.01$）；与悬吊组比较，悬吊加辐射组大鼠脾组织 GR mRNA 表达无显著性差异（$P > 0.05$）；与悬吊加辐射组比较，中药组大鼠脾组织 GR mRNA 表达减少（$P < 0.05$）。

GR 是由可溶性单链多肽组成的磷蛋白，是核受体超家族中的重要成员，也是一种典型的激素依赖性转录调节因子，有四种存在形式：激活的与非激活的未与配基结合的 GR，激活的与非激活的已与配基结合的 GR。GR 具有两个基本功能域：位于羟基末端的激素结合区和位于分子中部的 DNA 结合区。其中，激素结合区决定着受体与激素结合的特异性，而 DNA 结合区由两个锌指结构组成，决定着受体与靶基因相互作用的特异性。在已知生理状态下，GR 与热激蛋白等分子伴侣结合而存在于胞质中，GC 进入细胞后与 GR 的 C 端结合并使其活化，活化后的 GR 与 GC 一起移向核内，然后再与细胞核靶基因中特定的 GRE 结合，诱导生成特异性 mRNA，指导蛋白质合成，GC 的主要作用是通过其受体对靶基因表达的调节发挥其生物效应。GR 与 GRE 的相互作用是一个非常复杂的过程，决定着激素作用的特异性。不管是激素结合区还是 DNA 结合区发生突变，均可导致受体失去激素结合活性或 DNA 结合活性，出现一系列病理反应。

GC 作为 HPA 轴的最终产物，可以从多方面影响机体的免疫功能，脾脏作为免疫系统的重要器官，其功能会受到体内分泌过多的 GC 的抑制，这种抑制作用是由脾脏 GR 介导的信号调节作用，GR 功能和数量上的改变必然会影响 GC 作用的发挥。研究证实，航天飞行环境的各种有害因素可以导致机体脾脏淋巴细胞功能降低，在失重等航天环境下，机体 GC 水平升高，但 GC 升高与脾脏免疫功能降低之间的确切机制还不清楚。本实验利用 RT-PCR 技术，探查到在实验第 21 天悬吊组和悬吊加辐射组大鼠脾细胞 GR mRNA 表达增多，两组间无明显差异，提示失重可能诱导脾细胞 GR 的增加，而辐射对其诱导作用无明显影响。结合之前的实验结果所显示的实验第 21 天悬吊组和悬吊加辐射组大鼠血清中 CORT 的含量升高，脾淋巴细胞功能降低，我们不难理解，脾淋巴细胞功能降低是体内增加的 GC 与脾细胞增加的 GR 结合的结果。本实验还观察到，中药组大鼠脾细胞 GR mRNA 表达降低，表明中药方剂在基因转录水平调控由模拟失重加辐射引起的大鼠脾细胞 GR 过度表达。实验结果也为本方改善模拟失重加辐射大鼠脾淋巴细胞分泌 IL-2 水平的下降提供了一定的分子医学证据。当然，基因表达和其功能实现涉及诸如 DNA → RNA →蛋白质的一系列复杂传递过程，其中任何一个环节异常，如 mRNA

翻译成蛋白质环节异常，或如上所述的 GR 的功能区域、亲和力等方面出现异常，都会影响 GC 的生物效应。因此，有关模拟失重和辐射大鼠脾细胞 GR 与免疫功能紊乱的关系及中药方剂精确的调控证据还有待于进一步研究。

4. 神经、内分泌和免疫系统与骨代谢相关性及其中药方剂的作用　实验研究证实，骨代谢受到免疫系统的细胞因子和神经内分泌系统的某些激素的调节。所以，航天飞行条件下机体的神经、内分泌和免疫系统及骨代谢可能都存在相互调节的关系。我们从模拟失重和辐射复合因素作用下的模型大鼠的神经 - 内分泌 - 免疫网络与骨代谢在不同时间点的变化入手，分析中药方剂对模型大鼠的神经内分泌网络和骨代谢作用的可能机制。

模拟失重和辐射不同时间点大鼠血清中细胞因子水平的变化及中药方剂的作用结果表明，悬吊组大鼠血清中 IL-1β 水平在实验第 16 天较实验第 11 天明显升高（$P < 0.01$），实验第 21 天较实验第 16 天明显降低（$P < 0.01$），与实验第 11 天比较无显著性差异（$P > 0.05$）；悬吊加辐射组大鼠血清中 IL-1β 水平在实验第 11 天和第 16 天无显著性差异（$P > 0.05$），实验第 21 天较实验第 16 天明显降低（$P < 0.01$），与实验第 11 天比较无显著性差异（$P > 0.05$）。

悬吊组大鼠血清中 IL-2 水平在实验第 11 天、第 16 天和第 21 天无显著性差异（$P > 0.05$）；悬吊加辐射组大鼠血清中 IL-2 水平在实验第 16 天较实验第 11 天有降低趋势，但无显著性差异（$P > 0.05$），实验第 21 天较实验第 16 天明显升高（$P < 0.01$），与实验第 11 天比较无显著性差异（$P > 0.05$）。

悬吊组大鼠血清中 IL-6 水平在实验第 16 天和第 11 天无显著性差异（$P > 0.05$），实验第 21 天较实验第 11 天升高（$P < 0.05$），与实验第 16 天比较无显著性差异（$P > 0.05$）；悬吊加辐射组大鼠血清中 IL-6 水平在实验第 11 天、第 16 天和第 21 天无显著性差异（$P > 0.05$）。

模拟失重和辐射不同时间点大鼠血清中 OCN 水平的变化及中药方剂的作用结果表明，悬吊组大鼠血清中 OCN 水平在实验第 21 天较实验第 11 天和实验第 16 天降低（$P < 0.05$）：实验第 11 天与实验第 16 天无显著性差异（$P > 0.05$）。悬吊加辐射组大鼠血清中 OCN 水平在实验第 11 天、第 16 天和第 21 天无显著性差异（$P > 0.05$）。

体内骨量的稳定有赖于两种不同细胞系（成骨细胞和破骨细胞）的平衡。其中，成骨细胞主要负责骨形成，而破骨细胞主要负责骨吸收。在生理状态下，成骨细胞的造骨量精确地补充了破骨细胞吸收的骨量，它们的这种精确"合作"维持了骨量的稳定。许多研究已证实，航天员在航天飞行中出现了骨代谢的失衡，发生骨质减少和骨力学特性的降低，多数研究认为航天员骨质减少的重要原因是成骨细胞功能降低，有关航天飞行期间骨吸收是否增加尚有争论。OCN 又称骨 γ- 羧基谷氨酸蛋白或骨依赖维生素 K 蛋白，是一种含量丰富的骨非胶原蛋白，是成骨细胞的特异性产物。OCN 水平能反映成骨细胞的活性和骨的转换水平，是骨形成的重要指标。以往有研究发现，航天飞行 6 天的大鼠和尾部悬吊 14 天的大鼠血清中 OCN 均出现降低，骨质中 OCN mRNA 降低。本实验也观察到，在实验观察的各时间点，悬吊组血清中 OCN 水平均明显下降，再次证明失重引起体内骨形成降低。本实验还发现，在实验观察的各时间点，悬吊加辐射组大鼠血清 OCN 也出现降低，与悬吊组无明显差异，表明悬吊加辐射组大鼠体内骨形成也降低，但辐射对悬吊引起的骨形成降低无明显影响。在实验观察的各时间点，中药方剂可以使悬吊加辐射组大鼠血清中 OCN 的含量增加，说明本方能对抗模拟失重加辐射引起的骨形成降低，与本课题之前的研究结果一致。

成骨细胞的增殖分化受多种生物活性物质的影响，生理水平的 GC 有促进骨形成的作用，而高于生理水平的 GC 则有抑制骨形成的作用，能抑制成骨细胞的增殖与分化，导致成熟的、具有分泌基质功能的成骨细胞和支撑破骨细胞产生的成骨细胞数目减少。本实验观察到，悬吊组和悬吊加辐射组大鼠血清中 CORT 明显升高，提示模拟航天飞行环境中骨形成减少的原因之一是体内糖皮质激素含量的增加。

研究表明，IL-1 和 IL-6 等细胞因子参与骨代谢调节。IL-1 作为一种骨吸收因子，可使成骨细胞产生多种细胞因子，如 IL-6 等，进而促进破骨细胞活化，使破骨细胞前体细胞分化成熟，因此，就破骨细胞的形成而言，IL-1 是必不可少的"上游"因子。IL-6 主要由骨髓干细胞、单核巨噬细胞和成骨细胞分泌，破骨细胞也可分泌少量的 IL-6。IL-6 不但与破骨细胞的产生有关，也是破骨细胞主要的生长因子之一，还能增强破骨细胞的骨吸收功能。本实验发现，在实验第 11 天、第 16 天和第 21 天，悬吊组和悬吊加辐射组大鼠血清中 IL-1 和 IL-6 含量增加，OCN 含量显著降低，提示 IL-1 和 IL-6 水平的升高与模拟失重和辐射条件下的骨丢失存在某种内在联系，即 IL-1 和 IL-6 的增加促进了模拟失重和辐射条件下骨吸收增加，所以推测骨吸收的增加也参与了此种骨丢失。中药方剂在升高悬吊加辐射组大鼠血清 OCN 水平的同时，降低其血清中 CORT、IL-1 和 IL-6 水平，我们推测中药方剂对抗模拟失重加辐射条件下的骨丢失作用与其对 HPA 轴的调整和对免疫系统的调节有关。

5. 模拟航天生理适应性反应的中医病机和中药方剂的制方原理　在太空飞行中，失重和空间辐射对人体是一种不良影响。失重引起机体骨骼肌张力下降，正常活动减少，此属于中医少动、过逸等范畴，正如前人所提出的"久卧伤气"（《素问·宣明五气篇》）。肺、脾、肾三脏与气的关系最为密切，故气虚多涉及肺、脾、肾三脏，尤其是肺脾两脏。气虚日久可致气滞血瘀，气滞引起津液输布障碍，还可以产生痰湿等病理产物。失重使体位改变，头向血流增加，类似中医理论中机体向下的潜降作用减弱，导致肝阳失潜，上亢化火，灼伤肝之阴血，久则导致肝阳上亢，引发气血上逆。人体头低位与下肢抬高对机体的影响颇为相似，均导致头向血流增加，可以伤肾，这在《备急千金要方》中曾有所描述，认为"凡人眠，勿以脚悬踏高处，久成肾水及损房……人卧，勿跂床悬脚，久成血痹，两足重，腰疼。"辐射属于环境毒邪，能够损伤肾精，伤及人体气血。综上所述，模拟航天飞行生理适应性反应的病因病机可归纳为气血逆乱，过逸耗气，情志内伤，外感环境毒邪，导致心肝阴虚，肝阳上亢，肾精不足，心肾不交，肺胃气逆，脾胃虚弱，气虚血瘀。依据航天飞行生理适应性反应的中医辨证进行选药组方，组成了干预方药"太空燮理汤"。

6. 中药方剂对抗模拟失重加辐射作用的可能机制　中医药具有长期的经验基础，以由多味药组成的中药方剂为治疗手段，以协同增效、纠偏减毒为其特点，本研究在依据中医基本理论对航天飞行生理适应性反应的临床表现进行辨证、确立治法的基础上，通过配伍组成了干预方药太空燮理汤。实验表明，中药方剂能够调节模拟失重加辐射引起的免疫功能的紊乱，并可能通过减少胸腺细胞的过度凋亡，维持体内 T 细胞的数量，增强脾 T 细胞功能，降低过度升高的腹腔巨噬细胞功能。该方还可以调节 HPA 轴功能，能够通过降低升高的 ACTH、CORT、IL-1 和 IL-6 的含量，调节 CRH 的合成与释放，增加下丘脑中 IL-1 受体表达和减少脾细胞 GR 表达等环节，恢复机体神经－内分泌－免疫网络的自稳功能，发挥其抗骨丢失和调节免疫等多种作用。现代药理研究证明，方中人参能增强机体对物理性、化学性和生物性等各种不良刺激的非特异性抵抗力，提高机体适应性。

第十三章

中医药防治航天员不同时期身体异常的研究

一、目的意义

载人航天是人类探索外空间的实践活动，在这一过程中，机体将面临不同于地面环境的各种特殊因素的挑战，身体将可能产生各种生理异常，甚至疾病。航天任务中的防护措施多种多样，大多数防护措施需要专门的沉重设备，代价高，而中医药可以对人体的整体功能进行综合调节，充分调动机体各方面的潜能，维持机体功能状态的稳定。中药便于携带，服用方便，具有其他防护措施不可比拟的优势。为了将中医药防护措施成功应用于载人航天中，进行"运用中医药防治航天员不同时期身体异常的系统工程研究"是当务之急，也是发挥中国传统医药优势的一个良好契机。

该研究将以航天员训练、飞行和返回地面不同阶段的身体各系统生理适应反应有关资料为依据，在中医理论指导下，结合中医辨证论治方法，探查机体在航天特殊环境条件下不同时相整体反应的中医病机、证候类型及其中医药干预原则，验证不同中医方药的调节效应，应用中药现代化新剂型、新技术研究开发一系列中药新药产品，将其应用于我国载人航天中，可以有效保障航天员健康，并对建立具有中国特色的航天医药学体系有着重要的理论和实践意义，甚至可以走向世界，产生更大的影响。中药新药转民用可以产生较大的社会与经济双重效益。

二、国内外研究背景

俄、美科研人员对航天条件所致生理效应的研究，特别是对模拟失重条件下人体心血管系统功能、骨质代谢、脑功能、内分泌等的变化规律的研究，主要是按系统进行深入分析，对于从整体上进行的研究报道目前较少。如关于长期微重力暴露适应机制，Blomqvist 提出多重机制假说，其对中枢机制、神经体液调节、静脉系统的变化，以及心血管系统与呼吸系统之间的相互关系加以探讨，认为这是一个从分子、细胞到器官、系统多个层次的综合生理学问题。近年来，生命科学飞行使人们越来越感到整体调节是航天医学中的重要问题。航天用药大部分以西药为主，只有俄罗斯应用中药人参提高前庭耐力，利用人参适应原样作用，通过整体调节，提高机体对外界不良刺激的抵抗力。加加林航天员训练中心广泛应用草药，并将草药制成口服液，作为个人物品带到空间站，对长期飞行的航天员进行医疗保健，并且常规在长期飞行返回 0 昼夜口服镇静性质草药，之后服用促进肠道蠕动草药以助消化，并用消除疲劳草药药浴，帮助身体放松。平时根据需要为航天员炮制药茶，调节机体功能。国内在追踪国外研究动态的基础上，在航天医学各领域进行了积极探索，同时对中医药在航天领域中的应用也进行了深入探索。研究包括以下几个方面。

1. 航天医学研究中的整体功能态和中医系统调节的理论。

2. 关于航天不同时相的中医证型的探讨　飞行早期（气血上逆的实证）和长时飞行（气血阴阳不足兼气滞血瘀的虚实夹杂证）的两大证候类型；卧床不同时期（肾阴虚、阴虚阳亢、脾气虚、血瘀）四类证候；整体功能态的三种类型，抑郁型（阳虚）、应激型（阴虚火旺）、血瘀型（血瘀）。

3. 有效中医药的应用　血液循环系统问题应用丹黄合剂，肌肉力学问题应用强肌1号和2号，骨骼系统问题应用刺五加和中药加低频磁场，免疫系统问题应用微达康。

应用总体情况：从单一角度进行的防治研究，忽略了航天生理适应中的系统间关系和中医药的整体多系统调节效应；充分结合中医理论的组成方剂较少（中医复方优势发挥不够）；尚未从航天不同时相相关性的角度探讨不同中医方药的综合系统调节；研究较为分散，缺乏系统性，影响方药实际应用；应用基础研究多在整体和器官（细胞）水平上；对适合航天应用的中药新剂型的研究尚属空白。

关于中药新型给药系统的研究进展：药物传输系统是近二十年来发展起来的一些新的制剂，目前已从缓释和控释系统、延迟释药系统、透皮给药系统及靶向给药系统发展到反映时辰生物学技术与生理节律同步的脉冲式给药和根据反馈信息自动调节释放药量的自调式给药，且在理论研究、剂型设计及制备方法等多方面都得到迅速发展。目前，化学药物的传输系统发展很快，已有多种制剂出现并上市。而中药因其化学成分的复杂性，此类制剂上市还不多见，但关于中药新型给药系统的研究近年来已有所发展。

在缓释控释系统中，缓控释种类有胃内滞留型、骨架型、渗透型、口腔黏附型等，中药方面研究较多的是骨架型。属于单体化合物研究的有青蒿素、川芎嗪、小檗碱等；属于有效部位研究的有人参皂苷、葛根黄酮等。

靶向给药系统是利用脂质体、微囊或微球等载体将药物有目的地传输至某特定组织或部位的系统，化学药物已有阿霉素、两性霉素 B、柔霉素等被用于临床，但未见产品上市。在中药靶向系统研究方面，研究人员对汉防己甲素、乌头生物碱等进行了较多研究。

从目前研究来看，中药的新制剂研究有了一些进展，但主要是从中药中提取的单体化合物，而关于中药有效部位，尤其是关于中药复方的研究很少，研究深度不够；中药缓释控释系统、靶向给药系统研究相对较多，而中药透皮给药、脉冲式给药、自调式给药系统研究相对较少，这需要广大科研工作者进一步加大对中药新型制剂的科研力度，以加快中药现代化的进程，促进中药制剂的发展跟上化学药物制剂的发展步伐。

三、研究思路

以目前国外航天员身体各系统在飞行不同阶段的生理性反应的相关资料为背景，应用中医辨证论治理论，对我国航天员、锻炼员在模拟航天不同时期的机体反应态进行中医辨证分型，针对航天员在飞行前、中、后不同阶段面临的主要生理适应问题，拟定中医防治原则和制订干预方药，选择相关动物模型，验证方药的调节效用，并结合分析性模型，探讨其作用机制；在此基础上，进一步观察方药对人体的整体调节作用。在筛选出的有效中药方药的基础上，应用中药新剂型新技术，制备成现代化的中药新药。

具体做法是"三个方面、八个结合"：在治疗上，中西医结合，防治结合，整体与局部结合；在应用上，航天与海军、空军结合，国内与国外结合；在研究上，药物普通剂型与新型给药技术结合，中药复方与有效部位、有效单体结合，保健品与药品结合。

四、研究内容

根据载人航天训练期、飞行期、后恢复期各阶段的任务特点，系统研究分为相应的三大模块，即训练期的中医药防护、飞行期的中医药防护、后恢复期的中医药防护。针对不同时期航天员的生理反应情况，运用中医药理论，进行中医辨证，建立不同时期的中医证型理论，确定有效干预方药，进行系列中药的开发研究。

（一）第一研究模块：训练期的中医药防护

《素问·灵兰秘典论》提出"肾者，作强之官，伎巧出焉"，主要表现在三个方面：一是骨骼强壮，体力耐久而强用；二是髓海充盈，思维敏捷；三是动作灵敏。由此可知，人之技巧，皆由肾精而出。肾中精气是机体生命活动之本，而肾阴和肾阳的功能活动状态是各脏阴阳的根本。在正常情况下，"阴平阳秘"，当内、外原因使肾的阴阳失衡时，其他各脏也会阴阳失调，如肝肾阴虚而肝阳上亢，心肾阴虚而心火上炎，肺肾阴虚而燥热内生等。航天员在地面各种特因训练环境和航天环境条件下，将会受到各种物理因素的影响，心理、生理负荷很大，甚至达到生理极限。所以，训练期的中医病机是心肾易损，阴液暗伤，肾阴不足，肝阳上亢，心阳浮动。防护立法为滋阴涵木，养心潜阳。因此，针对本阶段航天员的训练特点，我们着重在提高航天员心血管系统的适应性和调节功能、提高机体耐力等方面进行深入研究，遣方组药，进行新药研发。

1. 提高心血管系统功能　针对提高航天员心血管系统功能这一研究目标，研究人员以强心益肾、养阴益气为法，组方遣药，提高心血管系统的耐受性和适应性。组方以刺五加、川芎等中药为主药，拟采用新药给药系统，研制透皮给药方式的贴剂。该剂型是速效、长效相结合的现代中药新剂型外用药，能够确保药物安全、有效，药物作用最优化，具有极大的优越性，会成为填补国内空白的高新技术产品。该剂型的研究将与中药复方新药开发国家工程研究中心中试基地协作，并开发"心宝贴"，进一步对该药进行深入研究，使其有望成为针对航天员高负荷训练下的生理适应反应和损伤修复的良好的防治中药新药。

该药在民用方面，对心脑血管系统疾病也将具有很好的疗效。目前心脑血管系统疾病的发生率在国内外居高不下，冠心病更是在我国高发，目前患病人数已经接近总人口的 1/3。该病是一种严重的老年性疾病，我国老龄化发展速度相当快，心脑血管系统疾病随着人口老龄化的加快而日趋严峻。该药的研制成功可以减轻国家的医疗负担。该药军民两用，将有巨大的社会效益和经济效益。

2. 抗疲增耐　航天员都是精选出来的身体健康的人员，因此，日常医保任务的重点从"有病治病"转到"无病健身"，抗疲增耐药茶的研制有望为航天员的日常保健提供一种有效的手段。航天员的训练和任务都是高强度的脑力、体力劳动，因此，日常的身体保健工作非常有必要。俄航天员将在地面上饮用以中药为原料的药茶作为提高机体耐力的一种有效手段，并将药茶作为个人物品带入空间站使用，其效果已经得到航天员的广泛认可。研制抗疲增耐药茶不仅可以帮助我们更好地完成航天员地面训练期间的医学保障任务，而且有望被应用于未来的空间站中。

随着社会竞争的日益激烈，人们面临的各方面压力越来越大，许多人经常处于亚健康状态，这种失调若持续发展，可进入"潜临床"状态，潜伏着向某病发展的高度可能。在人群中，处于这类状态的人数超过 1/3，且在 40 岁以上的人群中比例陡增。这种状态严重影响工作和生活质量，影响社会发展。抗疲增耐药茶的研制有望成为帮助人们摆脱亚健康状态的一种有效保健手段。

我们拟在传统中医药保健理论的指导下，采用具有保健作用的中药，经合理组合，制成成型的保健药茶，携带、服用方便，达到抗疲劳和促进体力恢复的目的，提高工作效率和保持旺盛的精力。本产品研制成功后，不仅有较大的实用价值，还具有较大开发前景。

（二）第二研究模块：飞行期的中医药防护

飞行最初一至两周是急性适应期，主要变化是心血管系统功能失调和空间运动病；飞行一周后至返回地面前为亚急性适应期、相对适应期，主要变化是骨盐丢失和肌肉萎缩等。急性适应期中医病机为肝阳上亢，气血升逆，胃气不降，气阴不足，心阳浮动，血脉不和；防护立法原则为镇肝潜阳，和胃降逆，益气养阴，补心调神。亚急性适应期、相对适应期的中医病机为脾肾不足，肌损骨痿，肝脾不调，气滞血瘀；防护立法为补肾健脾，强肌壮骨，养肝荣筋，行气活血。在以上理法的基础上组方遣药，组成中药复方。通过一系列动物和人体实验，中医药防护方案初步定为：急性适应期——太空养心丸、环维黄杨星 D 及人参相关有效成分，具有提高心血管系统适应能力、改善睡眠的作用；亚急性适应期、相对适应期——强骨抗萎方，具有防止骨丢失的作用。

1.急性适应期的中医药防护

（1）心血管系统功能失调的中医药防护：航天员在太空飞行时，失重所引起的体液头向分布和有效循环血容量减少对航天员的循环系统有明显的影响。航天医学研究结果表明，短期的失重飞行也可引起航天员心血管系统和血液系统的改变，如航天员入轨后即出现头晕、头胀、头痛等主观感觉，心脏的收缩功能和节律发生改变，血容量减少，心血管系统功能失调等。因此，提高航天员血液循环系统的微重力适应能力是航天医学研究的重要课题。

中药复方太空养心丸可以提高急性适应期航天员的心脑血管系统调节功能。太空养心丸由龙骨、当归等组成，我们拟进一步研究，建立合理的提取纯化工艺，完善质量控制标准，开发出具有三效（速效、长效、高效）、三小（毒性小、副作用小、用量小）、三便（储存方便、携带方便、服用方便）、符合国际标准的中成药新品种。

太空养心丸以防为主，本着防治结合的原则，另拟研发环维黄杨星 D 微针贴，以治为主，有效对抗心律失常等在太空中可能发生的心血管系统问题。

环维黄杨星 D 具有改善冠脉循环、降低心肌氧耗量、提高心肌耐缺氧能力、增加心肌收缩力及防止心律失常等方面的疗效。我们拟制备成微针贴剂型，更适宜航天环境使用。微针经皮传输药物是近几年发展起来的一种新型透皮给药方法和技术，主要是通过打破角质层的屏障在皮肤上形成微米级的微孔使药物进入皮肤，但又不触及皮肤深层的血管和神经，因此不引起流血和疼痛，从而实现无痛给药，是一种非创伤性药物传输系统，可用于难透过皮肤的药物，特别是生物大分子药物传输。体内实验显示，皮肤内插入微针能使小分子药物、大的高分子药物和纳米粒按大小顺序增加渗透性，可以明显缩短普通透皮给药系统的给药时滞。我们把这一剂型引入航天领域，保障航天员在航天特殊环境下的心脏功能正常。

在民用方面，环维黄杨星 D 的主要适应证是心脑血管系统疾病。根据临床评价结果，环维黄杨星 D 口服片可治疗心律失常，该药的口服片在临床上疗效确切，已被广大患者认可，本研究要对其进行剂型更改，研制环维黄杨星 D 微针贴，以期新剂型能更好地发挥该药的疗效，能够在航天领域发挥它的优势。这是一个军民两用、前景较好的新药。

（2）在航天中改善睡眠节律的中药复方研究：飞船在太空飞行时，运行一周约需90min，飞船每 90min 经历一昼一夜环境变化。中医认为天人相应，昼夜阴阳消长节律直接影响着人体经脉运行节律、脏腑盛衰节律，而卫气与睡眠－觉醒异常有密切关系。航天员受太空阴阳节律急剧变化的影响而营卫失调，因此，睡眠障碍与疲劳可能会成为比较突出的问题。为了保持航天员良好的睡眠和工作能力，我们充分利用中药来进行双向调节，以改善睡眠和提高工作效率。

人参具有双向的药理活性，例如，它既可提神，又可安神。人参具有双向调节睡眠的物质基础，γ－氨基丁酸（GABA）具有抑制中枢神经活性的作用，可以促进睡眠；β–N– 草酰基 –L–α，β－二氨基丙酸（β–N–ODAP）具有显著的兴奋中枢神经的作用，可以促进觉醒，抗疲劳，提高工作效率。我们拟将从人参中分离出的上述两种活性成分分别制成人参安眠口腔崩解片，交替使用，调节航天员的睡眠节律。

口腔崩解片是一种全新的片剂制造技术，该剂型选择合适的快速崩解剂，制成既有一定硬度，又有一定疏松度的片剂，在微量水分或不需水情况下，于口腔迅速崩解，通过吞咽动作入胃吸收，减少了一般口服片剂需服用大量水分的麻烦，特别适合航天领域使用。

统计资料显示，我国失眠患者人数众多，覆盖面广。人参安眠口腔崩解片除了可应用于航天领域外，在社会上对各个年龄段的睡眠障碍问题也将发挥良好作用，也是一个很好的军民两用产品。

（3）空间运动病的中医药防护：空间运动病是机体在运动条件下发生的以头晕、恶心、呕吐、面色苍白、出冷汗为特征的一种疾病，在航天飞行中发生率很高，达30% ~ 50%。空间运动病对飞行期航天员的工作能力有很大的影响，应引起足够的重视。

多数人认为空间运动病的发生与前庭系统有关。针对提高航天员前庭功能这一研究目标，我们利用中医药理论和技术，从人体整体观念上全方位调节人体的生理功能，综合调节航天员的前庭功能，减少空间运动病在航天飞行中的发生率。我们通过中医辨证，组建中药复方，充分利用现有的转椅、电动秋千诱发空间运动病，评价中药复方的有效性。根据有效中药复方的组成成分、理化性质特点，选择适宜的剂型，进行研究开发。

抗空间运动病药物在其他领域也有广阔的应用前景，如航空、航海等。抗空间运动病药物的开发具有极大的经济效益。

2. 亚急性适应期、相对适应期的中医药防护　在航天条件下，骨丢失是亚急性适应期、相对适应期主要的医学问题。失重条件下的骨代谢是以骨形成减弱为主、骨吸收相对增强为辅的一种生理性变化。航天员在长期飞行时，容易发生骨损伤、软组织钙化和形成肾结石而危害健康。因此，关于失重性骨丢失防治措施的研究是载人航天医学领域面临的一个重要课题。

我们认为，航天失重阴阳失调，气血逆乱，失重性骨丢失的基本病机为脾肾不足，肝郁血滞，筋骨失养。依据中医"肾主骨""肝主筋""脾主肌肉"的理论，从整体调节入手，提出补肾健脾、疏肝活血、荣筋强骨的治疗原则，并据此组成强骨抗萎方。初步实验证明，该方具有良好的抗骨丢失效果，我们拟利用现代制剂技术，将该方进一步研制成中成药，应用于载人航天。

骨质疏松发病率已跃居常见病、多发病的第 7 位，目前全世界约 2 亿人患有骨质疏松。强骨抗萎方中成药的研制不仅对长期航天飞行的骨丢失防护具有重要意义，而且可以应用于骨质疏松的民用治疗，从而产生很大的社会效益和经济效益。

（三）第三研究模块：航天后恢复期的中医药防护

从太空失重到返回地球 1G 重力环境，航天员面临新的挑战，主要表现为平衡力差、心血管系统功能不良、运动系统功能失常、身心疲惫和生理储备下降等问题。重力再适应过程要比失重适应过程更为艰难和缓慢，中医学认为航天后恢复期病机为肝肾劳损，心脾两虚，阳气下陷，中药治则主要是补肾养肝，调补心脾，益气升阳，行气和血。航天后恢复期中医药防护的最大特点是针药并用，杂合而治，初期侧重益气升阳，益火补土，中后期侧重补益肝肾，滋水涵木；辨证内服中医药茶，外用针灸推拿，佐以药浴，疏通经络，活血化瘀，濡养机体，调理身心；发挥中国传统康复疗法优势，调动机体潜在的自稳调节功能，联合应用运动、营养和心理疗法，提高机体重力再适应能力。

在航天后恢复期防护策略中蕴含"根结"理论和"开阖枢"理论。

1."根结"理论在航天后恢复期中的应用　我们从调节气血升降的角度，应用"根结"理论指导康复。"根结"理论来自《内经》中的《灵枢·根结》，认为"根"均位于下肢末端的井穴或其附近，"结"位于头面躯干的相关部位，通过气血流注来达到人体上下内外紧密联系，而且是以自下而上、由远及近的模式由根部向结部循行。《灵枢·根结》认为，"不知根结，五脏六腑，折关败枢，开阖而走，阴阳大失，不可复取"。由这句话我们可以得知根结的重要性，知根结而分上下，明升降。

在航天飞行前，人在地面活动，足靠下，为根，头、胸、腹靠上，为结，气血正常升降，形体得以充实；在航天飞行中，由于失重，体液头向分布，使根失于足，气血多升而少降，久之根结俱亏。在航天飞行后，人回到地面活动，足下重新生根，但气血不足，少升而多降，经补气养血，滋水涵木，使头、胸、腹重新结实，气血充盈，复归升降。航天员由于在轨飞行适应了失重环境，破坏了原有的根结关系，重建新的气血平衡，重返地球后被迫再次进行适应，往往还会伴有一定的应激反应。

因此，对于航天飞行返回初期出现的各种不适表现，我们可以将其原因视为根结不通，气血不升，常常采取一些干预措施来帮助提升气血。中医药茶、穴位刺激、物理治疗、卧－坐－立位康复活动、水中/减重运动及功率自行车锻炼（由卧位逐渐过渡到坐位），无一不体现了由根部升提气血、在结部调节气血的原则。

2. "开阖枢"理论在航天后恢复期中的应用　在航天员飞行后恢复阶段，我们从调节阴阳离合的角度，应用"开阖枢"理论指导康复。"开阖枢"理论来自《内经》，也是经络学说的重要组成部分。太阳为开，阳明为阖，少阳为枢；太阴为开，厥阴为阖，少阴为枢。"开"实际上对应三阴三阳之离合里的"离"，"阖"实际上对应"合"，"枢"实际上对应离合之"转"，知开阖枢而分离合，明出入。在生理层面，"开阖枢"形成了上下、前后、内外的三维立体关系。"开阖枢"的功能障碍可能带来异常表现，《灵枢》论述了三阳三阴的开折、阖折、枢折为病。《灵枢·根结》指出，太阳开折病"肉节渎而暴病起"，阳明阖折病"气无所止息而痿疾起"，少阳枢折病"骨繇而不安于地"，太阴开折病"仓廪无所输，膈洞"，厥阴阖折病"气绝而喜悲"，少阴枢折病"脉有所结而不通"。三阳的开阖枢为病，正是航天后恢复期最可能出现的一些问题。在生理功能失调的情况下或病理状态下，开太过/开不及、阖太过/阖不及、枢太过/枢不及都会使人体对环境变化的适应能力下降，最终导致"内外分离""阴阳大失"。

对于航天飞行返回后期的运动协调性下降、运动耐力下降等表现，可以将其原因视为阴阳离合失常，具体表现为整体或局部开太过/开不及、阖太过/阖不及、枢太过/枢不及，可以采取一些干预措施，如应用性穴位刺激、物理治疗、水中/减重运动、功率自行车锻炼、核心稳定肌群功能锻炼和体质恢复训练等，这些措施充分体现了调节阴阳离合、调整气血出入的原则。

航天员在轨驻留以漂浮状态居多，背部和腿部负责"阖"的肌肉，如大腿股四头肌和小腿三头肌，出现萎缩，质量降低，收缩功能下降，协调性受到破坏，导致功能性动作紊乱，使航天员对抗重力的能力下降，还可引起运动功能协调性、肌肉强度和速度特性、反射状态及中枢调节机制的变化。而对于航天员在飞行返回后容易出现的大腿前内侧疲劳乏力（太阴开太过、阳明阖不及、少阴枢不及）和小腿后内外侧疲劳胀痛（太阳开太过、厥阴阖不及、少阳枢不及）的不适表现，治宜温热电针灸加手法治疗，主要取血海、伏兔、足三里、三阴交、承山、跗阳、丘墟、太冲和涌泉等穴位，还可在卧－坐－立位康复活动和平衡功能锻炼的基础上，开展循序渐进的水中运动和功率自行车锻炼，股四头肌、腓肠肌抗阻力量训练和动态动作整合训练，最后过渡到坡度递增的运动平板训练，由此可促进开阖枢功能逐步恢复。

第十四章

构建航天中医药学学科基础

航天员是载人航天工程的关键。在太空飞行中，失重、辐射、震动、噪声、昼夜节律改变等航天特因环境可引发航天员神经－前庭功能紊乱、心血管系统功能失调、立位耐力不良、肌萎缩、骨丢失、免疫功能失调等诸多医学问题，影响航天员的身心健康和工作效率，目前仍缺乏理想防护技术，这也是国际航天医学难题。

国外学者提出航天状态下的机体适应是一个从分子、细胞到器官、系统多个层次的综合生理学问题，提示航天医学问题是人体生理系统对太空特殊环境的适应综合征，诱因多，病机复杂，临床症状天地差异大，仅着眼于局部或单一系统的干预难以解决航天生理适应性问题。整体调节对于解决航天医学问题的重要性越来越被航天医学领域专家认同。

中医理论的"整体观""稳态观""预防观""动态观"与航天飞行中多系统多时相的机体适应性反应吻合，中药复方对机体有多环节、多靶点的综合效用，对提高航天特因环境下的整体调节能力具有独特优势。

笔者团队历时20余年，面对载人航天特因环境、特殊人群、特殊问题，立足用中医药解决国际航天医学难题，将中医药学与航天医学结合，将传统医学优势与科学实验结合，从创立理论、创新技术、构建方法、研发产品等方面构建航天中医药学基础。

主要技术创新点及其主要内容如下。

一、首次发现载人航天不同时相中医证候特点及病机演变规律，创新提出保障载人航天的中医药防护理论，完成航天中医药学基础构建

航天医学难题制约载人航天发展，中医学解决航天医学难题优势突出，我们运用中医药学理论和经验，对载人航天不同时相的机体生理反应态进行中医辨证分型，综合分析航天飞行各阶段人体整体功能状态特点，提出"载人航天不同时相中医病机假说"和"航天医学问题中医药防护方案"，获得国家863计划、"重大新药创制"国家科技重大专项、国家自然科学基金、省部级重大医学专项、试验技术研究项目、载人航天领域首批预先研究项目等十余项资助，历时20年，完成了3893人日模拟航天失重人体卧床实

验、4110 人日模拟航天环境密闭舱实验、38 批次模拟失重动物实验，进行了中医药对模拟航天不同生理适应期动物及人体调节效用的研究，验证了病机假说和防护方案的合理性，并在整体、器官、细胞及分子等不同水平上诠释中医药的作用机制。

我们跟踪苏联和平号空间站任务和国际空间站任务航天员的文献，监测我国 14 年 6 次载人飞行任务的 11 名航天员飞行各阶段的医学信息，综合归纳国内外航天飞行各阶段的人体生理功能变化特点和航天飞行失重、辐射、昼夜节律改变、空间密闭等环境因素对机体影响的规律；运用中医理论，对航天特因环境下机体适应不同阶段的证候反应态进行辨证，阐明航天医学问题发生、发展、变化的中医病因病机；通过模拟航天条件下的系列动物实验和人体实验，发现航天不同时相中医证候特点和病机演变规律，提出保障载人航天的中医药防护理论。

（一）载人航天不同时相中医证候特点

1. 飞行早期（最初两周）为急性适应期，突出表现为神经 – 前庭功能紊乱和心血管系统功能失调。中医病机为气血升逆，胃气不降，心阳浮动，肝阳上亢，气阴不足，血脉失和。防治原则为和胃降逆，镇肝潜阳，补心养阴，理气和血。

2. 飞行后期（第三周至返回前）为相对适应期，突出表现为肌萎缩、骨丢失、免疫功能下降。中医病机为肝郁脾虚，气滞血瘀，肝肾亏损，肌损骨痿。防治原则为滋补肝肾，荣筋壮骨，健脾强肌，疏肝活血。

3. 飞行后恢复期（着陆后最初四周）突出表现为平衡力差、心血管系统功能失调、运动系统功能失常。中医病机为阳气下陷，心脾两虚，肝肾劳损，气血不足。防治原则为养心健脾，益气升阳，滋补肝肾，调补气血。

载人飞行期间中医基本病机是阳有余，阴不足；返回地面后中医基本病机是阴阳两虚，气血不足。载人航天飞行不同时相病机演变规律为早期以实证为主，后期逐渐演变为虚实夹杂，返回后以虚为主。

（二）保障载人航天的中医药防护理论突出特点

1. 基于"天人合一"的航天整体调节理论　天体大环境对人体小环境影响显著，航天员生命活动需要顺应太空环境，达到人与环境和谐。航天整体调节理论主要包含两方面。一方面是人与环境的整体性。航天环境最大的特点是失重、辐射、昼夜节律改变、狭小空间。航天失重、血液头向分布属于中医的阳失潜藏，阳亢气逆，致使人体气血逆乱；太空辐射属于中医的热毒邪气，损害脏腑气阴，引起脏腑阴虚阳热；昼夜节律改变使航天员一天内经历 16 个昼夜，对人体经脉运行、脏腑盛衰及阴阳变化产生重大影响，导致营卫运行失调；空间环境狭小，机体处于紧张应激、孤独寂寞状态，引起肝郁气滞。根据天人相应，要解决航天医学问题，提高人体的航天适应力是关键，运用中医药整体调节优势，提高航天特因环境下的整体适应能力和调节能力。另一方面是人体各部分之间的整体性，注重人体五脏六腑之间、气血之间的整体调节。以失重性骨丢失为例，航天员长期在轨驻留，环境狭小，孤独寂寞，致使肝气不舒，肝失条达，肝郁化火则伤阴血，肝肾同源，精血互生，累及于肾，肾藏精，主骨，长期应激损耗，肾精不足，则骨失所养，肝主筋，木郁则筋不柔，长久而致筋骨痿软；飞船的狭小环境限制了航天员的体能活动，运动量减少，机体将可能处于过逸状态，长期失重少动，影响胃主受纳、脾主运化功能，气血生化乏源，加之四肢少动少劳，则气血运动缓慢，导致气滞血瘀，不能充分濡养四肢肌肉，故见肌肉萎缩。《医宗必读·痿》："阳明虚则血气少，不能润养宗筋，故弛纵，宗筋纵则带脉不能收引，故足痿不为用。"肾属水，脾胃属土，水土合德，若肾精亏耗，则后天生化无源，先天无所充实，肾、肝、脾三脏相互制约而又相辅相成。因此，我们认为失重性骨丢失病机为肾虚、脾虚、肝郁三者夹杂而致，根据中医"肾主骨""肝主筋""脾主肌肉"的理论，我们从整体调节入手，治法为补肾健脾，疏肝活血，荣筋强骨。

2. 基于"阴阳自和"的航天稳态调控理论　中医学将人体的生理机制归结为"阴平阳秘"，认为"阴平阳秘"是机体最佳的稳态。航天特因环境刺激机体，破坏内稳态，阴阳平衡失调，则导致疾病发生。张仲景的"阴阳自和"理论指出，"阴阳自和"是阴阳的本性，且双方具有自动向最佳目标运动和发展的趋势，我们认为对于航天医学问题的防护应遵循"阴阳自和"的原则，调控内稳态，例如，载人飞行早期以实证为主，治疗重在泻其有余，后期逐渐演变为虚实夹杂，飞行后恢复期以虚为主，治疗重在补其不足，恢复阴阳相对平衡。中医药在微观层面以细胞的损伤修复为基础，在系统层面通过神经－内分泌－免疫网络调控等多维方法来调动机体的自主修复能力，修复系统、组织，达到新的内稳态，即"阴平阳秘，精神乃治"。

3. 基于"防重于治"的航天疾病防护理论　防重于治，即治未病，是以增强体质为核心的防病治病思想，对外适应自然环境的变化，对内促进机体抗病能力，未病先防，已病防变，病后防复。我们把治未病理念融入我国载人航天医学保障中，防重于治，重视内因，预防用药，技术手段具有多样性和综合性。例如，针对神经－前庭功能紊乱高发，我们创建"4321"系统防护策略，一是针对神经－前庭功能紊乱在时序上的生理变化机制，建立了3阶段药物防护路线，提前用药，预防在轨发病，二是增加中医药基础性防护手段，提高机体对特殊环境的适应性和耐受力，增强机体抗病能力，充分体现中医治未病思想。

4. 基于"心肾为本"的航天适应力提升理论　通过研究我们发现，心肺储备（体能）、心血管系统调节功能是人体航天适应力的核心指标。中医认为，"心者，君主之官"(《素问·灵兰秘典论》),"五脏六腑之大主"(《灵枢·邪客》),肾为人身的根本,藏精,全身各部所消耗的能量皆由此出,精既有受之父母、与生俱来的先天之精,又有后天脾胃运化的水谷之精,不断补充其所耗,得以保持。因此,从中医心、肾、脾入手,以心肾为本,固本培元,综合调整人体脏腑功能,发挥整体调节作用,强化机体对航天环境的适应性。

中医学以辨证施治为原则,注重调动人体自身的抗病能力,因人因时因地制宜,重视机体的个体差异。我们认为该原则非常适于解决航天状态下机体适应的综合生理学问题。例如,针对女航天员空间运动病高发、立位耐力不良更甚等问题,我们提出女航天员整体生理功能调节与增强技术,针对女性生理特点,经前疏肝解郁,经期益气活血,经后填精养血,补益心肾贯穿始终,综合调动机体潜在的自稳调节功能,提高机体航天适应力。飞行实践证明,我国两名女航天员在轨健康状况良好,出色完成各项实验任务,未出现前庭－神经功能紊乱症状,返回后立位耐力良好。

二、开拓中医天地远程诊断模式,研制航天中医四诊客观化标准,建立航天员整体状态评价技术

在太空飞行中,受天地通信延迟、信号不能全程覆盖、上下行链路有限等工程条件限制,在轨中医诊断仪的精准监测难度大。太空失重产生的人体生理、心理改变导致天地差异,中医四诊"望闻问切"标准不能照搬地面。目前国内外基于现代医学的天地综合健康评价体系尚未建立,缺乏机体整体状态评价技术。我们突破天地差异限制,攻克在轨数据采集难、诊断标准缺、综合评价技术尚未建立等难题,创建中医天地远程诊断技术。

(一)研制"载人航天中医问诊量表"

航天特因环境引发系列特有症状,病机天地差异大,普通中医问诊量表不适于在太空应用。在国家载人航天研究项目资助下,我们针对失重状态心理、生理变化,参照国际量表研制的程序化方式,围绕"极地科考""核潜艇""海底实验室""密闭环境""航天模拟试验"等类似航天极端环境查阅相关文献,进行症状统计,建立条目池,通过健康志愿者和卧床模拟失重实验的 425 人次数据分析,采用稳定性系数、克龙巴赫系数、折半信度检验,开展表面、内容和结构效度分析。历时 4 年,通过症状量化,发现航天适应力相关的 13 种生理参数和指标,首创"载人航天中医问诊量表",包括 8 个维度(肝肾阴虚、肝郁脾虚、肝郁化火、气虚血瘀、气滞血瘀、脾肾阳虚、心肾不交、心脾两虚)、57 个条目。

（二）建立航天环境的面象、舌象、脉象标准

我们基于均匀色空间拓扑剖分彩色图像技术，实现舌诊与面诊数字图像高保真采集，建立四维动态脉搏波获取技术，突破脉诊的全息精准采集难题。通过累计大量人次的模拟失重和航天密闭环境人体试验，对面色、唇色、光泽度、舌形、舌色、苔色、苔质、脉位、脉力、脉率、脉律、脉形、脉势等测量值进行科学化设计和技术化实现，建立航天环境的面诊、舌诊、脉诊数据库，从无到有建立航天中医四诊客观化标准。

（三）创制基于脉图定量参数的整体状态评价技术

我们根据脉搏波线性化理论，以航天适应力特征生理参数和关键指标为核心，利用脉力和左心室快速射血时间的参数反映气血状况，利用血管紧张度和外周阻力的参数反映肝气郁滞状况，分析脉图随生理参数变化的机制和相应心血管系统功能状态。将脉图参数与人体生理年龄之间的关系作多元回归，计算出脉图生物龄，推算疲劳程度。利用每搏收缩压变化系数反映交感神经功能状态，利用心动周期变化系数反映副交感神经功能状态，推算自主神经功能兴奋、抑制及平衡状态。整合四诊参数和多项生理指标，挖掘航天员中医健康数据相关性，创制人体整体状态评价技术，量化评估人体身心状态，阐释整体功能状态的特点及其变化规律。

历时 10 年，"45 天 –6° 头低位模拟失重实验""绿航星际 –4 人 180 天受控生态生保系统集成试验""30 天模拟航天环境综合验证试验"等国家载人航天系列大型人体试验及多国参与的国际大型试验项目"火星 –500（Mars 500）"试验证实，基于四诊参数的人体整体状态评价技术具有科学性和实用性，适于航天应用，基于新技术的中医诊断仪已列装我国空间站。

三、创制第一个航天中药新药"太空养心丸"，构建中西医结合的航天员健康保障技术体系，攻克心血管系统功能失调、神经－前庭功能紊乱、立位耐力不良等航天医学国际难题

在国家 10 余项重大课题资助下，我们以提高心肺储备（体能）和心血管系统调节功能为目标，在载人航天中医药防护理论指导下，以"益气滋阴，养心补肾，活血宁神"为治法，组方遣药，严格按照中药新药研制要求，历时 10 年，完成药学、药效学、毒理学和临床研究，创制了第一个适于航天应用的中药新药"太空养心丸"，获得新药证书（军药准字 Z2012003）、生产批件（军药准字 Z2015003），并获得国家发明专利授权（ZL201010047617.0），该药已列装航天药箱，被成功应用于航天员健康保障。太空养心丸功效如下：①主治航天特因环境导致的心血管系统功能失调，症见运动耐力下

降，立位耐力下降，超重耐力下降；②主治航天员地面高强度训练引起的心肺储备下降、心功能减退、体能降低，症见心悸胸闷，失眠多梦，气短乏力，头晕耳鸣，腰膝酸软，口干目涩及体虚易感风邪，属心肾不足、气阴虚损者；③增强心血管系统调节功能，提高体能，对抗疲劳。

创建中西医结合的航天员健康保障体系，需攻克诸多航天医学难题。

1. 攻克失重性心血管系统功能失调难题　心血管系统功能失调是航天飞行面临的最大医学问题，心功能下降，运动耐力减退，心律失常高发，严重时危及生命。我们充分发挥中医药强身固本的优势，研制"太空养心丸"，养"君主之官"而统"五脏六腑"，培先天之本兼补后天之本，奏整体调节之功，以提升机体对航天特因环境的适应性和耐受力。将其应用于载人航天任务，在航天员入轨后的 3 周内、返回地球之前 2 周，常规服用，以保障航天员在任务中精力充沛，自我感觉良好，各项生理指标正常，心率、血压、最大氧耗量稳定。在返回着陆时，航天员心血管系统指标与飞行前相比变化不明显，航天实践证明，太空养心丸能有效防护失重性心血管系统功能失调。太空养心丸具有提高心脏泵血功能、保持运动耐力、增加自主神经稳定性的作用。

2. 攻克神经 – 前庭功能紊乱难题　神经 – 前庭功能紊乱发病率高，地面预测难，治疗效果差，严重时丧失工作能力。我们经大量人体试验和功效学试验，从 16 种抗晕药物中遴选最优防治药物，以揭示发病机制为突破口，创建"4321"系统药物防护策略：建立 4 种药物新配伍、3 阶段药物防护路线、研发 2 种新剂型、注重 1 个基础性防护。我国的系统防护策略与俄美的最大区别是增加了基础性防护手段，而此基础性防护恰恰是中医药，防重于治，综合调动机体潜在的自稳调节功能，提高机体航天适应力。俄美航天员的发病率高达 48% 和 64%，我国迄今仅个别航天员有轻微不适症状，防护效果国际领先。

3. 攻克立位耐力不良难题　立位耐力下降是航天员返回地球面临的最大医学挑战。国外资料表明，经历 4~18 天飞行，20%~30% 的航天员发生明显立位耐力不良，经历长期飞行，83% 的航天员发生明显立位耐力不良，易出现晕厥前症状，甚至晕厥、失能。我们系统探究立位耐力不良的发生机制，提出综合防护技术，发明"益气增耐饮"（ZL200810111564.7），益气生津，升阳复脉，促进体能快速恢复；研发航天专用固体复合饮品，成分配比优化，利于肠道吸收，补充能量，纠治在轨电解质紊乱；研制肌肉电刺激仪，研究刺激处方和刺激程序的效果，获得了人体下肢肌肉有效刺激阈值分布特征规律，解决短时程强刺激模式下疗效与舒适度冲突的难题，对抗失重性肌肉萎缩，维护肌肉泵功能。多种方法综合应用，增强自主神经稳定性，维持脑供血，提高立位耐力。与国外相比，我国航天员立位耐力下降程度轻，恢复快，心率、脉压等指标变化较小，自主神经调节能力更好（如图 14-1 所示），并且疗效得到欧盟航天医学专家实验认可。

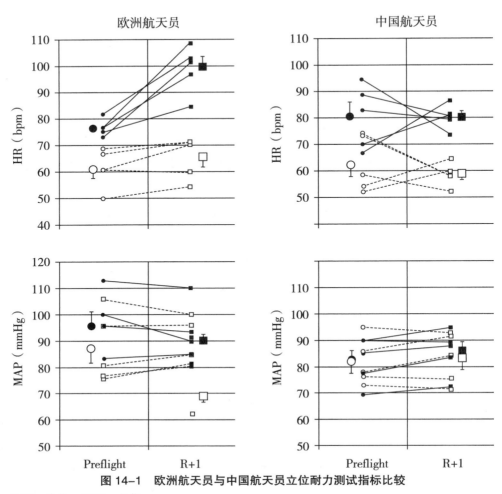

图 14-1　欧洲航天员与中国航天员立位耐力测试指标比较

注：○□，卧位；●■，立位。

4.攻克航天返回重力再适应不良难题　从太空失重返回地球 1G 重力环境，航天员面临新的挑战，表现为平衡力差、心血管系统功能失调、运动系统功能失常、身心疲惫，生理储备亟待恢复。针对重力再适应过程比失重适应过程更为缓慢和艰难的问题，中医学认为，飞行后恢复期病机为阳气下陷，心脾两虚，肝肾劳损。我们在"阴阳自和"的航天稳态调控理论指导下，创立了航天返回重力再适应技术模式——纠偏培元法，初期侧重养心益气，健脾和胃，调和气血，中期之后侧重补肾填精，养血柔肝，强筋健骨，辨证内服药茶，外用针灸、推拿、药浴，以疏通经络，活血化瘀，抗疲增耐。发挥中国传统康复疗法优势，调动机体潜在的自稳调节功能，联合应用运动、营养、心理疗法，提高机体重力再适应能力。

我们从理论创立、技术创新、方法构建、产品研发等环节，构建航天中医药学基础，并指导载人航天实践，实现了航天中医药学从理论到实践的闭环，并通过长期载人航天健康保障实践验证，形成了航天中医药学科体系，丰富了航天医学范畴，为国际航天医学的发展作出了独特贡献。

综上所述，中医药为我国历次载人航天医学保障任务作出了突出贡献，入选中医药科技十大新闻，影响重大。我国特色医学保障技术得到国际同行的高度认可，成果被推广应用于极地科考、长期密闭实验等在极端环境执行特殊任务的人群保障。我们在努力推进我国航天实施医学进步的同时，开辟航天中医药特色学科，拓展中医药的应用领域，促进中国传统医学的发展。

附录　彩图

书中实验结果所涉彩图如下。

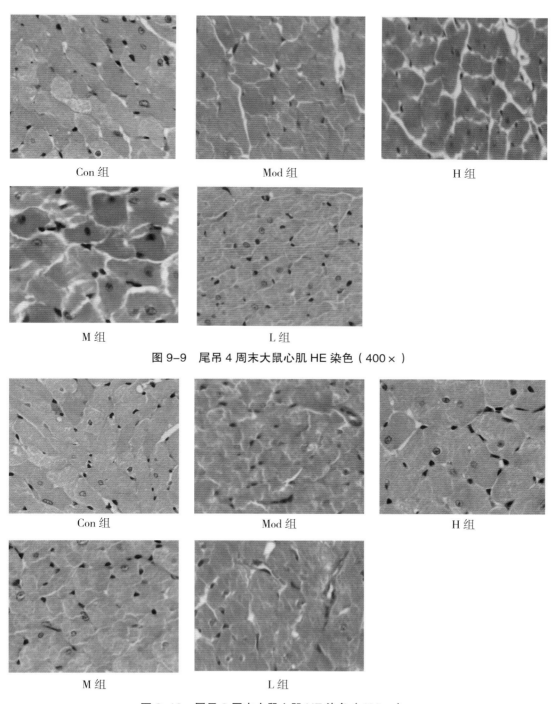

Con 组　　　　　　　　Mod 组　　　　　　　　H 组

M 组　　　　　　　　L 组

图 9-9　尾吊 4 周末大鼠心肌 HE 染色（400×）

Con 组　　　　　　　　Mod 组　　　　　　　　H 组

M 组　　　　　　　　L 组

图 9-10　尾吊 8 周末大鼠心肌 HE 染色（400×）

图 9-28　尾吊 4 周末空白对照组大鼠
心肌显微结构（200×）

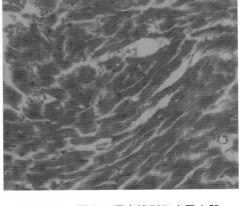

图 9-29　尾吊 4 周末模型组大鼠心肌
显微结构（200×）

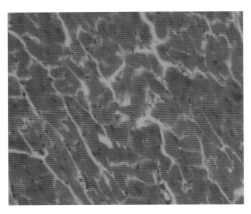

图 9-30　尾吊 4 周末太空养心丸高剂量
组大鼠心肌显微结构（200×）

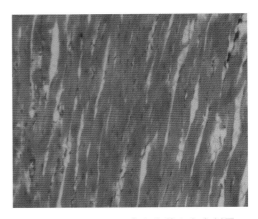

图 9-31　尾吊 4 周末太空养心丸中剂量
组大鼠心肌显微结构（200×）

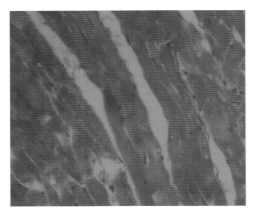

图 9-32　尾吊 4 周末太空养心丸低剂量
大鼠心肌显微结构（200×）

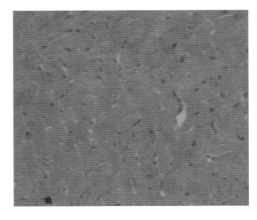

图 9-33　尾吊 8 周末正常对照组大鼠
心肌显微结构（200×）

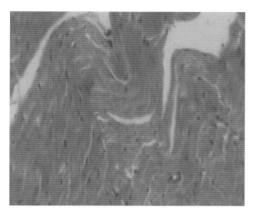

图 9-34　尾吊 8 周末模型组大鼠心肌
　　　　显微结构（200×）

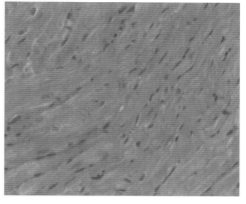

图 9-35　尾吊 8 周末太空养心丸高剂量
　　　　组大鼠心肌显微结构（200×）

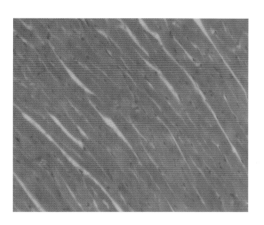

图 9-36　尾吊 8 周末太空养心丸中剂量
　　　　组大鼠心肌显微结构（200×）

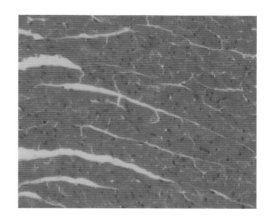

图 9-37　尾吊 8 周末太空养心丸低剂量
　　　　组大鼠心肌显微结构（200×）

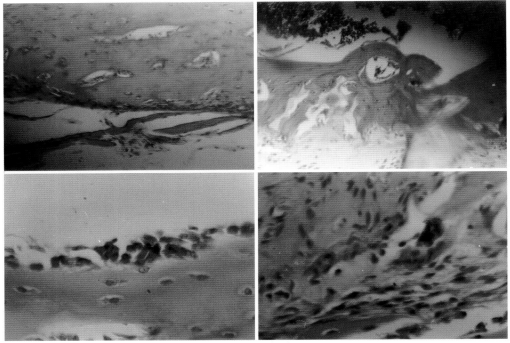

图 10-1　正常对照组

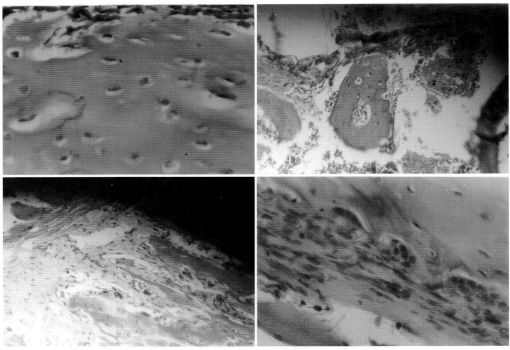

图 10-2　悬吊模型组

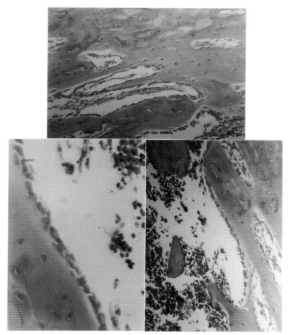

图 10-3 中药大剂量组

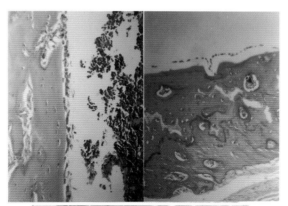

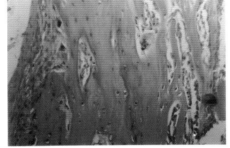

图 10-4 中药中剂量组

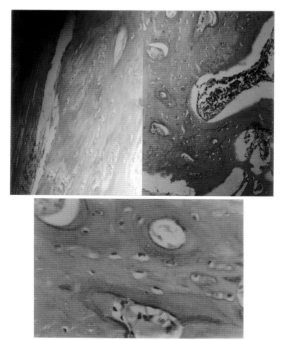

图 10-5　中药小剂量组

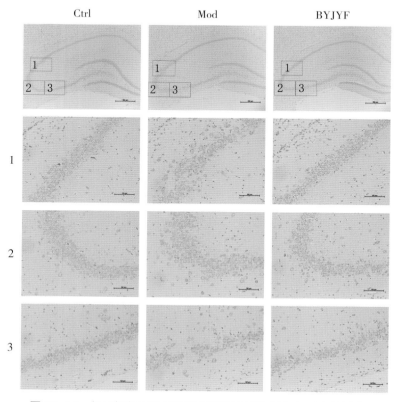

图 11-14　保元解郁方对模拟航天郁证大鼠海马组织形态的影响

Ctrl　　　　　　　Mod　　　　　　　BYJYF

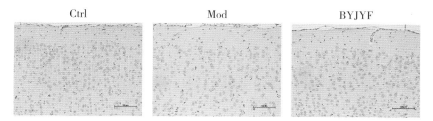

图 11-16　保元解郁方对模拟航天郁证大鼠大脑皮质组织形态的影响

海马　　　　　　　　　　　大脑皮层

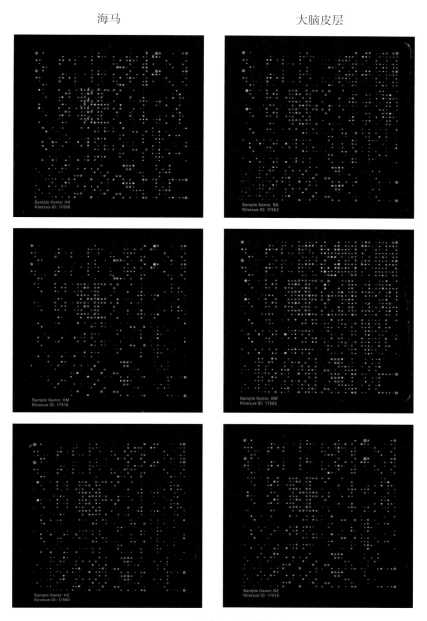

图 11-18　抗体芯片扫描图像

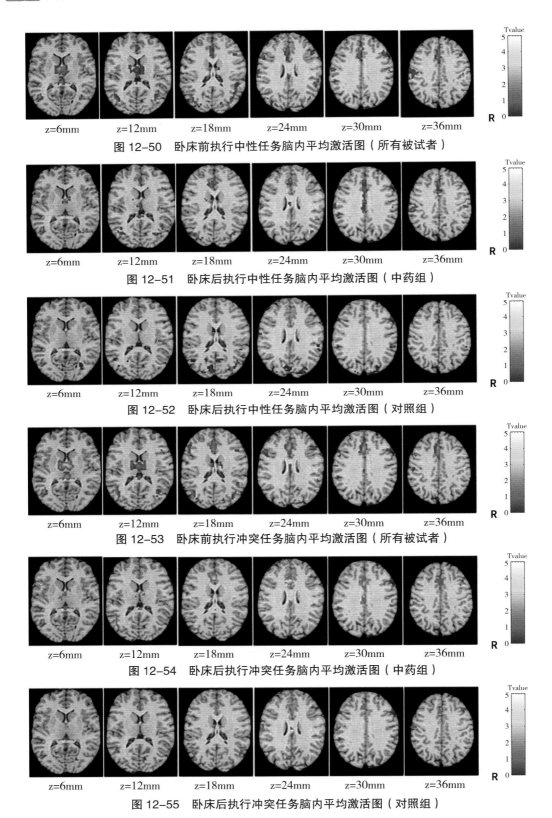

图 12-50　卧床前执行中性任务脑内平均激活图（所有被试者）

图 12-51　卧床后执行中性任务脑内平均激活图（中药组）

图 12-52　卧床后执行中性任务脑内平均激活图（对照组）

图 12-53　卧床前执行冲突任务脑内平均激活图（所有被试者）

图 12-54　卧床后执行冲突任务脑内平均激活图（中药组）

图 12-55　卧床后执行冲突任务脑内平均激活图（对照组）

将中国传统医学与航天医学结合起来，是我国航天医学发展的独特优势。多年来，我国的航天医学工作者为建立具有中国特色的航天医学体系，不断探索解决航天医学难题的新途径和新方法，经过不懈努力，取得了长足的进步。

国内研究与应用如下：

1. 在航天员医学保障中，充分体现了中医治未病思想，预防为主，寓治于防，强身固本；彰显中医药的辨证施治、整体调节、个体化诊疗特色优势，我们将中医理论和辨证方法与航天员选拔、医学监督、医学保障工作有机结合起来，形成航天员中医辨证理论和方法，研制了符合航天员医监、医保要求的中药制剂，对航天员身体功能调整发挥了重要作用。

2. 创制第一个航天中药新药"太空养心丸"，具有原始创新性，中西融合攻克诸多航天医学世界难题。我们历时 10 年，创制中药新药"太空养心丸"，列装航天药箱，成功在轨应用。以此为基础，充分发挥中医药优势，形成增强机体对航天特因环境适应性和耐受力的多时相、多层次防护体系，中西融合，攻克了神经－前庭功能紊乱、心血管系统功能失调、立位耐力不良等航天医学难题，形成了我国特色的航天医学保障技术。

3. 将临床上行之有效的中医方剂应用于航天医学难题的预防治疗。根据载人航天的特点，分析航天医学相关难题的成因和机制，结合现代分析手段，研究运用中国传统医学的理论与方法解决航天医学难题的新途径和新方法。

4. 采用人体实验与动物实验结合，体内实验与体外实验结合，多学科、多层次、多指标、多靶点，从生理、生化等不同角度，在器官、组织、细胞及分子等不同层面上进行全面、系统、深入的实验研究，较为全面地开展航天防护措施研究，关注中药复方对心肺系统、骨代谢、神经－内分泌－免疫的调节作用及部分作用途径。

总之，中医药为我国中短期飞行任务提供了重要保障。

面向未来，我国会有空间站长期载人航天、载人登月、探险火星乃至深空探测等诸多任务，针对长期持续的微重力、变重力、辐射等特殊环境引发的新的医学问题，我们会进一步吸纳中国传统医学理论和技术，将中医药与现代科技紧密结合，形成自成体系的特色资源，为解决航天医学问题提供中国方案。

1. 中医药和航天医学相结合，从中医药视角揭示失重与变重力生理效应、空间辐射损伤及航天疾病的本质和发生发展规律，发展航天中医药理论。

2. 聚焦人体对航天特因环境的综合适应证，基于现代科技新技术，揭示在轨中医药技术的作用与机制，针对失重性骨丢失、失重性肌萎缩、免疫功能下降、空间辐射损伤等航天医学风险，研发新型中医药有效调理干预措施，探索其科学基础。

3. 基于现代科技发展中医诊断技术，研发基于目、声、气等新靶标的航天中医诊断新技术，构建基于天地差异的中医在轨诊断技术评价标准，发展航天环境下人体表征信息的中医诊断评价体系。

4. 创设太空中药实验室，构建太空中药制药技术，为提升中医药现代化水平提供独特的太空资源。

参考文献

[1] ALDRIN E E, WARGA W, EDWIN E. Return to earth [M]. Random House New York, 1973.

[2] HARRIS P R. Living and working in space: human behaviour, culture, and organization [M]. Wiley, 1996.

[3] BAGIAN JP, BECK BG. Promethazine and its use as a treatment for space motion sickness: Sixth Annual Workshop on Space Operations Applications and Research (SOAR 1992), Volume 2 [C]. 1993.

[4] BECK BG .Update on the incidence and treatment of space motion sickness: Sixth Annual Workshop on Space Operations Applications and Research(SOAR 1992), Volume 2 [C]. 1993.

[5] AKIRAV I, MAROUN M. Stress modulation of reconsolidation [J]. Psychopharmacologia, 2013, 226(4): 747-761.

[6] ALMEIDA O P, BURTON E J, FERRIER N, et al. Depresion with late onset is associated with right frontal atrophy [J]. Psychological Medicine, 2003, 33(4): 675-681.

[7] BABA T, NISHIMURA M, KUWAHARA Y, et al. Analysis of gene and protein expression of cytochrome P450 and stress-associated molecules in rat liver after spaceflight [J]. Pathology International, 2008.

[8] BAGIAN J P, WARD D F. A retrospective study of promethazine and its failure to produce the expected incidence of sedation during space flight [J]. Journal of Clinical Pharmacology, 2013, 34(6): 649-651.

[9] BAGIAN, JAMES P. First intramuscular administration in the U.S. Space Program [J].Journal of Clinical Pharmacology, 2013, 31(10): 920-920.

[10] BERTON O, NESTLER E J. New approaches to antidepressant drug discovery: beyond monoamines [J]. Nature reviews neuroscience, 2006(2): 7.

[11] BESEDOVSKY H O, SORKIN E. Network of immunoendocrine interactions [J]. Clinical & Experimental Immunology, 1977, 27(1): 1-12.

[12] BIKLE D D, HARRIS J, HALLORAN B P, et al. Altered skeletal pattern of gene expression in response to spaceflight and hindlimb elevation [J]. The American journal of physiology, 1994, 267(6 Pt 1): E822-827.

[13] BLAKELY E A, CHANG P Y. A review of ground-based heavy-ion radiobiology relevant to space radiation risk assessment: Part II. Cardiovascular and immunological effects [J]. Advances in Space Research, 2007, 40(4): 1307-1319.

[14] BLALOCK J E. A molecular basis for bidirectional communication between the immune and neuroendocrine system [J]. Physiol Rev, 1989, Jan, 69(1): 1-32.

[15] BLANC S, SOMODY L, GHARIB A, et al. Counteraction of spaceflight-induced changes in the rat central serotonergic system by adrenalectomy and corticosteroid replacement [J]. Neurochemistry International, 1998, 33(4): 375-382.

[16] BORCHERS A T, KEEN C L, GERSHWIN M E. Microgravity and immune responsiveness: implications for space travel [J]. Nutrition, 2002, 18(10): 889-898.

[17] BREMNER J D. Does stress damage the brain?- evidence for a time-limited role in memory storage [J]. Biological Psychiatry, 1999, volume 45(7): 797-805(9).

[18] CARTMELL T, LUHESHI G N, ROTHWELL N J. Brain sites of action of endogenous interleukin - 1 in the febrile response to localized inflammation in the rat [J]. The Journal of Physiology, 1999, 518(2): 585-594.

[19] CASTRÉN E. Opinion: Is mood chemistry? [J]. Nature Reviews Neuroscience, 2005, 6(3): 241-246.

[20] CHAN C C H, LI Y Z, GUO L G, et al. Chinese herbal medicine and cognitive and emotional functions during 60-day head-down bed rest [J]. Aviation Space & Environmental Medicine, 2010, 81(8).

[21] CHANG T T, WALTHER I, LI C F, et al. The Rel/NF-κB pathway and transcription of immediate early genes in T cell activation are inhibited by microgravity [J]. Journal of Leukocyte Biology, 2012, 92.

[22] CHARLES J B, LATHERS C M. Summary of lower body negative pressure experiments during space flight [J]. Journal of Clinical Pharmacology, 1994, 34(6): 571-583.

[23] CLAUDINO W M, QUATTRONE A, BIGANZOLI L, et al. Metabolomics: available results.current research projects in breast cancer.and future applications [J]. Journal of Clinical Oncology, 2007, 25(19): 2840-2846.

[24] COHEN J J. Programmed cell death and apoptosis in lymphocyte development and function [J]. Chest, 1993, 103(Suppl2): S99-S10.

[25] CRANDALL C G, ENGELKE K A, PAWELCZYK J A, et al. Power spectral and time based analysis of heart rate variability following 15 days head-down bed rest [J]. Aviat Space Environ Med, 1994, 65(12): 1105-1109.

[26] CRISTINA G, CRISTIANO D P, SILVIA C, et al. Analysis of miRNA and mRNA expression profiles highlights alterations in ionizing radiation pesponse of human lymphocytes under modeled microgravity [J]. PLoS ONE, 2012, 7(2): e31293.

[27] CROFFORD L J, TAN B, MCCARTHY C J, et al. Involvement of nuclear factor kappa B in the regulation of cyclooxygenase-2 expression by interleukin-1 in rheumatoid synoviocytes [J]. Arthritis & Rheumatism, 2010, 40(2): 226-236.

[28] CRUCIAN B E, STOWE R P, MEHTA S K, et al. Immune status, latent viral reactivation, and stress during long-furation head-down bed rest [J]. Aviation Space & Environmental Medicine, 2009, 80(5).

[29] CRUCIAN B E, ZWART S R, MEHTA S, et al. Plasma ctokine concentrations indicate that In vivo hormonal regulation of immunity is altered during long-duration spaceflight [J]. Journal of Interferon & Cytokine Research, 2014, 34(10).

[30] DAVIS J R, JENNINGS R T, BECK B G, et al. Treatment Efficacy of Intramuscular Promethazine for Space Motion Sickness [J].Aviation Space & Environmental Medicine, 1993, 64(3 Pt 1): 230-233.

[31] DAVIS J R, JENNINGS R T, BECK B G. Comparison of treatment strategies for Space Motion Sickness [J]. Acta Astronautica, 1993, 29(8): 587-91.

[32] ELMQUIST J K, SCAMMELL T E, JACOBSON C D, et al. Distribution of Fos-like immunoreactivity in the rat brain following intravenous lipopolysaccharide administration [J]. Journal of Comparative Neurology, 2015, 371(1): 85-103.

[33] ERIKSSON M A, NILSSON L. Structure, thermodynamics and cooperativity of the glucocorticoid receptor DNA-binding domain in complex with different response elements. Molecular dynamics simulation and free energy perturbation studies [J]. J Mol Biol, 1995, 253(3): 453-472.

[34] FALCAI M J, LOUZADA M J Q, DE PAULA F J A, et al. A modified technique of rat tail suspension for longer periods of observation [J]. Aviat Space Environ Med, 2012, 83(12): 176-1180.

[35] FARRAR W L, KILIAN P L, RUFF M R, et al. Visualization and characterization of interleukin 1 receptors in brain [J]. Journal of Immunology, 1987, 139(2): 459-463.

[36] FORTNEY S M. Development of lower body negative pressure as a countermeasure

for orthostatic intolerance [J]. Journal of Clinical Pharmacology, 1991, 31(10): 888-892.

[37] FU Z J, XIE M J, ZHANG L F, et al. Differential activation of potassium channels in cerebral and hindquarter arteries of rats during simulated microgravity [J]. Am J Physiol Heart Circ Physiol, 2004, 287(4): H1505.

[38] GANDIA P, SAIVIN S, LE - TRAON A P, et al. Influence of Simulated Weightlessness on the Intramuscular and Oral Pharmacokinetics of Promethazine in 12 Human Volunteers [J]. The Journal of Clinical Pharmacology, 2006, 46(9).

[39] GETOVA D, BOWERY N. Effects of high-affinity GABAB receptor antagonists on active and passive avoidance responding in rodents with gamma-hydroxybutyrolactone-induced absence syndrome [J]. Psychopharmacology, 2001, 157(1): 89-95.

[40] GOODACRE R. Metabolomics of a superorganism [J]. Journal of Nutrition, 2007, 137(1 Suppl): 259S-266S.

[41] GRAYBIEL A. Coping with space motion sickness in Spacelab missions [J]. Acta Astronautica, 1981, 8(9-10): 1015-1018.

[42] GÜELL A, BRAAK L, LE TRAON AP, et al. Cardiovascular adaptation during simulated microgravity : lower body negative pressure to counter orthostatic hypotension [J]. Aviat Space Environ Med, 1991, 62(4): 331-335.

[43] HORDINSKY J R, SCHWARTZ E, BEIER J, et al. Relative efficacy of the proposed Space Shuttle antimotion sickness medications [J]. Acta Astronautica, 1982, 9(6-7): 375-383.

[44] KANAS N. Psychosocial support for cosmonauts [J]. Aviation Space & Environmental Medicine, 1991, 62(4): 353-355.

[45] KEIL L, EVANS J, GRINDELAND R, et al. Pituitary oxytocin and vasopressin content of rats flown on COSMOS 2044 [J]. Journal of Applied Physiology, 1992, 73(2 Suppl): 166S-168S.

[46] KISOH K, HAYASHI H, ITOH T, et al. Involvement of GSK-3 β Phosphorylation Through PI3-K/Akt in Cerebral Ischemia-Induced Neurogenesis in Rats [J]. Molecular Neurobiology, 2016, 54(10): 7917-7927.

[47] KITAGISHI Y, KOBAYASHI M, KIKUTA K, et al. Roles of PI3K/AKT/GSK3/ mTOR Pathway in Cell Signaling of Mental Illnesses [J]. Depression research and treatment, 2012, 2012: 752563.

[48] KONSTANTINOVA, I V, FUSHS B. The immune system in space and other extreme conditions [J]. Immunology, 1991: 1-258.

[49] KVETNÂNSKÝ R, DAVYDOVA N A, NOSKOV V B, et al. Plasma and urine

catecholamine levels in cosmonauts during long-term stay on space station Salyut-7 [J]. Acta astronautica, 1988, 17(2): 181-186.

[50] LAFLAMME N, LACROIX S, RIVEST S. An Essential Role of Interleukin-1 β in Mediating NF-κB Activity and COX-2 Transcription in Cells of the Blood–Brain Barrier in Response to a Systemic and Localized Inflammation But Not During Endotoxemia [J]. Journal of Neuroscience, 1999, 19(24): 10923-10930.

[51] LANGLEY L L, EDITOR, JOHNSON S H, et al. Homeostasis: origins of the concept [J]. Journal of Dynamic Systems, Measurement, and Control, 1974.

[52] LATCHNEY S E, RIVERA P D, MAO X W, et al. The effect of spaceflight on mouse olfactory bulb volume, neurogenesis, and cell death indicates the protective effect of novel environment [J]. Journal of Applied Physiology, 2014, 116(12): 1593-604.

[53] LEE S R, KIM M R, YON J M, et al. Effects of Ginsenosides on Organogenesis and Expression of Glutathione Peroxidase Genes in Cultured Rat Embryos [J]. Journal of Reproduction & Development, 2008, 54(3): 164.

[54] LI H, LI L J, WANG Y P. G-CSF improves CUMS-induced depressive behaviors through downregulating Ras/ERK/MAPK signaling pathway [J]. Biochem Biophys Res Commun, 2016, 479(4): 827-832.

[55] LI S, ZHANG B, ZHANG N. Network target for screening synergistic drug combinations with application to traditional Chinese medicine [J]. BMC Systems Biology, 2011, 5.

[56] LI S, ZHANG B. Traditional Chinese medicine network pharmacology: theory, methodology and application [J]. Chin J Nat Med, 2013, 11(2): 110-120.

[57] LI Y H, QU L N, CHEN H L. Space stress injury and related protective measures [J]. Prog Physiol Sci, 2013, 44(5): 354-358.

[58] LI Y Z, LI G Z, GAO J Y, et al. Syndrome Differentiation Analysis on Mars500 Data of Traditional Chinese Medicine [J]. The Scientific World Journal, 2015.

[59] LI Y Z, SHI H Z, BAI G E, et al. Characteristics ofChange of the Holistic Functional Status of Human Body in Mars 500 Long Term Closed Environment [C] //International scientific symposium "Mars-500". 2012.

[60] LINDON J C, HOLMES E, NICHOLSON J K. So what's the deal with metabonomics [J]. Anal Chem, 2003, 75(17): 384A-391A.

[61] LING S K, LI Y H, ZHONG G H, et al. Myocardial CKIP-1 overexpression protects from simulated microgravity-Induced cardiac remodeling [J]. Frontiers in Physiology, 2018.

[62] LING S K, ZHONG G H, SUN W J, et al. Circulating microRNAs Correlated with Bone Loss Induced by 45 Days of Bed Rest [J]. Frontiers in Physiology, 2017, 8: 69.

[63] LYSON K, MCCANN S M. Involvement of Arachidonic Acid Cascade Pathways in lnterleukin-6-Stimulated Corticotropin-Releasing Factor Release in vitro [J]. Neuroendocrinology, 1992, 55(6): 708-713.

[64] MACHO L, KVETNANSKY R, FICKOVA M, et al. Effects of exposure to space flight on endocrine regulations in experimental animals [J]. Endocrine regulations, 2001, 35(2): 101-114.

[65] MANZEY D, LORENZ B. Mental performance during short-term and long-term spaceflight [J]. Brain Research Reviews, 1998, 28(1-2): 215-221.

[66] MARKIN A A, POPOVA I A, VETROVA E G, et al. [Lipid peroxidation and activity of diagnostically significant enzymes in cosmonauts after flights of various durations] [J]. Aviakosmicheskaia i ekologicheskaia meditsina = Aerospace and environmental medicine, 1997, 31(3): 14-18.

[67] MATHIAS B, DINGES D F, MOLLICONE D J, et al. Psychological and Behavioral Changes during Confinement in a 520-Day Simulated Interplanetary Mission to Mars [J]. Plos One, 2014, 9(3): e93298.

[68] MCCARTHY N J, SMITH C A, WILLIAMS G T. Apoptosis in the development of the immune system: Growth factors, clonal selection and bcl-2 [J].Cancer & Metastasis Reviews, 1992, 11(2): 157-178.

[69] MERRILL A H, WANG E, MULLINS R E. Analyses of plasma for metabolic and hormonal changes in rats flown aboard COSMOS-2044 [J]. J Appl Physiol, 1992, 73 (Suppl2): S132-S135.

[70] MONEY K E. Motion sickness [J]. Phys Rev, 1970, 50(1): 1-40.

[71] NEWMAN D J, LATHAN C E. Memory processes and motor control in extreme environments [J]. IEEE Transactions on Systems Man & Cybernetics Part C, 1999, 29(3): 387-394.

[72] NICHOLSON J K, LINDON J C, HOLMES E. 'Metabonomics' understanding the metabolic responses of living systems to pathophysiological stimuli viamultivariate statistical analysis of biological NMR spectroscopic data [J]. Xenobiotica, 1999, 29(11): 1181-1189.

[73] O'DONNELL P M, ORSHAL J M, SEN D, et al. Effects of exposure of mice to hindlimb unloading on leukocyte subsets and sympathetic nervous system activityShort Communication [J]. Stress, 2008.

[74] OHSAKI Y, TAKAHASHI S, SCARCEZ T, et al. Evidence for an autocrine/paracrine role for interleukin-6 in bone resorption by giant cells from giant cell tumors of bone [J]. Endocrinology, 1992(5): 2229-2234.

[75] PATTERSON B P, GLOBUS R K, BIKLE D D, et al. Effects of simulated weightlessness on rat osteocalcin and bone calcium [J]. The American journal of physiology, 1989, 257(5 Pt 2): R1103-1109.

[76] PUTCHA L, BERENS K L, MARSHBURN T H, et al. Pharmaceutical use by U.S. astronauts on space shuttle missions [J]. Aviat Space Environ Med, 1999, 70(7): 705-708.

[77] Qu L N, Yang T B, Yuan Y H, et al. Protein nitration increased by simulated weightlessness and decreased by melatonin and quercetin in PC12 cells [J]. Nitric Oxide, 2006, 15 (1): 58-63.

[78] QU L, CHEN H, LIU X, et al. Protective Effects of Flavonoids Against Oxidative Stress Induced by Simulated Microgravity in SH-SY5Y Cells [J]. Neurochemical Research, 2010, 35(9): 1445-1454.

[79] RABER J, SORG O, HORN T F W, et al. Inflammatory cytokines: putative regulators of neuronal and neuroendocrine function [J]. Brain Research Reviews, 1998, 26(23): 320-326.

[80] RIZZO A M, CORSETTO P A, MONTORFANO G, et al. Effects of long-term space flight on erythrocytes and oxidative stress of rodents [J]. PLoS One, 2012, 7(3): 32361.

[81] ROKHLENKO K D, MUL'DIIAROV PIA. Myocardial ultrastructure of rats exposed aboard biosatellite "Cosmos-936" [J]. Kosm Biol Aviakosm Med, 1981 Jan-Feb, 15(1): 77-82. Russian.

[82] ROTHWELL N J. Functions and mechanisms of interleukin 1 in the brain [J]. Trends in Pharmacological Sciences, 1991.

[83] SABHARWAL P, GLASER R, LAFUSE W, et al. Prolactin synthesized and secreted by human peripheral blood mononuclear cells: an autocrine growth factor for lymphoproliferation [J]. Proceedings of the National Academy of Sciences of the United States of America, 1992, 89(16): 7713-7716.

[84] SAPOLSKY R M. Glucocorticoids and hippocampal atrophy in neuropsychiatric disorders [J]. Arch Gen Psychiatry, 2000, 57(10): 925-935.

[85] Schiflett S. Microgravity effects on standardized cognitive performance measures [C]. 1992.

[86] SHAGIMARDANOVA E I, GUSEV O A, SYCHEV V N, et al. Stress response genes expression analysis of barley Hordeum vulgare under space flight environment [J].

Molekuliarnaia Biologiia, 2010, 44(5): 831-838.

[87] SHEPANEK M. Human behavioral research in space: quandaries for research subjects and researchers [J]. Aviation Space & Environmental Medicine, 2005, 76(6).

[88] Shi F, Wang Y C, Zhao T Z, et al. Effects of simulated microgravity on human umbilical vein endothelial cell angiogenesis and role of the PI3K-Akt-eNOS signal pathway [J]. PLoS One, 2012, 7(7): e40365.

[89] SHI H Z, FAN Q C, BAI G E, et al. Syndrome Differentiation of Chinese Medicine in Mars 500 Long-Term Closed Environment [J]. Chinese Journal of Integrative Medicine, 2020, 26(6): 428-433.

[90] SHI H Z, FAN Q C, GAO J Y, et al. Evaluation of the Health Status of Six Volunteers from the Mars 500 Project Using Pulse Analysis [J].Chinese Journal of Integrative Medicine, 2017, 23(08): 574-580.

[91] SHI H Z, FAN Q C, GAO J Y, et al. TCM Pattern Identification Research on Health Condition of Human Body in Long-term Closed Environment [C] //IAC. 2013.

[92] SHI H Z, GAO N N, LI Y Z, et al. Effects of L.F04, the Active Fraction of Lycopus lucidus, on Erythrocytes Rheological Property [J]. Chinese Journal of Integrated Traditional and Western Medicine, 2005(02): 132-135.

[93] SHI H Z, LI Y Z, TANG Z Z, et al. Impact of 60 days of 6° head down bed rest on cardiopulmonary function, and the effects of Taikong Yangxin Prescription as a countermeasure [J]. Chin J Integr Med. 2014 Sep, 20(9): 654-660.

[94] SHTEMBERG A S, LEBEDEVA-GEORGIEVSKAIA K V, MATVEEVA M I, et al. Effect of space flight factors simulated in ground-based experiments on the behavior, discriminant learning, and exchange of monoamines in different brain structures of rats [J]. Izv Akad Nauk Ser Biol, 2014(2): 68-175.

[95] SOFRONIEW M V, HOWE C L, MOBLEY W C. Nerve growth factor signaling, neuroprotection, and neural repair [J]. Annu Rev Neurosci, 2001, 24: 1217-1281.

[96] STEIN T P. Space flight and oxidative stress [J]. Nutrition, 2002, 18(10): 867-871.

[97] STOWE R P, SAMS C F, PIERSON D L. Adrenocortical and immune responses following short- and long-duration spaceflight [J]. Aviation Space & Environmental Medicine, 2011, 82(6).

[98] TAO W W, DONG Y, SU Q, et al. Liquiritigenin reverses depression-like behavior in unpredictable chronic mild stress-induced mice by regulating PI3K/Akt/mTOR mediated BDNF/TrkB pathway [J]. Behav Brain Res, 2016, 308: 177-186.

[99] TAYLOR G R, NEALE L S, DARDANO J R. Immunological analyses of U.S. Space Shuttle crewmembers [J]. Aviation Space and Environmental Medicine, 1986, 57(3): 213-217.

[100] TAYLOR G R. Immune changes in humans concomitant with space flight up to 10 day duration [J]. Physiologist. 1993, 36(Suppl 1): S71-S74.

[101] TORRE G G D L, BAARSEN B V, FERLAZZO F, et al. Future perspectives on space psychology: Recommendations on psychosocial and neurobehavioural aspects of human spaceflight [J]. Acta Astronautica, 2012, 81(2): 587-599.

[102] TRAON A P, VASSEUR P, ARBEILLE P, et al. Effects of 28-day head-down tilt with and without countermeasures on lower body negative pressure responses [J]. Aviat Space Environ Med, 1995, 66(10): 982-991.

[103] UITTENBOGAARD M, BAXTER K K, CHIARAMELLO A. The neurogenic basic helix-loop-helix transcription factor NeuroD6 confers tolerance to oxidative stress by triggering an antioxidant response and sustaining the mitochondrial biomass [J]. ASN NEURO, 2010, 2(2).

[104] VICO L, ALEXANDRE C. Microgravity and bone adaptation at the tissue level [J]. Journal of Bone and Mineral Research, 2010, 7 Suppl 2(S2): S445-7.

[105] VICO L, CHAPPARD D, ALEXANDRE C, et al. Effects of weightlessness on bone mass and osteoclast number in pregnant rats after a five-day spaceflight (COSMOS 1514) [J]. Bone, 1987, 8(2): 95-103.

[106] WANG T, ZHOU X, LIU H, et al. Fuzheng Huayu capsule as an adjuvant treatment for HBV - related cirrhosis: A systematic review and meta - analysis [J]. Phytotherapy Research, 2017, 32(10).

[107] WANG T, ZHOU X, ZOU W, et al. Synergistic effects of Ginseng C. A. Mey and Astragalus membranaceus(Fisch.)Bunge on activating mice splenic lymphocytes detected by microcalorimetry and the underlying mechanisms predicted by in silico network analysis [J]. Journal of Thermal Analysis and Calorimetry, 2018, 132(3).

[108] WANG Y, JING X L, LV K, et al. During the long way to Mars: effects of 520 days of confinement (Mars500) on the assessment of affective stimuli and stage alteration in mood and plasma hormone levels [J]. PLOS ONE, 2014, 9(4): e87087.

[109] WICK G, HU Y, SCHWARZ S, et al. Immunoendocrine communication via the hypothalamus-pituitary-adrenal axis in autoimmune disease [J]. Endocrine Reviews, 1993, 14(5): 539-563.

[110] WIKOFF W R, GANGOITI J A, BARSHOP B A, et al. Metabolomics Identifies

Perturbations in Human Disorders of Propionate Metabolism [J]. Clinical Chemistry, 2007, 53(12): 2169-2176.

[111] WRIGHT A P, ZILLIACUS J, MCEWAN I J, et al. Structure and function of the glucocorticoid receptor [J]. Journal of Steroid Biochemistry & Molecular Biology, 1993, 47 (1-6): 11-19.

[112] XIA Y, WANG C Z, LIU J, et al. Brain-derived neurotrophic factor prevents phencyclidine-induced apoptosis in developing brain by parallel activation of both the ERK and PI-3K/Akt pathways [J]. Neuropharmacology, 2010, 58(2): 330-336.

[113] XU D W, WANG C L, ZHAO W, et al. Antidepressant-like effects of ginsenoside Rg5 in mice: Involving of hippocampus BDNF signaling pathway [J]. Neurosci Lett, 2017, 645: 97-105.

[114] ZHONG G H, LI Y H, LI H X, et al. Simulated microgravity and recovery-induced remodeling of the left and right ventricle [J]. Frontiers in Physiology, 2016.

[115] 陈奇. 中药药理实验方法学 [M]. 北京：人民卫生出版社，1998.

[116] 费兆馥. 现代中医脉诊学（第 1 版）［M］. 北京：人民卫生出版社，2003.

[117] 顾定. 航天医学与生理学 [M]. 北京：人民军医出版社，1989.

[118] 江明性. 药理学［M］. 北京：人民卫生出版社，1987：234.

[119] 梁茂新. 中医证研究的困惑与对策 [M]. 北京：人民卫生出版社，1998：7-20.

[120] 卢圣栋. 现代分子生物学实验技术 [M]. 北京：高等教育出版社，1993.

[121] 沈美云. 航天重力生理学与医学 [M]. 北京：国防工业出版社，2001.

[122] 孙喜庆，李莹辉，姜世忠. 重力生理学理论与实践 [M]. 西安：第四军医大学出版社，2009.

[123] 唐·王冰注. 黄帝内经素问 [M]. 北京：人民卫生出版社，2012.

[124] 武忠弼，杨光华. 中华外科病理学 [M]. 北京：人民卫生出版社，2002.

[125] 印会河. 中医基础理论 [M]. 上海：上海科学技术出版社，1984.

[126] 俞尧荣. 航天员医学监督与医学保障 [M]. 北京：国防工业出版社，2001.

[127] 袁伯俊. 新药临床前安全性评价与实践 [M]. 北京：军事医学科学出版社，1997.

[128] 张岱年. 中国哲学大纲 [M]. 北京：商务印书馆，1958：64.

[129] 张宗明，赵峰. 自然辩证法概论 [M]. 北京：科学出版社，2003.

[130] 周光兴，谢家骏，漆畹生，等. 实验病理学彩色图谱 [M]. 上海：复旦大学出版社，2004.

[131] 祝世纳. 中西医结合临床研究思路与方法学 [M]. 北京：北京科学技术出版社，

2002，38.

[132] 庄祥昌，裴静琛 . 失重生理学 [M]. 北京：人民军医出版社，1990.

[133] 清•张志聪 . 黄帝内经灵枢集注 [M]. 北京：中医古籍出版社，2012.

[134] 董丽，张永亮，王琼，等 . 模拟航天失重所致大鼠抑郁行为研究：第十届中国实验动物科学年会论文集 [C].[出版者不详]，2012：602-603.

[135] 石宏志 . 中医诊断仪器的航天医学应用与前瞻：国家中医药发展论坛（"珠江论坛"）第十届学术研讨会 [C]. 广州，2013.

[136] 唐一尘 . 空间站微生物威胁宇航员健康 [N]. 中国科学报，2018：11（26），第二版，国际 .

[137] 包怡敏，许家佗，费兆馥，等 . 急性运动性疲劳脉图评价的实验研究 [J]. 上海中医药大学学报，2007（05）：68-71.

[138] 暴军香，孟庆军，张乐宁，等 . 模拟失重大鼠动脉组织血管紧张素原及血管紧张素 II 1 型受体蛋白表达的变化 [J]. 中华航空航天医学杂志，2003（01）：5-8.

[139] 暴军香，张立藩，商慧华，等 . 超声心动图检测模拟失重大鼠左心室的结构与功能 [J]. 航天医学与医学工程，1999，12（2）：88-91.

[140] 毕蕾，李英贤，何玫，等 . 模拟失重对鼠大脑和小脑皮层超微结构的影响 [J]. 航天医学与医学工程，2004（03）：180-183.

[141] 蔡定方 . 变也变，不变也变 [J]. 上海中医药杂志，1999（5）：4.

[142] 曾宪英 . 运动病的预防与治疗 [J]. 航空军医，2001（06）：260-264.

[143] 陈海龙，曲丽娜，李启德，等 . 模拟微重力效应下大鼠不同部位脑组织的氧化应激 [J]. 生理学报，2009，61（02）：108-114.

[144] 陈可冀，宋军 . 病证结合的临床研究是中西医结合研究的重要模式 [J]. 世界科学技术，2006（02）：1-5.

[145] 陈琼 . 中药靶向制剂的研究现状及发展前景 [J]. 中国实用医药，2014（2）：246-247.

[146] 陈善广，邓一兵，李莹辉 . 航天医学工程学主要研究进展与未来展望 [J]. 航天医学与医学工程，2018，31（02）：79-89.

[147] 陈善广，王春慧，陈晓萍，等 . 长期空间飞行中人的作业能力变化特性研究 [J]. 航天医学与医学工程，2015，28（01）：1-10.

[148] 陈善广 . 航天医学工程理论与实践 [J]. 中国工程科学，2007（09）：30-34.

[149] 陈泽奇，陈国林，金益强，等 . 肝气郁结证病理生理学基础研究 [J]. 中国现代医学杂志，2000（10）：21-23+26.

[150] 丁兆平，张立藩，陈杰，等 . 90d 模拟失重大鼠动脉压力反射反应性的改变

[J]. 中国应用生理学杂志, 1993（04）: 14-18.

[151] 杜安全, 周正华. 高效液相法测定降糖宁胶囊中人参皂苷 Rb-1 的含量 [J]. 中国实验方剂学杂志, 2007（03）: 14-15.

[152] 范全春, 李勇枝, 高建义, 等. 太空养心丸对模拟失重大鼠心血管系统的调节作用 [J]. 载人航天, 2013, 19（001）: 64-70.

[153] 范全春, 李勇枝, 石宏志, 等. 中药复方对卧床模拟失重骨代谢的影响 [J]. 航天医学与医学工程, 2004, 17（6）: 402-405.

[154] 费兆馥. 亚健康状态的主要生理指标及图像法综合评估 [J]. 上海中医药大学学报, 2008（04）: 6-11.

[155] 付兆君, 马瑞山, 程宏伟, 等. 睡眠剥夺条件下服用咖啡因对工作绩效的影响 [J]. 中华航空航天医学杂志, 1999（03）: 11-14.

[156] 郭爱珍. 胸腺细胞的发育与凋亡 [J]. 细胞与分子免疫学杂志, 1997, 13（2）: 61-65.

[157] 郭纯, 蔡光先, 李东雅, 等. 百事乐胶囊对慢性应激抑郁大鼠海马 MAP-2 表达的影响 [J]. 湖南中医杂志, 2013, 29（11）: 121-124.

[158] 郭志峰, 李勇枝, 盖宇清. 载人航天实施医学的建设与发展 [J]. 航天医学与医学工程, 2008（03）: 192-197.

[159] 洪燕珠, 周昌乐, 张志枫, 等. 基于随机森林法的慢性疲劳证候要素特征症状的选择 [J]. 中医杂志, 2010, 51（07）: 634-638.

[160] 洪燕珠, 周昌乐, 张志枫, 等. 慢性疲劳患者中医常见证候要素研究 [J]. 中医杂志, 2009, 50（12）: 1114-1116.

[161] 胡高飞, 朱圣华, 马莹, 等. 模拟微重力效应引起大鼠脑氧化应激与 Na+, K+-ATP 酶表达下调 [J]. 化学通报, 2010, 73（10）: 943-948.

[162] 胡乐星, 齐瑞, 严隽陶. 经络理论中根结标本发展及应用浅析 [J]. 浙江中医药大学学报, 2014, 8（8）: 1012-1016.

[163] 黄旭升, 朱克, 任明, 等. 大鼠永久性脑缺血后白细胞介素-1 受体 I 型表达的研究 [J]. 中华神经科杂志, 1999, 32（3）: 190-191.

[164] 黄延红, 黄瑾. 神经营养因子家族受体与信号转导的研究现状 [J]. 国际脑血管病杂志, 2006（11）: 870-873

[165] 江波, 石典花, 袁振海, 等. HPLC 测定枳壳饮片中柚皮苷的含量 [J]. 中国现代中药, 2007（03）: 12-14+20

[166] 江玲, 邵怿, 张琇文, 等. 脉图参数评估抑郁症患者植物神经功能特点的探索性研究 [J]. 中国中医药信息杂志, 2011, 18（04）: 10-11+105.

[167] 姜山峰，高云芳．模拟失重对大鼠情绪影响的初步研究 [J]．中国应用生理学杂志，2012，28（03）：205-208

[168] 姜正林．运动病发病机制与防治措施 [J]．交通医学，2000（05）：433-435．

[169] 金红花，于澜，付德超，等．应用远程医学会诊提升传统中医走向世界的步伐 [J]．中国中医药现代远程教育，2016，14（24）：26-28．

[170] 李迪杰，陈志浩，刘宗琳，等．强骨抗萎方增强尾吊大鼠承重骨骨矿密度 [J]．航天医学与医学工程，2016（1）：1-8．

[171] 李莹辉，曲丽娜，陈海龙．航天应激损伤与防护措施 [J]．生理科学进展，2013，44（05）：354-358．

[172] 李莹辉．航天医学研究现状与趋势 [J]．航天医学与医学工程，2013，26（06）：421-425．

[173] 李勇枝，李国正，高建义，等．Mars500 志愿者健康状态中医监测数据分析 [J]．计算机工程，2014，40（09）：13-18+22．

[174] 李勇枝，石宏志，范全春，等．强骨抗萎方对模拟失重大鼠骨及相关组织生化指标的影响 [J]．航天医学与医学工程，2003，16（2）：103-106．

[175] 李勇枝．中医药在载人航天中的应用 [J]．航天医学与医学工程，2008（03）：198-205．

[176] 李镇，容悦莹，王淑美，等．中药组方配伍的研究进展 [J]．中国实验方剂学杂志，2015，21（07）：223-226．

[177] 李志利，袁明，姜世忠，等．ROK 在 14d 尾部悬吊大鼠股动脉收缩中的作用 [J]．航天医学与医学工程，2004（05）：330-333．

[178] 刘建勋，任建勋，林成仁．中药复方功效的研究与发展 [J]．中国中药杂志，2016，41（06）：971-975．

[179] 刘军莲，李勇枝，白桂娥，等．航天特因环境下抑郁模型大鼠行为学食物及糖水消耗量变化 [J]．中国兽医杂志，2011，47（01）：12-14．

[180] 刘军莲，李勇枝，白延强，等．航天特定环境下抑郁症模型大鼠血清、海马及延髓中单胺神经递质含量变化 [J]．中华生物医学工程杂志，2010（4）：3．

[181] 刘丽，徐格林，樊新颖．脑源性神经生长因子功能及细胞内信号传导通路 [J]．脑与神经疾病杂志，2011，19（02）：158-161．

[182] 刘民航．运动病时神经内分泌变化的研究进展 [J]．海军医学杂志，2004（04）：367-370．

[183] 刘敏，杨蓉，郑虎占．中医药航天研究概况 [J]．辽宁中医药大学学报，2013，15（09）：208-210．

[184] 刘平, 季光, 陈凯先. 病证结合与中西医结合医学学科知识理论体系的构建 [J]. 中国中西医结合杂志, 2010, 30 (06): 565-570.

[185] 刘卿, 刘芳, 周仁来, 等. 狭小密闭环境下 72h 睡眠剥夺对个体情绪的影响 [J]. 航天医学与医学工程, 2014, 27 (05): 362-366.

[186] 刘清君, 李应东, 刘彩梅, 等. 浅析中西医结合的现状与发展 [J]. 湖北中医杂志, 2008 (03): 17-18.

[187] 刘涛, 孙学川. 运动病相关基因研究综述 [J]. 解放军体育学院学报, 2005 (02): 90-92.

[188] 刘伟波, 刘朝霞, 陈金盾, 等. 航天员长期驻留面临的问题与对策 [J]. 载人航天, 2015, 21 (06): 545-552.

[189] 刘应科, 魏飞跃. 从理论体系形成管窥中西医医学的差异 [J]. 江西中医学院学报, 2009, 21 (04): 76-79.

[190] 马静遥, 陈铃铃, 王琼等. 模拟航天特因环境下大鼠认知功能的影响 [J]. 中国比较医学杂志, 2013, 23 (10): 58-62.

[191] 孟红. 论根结标本理论在临床中的应用 [J]. 天津中医学院学报, 2003, 22 (2): 6-8.

[192] 米涛, 李勇枝, 范全春, 等. 太空养心方对尾吊大鼠心脏功能的影响 [J]. 航天医学与医学工程, 2008, 21 (1): 22-25.

[193] 庞军, 王开龙, 唐宏亮, 等. "开阖枢" 争议之我见 [J]. 辽宁中医药大学学报, 2011, 7 (7): 12-14.

[194] 祁章年. 中倾角近地轨道载人航天辐射危险性分析 [J]. 航天医学与医学工程, 1997 (06): 17-20.

[195] 裘索. 中医药学的来源理论形成及其特色溯源 [J]. 中医药学刊, 2004 (08): 1466-1467.

[196] 任虎君, 耿捷, 袁明, 等. 60 天头低位卧床期间心功能的变化及振动和中药的对抗作用 [J]. 心脏杂志, 2009, 21 (04): 537-541.

[197] 商慧华, 钱蕴秋. 高频超声评价正常和模拟失重大鼠心室结构与功能的实验研究 [J]. 中国超声医学杂志, 2000, 16 (7): 484-487.

[198] 沈羡云, 孙亚志, 向求鲁, 等. 卧床前后压力感受性反射机能变化的研究 [J]. 中国应用生理学杂志, 1987 (04): 31-36.

[199] 沈羡云. 航天对血液系统的影响 [J]. 航天医学与医学工程, 1994 (04): 309-312.

[200] 石宏志, 郭立国, 许东, 等. 航天飞行中的病症和损伤 [J]. 航天医学与医学工

程，2019，32（06）：551-557.

[201] 石宏志，李勇枝 . 中医诊断技术在载人空间站中的应用 [J]. 载人航天，2011，17（05）：53-57.

[202] 司少艳 . 从 IL-2 和 Bcl-2 基因转录水平探讨模拟失重鼠 T 淋巴细胞功能改变的机制 [J]. 航天医学与医学工程，1998，04（04）：254-257.

[203] 苏式兵，胡义扬，赵立平，等 . 慢性乙型病毒性肝炎中医证候生物学基础的研究思路 [J]. 中国中西医结合杂志，2011，31（02）：252-255.

[204] 孙磊，汪德生，任维，等 . 尾部悬吊 7d 大鼠肺动脉反应性的变化（英文）[J]. 航天医学与医学工程，2001（01）：1-5.

[205] 孙琳琳，宋亮年 . 糖皮质激素受体及其反应元件 [J]. 生命的化学（中国生物化学会通讯),1997（04）：15-18.

[206] 万美霞，张开莲 . 抑郁症治疗的新靶点 -mTOR 信号通路 [J]. 西南军医，2013，15（01）：53-55.

[207] 汪涛，温秀兰，杨光华，等 .-6° 卧床对 T 淋巴细胞增殖功能和细胞因子产生的影响 [J]. 航天医学与医学工程，1998，11（2）：107-110.

[208] 汪涛，温秀兰，杨光华，等 .-6° 卧床模拟失重对 T 淋巴细胞的影响及内分泌调节机制的研究 [J]. 空间科学学报，1998，18（3）：261-264.

[209] 汪涛，杨光华 . 模拟失重对大鼠免疫功能垂体 β - 内啡肽的影响 [J]. 中华航空医学杂志，1995，6（3）：138-142.

[210] 王宝珍，白桂娥，高建义，等 . 模拟失重引起的主要证型辨证论治效果初步观察 [J]. 总装备部医学学报，2004（03）：125-127.

[211] 王宝珍，石宏志，宋孔智，等 . 卧床模拟失重状态的中医辨证初探 [J]. 航天医学与医学工程，1997（01）：61-63.

[212] 王林杰，谈诚，曹毅，等 . 前庭神经系统在轨研究进展 [J]. 航天医学与医学工程，2011，24（06）：403-411.

[213] 王林杰，张丹，董卫军 . 航天前、中、后空间运动病研究 [J]. 航天医学与医学工程，2003（05）：382-386.

[214] 王璐 . 辨病辨证，优势互补——浅谈对中西医结合的认识 [J]. 新疆中医药，2009，27（01）：37-39.

[215] 王前，钟世镇，龚文汇，等 . 鼠颅盖骨成骨细胞体外培养及 ALP 免疫组化法鉴别纯化 [J]. 中华骨科杂志，1995，（06）：364-366.

[216] 王晓柠，胡义扬 . 系统生物学与中西医"病证结合"研究 [J]. 中西医结合肝病杂志，2011，21（06）：376-378.

[217] 王玉民 . 跨世纪医学新领域——航天医学 [J]. 山西医药杂志，2001（05）：371-372.

[218] 危北海 . 对开阖枢问题的商榷 [J]. 上海中医药杂志，1963，5（5）：23-27.

[219] 吴晓春 . 论中医学中的内稳态 [J]. 湖南中医杂志，1997，13（3）：8-9.

[220] 吴智兵，舒彤 . 中医现代化必然纳入现代医学范畴——对中医现代化及研究方法的看法 [J]. 医学与哲学，1999（01）：33-35.

[221] 谢力勤 . 中医辨证在航天医学中应用的可能性分析 [J]. 航天医学与医学工程，1995（04）：290-294.

[222] 谢鸣，刘玥 . 航天特因环境下机体适应的中医药干预 [J]. 自然杂志，2006（05）：261-265.

[223] 谢鸣 . 方剂与复方的名实辨析 [J]. 中国实验方剂学杂志，2015，21（22）：140-144.

[224] 宿双宁 . 载人航天与航天医学工程 [J]. 载人航天，2003（01）：17-20.

[225] 徐冰心，岳茂兴 . 航天辐射危害及其防护剂研究进展 [J]. 中华航空航天医学杂志，2005（01）：72-74.

[226] 许家佗，包怡敏，龚博敏，等 . 慢性运动性疲劳的脉图评价研究 [J]. 上海中医药杂志，2008（09）：42-44.

[227] 许家佗，屠立平，邸智，等 . 亚健康状态的四诊信息分析与辨证分类研究 [J]. 北京中医药大学学报，2011，34（11）：741-745+750.

[228] 许家佗，屠立平，费兆馥 . 现代中医诊断技术对亚健康评价的分析与展望 [J]. 上海中医药杂志，2008（01）：74-76.

[229] 许家佗，王庆华，孙鸿杰，等 . ZM- Ⅲ型智能脉象仪对健康人群脉图生物龄的调查分析 [J]. 上海中医药大学学报，2000（04）：35-36.

[230] 许家佗，张志枫，李蕾，等 . 基于图像分析的亚健康状态舌象颜色特征研究 [J]. 辽宁中医杂志，2010，37（12）：2328-2330.

[231] 严金海 . 中医现代化能够走多远 [J]. 医学与哲学，1999（07）：50-53.

[232] 杨光华 . 载人航天中的免疫学问题 [J]. 航天医学与医学工程，1991，000（004）：300-306.

[233] 杨力 . "开阖枢"理论及其应用 [J]. 云南中医杂志，1986，3（3）：1-4.

[234] 杨天兵，朱锡华，沈倍奋，等 . IL-1β 在体内代谢调节机理探讨 [J]. 中国科学（B 辑 化学 生命科学 地学），1994（05）：511-515.

[235] 杨增慧，周清，刘敏言，等 . 头低位卧床 21d 对人体脉象变化的影响 [J]. 第四军医大学学报，2003（03）：271-272.

[236] 姚新生 . 中药复方药物现代化、规范化、国际化战略的思考 [J]. 南京中医药大学学报，2019，35（05）：481-483.

[237] 叶峥嵘 . 浅谈中西医结合的层次思路 [J]. 山西中医，2007（03）：76-77.

[238] 尹磊，李敏，王海明 . 抗运动病药物种类和临床应用 [J]. 中华航海医学与高气压医学杂志，2004（02）：61-62.

[239] 袁明，姜世忠，李志利，等 . 尾吊大鼠股动脉中 ERK1/2 含量变化及对收缩功能的影响 [J]. 航天医学与医学工程，2004（01）：24-29.

[240] 袁明，姜世忠 . 中国航天医学进展 [J]. 空间科学学报，2005（04）：273-279.

[241] 詹皓，关宏 . 精神药物在战时调节飞行人员睡眠与抗疲劳中的应用 [J]. 中华航空航天医学杂志，1997（01）：50-53.

[242] 张宏金 . 心率变异性方法及指标在航空航天医学中的应用 [J]. 航天医学与医学工程，1997（06）：73-76.

[243] 张虹，汪涛，陈建和，等 . 尾部悬吊对小鼠胸腺细胞凋亡的影响 [J]. 航天医学与医学工程，2001，14（4）：291-294.

[244] 张蕾，孔令提，孙兰，等 . LC-MS/MS 同时测定小鼠脑组织中 7 种神经递质含量 [J]. 中国实验方剂学杂志，2013，19（20）：132-136.

[245] 张立藩 . 模拟失重下动脉血管结构、功能及神经支配的可塑性变化 [J]. 航天医学与医学工程，1998（03）：61-65.

[246] 张林，谢鸣，李勇枝，等 . 中药太空燮理汤对悬吊和悬吊加辐射大鼠免疫功能变化的调节作用 [J]. 中国临床康复，2005，9（43）：98-100.

[247] 张林，谢鸣 . 航天飞行环境对神经免疫调节的影响 [J]. 医学理论与实践，2008（07）：745-747.

[248] 张其吉，白延强 . 载人航天中的若干心理问题 [J]. 航天医学与医学工程，1999（02）：69-73.

[249] 张汝果 . 航天医学工程系统及其发展 [J]. 航天医学与医学工程，1991（03）：227-228.

[250] 张瑞钧 . 整体功能态在航天医学研究中的意义 [J]. 航天医学与医学工程，1997（06）：69-72.

[251] 张彦琼，李梢 . 网络药理学与中医药现代研究的若干进展 [J]. 中国药理学与毒理学杂志，2015，29（06）：883-892.

[252] 张艳美 . 慢性应激、大脑损害与抑郁症 [J]. 国外医学 . 精神病学分册，2001（02）：105-109.

[253] 张载义 . "根结" 探微 [J]. 中医文献杂志，1996，4（4）：8-10.

[254] 张宗明. 中西医结合的方法论思考 [J]. 南京中医药大学学报（社会科学版），2003（03）：127-132.

[255] 郑军，张立藩，张荣，等. 重力应激下自发性压力感受器 - 心率反射反应性的评定 [J]. 航天医学与医学工程，1998（05）：347-351.

[256] 郑丽娟，刘立，张婷，等. 模拟失重后大鼠海马齿状回神经发生的实验研究 [J]. 神经解剖学杂志，2008（03）：287-291.

[257] 周建伟. 根结脉气联系路径新探 [J]. 四川中医，2008，26（9）：38-39.

[258] 周鹏，白延强，梁宏，等. 循证航天医学发展与展望 [J]. 航天医学与医学工程，2011，24（06）：429-434.

[259] 周鹏，高学敏，张建军，等. 从中医天人相应理论看人体太空生理紊乱 [J]. 中华中医药杂志，2008（06）：472-475.

[260] 朱永进，吴苏娣，樊小力，等. 模拟失重对红核神经元超微结构的影响 [J]. 航天医学与医学工程，2006（01）：23-25.

[261] 邹朋，王林杰. 航天运动病发生发展中的个体化研究策略 [J]. 航天医学与医学工程，2015，28（2）：138-144.

[262] 武晓瑞. 保元解郁方对模拟航天郁证的防治效果及作用机制研究 [D]. 中国人民解放军空军军医大学，2017.

[263] 张毅. 航天飞行后立位耐力不良防护策略研究 [D]. 第四军医大学，2012.